黄帝内經

最新整理珍藏版　学术顾问　汤一介　文怀沙

（五）

中國書店

二十、辟疗五疫

（素问遗篇刺法论）

黄帝曰：余闻五疫之至，皆相染易，无问大小，病状相似，不施救疗，如何可得不相移易者？（五疫，即五运疫疠之气。详见运气类四十一，与此原出同篇，所当互考。如何可得不相移易者，谓欲禁止其传染也。）

岐伯曰：不相染者，正气存内，邪不可干，避其毒气，天牝从来，复得其往，气出于脑，即不邪干。（疫疠乃天之邪气，若吾身正气内固，则邪不可干，故不相染也。天牝，鼻也，鼻受天之气，故曰天牝，老子谓之玄牝，是亦此义。气自空虚而来，亦欲其自空虚而去。故曰避其毒气，天牝从来，复得其往也。盖以气通于鼻，鼻连于脑中，流布诸经，令人相染矣。气出于脑，谓嚏或张鼻泄之。则邪从鼻出，毒气可令散也。）气出于脑，即先想心如日。（日为太阳之气，应人之心，想心如日。即所以存吾之气，壮吾之神，使邪气不能犯也。）欲将入于疫室，先想青气自肝而出，左行于东，化作林木；（心之所至，气必至焉。故存想之，则神有所注而气可王矣。左行于东，化作林木之状，所以壮肝气也。）次想白气自肺而出，右行于西，化作戈甲；（所以壮肺气也。）次想赤气自心而出，南行于上，化作焰明；（所以壮心气也。）次想黑气自肾而出，北行而下，化作水；（所以壮肾气也。）次想黄气自脾而出，存于中央，化作土。（所以壮脾气也。）五气护身之毕，以想头上如北斗之煌煌，然后可入于疫室。（煌煌，辉耀貌。天行疫疠传染最速，故当谨避之如此。）

又一法，于春分之日，日未出而吐之。（旧注曰：用远志去心，以水煎之，饮二盏，吐之，不疫。）又一法，于雨水日后，三浴以药泄汗。（谓以祛邪散毒之药，煎汤三浴，以泄其汗也。）又一法，小金丹方：辰砂二两，水磨雄黄一两，叶子雌黄一两，紫金半两，（以金箔同研之，可为细末。）同入合中，外固了，地一尺筑地实，不用炉，不须药制，用火二十斤煅之也，七日终，（常令火不断。）候冷七日取，次日出合子，埋药地中七日，取出顺日研之三日，炼白沙蜜为丸如梧桐子大，每日望东吸日华气一口，冰水下一丸，和气咽之，服十粒，无疫干也。（合子，即瓷罐之属。顺日研之，谓左旋也。按：此遗篇之言，乃出后人增附，法非由古，未足深信。愚有避疫法在阴阳类首章，所当并察。）

十三卷　疾病类

一、病机

（素问至真要大论）

帝曰：夫百病之生也，皆生于风寒暑湿燥火，以之化之变也。（风寒暑湿燥火，天之六气也。气之正者为化，气之邪者为变，故曰之化之变也。）经言盛者泻之，虚者补之，余锡以方士，而方士用之尚未能十全。余欲令要道必行，桴鼓相应，由拔刺雪污，工巧神圣，可得闻乎？（锡，赐也。十全，无一失也。桴，鼓槌也。由，犹同。拔刺雪污，去病如拾也。又详义见针刺类五十二。难经曰：问而知之谓之工，切脉而知之谓之巧，望而知之谓之神，闻而知之谓之圣。又曰：以外知之曰圣，以内知之曰神。桴音孚。）岐伯曰：审察病机，无失气宜，此之谓也。（病随气动，必察其机，治之得其要，是无失气宜也。愚按：气交变、五常政、至真要等论，皆详言五运、六气各有太过不及，而天时、民病变必因之，故有淫胜、反胜、客胜、主胜之异。盖气太过则亢极而实，气不及则被侮而虚。此阴阳盛衰自然之理也。本篇随至真要大论之末，以统言病机，故藏五气六，各有所主，或实或虚。则亦无不随气之变而病有不同也。即如诸风掉眩皆属于肝矣，若木胜则四肢强直而为掉，风动于上而为眩，脾土受邪，肝之实也。木衰则血不养筋而为掉，气虚于上而为眩，金邪乘木，肝之虚也。又如诸痛痒疮皆属于心矣，若火盛则炽热为痛，心之实也。阳衰则阴胜为疽，心之虚也。五脏六气，虚实皆然，故本篇首言盛者泻之，虚者补之。末言有者求之，无者求之，盛者责之，虚者责之。

盖既以气宜言病机矣，又特以盛虚有无四字，贯一篇之首尾，以尽其义，此正先圣心传，精妙所在，最为吃紧纲领。奈何刘完素未之详审，略其颠末，独取其中一十九条，演为原病式，皆偏言盛气实邪，且于十九条中，凡归重于火者十之七八，至于不及虚邪则全不相顾。又曰：其为治者，但当泻其过甚之气，以为病本，不可反误治其兼化也。立言若此，虚者何堪？故楼氏指其治法之偏，诚非过也。夫病机为入道之门，为跬步之法，法有未善，而局人心目，初学得之，多致终身不能超脱。习染既久，流弊日深，所以近代医家，举动皆河间遗风，其于泻假热，伐真虚，复人于反掌间者，比比皆然，不忍见也。或讳之曰：河间当胡元之世，其风声气习，本有不同，因时制宜，故为是论。即或有之，则世变风移，今非昔比，设欲率由其旧，恐冰炭钩绳，不相符也。心切悯之，不容不辨。）

帝曰：愿闻病机何如？岐伯曰：诸风掉眩，皆属于肝。（风类不一，故曰诸风。掉，摇也。眩，运也。风主动摇，木之化也，故属于肝。其虚其实，皆能致此。如发生之纪，其动掉眩巅疾，厥阴之复，筋骨掉眩之类者，肝之实也。又如阳明司天，掉振鼓栗，筋痿不能久立者，燥金之盛，肝受邪也。太阴之复，头顶痛重，而掉瘛尤甚者，木不制土，湿气反胜，皆肝之虚也。故卫气篇曰：下虚则厥，上虚则眩。亦此之谓。凡实者宜凉宜泻，虚则宜补宜温，反而为之，祸不旋踵矣。余治仿此。掉，提料切。）诸寒收引，皆属于肾。（收，敛也。引，急也。肾属水，其化寒，凡阳气不达。则营卫凝聚，形体拘挛，皆收引之谓。如太阳之胜为筋肉拘苛血脉凝泣，岁水太过为阴厥、为上下中寒，水之实也。岁水不及为足痿清厥，涸流之纪其病癃闭，水之虚也。水之虚实，皆本于肾。）

诸气𫘤郁，皆属于肺。（𫘤，喘急也。郁，痞闷也。肺属金，其化燥，燥金盛，则清邪在肺，而肺病有余，如岁金太过，甚则喘咳逆气之类是也。金气衰则火邪胜之，而肺病不足，如从革之纪其发喘咳之类是也。肺主气，故诸气𫘤郁者，其虚其实，皆属于肺。𫘤音愤。）诸湿肿满，皆属于脾。（脾属土，其化湿，土气实则湿邪盛行，如岁土太过。则饮发中满食

中华藏书

黄帝内经·最新整理珍藏版

中国书店

一九七六

中国书店

减，四肢不举之类是也。土气虚则风木乘之，寒水侮之，如岁木太过，脾土受邪，民病肠鸣腹支满。卑监之纪，其病留满痞塞；岁水太过，甚则腹大胫肿之类是也。脾主肌肉，故诸湿肿满等证，虚实皆属于脾。）

诸热瞀瘛，皆属于火。（瞀，昏闷也。瘛，抽掣也。邪热伤神则瞀，亢阳伤血则瘛，故皆属于火。然岁火不及，则民病两臂内痛，郁冒朦昧。岁水太过，则民病身热烦心躁悸，渴而妄冒。此义火之所以有虚实也。瞀，茂、务二音。瘛音翅。）

诸痛痒疮，皆属于心。（热甚则疮痛，热微则疮痒。心属火，其化热，故疮疡皆属于心也。然赫曦之纪，其病疮疡，心邪盛也。太阳司天，亦发为痈疡，寒水胜也。火盛则心实，水胜则心虚，于此可见。）

诸厥固泄，皆属于下。（厥，逆也。厥有阴阳二证：阳衰于下，则为寒厥，阴衰于下，则为热厥。固，前后不通也。阴虚则无气，无气则清浊不化，寒闭也；火盛则水亏，水亏则精液干涸，热结也。泄，二阴不固也。命门火衰则阳虚失禁，寒泄也；命门水衰则火迫注遗，热泄也。下言肾气，盖肾居五脏之下，为水火阴阳之宅，开窍于二阴，故诸厥固泄，皆属于下。）

诸痿喘呕，皆属于上。（痿有筋痿肉痿脉痿骨痿之辨，故曰诸痿。凡支体痿弱多在下部，而曰属于上者，如痿论云：五脏使人痿者，因肺热叶焦，发为痿躄也。肺居上焦，故属于上。气急曰喘，病在肺也。吐而有物有声，曰呕，病在胃口也。逆而不降，是皆上焦之病。）

诸禁鼓栗，如丧神守，皆属于火。（禁，噤也，寒厥切牙曰噤。鼓，鼓颔也。栗，战也。凡病寒战而精神不能主持，如丧失神守者，皆火之病也。然火有虚实之辨，若表里热甚，而外生寒栗者，如阴阳应象大论所谓热极生寒、重阳必阴也。河间曰，心火热甚，亢极而战，反兼水化制之。故为寒栗者，皆言火之实也。若阴盛阳虚，而生寒栗者，如调经论曰，阳虚畏外寒。刺节真邪论曰：阴胜则为寒，寒则真气去，去则虚，虚则寒抟于皮肤之间者，皆言火之虚也。有伤寒将解而为战汗者，如仲景曰：其人本虚，是以作战。成无己曰：战栗者，皆阴阳之争也。伤寒欲解将汗之时，正气内实，邪不能与之争，则便汗出而不发战。邪气欲出，其人本虚，邪与正争，微者为振，甚者则战。皆言伤寒之战汗，必因于虚也。有痎疟之为寒栗者，如疟论曰：疟之始发也，阳气并于阴，当是之时，阳虚而阴盛，外无气，故先寒栗也。夫疟气者，并于阳则阳胜，并于阴则阴胜，阴胜则寒，阳盛则热。又曰：阳并于阴则阴实而阳虚，阳明虚则寒栗鼓颔也。由此观之，可见诸禁鼓栗虽皆属火，但火实者少，火虚者多耳。）

　　诸痉项强，皆属于湿。（痉，风强病也。项为足之太阳，湿兼风化而侵寒水之经，湿之极也。然太阳所至为屈伸不利，太阳之复为腰酸反痛、屈伸不便者，是又为寒水反胜之虚邪矣。痉音敬。）

　　诸逆冲上，皆属于火。（火性炎上，故诸逆冲上者，皆属于火。然诸藏诸经皆有逆气，则其阴阳虚实有不同矣。其在心脾胃者，如脉解篇曰：太阴所谓上走心为噫者，阴盛而上走于阳明。阳明络属心，故曰上走心为噫也。有在肺者，如藏气法时论曰：肺苦气上逆也。有在脾者，如经脉篇曰：足太阴厥气上逆则霍乱也。有在肝者，如脉要精微论曰：肝脉若搏，令人喘逆也。有在肾者，如脉解篇曰：少阴所谓呕咳上气喘者，阴气在下，阳气在上，诸阳气浮，无所根据从也。又缪刺篇曰：邪客于足少阴之络，令人无故善怒，气上走贲上也。又示从容论曰：咳喘烦冤者，是肾气之逆也。又邪气脏腑病形篇曰：肾脉微缓为洞，洞者食不化，下咽还出也；有在胃者，如宣明五气篇曰：胃为气逆为哕也；又阴阳别论曰：二阳之病发心脾，其传为息奔也；有在胆胃者，如四时气篇曰：善呕，呕有苦，长太息，心中，恐人将捕之，邪在胆，逆在胃也；有在小肠者，曰少腹控睾引腰脊，上冲心也；有在大肠者，曰腹中常鸣，气上冲胸，喘不能久立也。又缪刺篇曰：邪客于手阳明之络，令人气满胸中喘息也；有在膀胱者，如经脉别论曰：太阳藏独至，厥喘虚气逆，是阴不足阳有余也；有在冲督者，如骨空论曰：冲脉为病，逆气里急。督脉生病，从少腹上冲心而痛，不得前后，为冲疝也。凡此者，皆诸逆冲上之病。虽诸冲上皆属于火，但阳盛者火之实。阳衰者火之虚，治分补泻，当于此详察之矣。）

诸胀腹大，皆属于热。（热气内盛者，在肺则胀于上，在脾胃则胀于中，在肝肾则胀于下。此以火邪所至，乃为烦满，故曰诸胀腹大，皆属于热。如岁火太过，民病胁支满，少阴司天，肺腹腹大满膨膨而喘咳，少阳司天，身面胕肿腹，满仰息之类，皆实热也。然岁水太过，民病腹大胫肿，岁火不及，民病胁支满胸腹大。流衍之纪，其病胀；水郁之发，善厥逆痞坚腹胀；太阳之胜，腹满食减。阳明之复，为腹胀而泄。又如五常政大论曰：适寒凉者胀。异法方宜论曰：藏寒生满病。经脉篇曰：胃中寒则胀满。是皆言热不足寒有余也。仲景曰：腹满不减，减不足言，须当下之，宜与大承气汤。言实胀也。腹胀时减复如故，此为寒，当与温药。言虚胀也。东垣曰：大抵寒胀多，热胀少。岂虚语哉？故治此者，不可以诸胀腹大。悉认为实热，而不察其盛衰之义。）

诸躁狂越，皆属于火。（躁，烦躁不宁也。狂，狂乱也。越，失常度也。热盛于外，则肢体躁扰。热盛于内，则神志躁烦。盖火入于肺则烦，火入于肾则躁，烦为热之轻，躁为热之甚耳。如少阴之胜，心下热，呕逆躁烦。少阳之复，心热烦躁便数憎风之类，是皆火盛之躁也。然有所谓阴躁者，如岁水太过，寒气流行，邪害心火，民病心热烦心躁悸、阴厥谵妄之类，阴之胜也。是为阴盛发躁，名曰阴躁。成无己曰，虽躁欲坐井中，但欲水不得入口是也。东垣曰：阴躁之极，欲坐井中，阳已先亡，医犹不悟，复指为热，重以寒药投之，其死也何疑焉？况寒凉之剂入腹，周身之火，得水则升走矣。且凡内热而躁者，有邪之热也，病多属火。外热而躁者，无根之火也，病多属寒。此所以热躁宜寒，阴躁宜热也。狂，阳病也。宣明五气篇曰：邪入于阳则狂。难经曰：重阳者狂。如赫曦之纪，血流狂妄之类，阳狂也。然复有虚狂者，如本神篇曰：肝悲哀动中则伤魂，魂伤则狂妄不精。肺喜乐无极则伤魄，魄伤则狂，狂者意不存人。通天篇曰：阳重脱者阳狂。腹中论曰：

石之则阳气虚，虚则狂。是又狂之有虚实补泻，不可误用也。）

诸暴强直，皆属于风。（暴，猝也。强直，筋病强劲不柔和也。肝主筋，其化风，风气有余，如木郁之发，善暴僵仆之类，肝邪实也。风气不足，如委和之纪，其动 戾拘缓之类，肝气虚也。此皆肝木本气之化，故曰属风，非外来虚风八风之谓。凡诸病风，而筋为强急者，正以风位之下，金气乘之，燥逐风生，其燥益甚。治宜补阴以制阳，养营以润燥，故曰治风先治血，血行风自灭，此最善之法也。设误认为外感之邪，而用疏风愈风等剂，则益躁其躁，非惟不能去风，而适所以致风矣。）诸病有声，鼓之如鼓，皆属于热。（鼓之如鼓，胀而有声也。为阳气所逆，故属于热。然师传篇曰：胃中寒则腹胀，肠中寒则肠鸣飧泄。口问篇曰：中气不足，肠为之苦鸣。此又皆寒胀之有声者也。）

诸病胕肿疼酸惊骇，皆属于火。（胕肿，浮肿也。肿疼酸者，阳实于外，火在经也。惊骇不宁者，热乘阴分，火在藏也。故如少阴少阳司天，皆为疮疡胕肿之类，是火之实也。然伏明之纪其发痛，太阳司天为胕肿身后痈，太阴所至为重胕肿，太阳在泉，寒复内余，则腰尻股胫足膝中痛之类，皆以寒湿之胜而为肿为痛，是又火之不足也。至于惊骇，虚实亦然。如少阴所至为惊骇，君火盛也。若委和之纪其发惊骇，阳明之复亦为惊骇，此又以木衰金胜，肝胆受伤，火无生气，阳虚所致当知也。胕音附。）

诸转反戾，水液混浊，皆属于热。（诸转反戾，转筋拘挛也。水液，小便也。河间曰：热气燥烁于筋则挛瘛为痛，火主燔灼燥动故也。小便混浊者，天气热则水混浊，寒则清洁，水体清而火体浊故也。又如清水为汤，则自然浊也。此所谓皆属于热，宜从寒者是也。然其中亦各有虚实之不同者，如伤暑霍乱，而为转筋之类，宜用甘凉调和等剂清其亢烈之火者，热之属也。如感冒非时风寒，或因豪雨之后，湿毒中藏，而为转筋霍乱，宜用辛温等剂，理中气以逐阴邪者，寒之属也。大抵热胜者，必多烦燥焦渴，寒胜者，必多厥逆畏寒。故太阳之至为痉，太阳之复为腰 反痛、屈伸不便，水郁之发为大关节不利，是皆阳衰阴胜之病也。水液之浊，虽为属火，然思虑伤心，劳倦伤脾，色欲伤肾，三阴亏损者多有是病。治宜慎起居，节劳欲，阴虚者壮其水，阳虚者益其气，金水既足，盒饭自清，若用寒凉，病必益甚。故玉机真藏论曰：冬脉不及则令人少腹满，小便变。口问篇曰：中气不足，溲便为之变。阴阳盛衰，义有如此，又岂可尽以前证为实热？）

诸病水液澄澈清冷，皆属于寒。（水液者，上下所出皆是也。水体清，其气寒，故凡或吐或利，水谷不化，而澄澈清冷者，皆得寒水之化，如秋冬寒冷，水必澄清也。）

诸呕吐酸，暴注下迫，皆属于热。（河间曰：胃膈热甚则为呕，火气炎上之象也。酸者肝木之味也。由火盛制金，不能平木，则肝木自甚，故为酸也。暴注，卒暴注泄也。肠胃热甚，而传化失常，火性疾速，故如是也。下迫，后重里急迫痛也，火性急速，而能燥物故也。是皆就热为言耳。不知此云皆属于热者，言热之本也。至于阴阳盛衰，则变如冰炭，胡可偏执为论。如举痛论曰：寒气客于肠胃，厥逆上出，故痛而呕也。至真要等论曰，太阳司天，民病呕血善噫。太阳之复，心胃生寒，胸中不和，唾出清水，及为哕噫。太阳之胜，寒入下焦，传为濡泄之类，是皆寒胜之为病也。又如岁木太过，民病飧泄肠鸣，反胁痛而吐甚。发生之纪，其病吐利之类，是皆木邪乘土，脾虚病也。又如岁土不及，民病飧泄霍乱。土郁之发，为呕吐注下。太阴所至为霍乱吐下之类，是皆湿胜为邪，脾家本病，有湿多成热者，有寒湿同气者，湿热宜清，寒湿宜温，无失气宜，此之谓也。至于吐酸一证，在本节则明言属热，又如少阳之胜为呕酸，亦相火证也，此外别无因寒之说。惟东垣曰：呕吐酸水者，甚则酸水浸其心，其次则吐出酸水，令上下牙酸涩，不能相对，以大辛热剂疗之必减。酸味者收气也，西方肺金旺也，寒水乃金之子，子能令母实，故用大咸热之剂泻其子，以辛热为之佐，以泻肺之实，若以河间病机之法作热攻之者，误矣。盖杂病酸心，浊气不降，欲为中满，寒药岂能治之乎？此东垣之说，独得前人之未发也。又丹溪曰：或问：吞酸素问明以为热，东垣又以为寒何也？曰：素问言热者，言其本也。东垣言寒者，言其末也。但东垣不言外得风寒，而作收气立说，欲泻肺金之实。又谓寒药不可治酸，而用安胃汤、加减二陈汤，俱犯丁香，且无治热湿郁积之法，为未合经意。余尝治吞酸，用黄连茱萸各制炒，随时令迭为佐使，苍术茯苓为辅，汤浸蒸饼为小丸吞之，仍教以食蔬果自养，则病亦安。此又二公之说有不一也。若以愚见评之，则吞酸虽有寒热，但属寒者多，属热者少。故在东垣，则全用温药，在丹溪虽用黄连，而亦不免茱萸、苍术之类，其义可知。盖凡留饮中焦，郁久成积，湿多生热，则木从火化，因而作酸者，酸之热也，当用丹溪之法。若客寒犯胃，顷刻成酸，本非郁热之谓，明是寒气，若用清凉，岂其所宜？又若饮食或有失节，及无故而为吞酸嗳腐等证，此以木味为邪，肝乘脾也。脾之不化，火之衰也。得热则行，非寒而何？欲不温中，其可得乎？故余愿为东垣之左祖，而特表出之，欲人之视此者，不可谓概由乎实热。）

故大要曰：谨守病机，各司其属，有者求之，无者求之，盛者责之，虚者责之，必先五胜，疏其血气，令其调达，而致和平。

此之谓也。（上文一十九条，即病机也。机者，要也，变也，病变所由出也。凡或有或无，皆谓之机，有者言其实，无者言其虚。求之者，求有无之本也。譬犹寻物一般，必得其所，取之则易。如太阴雨化，施于太阳。太阳寒化，施于少阴。少阴热化，施于阳明。阳明燥化，施于厥阴。厥阴风化，施于太阴。凡淫胜在我者，我之实也，实者真邪也。反胜在彼者，我之虚也，虚者假邪也。此六气之虚实，即所谓有无也。然天地运气，虽分五六，而阴阳之用，水火而已。故阳胜则阴病，阴胜则阳病。泻其盛气，责其有也。培其衰气，责其无也。求得所本，而直探其赜，则排难解纷，如拾芥也。设不明逆顺盈虚之道，立言之意。而凿执不移，所谓面东者不见西墙，面南者不睹北方，察一曲者不可与言化，察一时者不可与言大，未免实实虚虚，遗人害矣。故余于本篇，但引经释经，冀以明夫大义耳，非谓病机之变，止于是也。夫规矩准绳，匠氏之法，一隅三反，巧则在人，知此义者，惟王太仆乎！究其所注最妙，而人多忽者何也？余深佩之，谨附于后。王氏曰：深乎圣人之言，理宜然也。有无求之，虚盛责之，言悉由也。夫如大寒而甚，热之不热，是无火也。热来复去，昼见夜伏，夜发昼止，时节而动，是无火也，当助其心。又如大热而甚，寒之不寒，是无水也。热动复止，倏忽往来，时动时止，是无水也，当助其肾。内格呕逆，食不得入，是有火也。病呕而吐，食入反出，是无火也。暴速注下，食不及化，是无水也。溏泄而久，止发无恒，是无水也。故心盛则生热，肾盛则生寒。肾虚则寒动于中，心虚则热收于内。又热不得寒，是无水也。寒不得热，是无火也。夫寒之不寒，责其无水。热之不热，责其无火。热之不久，责心之虚。寒之不久，责肾之少。有者泻之、无者补之、虚者补之、盛者泻之，适其中外，疏其壅塞，令上下无碍，气血通调，则寒热自和，阴阳调达矣。是以方有治热以寒，寒之而火食不入，攻寒以热，热之而昏躁以生。此则气不疏通，壅而为是也。纪于水火，余气可知。故曰有者求之，无者求之，盛者责之，虚者责之，令气通调，妙之道也。五胜，谓五行更胜也。先以五行寒暑温凉湿，酸咸甘辛苦，相胜为法也。）

二、百病始生邪分三部

（灵枢百病始生篇　全）

黄帝问于岐伯曰：夫百病之始生也，皆生于风雨寒暑，清湿喜怒。喜怒不节则伤藏，风雨则伤上，清湿则伤下。三部之气所伤异类，愿闻其会。岐伯曰：三部之气各不同，或起于阴，或起于阳，请言其方。喜怒不节则伤藏，藏伤则病起于阴也；清湿袭虚，则病起于下；风雨袭虚，则病起于上，是谓三部。至于其淫泆，不可胜数。（百病始生，无非外感内伤，而复有上中下之分也。喜怒不节，五志病也，内伤于藏，故起于阴。清湿袭虚，阴邪之在表也，故起于下。风雨袭虚，阳邪之在表也，故起于上。受病之始，只此三部，至其浸淫流，则变有不可胜数矣。泆音逸。）

黄帝曰：余固不能数，故问先师，愿卒闻其道。（先师，先进之称也。）岐伯曰：风雨寒热，不得虚邪，不能独伤人。卒然逢疾风豪雨而不病者，盖无虚，故邪不能触伤人，此必因虚邪之风，与其身形，两虚相得，乃客其形，两实相逢，众人肉坚。其中于虚邪也，因于天时，与其身形，参以虚实，大病乃成，气有定舍，因处为名，上下中外，分为三员。（从冲后来者为虚风，伤人者也。从所居之乡来者，为实风，主生长养万物者也。若人气不虚，虽遇虚风，不能伤人。故必以身之虚，而逢天之虚，两虚相得，乃客其形也。若天有实风，人有实气，两实相逢，而众人肉坚，邪不能入矣。三员，如下文虚邪之中人，病因表也；积聚之已成，病因内也；情欲之伤藏，病在阴也，即内外三部之谓。虚风义详运气类三十五、六。）

是故虚邪之中人也，始于皮肤，皮肤缓则腠理开，开则邪从毛发入，入则抵深，深则毛发立，毛发立则淅然，故皮肤痛。（此下言阳邪传舍之次也。邪之中人，必由表入里，始于皮肤，表虚则皮肤缓，故邪得乘之。邪在表则毛发竖立，因而淅然。寒邪伤卫，则血气凝滞，故皮肤为痛。凡寒邪所袭之处，必多酸痛，察系何经。则在阴在阳，或深或浅，从可知矣，诊表证者，当先乎此也。此下百病始生之义，与皮部论大同，详经络类三十一。）留而不去，则传舍于络脉，在络之时，痛于肌肉，其痛之时息，大经乃代。（邪在皮毛，当治于外，留而不去，其入渐深。则传舍于络脉，络浅于经，故痛于肌肉之间。若肌肉之痛时渐止息，是邪将去络而深，大经代受之矣。）留而不去，传舍于经，在经之时，洒淅喜惊。（络浮而浅，经隐而深，邪气自络入经，犹为在表，故洒淅恶寒。然经气连脏，故又喜惊也。）留而不去，传舍于输，在输之时，六经不通，四肢则肢节痛，腰脊乃强。（凡诸输穴，皆经气聚会之处，其所留止，必在关节溪谷之间。故邪气自经传舍于输，则六经为之不通，而肢节腰脊为痛为强也。）留而不去，传舍于伏冲之脉，在伏冲之时，体重身痛。（伏冲之脉，即冲脉之在脊者，以其最深，故曰伏冲，岁露篇曰入脊内注于伏冲之脉是也。详本类后四十九。邪自经输，留而不去，深入于此，故为体重身痛等病。）留而不去，传舍于肠胃，在肠胃之时，贲向腹胀，多寒则肠鸣飧泄食不化，多热则溏出麋。（邪气自经入脏，则传舍于肠胃，而为奔向腹胀之病。寒则澄澈清冷，水谷不分，故为肠鸣飧泄食不化。热则浊垢下注，故为溏为麋，以麋秽如泥也。）留而不去，传舍于肠胃之外，募原之间，留着于脉，稽留而不去，息而成积。（肠胃之外，募原之间，谓皮里膜外也，是皆隐蔽曲折之所，气血不易流通，若邪气留着于中，则止息成积，如疟痞之属也。募音暮。）

或着孙脉，或着络脉，或着经脉，或着输脉，或着于伏冲之脉，或着于膂筋，或着于肠胃之募原，上连于缓筋，邪气淫泆，不可胜论。（此下言邪气所着，淫泆之变也。膂筋详下文。募原，如手太阴中府为募、太渊为原之类也。缓筋，支别之柔筋也。邪之所着则留而为病，无处不到，故淫 不可胜数。膂音吕。泆音逸。）

黄帝曰：愿尽闻其所由然。岐伯曰：其着孙络之脉而成积者，其积往来上下，臂手孙络之居也，浮而缓，不能句积而止之，故往来移行肠胃之间，水凑渗注灌，濯濯有音，有寒则䐜胀满雷引，故时切痛。（凡络脉之细小者，皆孙络也。句，拘也。邪着孙络成积者，其积能往来上下，盖积在大肠、小肠之络，皆属手经，其络浮而浅，缓而不急，不能句积而留止之，故移行于肠胃之间。若有水则凑渗注灌，濯濯有声，若有寒则为䐜胀满，及雷鸣相引，时为切痛。句音垢。䐜音嗔。）其着于阳明之经，则挟脐而居，饱食则益大，饥则益小。（足阳明经挟脐下行，故其为积，则挟脐而居也。阳明属胃，受水谷之气，故饱则大、饥则小。）

其着于缓筋也，似阳明之积，饱食则痛，饥则安。（缓筋在肌肉之间，故似阳明之积。饱则肉壅，故痛。饥则气退，故安。）其着于肠胃之募原也，痛而外连于缓筋，饱食则安，饥则痛。（肠胃募原痛连缓筋，饱则内充外舒，故安。饥则反是，故痛。）其着于伏冲之脉者，揣之应手而动，发手则热气下于两股，如汤沃之状。（伏冲义如前。其上行者，循背里，络于督脉。其下行者，注少阴之大络，出于气街，循阴股内廉入腘

中華藏書

《类经》

中国书店

一九八五

中。故揣按于股，则应手而动。若起其手，则热气下行于两股间。此邪着伏冲之验也。沃音屋。）其着于膂筋在肠后者，饥则积见，饱则积不见，按之不得。（膂，吕同，脊骨也。脊内之筋曰膂筋，故在肠胃之后。饥则肠空，故积可见。饱则肠满蔽之，故积不可见，按之亦不可得也。）其着于输之脉者，闭塞不通，津液不下，孔窍干壅。（输脉者，所以通血气。若闭塞不通，则津液干壅如此。）此邪气之从外入内，从上下也。（此总结上文邪气之起于阳者，必自外而内，从上而下也。）

黄帝曰：积之始生，至其已成奈何？岐伯曰：积之始生，得寒乃生，厥乃成积也。（此下言积之所以成也。）黄帝曰：其成积奈何？岐伯曰：厥气生足悗，悗生胫寒，胫寒则血脉凝涩，血脉凝涩则寒气上入于肠胃，入于肠胃则䐜胀，䐜胀则肠外之汁沫迫聚不得散，日以成积。（此言寒气下逆之成积者也。厥气，逆气也。寒逆于下，故生足悗，谓肢节痛滞不便利也。由胫寒而血气凝涩，则寒气自下而上，渐入肠胃，肠胃寒则阳气不化，故为䐜胀。而肠外汁沫迫聚不散，则日以成积矣。悗，美本切。胫，形景、形敬二切。）卒然多食饮则肠满，起居不节，用力过度，则络脉伤，阳络伤则血外溢，血外溢则衄血，阴络伤则血内溢，血内溢则后血，肠胃之络伤，则血溢于肠外，肠外有寒汁沫与血相抟，则并合凝聚不得散而积成矣。（此言食饮起居失节之成积者也。卒然多食饮，谓食不从缓，多而暴也。肠胃运化不及，则汁溢膜外，与血相抟，乃成食积。如婴童痞疾之类是也。又或起居用力过度，致伤阴阳之络以动其血，瘀血得寒，汁沫相聚于肠外，乃成血积，此必纵肆口腹及举动不慎者多有之。）卒然外中于寒，若内伤于忧怒，则气上逆，气上逆则六输不通，温气不行，凝血蕴里而不散，津液涩渗，着而不去，而积皆成矣。（此言情志内伤，而挟寒成积者也。寒邪既中于外，忧怒复伤其内，气因寒逆，则六经之输不通，暖气不行，则阴血凝聚，血因气逆而成积，此必情性乖戾者多有之也。）

黄帝曰：其生于阴者奈何？（此言情欲伤藏，病起于阴也。）岐伯曰：忧思伤心；重寒伤肺；忿怒伤肝；醉以入房，汗出当风伤脾；用力过度，若入房汗出浴则伤肾。（伤心者病在阳，伤肺者病在气，伤肝者病在血，伤脾者病在营卫，伤肾者病在真阴。凡伤脏者，皆病生于阴也。此节与下编邪气脏腑病形论者，大同。）此内外三部之所生病者也。（总结上文也。）黄帝曰：善。治之奈何？岐伯答曰：察其所痛，以知其应，有余不足，当补则补，当泻则泻，毋逆天时，是谓至治。（此总言内外三部之治法也。察其所痛之处，则阴阳表里病应可知。虚补实泻，毋逆天时，如春气在肝、及月郭空满之类皆是也。）

三、邪之中人阴阳有异

（《灵枢邪气脏腑病形篇》）

黄帝问于岐伯曰：邪气之中人也奈何？岐伯答曰：邪气之中人高也。（风寒中人，上先受之也。）黄帝曰：高下有度乎？岐伯曰：身半已上者，邪中之也；身半已下者，湿中之也。（阳受风气阴受湿气也。）故曰：邪之中人也无有常，中于阴则溜于腑，中于阳则溜于经。（详如下文。）黄帝曰：阴之与阳也，异名同类，上下相会，经络之相贯，如环无端。邪之中人，或中于阴，或中于阳，上下左右，无有恒常，其故何也？（经脉相贯合一，本同类也；然上下左右部位各有所属，则阴阳之名异矣。）岐伯曰：诸阳之会，皆在于面。中人也，方乘虚时，及新用力，若饮食汗出腠理开，而中于邪。中于面则下阳明，中于项则下太阳，中于颊则下少阳。（此言邪之中于阳经也。手足六阳，俱会于头面，故为诸阳之会。凡足之三阳，从头走足，故中于面，则自胸腹下行于阳明经也。中于项，则自脊背下行于太阳经也。中于颊，则自胁肋下行于少阳经也。脉遍周身者，惟足六经耳，故但言足也。）其中于膺背两胁，亦中其经。（膺在前，阳明经也。背在后，太阳经也。两胁在侧，少阳经也。中此三阳经与上同。）

黄帝曰：其中于阴奈何？岐伯答曰：中于阴者，常从臂胻始。夫臂与，其阴皮薄，其肉淖泽，故俱受于风，独伤其阴。（此言邪之中于阴经也。，足胫也。淖泽，柔润也。臂胻内廉曰阴，手足三阴之所行也，其皮薄，其肉柔，故邪中于此，则伤其阴经。胻音杭，又形敬切。淖音闹。）黄帝曰：此故伤其脏乎？岐伯答曰：身之中于风也，不必动脏。故邪入于阴经，则其脏气实，邪气入而不能客，故还之于腑。故中阳则溜于经，中阴则溜于腑。（邪中阴经，当内连五脏，因问故伤其脏也。然邪入于阴而脏气固者，邪不能客，未必动脏。则还之于腑，仍在表也，故邪中阳者，溜于三阳之经，邪中阴者，溜于三阴之腑。如心之及小肠，脾之及胃，肝之及胆，包络之及三焦，肾之及膀胱，此以邪中三阴，亦有表证，明者所当察也。溜，力救切。）

黄帝曰：邪之中人脏奈何？岐伯曰：愁忧恐惧则伤心。形寒寒饮则伤肺，以其两寒相感，中外皆伤。故气逆而上行。（此下言邪之中于五脏也。然必其内有所伤，而后外邪得以入之。心脏神，忧愁恐惧则神怯，故伤心也。肺合皮毛，其脏畏寒，形寒饮冷，故伤肺也。若内有所伤，而外复有感，则中外皆伤，故气逆而上行，在表则为寒热疼痛，在里则为喘咳呕哕等病。本病论曰：忧愁思虑即伤心；饮食劳倦即伤脾。人坐湿地，强力入水即伤肾。恚怒气逆，上而不下即伤肝。详运气类四十四。）有所堕坠，恶血留内，若有所大怒，气上而不下，积于胁下则伤肝。（肝藏血，其志为怒，其经行胁下也。）有所击仆，若醉入房，汗出当风则伤脾。（脾主肌肉，饮食击仆者，伤其肌肉。醉后入房，汗出当风者，因于酒食，故所伤皆在脾。）有所用力举重，若入房过度，汗出浴水则伤肾。（肾主精与骨，用力举重则伤骨，入房过度则伤精，汗出浴水。则水邪犯其本脏，故所在肾。）黄帝曰：五脏之中风奈何？岐伯曰：阴阳俱感，邪乃得往。黄帝曰：善哉。（此承上文而言五脏之中风者，必由中外俱感，而后邪乃得往。往，言进也。）

黄帝曰：邪之中人，其病形何如？（同前篇。）岐伯曰：虚邪之中身也，洒淅动形。正邪之中人也微，先见于色，不知于身，若有若无，若亡若存，有形无形，莫知其情。黄帝曰：善哉。（此节与官能篇大同，详针刺类十。又八正神明论详言虚邪正邪之义，见针刺十三。）

四、邪变无穷

（灵枢刺节真邪篇）

黄帝曰：有一脉生数十病者，或痛、或痈、或热、或寒、或痒、或痹、或不仁，变化无穷，其故何也？岐伯曰：此皆邪气之所生也。（一脉，犹言一经也。邪气，即下文之虚风也。虚邪贼风，善行数变，故其为病则变化无穷。）黄帝曰：余闻气者，有真气，有正气，有邪气，何谓真气？岐伯曰：真气者，所受于天，与谷气并而充身也。（真气，即元气也。气在天者，受于鼻而喉主之。在水谷者，入于口而咽主之。然钟于未生之初者，曰先天之气。成于已生之后者，曰后天之气。气在阳分即阳气，在阴即阴气，在表曰卫气，在里曰营气，在脾曰充气，在胃曰胃气，在上焦曰宗气，在中焦曰中气，在下焦曰元阴元阳之气，皆无非其别名耳。）正气者，正风也，从一方来，非实风，又非虚风也。（从一方来，谓太一所居之方也。风得时之正者，是为正风。然正风实风本同一方。而此曰非实风者，以正风之来徐而和，故又曰正气。实风之来暴而烈，故与虚风对言也。按岁露论曰：诸所谓风者，皆发屋折树木扬沙石，此虚风实风之谓也。详运气类三十五、三十六。）邪气者，虚风之贼伤人也，其中人也深，不能自去。（从冲后来者为虚风，其中人也甚，故深入不能自去。）正风者，其中人也浅，合而自去，其气来柔弱，不能胜真气，故自去。（合而自去，谓邪与正合而正胜之，故自去也。）

虚邪之中人也，洒淅动形，起毫毛而发腠理，其入深，内抟于骨则为骨痹，抟于筋则为筋挛，抟于脉中则为血闭不通，则为痈，抟于肉，与卫气相抟，阳胜者则为热，阴胜者则为寒，寒则真气去，去则虚，虚则寒，抟于皮肤之间。（洒淅，寒栗也。邪之中人，变不可测。故无分皮肉筋骨，着则为病也。若与卫气相抟，阳胜则热，阴胜则寒，皆邪气也，何独曰寒则真气去、去则虚？盖气属阳，人以气为主，寒胜则阳虚，所重在气也。阳气既虚，则阴寒抟聚于皮肤之间矣。）其气所发，腠理开，毫毛摇，气往来行则为痒，留而不去则痹，卫气不行则为不仁。（邪之在表者，其气外发，或腠理开则汗为不敛，或毫毛动摇则毛悴而败，或气往来行则流而为痒，或邪留不去则痛而为痹。若卫气受伤，虚而不行，则不知痛痒，是为不仁。）虚邪偏容于身半，其入深，内居荣卫，荣卫稍衰则真气去，邪气独留，发为偏枯；其邪气浅者，脉偏痛。（虚邪若中于半身，其入深而重者，则营卫衰，真气去，乃发为偏枯。若邪之浅者，亦当为半身偏痛也。）虚邪之入于身也深，寒与热相抟，久留而内着，寒胜其热则骨疼肉枯，热胜其寒则烂肉腐肌为脓，内伤骨，内伤骨为骨蚀。（邪中于外者必寒，气蓄于内者必热，寒邪深入与热相抟，久留不去，必内有所着。故寒胜则伤阳，而为痛为枯，热胜则伤阴，而为脓为腐；其最深者，内伤于骨，是为骨蚀，谓侵蚀及骨也。蚀音食。）有所疾前筋，筋屈不得伸，邪气居其间而不反，发为筋溜。（有所疾前筋，谓疾有始于筋也。筋之初着于邪，则筋屈不得伸。若久居其间而不退，则发为筋溜。筋溜者，有所流注而结聚于筋也，即赘瘤之属。下仿此。溜，力救切。）

有所结，气归之，卫气留之不得反，津液久留，合而为肠溜。（邪有所结，气必归之，故致卫气失常，留而不反则搐积于中，流注于肠胃之间，乃结为肠溜。卫气失常为病，详针刺类二十六。）久者数岁乃成，以手按之柔，已有所结；气归之，津液留之，邪气中之，凝结日以易甚，连以聚居为昔瘤。（其有久者，必数岁而后成也。然其始也，按之虽柔，或上或下，已有所结。及其久也，气渐归之，津液留之，复中邪气，则易于日甚，乃结为昔瘤。昔瘤者，非一朝夕之谓。瘤音溜。）以手按之坚，有所结，深中骨，气因于骨，骨与气并，日以益大，则为骨疽。（又有按之而坚者，其深中骨，是气因于骨而然。骨与气并，其结日大，名为附骨疽也。）有所结，中于肉，宗气归之，邪留而不去，有热则化而为脓，无热则为肉疽。（又有结于肉中者，则宗气归之。宗，大也，以阳明之气为言。邪留为热，则溃腐肌肉，故为脓。无热则结为粉浆之属，聚而不散，是为肉疽。）凡此数气者，其发无常处，而有常名也。（虽有常名，而发无常处，无常处，则形证亦无常矣，此所以变化无常也。）

五、生气邪气皆本于阴阳

（素问生气通天论 全）

黄帝曰：夫自古通天者，生之本，本于阴阳。天地之间，六合之内，其气九州岛九窍、五脏十二节，皆通于天气。（大哉干元，万物资始，生生不息，天之德也。凡自古之有生者，皆通天元之气以为生也。天元者，阴阳而已，故阴阳为有生之本。如至大为六合，则上下四方也。至广为九州岛，则冀、兖、青、徐、扬、荆、梁、雍、豫也。人之外有九窍，阳窍七、阴窍二也。内有五脏，心肺肝脾肾也。天有四时十二节，气候之所行也。人有四肢十二经，营卫之所通也。凡物之形而外者，为仪象之流行，藏而内者；为精神之升降，幽明动静，孰匪由天，故曰皆通于天气。）其生五，其数三，数犯此者，则邪气伤人，此寿命之本也。（人生虽本乎阴阳，而禀分五行，其生五也。阴阳衰盛，少太有三，其气三也。有五有三，则生克强弱，变出其间矣。得其和，则为正气而生物，犯其变，则为邪气而伤物，其生其死，皆此三五耳，故为寿命之本。上二节大义与六节藏象论同，详运气类第一章，所当互考。）

苍天之气，清净则志意治，顺之则阳气固，（天色深玄，故曰苍天。天气者，阳气也。苍天之气，清净光明者也，藏德不止，故不下也。人能法天道之清净，则志意治而不乱，阳气固而不衰。弗失天和、长有天命矣。按：上文云生之本本于阴阳，而自此以下凡专言阳气者七何也？盖生气通天，以阳为本，阳气既固，阴必从之，故圣人谆谆于此，其示人之深意可知矣。）虽有贼邪，弗能害也，此因时之序。（阳气固者，其天全也，天全则神全。虽有贼风邪气，不能犯之，盖在乎因时之序，如四气调神之谓是也。）故圣人传精神，服天气，而通神明。（传，受也。服，佩也。惟圣人者，能得天之精神，服天之元气，所以与天为一，而神明可与天通矣。）失之则内闭九窍，外壅肌肉，卫气散解。（九窍通于内，肌肉卫于外，其行其固，皆阳气为之主也。失之则失其清阳之化，故九窍肌肉皆为闭壅矣。人之卫气，本于天之阳气，阳虚则卫虚，卫气散解则天真失守。故本篇所重者特在卫气，正所以重阳气也。）此谓自伤，气之削也。（真阳受伤，元气如削，非由天降，自作之耳。）

阳气者，若天与日，失其所则折寿而不彰，（此发明阳气之本也。日不明则天为阴晦，阳不固则人为夭折，皆阳气之失所也。）故天运当以日光明。（天不自明，明在日月，月体本黑，得日乃明。此天运必以日光明也。日即阳也，阳即明也，阳之所在，明必随之，明之所及，阳之至耳，阳明一体，本无二也。然阳在午则为昼，而日丽中天，着有象之神明，离之阳在外也。阳在子则为夜，而火伏水中，化无形之元气，坎之阳在内也。如天元纪大论曰君火以明，正此明也。相火以位，亦此位也。盖明而在上则为君火，伏明而在下则为相火，曰君曰相，无非阳气之所在耳。然则天之阳气，惟日为本，天无此日，则昼夜无分，四时失序，万物不彰矣。其在于人，则自表自里，自上自下，亦惟此阳气而已。人而无阳，犹天之无日，欲保天年，其可得乎？内经一百六十二篇，天人大义，此其最要者也，不可不详察之。君火以明详义，见运气类三。）是故阳因而上，卫外者也。（清阳为天，包复万物，故因于上而卫于外。人之卫风，亦犹是也。苟不知重，则邪从而入。故禁服篇曰：审察卫气，为百病母。）因于寒，欲如运枢，起居如惊，神气乃浮。（此下言阳气不固者，四时之邪，皆得以伤之也。运枢，如天枢之独运于中也。如惊，谓举动卒暴，不慎重也。凡因于寒者，得冬之气，冬宜闭藏，当使精神常运于中而身无妄动。若起居不节，则神气外浮，无复中存，邪乃易入矣。脉要精微论曰：冬日在骨，蛰虫周密，君子居室。四气调神论曰：冬三月此谓闭藏，水冰地坼，无扰乎阳。又曰：去寒就温，无泄皮肤，使气亟夺。皆此谓也。）

因于暑，汗烦则喘喝，静则多言，（暑有阴阳二证，阳证因于中热，阴证因于中寒，但感在夏至之后者，皆谓之暑耳。按热论篇曰：凡病伤寒而成温者，先夏至日者为病温，后夏至日者为病暑。义可知也。此节所言，言暑之阳者也。故为汗出烦躁为喘，为大声呼喝。若其静者，亦不免于多言。盖邪热伤阴，精神内乱，故言无伦次也。）体若燔炭，汗出而散。（此言暑之阴者也，故体热若燔炭，必须汗出，邪乃得散。如热病篇曰：暑当与汗皆出，勿止。此之谓也。但感而即病，则伤寒也。若不即病，至秋而发，则如阴阳应象大论曰：夏伤于暑，秋必痎疟。金匮真言论曰：夏暑汗不出者，秋成风疟。皆由此耳。愚按：洁古曰：静而得之为中暑，动而得之为中热。中暑者阴证，中热者阳证。东垣曰：避暑热于深堂大厦得之者，名曰中暑，其病必头痛恶寒，身形拘急，肢节疼痛而烦心，肌肤火热无汗。此为房室之阴寒所遏，使周身阳气不得伸越也。若行人或农夫于日中劳役得之者，名曰中热，其病必苦头痛发躁热恶热，扪之肌肤大热，必大渴引饮，汗大泄，无气以动，乃为天热外伤肺气也。观此二证，一中于热，一中于寒，皆谓之暑。但治寒宜散，必汗出而解，治热宜凉，必热清而愈。然夏月浮阳在外，伏阴在内，若人以饮食情欲伤其内，或冒暑贪凉劳役过度伤其外，及元气素虚之辈，最易患此，如刺志论曰气虚身热，得之伤暑者是也。治此者，又当以调补元气为主，然后察其寒热，而佐以解暑之剂。若果为阴寒所中，则附子姜桂，先哲每多用之，不可因炎热在外，而忽舍时从证之良法也。）

因于湿，首如裹，湿热不攘，大筋緛短，小筋弛长，緛短为拘，弛长为痿。（湿土用事，虽属长夏之气，然土王四季，则感发无时。但湿之中人，有内外上下之辨：湿伤外者，雨雾阴湿之属也。湿伤内者，酒浆乳酪之属也。湿在上则首如裹，谓若以物蒙裹然者，凡人行瘴雾之中及酒多之后，觉胀壅头面，即其状也。湿热，湿郁成热也。攘，退也。湿热不退而下及肢体，大筋受之则血伤，故为緛短。小筋受之则柔弱，故为弛长。短故拘挛不伸，弛长故痿弱无力。攘，如羊切。緛音软，缩也。弛音矢，废弛也。）因于气，为肿，四维相代，阳气乃竭。（因于气者，凡卫气营气脏腑之气，皆气也，一有不调，均能致疾。四维，四肢也。相代，更迭而病也。因气为肿，气道不行也。四肢为诸阳之本，胃气所在，病甚而至于四维相代，即上文内闭九窍、外壅肌肉、卫气解散之谓，其为阳气之竭也可知。）

阳气者，烦劳则张，精绝，则辟积于夏，使人煎厥。（此下言起居不节，致伤阳气也。辟、病也。人以阳气为生，惟恐散失。若烦劳过度，则形气施张于外，精神竭绝于中，阳扰阴亏，不胜炎热。故病积至夏，日以益甚，令人五心烦热，如煎如熬，孤阳外浮，真阴内夺，气逆而厥，故名煎厥。脉解篇曰：阳气不得出，肝气当治而未得。故善怒，善怒者名曰煎厥。详本类后十一。辟音壁。）目盲不可以视，耳闭不可以听，溃溃乎若坏都，汩汩乎不可止。（目盲耳闭，九窍废也。溃溃，坏貌。都，城郭之谓。汩，逝而不返也。阴以阳亏，精因气竭，精神日销，渐至衰败，真溃溃乎若都邑之坏，乎其去不可绾也。汩音骨。）

阳气者，大怒则形气绝，而血菀于上，使人薄厥。（此下言怒气伤肝，及汗湿肥甘风寒之类，皆足以伤阳气也。人之阳气，惟贵充和。若大怒伤肝，则气血皆逆，甚至形气俱绝，则经脉不通。故血逆妄行，菀积于上焦也。相迫曰薄，气逆曰厥，气血俱乱，故为薄厥。举痛论曰：怒则气逆，甚则呕血。邪气脏腑病形篇曰：有所大怒，气上而不下，积于胁下则伤肝。皆此谓也。菀音郁。）有伤于筋，纵其若不容。（怒伤形气，必及于筋，肝主筋也。筋伤则纵缓不收，手足无措，其若不能容者。）汗出偏沮，使人偏枯。（沮，伤也，坏也。有病偏汗者，或左或右，浸润不止，气血有所偏沮，久之则卫气不固于外，营气失守于中。故当为半身不随偏枯之患。沮，将鱼切。）汗出见湿，乃生痤痱。（汗方出则玄府开，若见湿气，必留肤腠，甚者为痤，微者为痱。痤，小疖也。痱，暑疹也。痤，才何切。痱音沸。）高梁之变，足生大丁，受如持虚。（高梁，即膏粱，肥甘也。足，多也。浓味太过，蓄为内热，其变多生大疔。热侵阳分，感发最易，如持空虚之器以受物，故曰受如持虚。）劳汗当风，寒薄为皶，郁乃痤。（形劳汗出，坐卧当风，寒气薄之，液凝为皶，即粉刺也。若郁而稍大，乃成小皶，是名曰痤。凡若此者，皆阳气不固之使然。皶，支加切，中原雅音云：酒皶鼻。）

阳气者，精则养神，柔则养筋。（此下言阳气之运用，若有不固，则为偻为痿，为畏为惊，为痈为疟为隔等证也。神之灵通变化，阳气之精明也。筋之运动便利，阳气之柔和也。故精则养神，柔则养筋。阳气去则神明乱，筋骨废，为病为危，如上文矣。）开阖不得，寒气从之，乃生大偻。（开谓皮腠发泄，阖谓玄府闭封，-皆卫气为之主也。若卫气失所，则当开不开，当闭不闭，不得其宜，为寒所袭，结于筋络之间，缓急不伸，则形为偻俯矣。经筋篇曰：阳急则反折，阴急则俯不伸。即此之谓。偻音吕。）陷脉为瘘，留连肉腠。（陷脉，寒气自筋络而陷入脉中也。瘘，鼠瘘之属。邪结不散，则留连肉腠，蔓延日甚矣。瘘音陋，又音闾也。）俞气化薄，传为善畏，及为惊骇。（寒气自脉渐深，流于经俞，气化内薄，则侵及脏腑，故传为恐畏，为惊骇，以阳气受伤于内也。俞音庶。）营气不从，逆于肉理，乃生痈肿。（邪气陷脉，则营气不从，营行脉中也。不从则不顺，故逆于肉理，聚为痈肿也。）魄汗未尽，形弱而气烁，穴俞以闭，发为风疟。（魄，阴也。汗由阴液，故曰魄汗。汗出未止，卫气未固，其时形气正在消弱。而风寒薄之，俞穴随闭，邪气留止，郁而为疟。以所病在风，故名风疟。金匮真言论曰：夏暑汗不出者，秋成风疟。亦言俞穴之闭也，其义即此。）

故风者，百病之始也，清静则肉腠闭拒，虽有大风苛毒，弗之能害，此因时之序也。（凡邪伤卫气、如上文寒暑湿气风者，莫不缘风气以入，故风为百病之始。然卫气者，阳气也，人惟清静，无过劳扰。则腠理闭而阳气固，虽有大风苛毒，弗之能害也。所谓清静者无他，在因四时之气序耳。如四气调神论曰，应春气以养生，应夏气以养长，应秋气以养收，应冬气以养藏。逆之则灾害生，从之则苛疾不起，顺其自然，是得四时清静之道。又风为百病之始，义详针刺类三十六。）故病久则传化，上下不并，良医弗为。（并，阴阳交通也。病始因风，久必传化，及至上下不并。则阴阳相离，水火不相济矣，虽有良医，弗可为也。）故阳蓄积病死，而阳气当隔，隔者当泻，不亟正治，粗乃败之。（若邪蓄阳分，积而不行，阳亢无阴，其病当死，盖即上下不并之谓也。何以验之？隔塞不通，则其证耳。当泻不泻，正以粗工误之，故致败亡。阴阳别论曰：刚与刚，阳气破散，阴气乃消亡。淖则刚柔不和，经气乃绝。亦此之谓。）

故阳气者，一日而主外，平旦人气生，日中而阳气隆，日西而阳气已虚，气门乃闭。（此下言阳气之盛衰，由于日之升降，正以明上文若天与日之义也。一日而主外，昼则阳气在外也。平旦人气生，以日初升也。日中阳气隆，以日当午也。日西阳气虚，以日渐降也。人气应之，故昼则卫气行于阳分二十五度，至日暮则阳气之门闭，而行于阴分二十五度矣。气门，玄府也，所以通行营卫之气，故曰气门。）是故暮而收拒，无扰筋骨，无见雾露，反此三时，形乃困薄。（此所以顺阳气也。阳出而出，阳藏而藏，暮时阳气藏于阴分。故动宜收敛，以拒虚邪。无扰筋骨，则阳不耗于内。无见雾露，则邪不侵于外。若劳扰不分朝暮，反此三时，则阳气失养，形体劳困衰薄矣。上二节言不但因时之序，虽以一日之间，亦当知所调养如此也。）

岐伯曰：阴者，藏精而起亟也；阳者，卫外而为固也。（此以下伯因帝专言，阳气未及于阴，故特明阴气亦所当重。谓人有阴阳，阳虽主外而为卫，所以固气也。阴则主内而藏精，所以起亟也。阴内阳外，气欲和平，不和则病如下文矣。亟，即气也，观阴阳应象大论曰精化为气，即此藏精起气之谓。又本神篇曰阴虚则无气，亦其义也。故此当以气字为解，以见阳能生阴，阴亦能生阳，庶为得理。若诸书释为数字，则全无意义。亟音气。）阴不胜其阳，则脉流薄疾，并乃狂。（薄，气相迫也。疾，急数也。并者，阳邪入于阳分，谓重阳也。阴不胜阳则阳邪盛，故当为阳脉阳证之外见者，如此。）

阳不胜其阴，则五脏气争，九窍不通。（邪在阴分则藏气不和，故有所争。上七窍，五官也。下二窍，二阴也。九窍之气，皆属于藏，阳不胜阴，则阴邪盛，故当为阴病之内见者如此。）是以圣人陈阴阳，筋脉和同，骨髓坚固，气血皆从。（陈阴阳，犹言铺设得所，不使偏胜也，故于筋脉骨髓，无不和调，气血皆从，从则顺矣。）如是则内外调和，邪不能害，耳目聪明，气立如故。（耳目聪明，以九窍之要者言，神气之全可知也。人受天地之气以立命，故曰气立。然必阴阳调和，而后气立如故。首节所谓生之本本于阴阳者，正此两节之谓。）风客淫气，精乃亡，邪伤肝也。（此下四节皆失调和之道，所以为筋骨气血之病也。淫气者，阴阳之乱气也。表不和，则风邪客之，风木生火，淫气化热，热则伤阴，精乃消亡。风邪通于肝，故必先伤肝也。然风为百病之始，故凡病因于外而内连五脏者，皆由乎风也。）因而饱食，筋脉横解，肠澼为痔。（此下三节，皆兼上文风客淫气而言也。风气既淫于外，因而饱食，则随客阳明，必肠胃横满，横满则有损伤，故筋脉弛解，病为肠澼为痔，而下痢脓血也。痹论曰：饮食自倍，肠胃乃伤。此即其类。澼音劈。痔音雉。）因而大饮，则气逆。（酒挟风邪，则因辛走肺，故肺布叶举而气逆上奔也。）因而强力，肾气乃伤，高骨乃坏。（高骨，腰之高骨也。凡因风强力者，其伤在骨，骨伤则肾气亦伤，肾主骨也。若强力入房，尤伤精髓，髓者骨之充，骨者髓之府，精髓耗伤，故高骨坏而不为用。）

凡阴阳之要，阳密乃固。（阳为阴之卫，阴为阳之宅，必阳气闭密于外，无所妄耗，则邪不能害。而阴气完固于内，此培养阴阳之要，即生气通天之道也。）两者不和，若春无秋，若冬无夏，因而和之，是为圣度。（两，阴阳也。不和，偏病也。若春无秋，若冬无夏，犹言岁气乖则生道废也。故圣人之法天者，在乎和阴阳而已。）故阳强不能密，阴气乃绝，（强，亢也。孤阳独用，不能固密，则阴气耗而竭绝矣。痹论曰：阴气者，静则神藏，躁则消亡。躁即阳强不密之谓。）阴平阳秘，精神乃治，（平，即静也。秘，即固也。人生所赖，惟精与神，精以阴生，神从阳化。故阴平阳秘，则精神治矣。）阴阳离决，精气乃绝，（决，绝也。有阳无阴则精绝，有阴无阳则气绝，两相离决，非病则亡，正以见阴阳不可偏废也。）因于露风，乃生寒热。（上文言风疟、风客淫气，皆未悉风之为义。故此复言之，而并及四时之邪也。因于露风者，寒邪外侵，阳气内拒，阴阳相薄，故生寒热。）是以春伤于风，邪气留连，乃为洞泄。（春伤于风，木邪胜也。留连既久。则克制脾土，故为洞泄。）夏伤于暑，秋为痎疟。（暑义见前。夏伤暑邪，若不即病而留延至秋，寒郁为熟，故寒热交争而为疟虐。痎音皆，义见后四十八。）秋伤于湿，上逆而咳，发为痿厥。（湿土用事于长夏之末，故秋伤于湿也。秋气通于肺，湿郁成热。则上乘肺金，故气逆而为咳嗽。然太阴阳明论曰：伤于湿者，下先受之。上文言因于湿者，大筋 短，小筋弛长，短为拘，弛长为痿。所以湿气在下，则为痿为厥，痿多属热，厥则因寒也。）冬伤于寒，春必温病。（冬伤寒邪，则寒毒藏于阴分，至春夏阳气上升，新邪外应，乃变而为温病。上四节与阴阳应象大论同，详义见阴阳类一。）四时之气，更伤五脏。（风暑寒湿迭相胜负，故四时之气更伤五脏。然时气外伤，阳邪也。五脏内应，阴气也。惟内不守，而后外邪得以犯之。上文五节，即所以明阴气不守之为病。）

　　阴之所生，本在五味，阴之五宫，伤在五味。（此下言阴之所以生者，在五味，而所以伤者，亦在五味也。五宫，五脏也。六节藏象论曰：地食人以五味。夫味得地气，故能生五脏之阴，若五味不节，则各有所克，反伤其阴矣。义如下文。）是故味过于酸，肝气以津，脾气乃绝。（津，溢也。酸入肝，过于酸则肝气溢。酸从木化，木实则克土，故脾气乃绝。）味过于咸，大骨气劳，短肌，心气抑。（咸入肾，肾主骨，过于咸则伤肾，故大骨气劳。劳，困剧也。咸走血，血伤故肌肉短缩。咸从水化，水胜则克火，故心气抑。）味过于甘，心气喘满，色黑，肾气不衡。（甘入脾，过于甘则滞缓上焦，故心气喘满。甘从土化，土胜则水病，故黑色见于外，而肾气不衡于内。衡，平也。）味过于苦，脾气不濡，胃气乃浓。（苦入心，过于苦则心阳受伤，而脾失所养，气乃不濡。濡者，润也。脾气不濡，则胃气留滞，故曰乃浓。浓者，胀满之谓。五味论曰，苦入于胃，五谷之气皆不能胜苦，苦入下脘，三焦之道皆闭而不通，故变呕者，其义亦此。濡音儒。）

味过于辛，筋脉沮弛，精神乃央。（沮，坏也。弛，纵也。央，殃同。辛入肺，过于辛则肺气乘肝，肝主筋，故筋脉沮弛。辛散气则精神耗伤，故曰乃央。沮音苴，将鱼、将御二切。弛，施、始二音。）是故谨和五味。骨正筋柔，气血以流，凑理以密，如是则气骨以精，谨道如法，长有天命。（五味入口，藏于胃以养五脏气，故当谨和五味，则骨正筋柔，气血以流。盖凡在内者，皆阴气为之主也。然阴气在里，凑理在外，若不相及。而此曰凑理以密者，缘阴阳表里，原自相根据，不惟阳密足以固阴。而阴强乃能壮阳也。故如上文之邪因于外，而为喘喝，为痿厥，为精亡，为洞泄咳嗽等证，此阳病之及于阴也。又如烦劳大怒，饮食起居之不节。而为煎厥，为形气绝，为筋脉肠痔气逆骨坏等证，是伤于阴者，亦能病及外体阳分，此阴之所以不可忽也。大都本篇之意，在帝则首言阳气，以发通天之大本。在伯则续言阴气，以备阴阳之全义。故在前则言气，气本于天以养阳也。在后则言味，味本于地以养阴也。其所以详言阴阳者，盖欲分表里，明精气，辨邪正之本末耳。然本篇首曰通天，中曰服天气，末曰长有天命，所重在天，则其重在阳气可知矣。故言地者无非天也，言阴者无非阳也。通篇大义，在阳气者若天与日，失其所则折寿而不彰，一言可以蔽之矣。）

六、阴阳发病

（素问阴阳别论）

岐伯曰：二阳之病发心脾，有不得隐曲，女子不月；（二阳，阳明也，为胃与大肠二经。然大肠小肠皆属于胃，故此节所言，则独重在胃耳。盖胃与心，母子也，人之情欲本以伤心，母伤则害及其子。胃与脾，表里也，人之劳倦本以伤脾，脏伤则病连于腑。故凡内而伤精，外而伤形，皆能病及于胃。此二阳之病，所以发于心脾也。不得隐曲，阳道病也。夫胃为水谷气血之海，主化营卫而润宗筋。如厥论曰：前阴者，宗筋之所聚，太阴阳明之所合也。痿论曰：阴阳总宗筋之会，会于气街，而阳明为之长。然则精血下行，生化之本，惟阳明为最。今化原既病，则阳道外衰，故为不得隐曲。其在女子，当为不月，亦其候也。胃为水谷血气之海，义详经络类三十二。按王氏注曰：夫肠胃发病，心脾受之，心受之则血不流，脾受之则味不化。然心脾何以受肠胃之病？未免牵强，不可不察。隐曲二字，本经见者凡五，皆指阳道为言，以类察之，可得其义。详会通奇恒类。）其传为风消，其传为息贲者，死不治。（风，木气也。消，枯瘦也。贲。急迫也。阳明受病，久而传变。则木邪胜土，故肌体风消。胃病则肺失所养，故气息奔急。气竭于上，由精亏于下，败及五脏，故死不治。）曰：三阳为病，发寒热，下为痈肿，及为痿厥腨痛；（三阳，太阳也，为膀胱小肠二经。三阳为表，故病发寒热及为痈肿。足太阳之脉，从头下背，贯臀入腘，循腨抵足，故其为病，则足膝无力曰痿，逆冷曰厥，足肚酸疼曰也。腨音篆。痛音渊。）其传为索泽，其传为㿗疝。（阳邪在表为热，则皮肤润泽之气癫必皆消散，是为索泽也。㿗疝者，小腹控睾而痛也。按邪气脏腑病形篇曰：膀胱病者，小便偏肿而痛。小肠病者，小腹痛，腰脊控睾而痛。是太阳之传为㿗疝也。㿗，癫同。）曰：一阳发病，少气善咳善泄；（一阳，少阳也，为胆与三焦二经。胆属风木，三焦属相火。其为病也，壮火则食气伤肺，故为少气为咳。木强则侮土，故善泄也。）其传为心掣，其传为隔。（心为君火，而相火上炎，则同气相求，邪归于心。心动不宁，若有所引，名曰心掣。又其传者，以木乘土，脾胃受伤，乃为隔证。如邪气脏腑病形篇曰：脾脉微急为隔中。风论曰：胃风之状，食饮不下，膈塞不通。上膈篇曰食饮入而还出者，皆隔之谓。掣，撤、翅二音。）

二阳一阴发病，主惊骇背痛，善噫善欠，名曰风厥。（二阳，胃与大肠也。一阴，肝与心主也。肝胃二经，皆主惊骇。如金匮真言论曰：东方通于肝，其病发惊骇。经脉篇曰足阳明病，闻木声则惕然而惊者是也。背痛者，手足阳明之筋，皆夹脊也。噫，嗳气也，其主在心。然邪客篇曰：诸邪之在于心者，皆在于心之包络也。又脉解篇曰：所谓上走心为噫者，阴盛而上走于阳明，阳明络属心，故曰上走心为噫也。欠，呵欠也，欠虽主于肾，而经脉篇曰：足阳明病为数欠，此又噫欠之在心包胃经也。肝主风，心包主火，风热为邪而阳明受之，故病名风厥。又风厥义，详评热病论，见后三十。）二阴一阳发病，善胀心满善气。（二阴，心与肾也。一阳，胆与三焦也。胆经邪胜则侮脾，故善胀。肾经邪胜则乘心，故心满。三焦病则上下不行，故善气也。）三阳三阴发病，为偏枯痿易，四肢不举。（三阳，膀胱小肠也。三阴，脾肺也。膀胱之脉，自头背下行两足。小肠之脉，自两手上行肩胛。且脾主四肢，肺主诸气，四经俱病。故当为偏枯，为痿易，为四肢不举。痿易者，痿弱不支，左右相掉易也。）

鼓一阳曰钩，鼓一阴曰毛，鼓阳胜急曰弦，鼓阳至而绝曰石，阴阳相过曰溜。（此举五脉之体，以微盛分阴阳，非若上文言经次之阴阳也。鼓，有力也。一阳一阴，言阴阳之微也。脉于微阳？而见鼓者为钩，其气来盛去衰，应心脉也。脉于微阴？而见鼓者曰毛，其气来轻虚以浮，应肺脉也。鼓动阳脉胜，而急者曰弦，其气来端直以长，而不至甚急，应肝脉也。鼓阳至而绝者，阳之伏也，脉名曰石，其气来沉以搏，应肾脉也。阴阳相过，谓流通平顺也，脉名曰溜，其气来柔缓而和，应脾脉也。）

阴争于内，阳扰于外，魄汗未藏，四逆而起，起则熏肺，使人喘鸣。（此兼表里以言阴阳之害也。表里不和，则或为藏病，阴争于内也。或为经病，阳扰于外也。然或表或里，皆干于肺。盖肺主气，外合于皮毛，内为五脏六腑之长。魄汗未藏者，表不固也。四逆而起者，阳内竭也。甚至正不胜邪，则上熏及肺，令人气喘声鸣。此以营卫下竭，孤阳独浮，其不能免矣。）阴之所生，和本曰和。（阴者，五脏之真阴也。阴之所以生者，以藏气和。藏气之和，以阴阳之和也。不和则为争为扰，为刚为淖，而病由兴矣。）是故刚与刚，阳气破散，阴气乃消亡。（此言偏阳之为害也。刚与刚，阳之极也。以火济火，盛极必衰，故阳气反为之破散。阳气散，则阴气不能独存，亦必从而消亡，而阴阳俱绝矣。）淖则刚柔不和，经气乃绝。（此言偏阴之害也。淖谓寒湿妄行，阴气胜也。若阳刚阴柔，皆失其和，经气从而败绝矣。）

死阴之属，不过三日而死；生阳之属，不过四日而死。（此言藏气相传，死生有异也。死阴生阳，义如下文。四日而死，按全元起作四日，而已者是，盖既属生阳，不当死矣，死字疑误。）所谓生阳死阴者，肝之心谓之生阳，（肝之心，自肝传心也。以木生火，得其生气，是谓生阳，不过四日而愈已。）心之肺谓之死阴，（心之肺，自心传肺也。以火克金，阴气散亡。故曰死阴，不过三日而死。）肺之肾谓之重阴，（肺，金也。肾，水也。虽曰母子，而金水俱病，故曰重阴，无阳之候也。）肾之脾谓之辟阴，死不治。（辟，放辟也。土本制水，而水反侮脾，水无所畏。是谓辟阴，故死不治。辟音劈。）

结阳者肿四肢。（此下言邪聚诸经之为病也。阳，六阳也。结阳者肿四肢，四肢为诸阳之本也。）结阴者便血一升，再结二升，三结三升。（阴，六阴也。阴主血，邪结阴分，则血受病，故当便血。其浅者便血一升，则结邪当解。若不解而再结，以邪盛也，故便血二升。若又不解，邪为尤甚，故曰三结三升也。）阴阳结斜，多阴少阳曰石水，少腹肿。（斜，邪同。阴经阳经皆能结聚水邪，若多在阴少在阳者，名曰石水。石水者，沉坚在下，其证则少腹肿也。）二阳结谓之消，（胃与大肠经也。阳邪留结肠胃，则消渴善饥，其病曰消。三消义见后六十。）三阳结谓之隔，（膀胱小肠二经也。小肠属火，膀胱属水，邪结小肠，则阳气不化，邪结膀胱，则津液不行，下不通，则上不运，故为隔塞之病。）三阴结谓之水，（脾肺二经也。脾土所以制水，土病则水反侮之，肺金所以生水，气病则水为不行，故寒结三阴，则气化为水。）一阴一阳结谓之喉痹。（一阴，肝与心主也。一阳，胆与三焦也。肝胆属木，心主三焦属火，四经皆从热化，其脉并络于喉，热邪内结，故为喉痹。痹者，闭也。痹音秘。）

七、阴阳贵贱合病

（素问阴阳类论）

孟春始至，黄帝燕坐，临观八极，正八风之气，而问雷公

中華藏書

《类经》

中國書店

二〇〇一

曰：阴阳之类，经脉之道，五中所主，何脏最贵？（孟春始至，立春日也。燕，闲也。八极，八方远际也。正八风，察八方之风候也。五中，五内也。何脏最贵？欲见所当重也。）雷公对曰：春甲乙青，中主肝，治七十二日，是脉之主时，臣以其脏最贵。（四时之序，以春为首，五脏之气，惟肝应之。故公意以肝脏为最贵，盖指厥阴也。）帝曰：却念上下经，阴阳从容，子所言贵，最其下也。（上下经，古经也。阴阳从容，其篇名也。帝谓念此经义，则贵不在肝，盖特其最下者耳。）雷公致斋七日，且复侍坐。（悟己之非，积诚复请也。）

帝曰：三阳为经，（经，大经也。周身之脉，惟足太阳为巨，通巅下背，独统阳分，故曰经。）二阳为维，（维，维络也。阳明经上布头面，下循胸腹，独居三阴之中，维络于前，故曰维。）一阳为游部，（少阳在侧，前行则会于阳明，后行则会于太阳，出入于二阳之间，故曰游部。杨上善曰：三阳，足太阳脉也，从目内眦上头，分为四道下项，并正别脉上下六道，以行于背，与身为经。二阳，足阳明脉也，从鼻而起，下咽分为四道，并正别脉六道，上下行腹，纲维于身。一阳，足少阳脉也，起目外眦络头，分为四道，下缺盆，并正别脉六道上下，主经营百节，流气三部，故曰游部。）此知五脏终始。（有阳则有阴，有表则有里。睹此三阳之义，则五脏之终始，可类求而知矣。）三阳为表，（三阳，误也，当作三阴。三阴，太阴也。太阴为诸阴之表，故曰三阴为表。按阴阳离合论曰：太阴为开。痿论曰：肺主身之皮毛。师傅篇曰：肺为之盖。脾者主为卫。是手足三阴，皆可言表也。据下文所谓三阳三阴者，明列次序，本以释此。故此节当为三阴无疑。按：王氏而下，凡注此者，皆曰：三阳，太阳也。二阴，少阴也。少阴与太阳为表里，故曰三阳为表，二阴为里。其说若是，然六经皆有表里，何独言二经之表里于此耶？盖未之详察耳。）二阴为里，（二阴，少阴肾也。肾属水，其气沉，其主骨，故二阴为里。）一阴至绝作朔晦，却具合以正其理。（一阴，厥阴也。厥者，尽也。按阴阳系日月篇曰：戌主右足之厥阴，亥主左足之厥阴。此两阴交尽，故曰厥阴也。夫厥阴之气，应在戌亥，六气不几于绝矣。然阴阳消长之道，阴之尽也如月之晦，阳之生也如月之朔，既晦而朔则绝而复生，此所谓一阴至绝作朔晦也。由是而终始循环，气数具合，故得以正其造化之理矣。按六经之分少太者，以微盛言，故谓厥阴为尽阴。其分一二三者，以六气之次言耳。如三阴之序，首厥阴一也，次少阴二也，又次太阴三也。三阳之序，首少阳，次阳明，又次太阳，是三阳之次也。）雷公曰：受业未能明。（按上文雷公以肝为最贵，而不知肝属一阴，为阴之尽，帝谓最其下者以此，故公曰受业未能明也。）

帝曰：所谓三阳者，太阳为经，（此下详分六经，并明六脉皆至于太阴也。太阳为经，即所以释上文之义。）三阳脉至手太阴，而弦浮而不沉，决以度，察以心，合之阴阳之论。（手太阴，肺经也。本属三阴之脉，然诸脉皆会于气口，故特以三阳脉至手太阴为言也。下彼此。太阳之脉本洪大以长，今其弦浮不沉，是邪脉也，乃当决其衰王之度，察以吾心。而合之阴阳之论，则善恶可明矣。）所谓二阳者，阳明也，（前所谓二阳者，即阳明也。阴阳系日月篇曰：两阳合明，故曰阳明。）至手太阴，弦而沉急不鼓，炅至以病皆死。（阳明胃脉本浮大而短。今则弦而沉急，不能振鼓，是木邪侮土，阴气乘阳也。若热至为病者，尤忌此阴脉，犯之为逆，必皆死也。炅，居永切，热也。）一阳者，少阳也，（即前所谓一阳也。）至手太阴，上连人迎，弦急悬不绝，此少阳之病也，专阴则死。（人迎，足阳明脉也，在结喉两旁，故曰上连人迎。悬，浮露如悬也。少阳之脉，其体乍数乍疏，乍短乍长。今则弦急如悬，其至不绝，兼之上乘胃经，此木邪之胜，少阳病也。然少阳厥阴皆从木化，若阳气竭绝，则阴邪独盛，弦搏至极，是曰专阴，专阴者死也。按：以上三阳为病皆言弦急者，盖弦属于肝，厥阴脉也，阴邪见于阳分，非危则病，故帝特举为言，正以明肝之不足贵也。）

三阴者，六经之所主也，（三阴，太阴也。上文云三阳为表当作三阴者，其义即此。三阴之脏，脾与肺也，肺主气，朝会百脉，脾属土，为万物之母，故三阴为六经之主。）交于太阴，伏鼓不浮，上空志心。（交于太阴，谓三阴脉至气口也。肺主轻浮，脾主和缓，其本脉也。今见伏鼓不浮，则阴盛阳衰矣，当病上焦空虚，而脾肺之志以及心神，为阴所伤，皆致不足，故曰上空志心。按《阴阳应象大论》曰：肺在志为忧，脾在志为思，心在志为喜。是皆五脏之志也。）二阴至肺，其气归膀胱，外连脾胃。（二阴至肺者，言肾脉之至气口也，《经脉别论》曰：二阴搏至，肾沉不浮者是也。肾脉上行，其直者从肾上贯肝膈，入肺中，出气口，是二阴至肺也。肾主水，得肺气以行降下之令，通调水道，其气归膀胱也。肺在上，肾在下，脾胃居中，主其升降之柄，故曰外连脾胃也。外者，肾对脾言，即上文三阴为表、二阴为里之义。）一阴独至，经绝气浮，不鼓钩而滑。（一阴独至，厥阴脉胜也，《经脉别论》曰：一阴至，厥阴之治是也。厥阴本脉，当软滑弦长，阴中有阳，乃其正也。若一阴独至，则经绝于中，气浮于外。故不能鼓钩而滑，而但弦无胃，生意竭矣。）此六脉者，乍阴乍阳，交属相并，缪通五脏，合于阴阳，（六脉者，乍阴乍阳，皆至于手太阴。是寸口之脉，可以交属相并，缪通五脏，故能合于阴阳也。）先至为主，后至为客。（六脉之交，至有先后，有以阴见阳者，有以阳见阴者。阳脉先至，阴脉后至。则阳为主而阴为客，阴脉先至，阳脉后至。则阴为主而阳为客，此先至为主，后至为客之谓也。然至有常变，变有真假。常阳变阴，常阴变阳，常者主也，变者客也。变有真假，真变则殆，假变无虞，真者主也，假者客也。客主之义，有脉体焉，有运气焉，有久暂焉，有逆顺焉，有主之先而客之后者焉。诊之精妙，无出此矣，非精于此者，不能及也，脉岂易言哉！）

雷公曰：臣悉尽意受传经脉，颂得从容之道，以合从容，不知阴阳，不知雌雄。（颂，诵同。从容之道可诵，其为古经篇名可知，如《示从容论》之类是也。以合从容，合其法也。雌雄，如下文云二阴为雌，又《顺气一日分为四时篇》曰：肝为牡脏，脾为牝藏。皆雌雄之义。）

帝曰：三阳为父，（此详明六经之贵贱也。太阳总领诸经，独为尊大，故称呼父。）二阳为卫，（捍卫诸经阳气也。）

一阳为纪。（纪于二阳之间，即《阴阳离合论》少阳为枢之义。）三阴为母，（太阴滋养诸经，故称为母。）二阴为雌，（少阴属水，水能生物，故曰雌，亦上文二阴为里之义。）一阴为独使。（使者，交通终始之谓。阴尽阳生，惟厥阴主之，故为独使。）

二阳一阴，阳明主病，不胜一阴，脉软而动，九窍皆沉。（此下言诸经合病有胜制也。二阳，土也。一阴，木也。阳明厥阴相薄，则肝邪侮胃。故阳明主病，不胜一阴。脉软者，胃气也。动者，肝气也。土受木邪，则软而兼动也。九窍之气，皆阳明所及，阳明病则胃气不行，故九窍皆为沉滞不通利矣。）三阳一阴，太阳脉胜，一阴不能止，内乱五脏，外为惊骇。（三阳一阴，膀胱与肝合病也。肝木生火，而膀胱以寒水侮之，故太阳脉胜。一阴肝气虽强，不能禁止，由是而风寒相挟，内乱五脏，肝气受伤，故发为惊骇之病。）二阴二阳，病在肺，少阴脉沉，胜肺伤脾，外伤四肢。（二阴，手少阴也。二阳，足阳明也。少阴为心火之脏，火邪则伤金，故病在肺。阳明为胃土之腑，土邪必伤水，故足少阴之脉沉。沉者，气衰不振之谓。然胃为脾腑，脾主四肢，火既胜肺，胃复连脾，脾病则四肢亦病矣。）二阴二阳皆交至，病在肾，骂詈妄行，巅疾为狂。（二阴之至，邪在肾也。二阳之至，邪在胃也。水土之邪交至，则土胜水亏，水亏则阴不胜阳，故病在肾。土胜则阳明邪实，故骂詈妄行，巅疾为狂。）二阴一阳，病出于肾，阴气客游于心脘，下空窍堤闭塞不通，四肢别离。（二阴，肾也。一阳，三焦也。肾与三焦合病，则相火受水之制，故病出于肾。肾脉之支者，从肺出络心，注胸中，故阴气盛，则客游于心脘也。阴邪自下而上，阳气不能下行，故下焦空窍若有堤障，而闭塞不通。清阳实四肢，阳虚则四肢不为用，状若别离于身者矣。）一阴一阳代绝，此阴气至心，上下无常，出入不知，喉咽干燥，病在土脾。（一阴，足厥阴肝也。一阳，足少阳胆也。代绝者，二脏气伤，脉来变乱也。肝胆皆木，本生心火，病以阳衰，则阴气至心矣。然木病从风，善行数变，故或上或下，无有常处，或出或入，不知由然。其为喉咽干燥者，盖咽为肝胆

中
華
藏
書

黄
帝
内
经
·
最
新
整
理
珍
藏
版

之使，又脾脉结于咽也，故病在土脾。正以风木之邪，必克土耳。）

二阳三阴至阴皆在，阴不过阳，阳气不能止阴，阴阳并绝，浮为血瘕，沉为脓，阴阳皆壮，下至阴阳。（二阳，胃也。三阴，肺也。至阴，脾也。皆在，皆病也。脾胃相为表里，病则仓廪不化。肺布气于脏腑，病则治节不行。故致阴不过阳，则阴自为阴，不过入于阳分也。阳气不能止阴，则阳自为阳，不留止于阴分也。若是者，无复交通，阴阳并绝矣。故脉浮者病当在外，而为血瘕，脉沉者病当在内而为脓，正以阴阳表里不相交通，故脉证之反若此。至若阴阳皆壮，则亢而为害，或以孤阴，或以孤阳，病之所及，下至阴阳。盖男为阳道，女为阴器，隐曲不调，俱成大病也。）上合昭昭，下合冥冥，诊决死生之期，遂至岁首。（昭昭可见，冥冥可测，有阴阳之道在也。故欲决死生之期者，必当求至岁首。如甲巳之年，丙寅作首，则二月丁卯，三月戊辰；子午之年，君火司天，则初气太阳，二气厥阴之类。以次求之，则五行衰王，可得其逆顺之期矣。）

八、三阳并至其绝在肾

（《素问·着至教论》全）

黄帝坐明堂，召雷公而问之曰：子知医之道乎？（明堂，天子布政之所，圣人向明而治，故曰明堂。）雷公对曰：诵而颇能解，解而未能别，别而未能明，明而未能彰，（颇能解，粗解其义耳。别者别其条理，明者明其精微，彰则利于用矣。杨上善曰：习道有五：一诵，二解，三别，四明，五彰。）足以治群僚，不足至侯王。（群僚之情易通，侯王之意难测，所以有不同也。然则膏粱藜藿，其为难易亦然。）愿得受树天之度，四时阴阳合之，别星辰与日月光，以彰经术，后世益明，上通神农，着至教拟于二皇。（树，立也。天度立，则四时阴阳之序可以合，星辰日月之光可以别，用以彰经术，令后世益明。是上通神农之道，着为至教，则拟德于二皇矣。二皇，伏羲、神农也。）帝曰：善。无失之，此皆阴阳表里、上下雌雄相输应也，而道上知天文，下知地理，中知人事，可以长久，以教众庶，亦不疑殆，医道论篇，可传后世，可以为宝。（阴阳表里上下，雌雄相输应者，即指上文天度四时阴阳星辰日月光言，所以医道合于三才，必尽知之，斯可以垂教后世，不致疑殆，永传为宝矣。而道上知天文等四句，与《气交变大论》同，详运气类十。）

雷公曰：请受道，讽诵用解。帝曰：子不闻阴阳传乎？曰：不知。曰：夫三阳天为业，（阴阳传，古经也。此三阳者，统手足六阳为言。三阳在上，应天之气，而卫乎周身，故曰天为业者，谓业同乎天也。）上下无帝，合而病至，偏害阴阳。（三阳主表，而虚邪中之。则应变不定，故其气上下无常。若三阳相合而病至，阳胜伤阴，则自外而内，偏害阴阳矣。《禁服篇》曰：审察卫气，为百病母。盖亦此义。）雷公曰：三阳莫当，请闻其解。（此必古经语也。言三阳并至，则邪变之多，气有莫可当者。）帝曰：三阳独至者，是三阳并至，并至如风雨，上为巅疾，下为漏病。（此三阳独至者，虽兼手足太阳为言，而尤以足太阳为之主，故曰独至。盖足太阳为三阳之纲领，故凡太阳之邪独至者，则三阳气会，皆得随而并至也。阳邪之至，疾速无期，故如风雨。且足太阳之脉，上从巅入络脑，下络肾属膀胱。手太阳之脉，上循颈颊，下抵胃属小肠。故上为顶巅之疾，下为漏病。漏病者，二阴不禁，凡水谷精血之类皆是也。）外无期，内无正，不中经纪，诊无上下以书别。（三阳并至，候如风雨。故外无证据可期，内无名目可正，病变之至，不中于经常纲纪。故其诊也，亦无上下一定之法及可以书记先别之者。）雷公曰：臣治疏愈，说意而已。（言臣之治病鲜愈者，正如帝之所教，然愿言其意而已。）帝曰：三阳者，至阳也，积并则为惊，病起疾风，至如砺砺，九窍皆塞，阳气滂溢，干嗌喉塞。（太阳为至盛之阳，故曰至阳。若诸阳更为积并，则阳盛之极，必伤阴气。手太阳之阴心也，足太阳之阴肾也，心伤其神，肾伤其志，则为惊骇。疾风砺砺，皆速暴之谓。其为九窍嗌喉之干塞者，以手太阳手足少阴之脉，皆循咽喉也。砺砺，霹雳同。）并于阴则上下无常，薄为肠澼。（阴，脏也。阳邪自表入脏，并聚于阴，则或上或下，亦无定诊。若留薄下焦，则为肠澼而下利。）此谓三阳直心，坐不得起卧者，便身全三阳之病。（直心，谓邪气直冲心膈也。手太阳之脉，循臂外廉，出绕肩胛交肩上，入缺盆络心。足太阳之脉，夹脊贯臀入腘中，其别者散之肾，循膂当心入散，故凡病邪气直心，及坐不得起，起不得卧者，便身全三阳之病也。愚按：三阳之邪多自外入，故伤寒家多有直心不得起卧之证。凡诊外感者，不可不察此节之义。）且以知天下，何以别阴阳、应四时，合之五行。（且，犹将也。谓欲知天下之要道，尤当别阴阳、应四时，以合之五行之理也。）

雷公曰：阳言不别，阴言不理，请起受解，以为至道。（不别不理，言未明也。公因帝问，故自歉而复请。）帝曰：子若受传，不知合至道以惑师教，语子至道之要。（受传于师而未明其道，适足以惑师之教，故语以其要也。）病伤五脏，筋骨以消，子言不明不别，是世主学尽矣。（邪并于阳则阳病，并于阴则阴病，阴阳俱病，故伤五脏。脏伤于内，则筋骨消于外也。医道司人之命，为天下之所赖，故曰世主。不明不别，于道何有，是使圣人之学泯矣。）肾且绝，惋惋日暮，从容不出，人事不殷。（肾与足太阳为表里，至阴之脏也。《上古天真论》曰：肾者主水，受五脏六腑之精而藏之。今如上文所云，三阳并至，而病伤五脏，则精虚气竭，筋骨以消矣。且太阳传里，必至少阴，是以肾气受伤，真阴且绝，故惋惋不已，忧疑终日，宜其窘窘乎从容之不出，岌岌乎人事之不殷也。然则阳邪之至，害必归阴，五脏之伤，穷必及肾，此所谓阴阳表里，上下雌雄相输应也，即所谓至道之要也。学人于此知救其原，则回天之手矣。故论名《着至教》者，夫岂徒然也哉！惋，乌贯切。）

九、三阴比类之病

（《素问·示从容论》全）

黄帝燕坐，召雷公而问之曰：汝受术诵书者，若能览观杂学，及于比类，通合道理，为余言子所长，五脏六腑，胆胃大小肠，脾胞膀胱，脑髓涕唾，哭泣悲哀，水所从行，此皆人之所生，治之过失。（比类者，比异别类以测病情也。义详论治类十八。五脏六腑等义，详藏象类二十三。水，五液也，即指胆胃以下十四端血气而言，皆人之所赖以生者。此而不明，动必多误。故凡治过于病谓之过，治不及病谓之失，不得其中，皆治之过失也。）子务明之，可以十全，即不能知，为世所怨。（不能十全，必有过失，故招人之怨。）雷公曰：臣请诵脉经上下编甚众多矣，别异比类，犹未能以十全，又安足以明之？（古有脉经，意即《脉要精微》《平人气象》等论之义。）

帝曰：子别试通五脏之过，六腑之所不和，针石之败，毒药所宜，汤液滋味，具言其状，悉言以对，请问不知。（别试通者，谓素之所通也。其有未通者，当请问其所不知耳。）雷公曰：肝虚肾虚脾虚，皆令人体重烦冤，当投毒药刺灸砭石汤液，或已或不已，愿闻其解。（肝主筋，筋病则不能收持；肾主骨，骨病则艰于举动。脾主四肢，四肢病则倦怠无力，故皆令人体重。然三脏皆阴，阴虚则阳亢，故又令人烦冤满闷也。）帝曰：公何年之长而问之少，余真问以自谬也。吾问子窈冥，子言上下编以对何也？（言对非所问，反若问者之自谬也。窈冥，玄微之谓。如《八正神明论》曰：观其冥冥者，言形气营卫之不形于外，而工独知之。以日之寒温，月之虚盛，四时气之浮沉，参伍相合而调之，工常先见之，然而不形于外，故曰观于冥冥焉。此即帝之所问，而公对则误，故非之也。窈音杳。）夫脾虚浮似肺，肾小浮似脾，肝急沉散似肾，此皆工之所时乱也，然从容得之，（脾本微软，病而虚浮，则似肺矣。肾本微沉，病而小浮，则似脾矣。肝本微弦，病而急沉散，则似肾矣。脉有相类，不能辨之，则以此作彼，致于谬误。此皆工之不明，所以时多惑乱也。若能知从容篇之道，而比类求之，则窈冥之妙可得矣。按：王氏曰：浮而缓曰脾，浮而短曰肺，小浮而滑曰心，急紧而散曰肝，搏沉而滑曰肾。此详言五脏脉体，以明本节之义也。所以诊法，有从部位察脏气者，有从脉体察脏气者，得其义则妙无不在，学人当于此而贯通焉。）若夫三脏土木水参居，此童子之所知，问之何也？（脾合土，

中華藏書

黄帝内经·最新整理珍藏版

中国书店

二○一○

肝合木，肾合水，三脏皆在膈下，气脉相近，故曰参居。）

雷公曰：于此有人，头痛筋挛骨重，怯然少气，哕噫腹满，时惊不嗜卧，此何脏之发也？脉浮而弦，切之石坚，不知其解，复问所以三脏者，以知其比类也。（此下言肾病之疑似也。脉浮类肺，脉弦类肝，脉石坚类肾，难以详辨，故复问三脏之比类也。哕，于决切，又音海。噫，伊芳、隘二音。）帝曰：夫从容之谓也。（引经语也，如下文。）夫年长则求之于腑，年少则求之于经，年壮则求之于脏。（此总言比异别类之法也。夫年长者，每多口味，六腑所以受物，故当求之于腑以察其过。年少者每忽风寒劳倦，所受在经，故当求之于经以察其伤。年壮者多纵房欲，五脏所以藏精，故当求之于脏以察其虚实。）今子所言，皆失八风菀热，五脏消烁，传邪相受。（帝言公之所问，但据病而言，而不知其所以然。故于八风菀热之故，五脏消烁之由，及邪传相受之次，则皆失之也。菀，郁同。烁，式灼切。）夫浮而弦者，是肾不足也。（肾脉宜沉，浮则阴虚，水以生木，弦则气泄，故为肾之不足。）沉而石者，是肾气内着也。（沉而石，沉甚而坚也。阴中无阳则肾气不达，故内着不行也。）怯然少气者，是水道不行，形气消索也。（精所以成形，所以化气。水道不行则形气消索，故怯然少气也。）咳嗽烦冤者，是肾气之逆也。（水脏空虚则上窃母气，故令人咳嗽烦冤，是肾气之上逆也。）一人之气，病在一脏也。若言三脏俱行，不在法也。（凡此皆一人之气，病在肾之一脏耳。即如上文雷公所问，头痛者，以水亏火炎也。筋挛者，肾水不能养筋也。骨重者，肾主骨也。哕噫者，肾脉上贯肝膈，阴气逆也。腹满者，水邪侮土也。时惊者，肾藏志，志失则惊也。不嗜卧者，阴虚目不瞑也。病本于肾，而言三脏俱行，故非法也。）

雷公曰：于此有人，四肢解堕，喘咳血泄，而愚诊之以为伤肺，切脉浮大而紧，愚不敢治，粗工下砭石，病愈多出血，血止身轻，此何物也？（此下言脾病之疑似也。砭，标兼切。）帝曰：子所能治，知亦众多，与此病失矣。譬以鸿飞，亦冲于天。（言子之所能，余亦知其多。但以此病为伤肺，则失之矣。

譬以鸿飞，亦冲于天，虽所之任意，而终莫能得其际，亦犹长空浩渺之难测耳。）夫圣人之治病，循法守度，援物比类，化之冥冥，循上及下，何必守经。（循守法度，遵古人之绳墨也。援物比类，格事物之情状也。化之冥冥，握变化于莫测之间，而神无方也。能如是则循上可也，及下亦可也。然则法不可废，亦不可泥，弗拘形迹，何必守经，是乃所谓圣人之至治。）今夫脉浮大虚者，是脾气之外绝，去胃外归阳明也。（此言所问脉证，皆脾胃病也。夫脾属阴，为胃之里。胃属阳，为脾之表。今脉来浮大而虚，则外有余，内不足，是脾气之外绝于胃也。脾已去胃，故气归阳明，而脉见如此。按《血气形志篇》曰：阳明常多气多血，刺阳明出血气。故雷公问粗工下砭石而愈者，正所以泄阳明之邪实耳。）夫二火不胜三水，是以脉乱而无常也。（二火，谓二阳脏，心肺居于膈上也。三水，谓三阴脏，肝脾肾居于膈下也。此五脏之象，阴多于阳，故曰二火不胜三水。是以脾为阴土，须赖火生。今之脾气去胃，外绝阳明。故脉乱无常者，以脾中无胃气也。）四肢解堕，此脾精之不行也。（脾主四肢也。）喘咳者，是水气并阳明也。（脾病不能制水，则水邪泛溢，并于胃腑，气道不利，故为喘为咳，盖五脏六腑，皆能令人咳也。）

血泄者，脉急血无所行也。（经脉者，所以行血气而营阴阳也。脉之急疾，由于气乱。气乱则血乱，故注泄于便，无所正行矣。血不守中，主在肺也。）若夫以为伤肺者，由失以狂也。不引比类，是知不明也。（狂，妄也。不引比类，故因喘咳为伤肺，是知之不明也。若参合脉证而求之，则病在脾而不在肺，可类察之矣。）夫伤肺者，脾气不守，胃气不清，经气不为使，真藏坏决，经脉旁绝，五脏漏泄，不衄则呕，此二者不相类也。（此明伤肺之候也。肺金受伤，窃其母气，故脾不能守。人受气于谷，谷入于胃，以传于肺，肺病则谷气无以行，故胃不能清。肺者所以行营卫、通阴阳，肺伤则营卫俱病，故经气不为使。真脏，言肺脏也。肺脏损坏，则治节不通，以致经脉有所偏绝。而五脏之气皆失其守，因为漏泄，故不衄血于鼻，则呕血于口。此其在脾在肺，所本不同，故二者不相类也。愚按：人有五脏，曰心肺肝脾肾，皆为阴也。本篇发明三阴为病之义，独不及心肝二脏者，盖心为君主，邪不可伤，伤则死矣，不待言也。肝为将军之官，木气多强。故于篇首但言脾肝肾相似之脉，土木水参居之理，亦不详言其病也。舍此二者，则肾为藏精之本，肺为藏气之本，脾为水谷之本。水病则及肺，金病则及脾，盗母气也。土病则败及诸脏，失化生之原也。凡犯三阴亏损者，皆在此三脏耳，三脏俱伤，鲜能免矣。故圣帝特言于此，学人当深察其义。）譬如天之无形，地之无理，白与黑相去远矣。（天有象，地有位，若不知之，则天若无形，地若无理。此言三脏之伤，形证悬别，不能明辨，亦犹是也，黑白混淆，相去远矣。）是失吾过矣，以子知之，故不告子。（是，此也。言雷公之失，以吾不告之过耳。）明引比类从容，是以名曰诊经，是谓至道也。（谓此篇明引形证，比量异同，以合从容之法。故名曰诊经，乃至道之所在也。）

十四卷　疾病类（续1）

十、十二经病

（《灵枢·经脉篇》此章与经络类第二章同出一篇，义有相贯，所当互考。）

黄帝曰：肺，手太阴也。是动则病肺胀满膨膨而喘咳，（动，言变也，变则变常而为病也。如《阴阳应象大论》曰：在变动为握、为哕之类，即此之谓。肺脉起于中焦，循胃口上膈属肺，故病如此。按《至真要大论》列此肺病于少阴司天之下，以热淫所胜，火克金也。详运气类二十五。下同。膨音彭。）缺盆中痛，（缺盆虽十二经之道路，而肺为尤近，故肺病则痛。）甚则交两手而瞀，此为臂厥。（瞀，木痛不仁也。手太阴脉由中府出腋下，行肘臂间，故为臂厥。瞀，茂、莫、务三音。）是主肺所生病者，（手之太阴，肺所生病也。按《二十二难》曰：经言是动者，气也。所生病者，血也。邪在气，气为是动。邪在血，血为所生病。气主呴之，血主濡之。气留而不行者，为气先病也。血壅而不濡者，为血后病也。故先为是动，后所生也。观此以是动为气，所生为血，先病为气，后病为血，若乎近理。然细察本篇之义，凡在五脏，则各言脏所生病，凡在六腑，则或言气或言血，或脉或筋，或骨或津液，其所生病本各有所主，非以血气二字统言十二经者也。《难经》之言，似非经旨。）咳，上气喘渴，烦心胸满，臂内前廉痛厥，掌中热。（渴当作喝，声粗急也。太阴之别直入掌中，故为痛厥掌热。）气盛有余则肩背痛，风寒汗出中风，小便数而欠。（手太阴筋结于肩，藏附于背，故邪气盛则肩背痛。肺主皮毛而风寒在表，故汗出中风。肺为肾母，邪伤其气，故小便数而欠。）气虚则肩背痛寒，少气不足以息，溺色变，为此诸病。（肩背者，上焦之阳分也。气虚则阳病，故为痛为寒，而怯然少气。金衰则水涸，故溺色变而黄赤。）盛则泻之，虚则补之，热则疾之，寒则溜之，陷下则灸之，不盛不虚，以经取之。（盛泻虚补，虽以针言，药亦然也。热则疾之，气至速也。寒则留之，气至迟也。陷下则灸之，阳气内衰，脉不起也。不盛不虚，以病有不因血气之虚实，而惟逆于经者，则当随经所在，或饮药或刺灸以取之也。下文诸经之治，义与此同。此节与《禁服篇》大同，详针刺类二十九。）盛者寸口大三倍于人迎，虚者则寸口反小于人迎也。（寸口主阴，肺为大肠之脏，手太阴经也。故肺气盛者，寸口大三倍于人迎，虚则反小也。人迎者，足阳明之动脉，在结喉旁一寸五分，乃三阳脉气所至也。《阴阳别论》曰三阳在头、三阴在手者，其义即此。下同。人迎脉口一盛二盛三盛，当补当泻，义具终始篇，详针刺类二十八。）

大肠，手阳明也。是动则病齿痛颈肿。（动义如前。手阳明之支者，从缺盆上颈贯颊入下齿中也。）是主津液所生病者，（大肠与肺为表里，肺主气，而津液由于气化，故凡大肠之或泄或秘，皆津液所生之病，而主在大肠也。）目黄口干，鼽衄喉痹，肩前臑痛，大指次指痛不用。（手阳明之别者，合于宗脉，故目黄。其他诸病，皆本经之脉所及。按《至真要大论》

中華藏書

黄帝内经·最新整理珍藏版

中国书房

二〇一四

列此于少阴司天条下，以热淫所胜，病在金也。）气有余则当脉所过者热肿。（当脉所过，手阳明之次也。）虚则寒栗不复，为此诸病。（寒栗不复，不易温也。此皆手阳明之诸病，）盛则泻之，虚则补之，热则疾之，寒则留之，陷下则灸之，不盛不虚，以经取之。（义如前。）盛者人迎大三倍于寸口，虚者人迎反小于寸口也。（人迎主阳，大肠为肺之腑，手阳明经也。故盛则人迎大于寸口，虚则人迎小于寸口也。详义如前。）

胃，足阳明也。是动则病洒洒振寒，善呻数欠，颜黑，（胃属土，土病而洒洒振寒者，风之胜也。善呻数欠，胃之郁也。按《至真要大论》列此于厥阴在泉条下，其为木胜可知。黑，水色也。土病则水无所畏，故黑色反见于颜面。）病至则恶人与火，闻木声则惕然而惊，心欲动，独闭户塞牖而处，甚则欲上高而歌，弃衣而走，（病至而恶人者，阳明厥逆，则喘而惋，惋则恶人也。恶火者，邪客阳明，则热甚也。闻木音而惊者，土恶木也。欲闭户而处者，阴阳相搏而阴胜阳也。欲上高而歌者，阳盛则四肢实也。弃衣而走者，热盛于身也。此节义详下二章。牖音有。）贲响腹胀，是为骭厥。（贲响，肠胃雷鸣也。骭，足胫也。阳明之脉自膝膑下胫骨外廉，故为胫骭厥逆。贲，奔同。）是主血所生病者，（中焦受谷，变化而赤为血，故阳明为多气多血之经，而主血所生病者。）狂疟，温淫汗出，鼽衄，口喎唇胗，颈肿喉痹，（喎，歪也。胗，疮也。阳明热胜则狂，风胜则疟，温气淫泆则汗出。鼽衄口喎等证，皆阳明经脉之所及也。鼽音求。衄，女六切。喎，孔乖切。胗音疹。）大腹水肿，（胃在中焦，土病则不能制水也。）膝膑肿痛，循膺、乳、气街、股、伏兔、外廉、足跗上皆痛，中指不用。（阳明脉从缺盆下乳内廉，挟脐腹前阴由股下足以入中指，故为病如此。膑，频、牝二音。）气盛则身以前皆热，其有余于胃，则消谷善饥溺色黄。（此阳明实热在经、在脏之辨也。）气不足则身以前皆寒栗，胃中寒则胀满，为此诸病。（此阳明虚寒在经、在脏之辨也。）盛则泻之，虚则补之，热则疾之，寒则溜之，陷下则灸之，不盛不虚，以经取之。（义如首经。）盛者人迎大三倍于寸口，虚者人迎反小于寸口也。（足阳明为太阴之表，三阳也，故盛衰见于人迎。）

　　脾，足太阴也。是动则病舌本强，食则呕，（脾脉连舌本，故强。脾病则不运，故呕。）胃脘痛，腹胀，善噫，（脾脉入腹，属脾络胃，故为痛为胀。噫，嗳叹声。阴盛而上走于阳明，故气滞而为噫。噫，伊、隘二音。）得后与气则快然如衰，（脾气通也。以上诸义详下章。）身体皆重。（脾主肌肉也。按《至真要大论》列以上诸证于厥阴，在泉条下，木胜克脾也。）是主脾所生病者，（足太阴土也。）舌本痛，体不能动摇，食不下，烦心，心下急痛，溏、瘕、泄、水闭、黄胆，不能卧，强立，股膝内肿厥，足大趾不用，为此诸病。（太阴脉支者上膈注心中，故为烦心心痛。脾寒则为溏泄，脾滞则为瘕。脾病不能制水，则为泄为水闭黄胆不能卧。脾脉起于足拇以上膝股内廉，故为肿为厥、为大趾不用诸病。按：《至真要大论》于厥阴司天条下列此诸证，以风淫所胜，病本于脾也。瘕，加、驾二音。疸音旦。）盛则泻之，虚则补之，热则疾之，寒则溜之，陷下则灸之，不盛不虚，以经取之。（义如首经。）盛者，寸口大三倍于人迎，虚者寸口反小于人迎。（足太阴为阳明之里，三阴也，故脉之盛衰候于气口。）

　　心，手少阴也。是动则病嗌干心痛，渴而欲饮，（本经支者从心系上挟咽，故为嗌干心痛。心火炎则心液耗，故渴而欲饮。嗌音益。）是为臂厥。（手少阴循臂内，后廉出小指之端，故为臂厥。）是主心所生病者，（手少阴经，心所生病也。）目黄胁痛，臂内后廉痛厥，掌中热痛，为此诸病。（少阴之脉系目系，故目黄。出腋下，故胁痛。循臑臂内入掌内后廉，故为热痛诸病。臑，儒、软二音，又双刀、奴到二切。）盛则泻之，虚则补之，热则疾之，寒则溜之，陷下则灸之，不盛不虚，以经取之。（义如首经。）盛者寸口大再倍于人迎，虚者寸口反小于人迎也。（手少阴为太阳之里，三阴也，故脉之盛衰见于寸口。）

　　小肠，手太阳也。是动则病嗌痛颔肿，（本经之脉循咽下膈，其支者循颈上颊，故为是病。《至真要大论》列此于太阳在泉之下，以寒淫所胜，而病及火府也。颔，何敢切。）不可

中華藏書

黄帝内经·最新整理珍藏版

中国书房

二○一六

中国书房

以顾，肩似拔，似折。（手太阳脉循挠外后廉绕肩胛，交肩上，故肩臑之痛如拔如折。）是主液所生病者，（小肠主泌别清浊，病则水谷不分，而流衍无制，是主液所生病也。）耳聋目黄颊肿，颈颔肩臑肘臂外后廉痛，为此诸病。（皆小肠经脉之所及也。）盛则泻之，虚则补之，热则疾之，寒则溜之，陷下则灸之，不盛不虚，以经取之。（义如首经。）盛者人迎大再倍于寸口，虚者人迎反小于寸口也。（手太阳为少阴之表，故候在人迎。）

　　膀胱，足太阳也。是动则病冲头痛，（本经脉上额交巅入络脑，故邪气上冲而为头痛。）目似脱，项如拔，（脉起目内，还出别下项也。）脊痛腰似折，髀不可以曲，腘如结，踹如裂，（本经挟脊抵腰中，过髀枢，循髀外下合腘中，贯内，故病如是。按《至真要大论》列以上诸证于太阴在泉司天之下，以湿淫所胜，土邪伤水也。髀，并米切，又音比。腘音国。踹音篆。）是为踝厥。（足太阳脉出外踝之后，筋结于外踝也。踝，胡寡切。）是主筋所生病者，（周身筋脉，惟足太阳为多为巨。其下者结于踵，结于腘，结于腨，结于臀。其上者，挟腰脊，络肩项，上头为目上网，下结于。故凡为挛为弛为反张戴眼之类，皆足太阳之水亏，而主筋所生病者。）痔疟狂癫疾，（脉入肛，故为痔。经属表，故为疟。邪入于阳，故为狂癫疾。）头囟项痛，目黄泪出鼽衄，项背腰尻　脚皆痛，小指不用，为此诸病。（皆足太阳之所及，故为此诸病。囟音信。尻，开高切。）盛则泻之，虚则补之，热则疾之，寒则留之，陷下则灸之，不盛不虚，以经取之。（义如首经。）盛者人迎大再倍于寸口，虚者人迎反小于寸口也。（足太阳为少阴之表，故候在人迎。）

　　肾，足少阴也。是动则病饥不欲食，（肾虽阴脏，元阳所居，水中有火，为脾胃之母。阴动则阳衰，阳衰则脾困，故病虽饥而不欲食。）面如漆柴，（水色黑，阴邪色见于面，故如漆。肾藏精，精衰则枯，故如柴。）咳唾则有血，喝喝而喘，（真阴损及其母也。）坐而欲起，（阴虚不能静也。）目䀮䀮如无所见，（目之明在瞳子，瞳子者骨之精也。肾气内夺则目䀮䀮如无所见，故凡目多昏黑者，必真水亏于肾也。眈音荒。）心如悬，若饥状，（心肾不交则精神离散，故心如悬。阴虚则内馁，故常若饥状。按《至真要大论》列以上诸证，于太阴司天之下，以土邪淫胜，故病本于肾也。）气不足则善恐，心惕惕如人将捕之，（肾在志为恐，肾气怯，故惕惕如人将捕之。以上诸义详下章。）是为骨厥。（厥逆在骨，肾主骨也。）是主肾所生病者，（足少阴经，肾所生病也。）口热舌干咽肿，上气，嗌干及痛，烦心心痛，（足少阴之脉循喉咙，挟舌本，其支者从肺出络心，故病如是。）黄胆肠澼，（阴虚阳实，故为黄胆。肾开窍于二阴，故为肠澼。疸音旦。澼音僻。）脊股内后廉痛，痿厥嗜卧，足下热而痛，为此诸病。（足少阴之脉，自小趾斜趋足心，上淘出，上股内后廉，贯脊属肾，故为此诸证。嗜卧者、多阴少阳，精神匮也。《逆调论》曰：肾者水脏，主津液，主卧与喘也。）盛则泻之，虚则补之，热则疾之，寒则溜之，陷下则灸之，不盛不虚，以经取之。（义如首经。）灸则强食生肉，缓带披发，大杖重履而步。（生肉，浓味也。味浓所以补精，缓带披发，大杖重履而步，节劳也。安静所以养气，诸经不言此法，而惟肾经言之者，以真阴所在，精为元气之根也。）盛者寸口大再倍于人迎，虚者寸口反小于人迎也，（足少阴为太阳之里，故候在寸口。）

心主手厥阴心包络也。是动则病手心热，臂肘挛急，腋肿，（皆本经之脉所及。）甚则胸胁支满，心中憺憺大动，（手厥阴出属心包络，循胸出胁故也。憺音淡，动而不宁貌。）面赤目黄，（心之华在面，目者心之使，故病则面赤目黄。以上诸证，按《至真要大论》俱列于太阳司天之下，以寒淫所胜，则心火受病也。）喜笑不休。（心在声为笑。）是主脉所生病者，（心主脉也。）烦心心痛，掌中热，为此诸病。（脉起心胸，入掌中也。）盛则泻之，虚则补之，热则疾之，寒则溜之，陷下则灸之，不盛不虚，以经取之。（义如首经。）盛者寸口大一倍于人迎，虚者寸口反小于人迎也。（手厥阴为少阳之里，故候在寸口。）

三焦，手少阳也。是动则病耳聋浑浑焞焞，嗌肿喉痹。

中華藏書　《类经》　中国书房　二〇一七

（浑浑焞焞，不明貌。）三焦之脉上项系耳后，故为是病。按《至真要大论》列此于太阴在泉之下，湿土所以胜水也。（焞，屯、吞二音。）是主气所生病者，（三焦为水渎之腑，水病必由于气也。）汗出，目锐眦痛，颊痛，耳后肩臑肘臂外皆痛，小指次指不用，为此诸病。（三焦出气以温肌肉，充皮肤，故为汗出。其他诸病，皆本经之脉所及。）盛则泻之，虚则补之，热则疾之，寒则溜之，陷下则灸之，不盛不虚，以经取之。（义如首经。）盛者人迎大一倍于寸口，虚者人迎反小于寸口也。（手少阳为厥阴之表，故候在人迎。）

胆，足少阳也。是动则病口苦，善太息，（胆病则液泄，故口苦。胆郁则不舒，故善太息。）心胁痛不能转侧，（足少阳之别，贯心循胁里也。义详下章。）甚则面微有尘，体无膏泽，（足少阳之别散于面，胆木为病，燥金胜之，故面微有尘，体无膏泽，按《至真要大论》列以上诸证于阳明在泉司天者，即其义也。）足外反热，是为阳厥。（本经循髀阳出膝外廉，下出外踝之前，故足外反热。木病从火，故为阳厥。）是主骨所生病者，（胆味苦，苦走骨，故胆主骨所生病。又骨为，其质刚，胆为中正之官，其气亦刚。胆病则失其刚，故病及于骨。凡惊伤胆者骨必软，即其明证。）头痛颔痛，目锐眦痛，缺盆中肿痛，腋下肿，马刀侠瘿，（马刀，瘰疬也。侠瘿，侠颈之瘤属也。眦音渍。瘿音影。）汗出振寒疟，（少阳居三阳之中，半表半里者也。故阳胜则汗出，风胜则振寒为疟。）胸胁肋髀膝外至胫绝骨外踝前及诸节皆痛，小指次指不用，为此诸病。（皆本经之脉所及也。胫，形景、形敬二切。）盛则泻之，虚则补之，热则疾之，寒则溜之，陷下则灸之，不盛不虚，以经取之。（义如首经。）盛者人迎大一倍于寸口，虚者人迎反小于寸口也。（足少阳为厥阴之表，故候在人迎。）

肝，足厥阴也。是动则病腰痛不可以俯仰，（足厥阴支别者，与太阴少阳之脉，同结于腰髁下中髎、下髎之间，故为腰痛。《刺腰痛篇》曰：厥阴之脉令人腰痛，腰中如张弓弩弦。）丈夫㿗疝，妇人少腹肿，（足厥阴气逆则为睾肿卒疝。妇人少腹肿，即疝病也。上义详下章。㿗，癞同，音颓。）甚则嗌干，面尘脱色。（肝脉循喉咙之后，上入颃颡，上出额，其支者从目系下颊里，故为此病。按《至真要大论》列以上诸证于阳明在泉司天之下，以燥淫所胜，则病本于肝也。）是肝所生病者，（足厥阴经，肝所生病也。）胸满呕逆飧泄，狐疝遗溺闭癃，为此诸病。（本经上行者，挟胃贯膈，下行者，过阴器抵小腹，故为此诸病。飧音孙。癃，良中切。）盛则泻之，虚则补之，热则疾之，寒则溜之，陷下则灸之，不盛不虚，以经取之。（义如首经。）盛者寸口大一倍于人迎，虚者寸口反小于人迎也。（足厥阴为少阳之里，故候在寸口。）

十一、六经病解

（《素问·脉解篇》全。本篇所解，大略皆出前章《经脉篇》之义，其中稍有不同者，盖互为发明也，当并求之）

太阳所谓肿腰脽痛者，正月太阳寅，寅太阳也。（所谓者，引古经语也。脽，尻臀也。正月建寅，三阳月也。三阳者，太阳也。故足太阳病为肿腰脽痛者，应正月三阳之候。脽音谁。）正月阳气出在上，而阴气盛，阳未得自次也，故肿腰痛也。（正月之候，三阳虽出，而时令尚寒，阴气尚盛，阳气未有次第，以阴胜阳，故肿腰脽痛，正以足太阳之脉，挟脊抵腰贯臀也。）病偏虚为跛者，正月阳气冻解地气而出也，所谓偏虚者，冬寒颇有不足者，故偏虚为跛也。（正月东风解冻，阳气尚微，足太阳病有或左、或右偏虚为跛者，应三阳不足于下也。足太阳下行之脉，循髀腘下出外踝之后，故有是证。跛，补火切。）所谓强上引背者，阳气大上而争，故强上也。（太阳之脉下项挟背，若阳气大上而争。则与三阳之气上升者同，故为强上引背也。）所谓耳鸣者，阳气万物盛上而跃，故耳鸣也。（太阳支者，从巅至耳上角，阳邪上盛，故为耳鸣也。）所谓甚则狂巅疾者，阳尽在上而阴气从下，下虚上实，故狂巅疾也。（巅，癫同。按前章《经脉篇》足太阳经条下作癫，盖古所通用也。所谓甚者，言阳邪盛也。阳邪实于阳经，则阳尽在上，阴气在下，上实下虚，故当为狂癫之病。）所谓浮为聋者，皆在气也。（阳实于上，则气壅为聋，亦以其脉至耳也。）所谓入中为喑

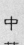

者，阳盛已衰，故为喑）所谓入中为喑者，阳盛已衰，故为喑也。（声由气发，气者阳也，阳盛则声大，阳虚则声微。若阳盛已衰，故喑不能言也。喑音音。）内夺而厥，则为喑俳，此肾虚也。（俳，废也。内夺者，夺其精也。精夺则气夺而厥，故声喑于上，体废于下。元阳大亏，病本在肾，肾脉上挟舌本，下走足心，故为是病。俳音排，无所取义，误也。当作痱，正韵音沸。）少阴不至者，厥也。（此释上文内夺而厥之义也。少阴者，肾脉也，与太阳为表里。若肾气内夺，则少阴不至。少阴不至者，以阴虚无气，无气则阳衰，致厥之由也。以上腰尻痛耳聋狂巅厥逆等义，俱出前章太阳经病条下。）

少阳所谓心胁痛者，言少阳盛也，盛者心之所表也，（少阳之脉下胸中，循胁里。故心胁痛者，以少阳之邪盛也。然少阳属木，木以生火，故邪之盛者，其本在胆，其表在心。表者，标也。）九月阳气尽而阴气盛，故心胁痛也。（胆有相火，心有君火，火墓在戌，阳不胜阴，则心胁为痛。故应九月之气。）所谓不可反侧者，阴气藏物也，物藏则不动，故不可反侧也。（阴邪凝滞，藏伏阳中，喜静恶动，故反侧则痛。上义出前章足少阳经病。）所谓甚则跃者，九月万物尽衰，草木毕落而堕，则气去阳而之阴，气盛而阳之下长，故谓跃。（九月万物尽衰，草木毕落，是天地之气去阳，而之阴也。人身之气亦然，故盛于阴分，则所长在下。其有病为跳跃者，以足少阳脉下出足之外侧，阴复于上阳鼓于下也，故应九月之气。）

阳明所谓洒洒振寒者，阳明者午也，五月盛阳之阴也，阳盛而阴气加之，故洒洒振寒也。（五月阳气明盛，故曰阳明。夏至一阴初生，加以阳极之候，故病洒洒振寒者，以阳明应五月之气也。）所谓胫肿而股不收者，是五月盛阳之阴也，阳者衰于五月，而一阴气上，与阳始争，故胫肿而股不收也。（足阳明脉下髀关，抵伏兔，下膝胫足跗，入中趾内间。若阴生于下，上与阳争，则为胫肿而股不收，亦应五月一阴之气。）所谓上喘而为水者，阴气下而复上，上则邪客于脏腑间，故为水也。（阳明土病，则不能制水。故阴邪自下而上，客于脏腑之间，乃化为水。水之本在肾，末在肺，标本俱病，故为上喘也。）所谓胸痛少气者，水气在脏腑也，水者阴气也，阴气在中，故胸痛少气也。（邪水之阴，非真阴也。阴邪在中，故为胸痛。阴盛则阳衰，故为少气，少气，则气短而喘矣。）所谓甚则厥，恶人与火，闻木音则惕然而惊者，阳气与阴气相薄，水火相恶，故惕然而惊也。（薄，气相迫也。阴阳之气，正则相和，邪则相恶。阴邪薄于阳明，故惕然而惊也。）

所谓欲独闭户牖而处者，阴阳相薄也，阳尽而阴盛，故欲独闭户牖而居。（阴邪盛，则阳明气衰，故欲静也。）所谓病至则欲乘高而歌，弃衣而走者，阴阳复争而外并于阳，故使之弃衣而走也。（寒邪外并于阳，则身热多躁，故弃衣而走。以上诸义，出前章足阳明经病。）所谓客孙脉则头痛鼻衄腹肿者，阳明并于上，上者则其孙络太阴也，故头痛鼻衄腹肿也。（寒邪客于阳明。则在头为痛，在鼻为衄，在腹为肿。以阴气上行，而并于本经之孙络，故为是病。太阴者，言阴邪之盛，非阴经之谓也。如上文所言者，皆指阴盛为邪，则此义可知。衄音求。）

太阴所谓病胀者，太阴子也，十一月万物气皆藏于中，故曰病胀。（阴极于子，万物皆藏，故曰太阴子也。太阴之经入腹，凡邪藏于中，则病为胀，故应十一月之气。）所谓上走心为噫者，阴盛而上走于阳明，阳明络属心，故曰上走心为噫也。（脾脉络胃，故阴邪盛则上走于阳明。阳明之正上通于心，故上走心为噫。按《九针论》《宣明五气篇》俱曰心为噫。《口问篇》曰：寒气客于胃，厥逆从下上散，复出于胃，故为噫。此篇则兼而言之，盖寒气犯于心脾胃三经，俱能为噫也。）所谓食则呕者，物盛满而上溢，故呕也。（脾胃相表里，胃受水谷，脾不能运。则物盛满而溢，故为呕。）所谓得后与气则快然如衰者，十一月阴气下衰而阳气且出，故曰得后与气则快然如衰也。（后谓大便，气谓转失气，阳气出，则阴邪散，故快然如衰，一阳下动，冬至候也，故应十一月之气。以上诸义出前章足太阴经病。）

少阴所谓腰痛者，少阴者肾也，十月万物阳气皆伤，故腰痛也。（腰者肾之府，寒邪入，肾则为腰痛。纯阴在下，故应十月之气。）所谓呕咳上气喘者，阴气在下，阳气在上，诸阳气浮，无所根据从，故呕咳上气喘也。（阳根于阴，阴根于阳，互相倚也。若阴中无阳，沉而不升，则孤阳在上，浮而不降，无所根据从，故为呕咳上气喘也。按前章列本节义于手太阴肺病条下，此则言于肾经，正以肺主气，肾主精，精虚则气不归元，即无所根据从之义。）所谓色色不能久立久坐，起则目䀮䀮无所见者，万物阴阳不定，未有主也，秋气始至，微霜始下，而方杀万物，阴阳内夺，故目䀮䀮无所见也。（色色，误也，当作邑邑，不安貌。秋气至，微霜下，万物俱衰，阴阳未定，故内无所主，而坐起不常，目则䀮䀮无所见。以阴肃阳衰，精气内夺，故应深秋十月之候。）所谓少气善怒者，阳气不治，阳气不治则阳气不得出，肝气当治而未得，故善怒，善怒者名曰煎厥。（阳和不治，则肝气多逆，不能调达。故善怒而为煎厥，所谓多阴者多怒也。按：煎厥一证，在本篇言阳虚阴盛，在《生气通天论》言阴虚阳盛，可见煎厥有阴阳二证。详本类前五。）所谓恐如人将捕之者，秋气万物未有毕去，阴气少，阳气入，阴阳相搏，故恐也。（阴气，言肾气也。阳气，言邪气也。阴气将藏未藏，而阳邪入之，阴阳相搏，则伤肾而为恐，故亦应秋气。）所谓恶闻食臭者，胃无气，故恶闻食臭也。（胃无气，胃气败也。胃气所以败者，肾为胃关，肾中真火不足，不能温养化原，故胃气虚而恶闻食臭也。此即前章饥不欲食之义。臭，许救、尺救二切。）所谓面黑如地色者，秋气内夺，故变于色也。（色以应日，阳气之华也。阴胜于阳则面黑色变，故应秋气。此即前章面如漆柴之义。）所谓咳则有血者，阳脉伤也，阳气未盛于上，而脉满，满则咳，故血见于鼻也。（阳脉伤者，上焦之脉伤也。阳气未盛于上而脉满，则所满者皆寒邪也。盖肾脉上贯肝膈入肺中，故咳则血见于口，衄则血见于鼻也。以上诸义出前章足少阴经病。）

厥阴所谓癞疝、妇人少腹肿者，厥阴者辰也，三月阳中之阴，邪在中，故曰癞疝少腹肿也。（辰，季春也。五阳一阴，阴气将尽，故属厥阴。阴邪居于阳末，则为癞疝少腹肿，故应三月之气。）所谓腰脊痛不可以俛仰者，三月一振，荣华万物，一俛而不仰也。（三月一振，阳气振也，故荣华万物。然余寒尚在。若阴气或胜则阳屈，俛而不仰，故病为腰脊痛，亦应三月之气。俛，俯同，又音免。）所谓癃㿉疝肤胀者，曰阴亦盛而脉胀不通，故曰癃㿉疝也。（此复明㿉疝肿胀之由，在阴邪盛也。阴盛则阳气不行，故为此诸证。）所谓甚则嗌干热中者，阴阳相搏而热，故嗌干也。（所谓甚者，应三月之阳盛也。阳邪盛则薄于阴分，故为嗌干热中等病。上义出前章足厥阴经病。）

十二、阳明病解

（《素问·阳明脉解篇》全）

黄帝问曰：足阳明之脉病，恶人与火，闻木音则惕然而惊，钟鼓不为动，闻木音而惊何也？愿闻其故。（脉，即经也。本篇之义，大略皆出《灵枢·经脉篇》，详前二章。）岐伯对曰：阳明者胃脉也，胃者土也，故闻木音而惊者，土恶木也。（木能克土，故恶之。）帝曰：善。其恶火何也？岐伯曰：阳明主肉，其脉血气盛，邪客之则热，热甚则恶火。（阳明经多气多血，邪客之则血气壅，而易为热，热则恶火也。）帝曰：其恶人何也？岐伯曰：阳明厥则喘而惋，惋则恶人。（阳明气逆而厥，则为喘惋。惋，忧惊也。故恶人之烦扰。惋，乌贯切。）帝曰：或喘而死者，或喘而生者，何也？岐伯曰：厥逆连脏则死，连经则生。（连脏者败及三阴，故死。连经则肌表之疾耳，故生。）帝曰善。病甚则弃衣而走，登高而歌，或至不食数日，逾垣上屋，所上之处，皆非其素所能也，病反能何也？（凡癫狂伤寒家多有此证。）岐伯曰：四肢者诸阳之本也，阳盛则四肢实，实则能登高也。（阳受气于四末，故四肢为诸阳之本。阳邪刚盛，故步履变常也。）帝曰：其弃衣而走者何也？岐伯曰：热盛于身，故弃衣欲走也。（阳明主肌肉，故热盛于身。）帝曰：其妄言骂詈、不避亲疏而歌者何也？岐伯曰：阳盛则使人妄言骂詈、不避亲疏而不欲食，不欲食故妄走也。（阳盛者，阳邪盛也。阳明为多气多血之经，而阳邪实之，阳之极也。阳气者静则神藏，躁则消亡，故神明乱，而病如是。詈音利。）

十三、太阴阳明之异

（《素问·太阴阳明论》）

黄帝问曰：太阴阳明为表里，脾胃脉也，生病而异者何也？（太阴脾也，阳明胃也。虽皆属土，然一表一里，故所受所伤有不同矣。）岐伯对曰：阴阳异位，更虚更实，更逆更从，或从内，或从外，所从不同，故病异名也。（脾为脏，阴也。胃为腑，阳也。阳主外、阴主内、阳主上、阴主下、是阴阳异位也。阳虚则阴实，阴虚则阳实，是更虚更实也。病者为逆，不病者为从，是更逆更从也。凡此者，皆所从不同，故病名亦异。）帝曰：愿闻其异状也。岐伯曰：阳者天气也主外，阴者地气也主内，（胃属三阳，故主天气。脾属三阴，故主地气。）故阳道实，阴道虚。（阳刚阴柔也。又外邪多有余，故阳道实。内伤多不足，故阴道虚。一曰阴道实，则阳道虚矣，所谓更虚更实者，亦通。）故犯贼风虚邪者阳受之，食饮不节起居不时者阴受之。阳受之则入六腑，阴受之则入五脏。（贼风虚邪，外伤也，故阳受之而入腑。饮食起居，内伤也，故阴受之而入脏。）入六腑则身热不时卧，上为喘呼；入五脏则䐜满闭塞，下为飧泄，久为肠澼。（不时卧，不能以时卧也。阳邪在表在上，故为身热不卧喘呼。阴邪在里在下，故为䐜满飧泄肠澼。䐜音嗔。飧音孙。澼音僻。）故喉主天气，咽主地气。（喉为肺系，所以受气，故上通于天。咽为胃系，所以受水谷，故下通于地。）故阳受风气，阴受湿气。（风，阳气也，故阳分受之。湿，阴气也，故阴分受之。各从其类也。）故阴气从足上行至头，而下行循臂至指端；阳气从手上行至头，而下行至足。（《逆顺肥瘦篇》曰：手之三阴，从脏走手。手之三阳，从手走头。足之三阳，从头走足。足之三阴，从足走腹。即此之谓。盖阴气在下，下者必升。阳气在上，上者必降。脾阴胃阳，气皆然也。）故曰阳病者上行极而下，阴病者下行极而上。（阳病极则及于下，阴病极则及于上，极则变也。非惟上下，表里亦然。）故伤于风者，上先受之；伤于湿者，下先受之。（阳受风气，故上先受之。阴受湿气，故下先受之。然上非无湿，下非无风，但受有先后耳。曰先受之，则后者可知矣。)

帝曰：脾病而四肢不用何也？岐伯曰：四肢皆禀气于胃而不得至经，必因于脾乃得禀也。（此下言胃气必因脾气乃得行也。）今脾病不能为胃行其津液，四肢不得禀水谷气，气日以衰，脉道不利，筋骨肌肉皆无气以生，故不用焉。（四肢之举动，必赖胃气以为用。然胃气不能自至于诸经，必因脾气之营运，则胃中水谷之气化为精微，乃得及于四肢也。若脾病则胃气不行，故各经脉道日以衰微，而四肢不为用矣。为，去声。下同。）帝曰：脾与胃以膜相连耳，而能为之行其津液何也？（此下言三阴三阳之脉皆禀于脾胃之气也。膜，模、莫二音。）岐伯曰：足太阴者三阴也，其脉贯胃属脾络嗌，故太阴为之行气于三阴。（为之者，为胃也。脾脉贯胃属脾，足太阴也，故为之行气于三阴。三阴者，五脏之谓。）阳明者表也，五脏六腑之海也，亦为之行气于三阳。（阳明者，太阴之表也，主受水谷以溉脏腑，故为五脏六腑之海。虽阳明行气于三阳，然亦赖脾气而后行，故曰亦也。三阳者，即六腑也。）脏腑各因其经而受气于阳明，故为胃行其津液。（因其经，因脾经也。脏腑得禀于阳明者，以脾经贯胃，故能为胃行其津液也。）四肢不得禀水谷气，日以益衰，阴道不利，筋骨肌肉无气以生，故不用焉。（阴道，血脉也。此复明脾主四肢之义。）

十四、五决十经

（《素问·五脏生成篇》）

诊病之始，五决为纪，（五决者，谓察五脏之疾以决死生，乃为诊病之纲纪也。）欲知其始，先建其母。（始，病之始也。建，立也。母，病之因也。不得其因，则标本弗辨，故当先建其母，如下文某脏某经之谓。）所谓五决者，五脉也。（五脉者，五脏之脉，各有其经也。又如肝脉弦，心脉钩，脾脉软，肺脉毛，肾脉石，皆所谓五脉也。）是以头痛巅疾，下虚上实，过在足少阴、巨阳，甚则入肾。（头痛巅疾，实于上也。上实者因于下虚，其过在肾与膀胱二经。盖足太阳之脉从巅络脑，而肾与膀胱为表里，阴虚阳实，故为是病。甚则腑病已而入于脏，则肾独受伤矣。）徇蒙招尤，目冥耳聋，下实上虚，过在足少阳、厥阴，甚则入肝。（徇，亦作巡，行视貌。蒙，茫昧也。招，掉摇也。尤，甚也。目无光则不明，头眩动则招尤不定，甚至目冥者，不能视，耳聋者，无所闻，其过在肝胆之气，实于下而虚于上也。盖足少阳之脉起于目锐，上抵头角，下耳后，足厥阴之脉连目系，上出额，与督脉会于巅，故为此病。甚则自腑归脏，而并入于肝矣。按：此下三节，皆不言甚则入脏，盖文之缺而义则同也。）腹满膜胀，支膈胠胁，下厥上冒，过在足太阴、阳明。（支，隔塞也。胠，胁之上也。足太阴之脉入腹属脾络胃上膈，足阳明之脉属胃络脾，其支者循腹里，且脾胃皆主四肢，故为支膈胠胁，而四肢厥逆于下，胸腹冒闷于上者，皆过在足太阴阳明经也。胠，昌真切。）咳嗽上气，厥在胸中，过在手阳明、太阴。（上气，喘急也。肺居胸中，手太阴也，其脉起于中焦，上膈属肺。手阳明，大肠也，为太阴之表，其脉下入缺盆络肺。二经之气，皆能逆于胸中，故为咳嗽上气之病。）心烦头痛，病在膈中，过在手巨阳、少阴。（膈中，膈上也。手太阳小肠之脉，入缺盆络心，其支者循颈上颊至目锐眦。手少阴心脉起于心中，出属心系，其支者上挟咽，系目系。故病在膈中，而为心烦头痛者，过在手太阳少阴也。）

十五、八虚以候五脏

（《灵枢·邪客篇》）

黄帝问于岐伯曰：人有八虚，各何以候？（八虚，即《五脏生成篇》所谓八溪也。是皆筋骨之隙，气血之所流注者，故曰八虚。）岐伯答曰：以候五脏。（谓可因八虚以察五脏之病。）黄帝曰：候之奈何？岐伯曰：肺心有邪，其气留于两肘。（人之五脏，惟肺与心居膈上，其经属手，脾肝肾俱在膈下。其经属足，故肺心有邪，乘虚而聚，其气必留于两肘，在肺则尺泽，在心则少海之次。）肝有邪，其气流于两腋。（肝与胆合，其经自足而上，皆行胁腋之间。故肝邪乘虚而聚者，其气当流于两腋，即期门、渊腋等穴之次。）脾有邪，其气留于两髀。

（脾与胃合，其脉皆自胫股上出冲门、气冲之间，故邪气留于髀胯间者，知为脾经之病。髀，并米切，又音比。）肾有邪，其气留于两腘。（肾与膀胱为表里，其经皆出膝后阴谷、委中之间，故邪气留于两腘者，知为肾经之病。腘音国。）凡此八虚者，皆机关之室，真气之所过，血络之所游，邪气恶血固不得住留，住留则伤经络骨节机关，不得屈伸，故痀挛也。（机，枢机也。关，要会处也。室，犹房室也。凡此八者，皆气血之所由行也，正气居之则为用，邪气居之，则伤经络机关，而屈伸为之不利，此八虚可候五脏也。痀音拘。）

十六、邪盛则实精夺则虚

（《素问·通评虚实论》）

黄帝问曰：何谓虚实？岐伯对曰：邪气盛则实，精气夺则虚。（邪气有微甚，故邪盛则实。正气有强弱，故精夺则虚。夺，失也。愚按：邪气盛则实，精气夺则虚，二句为病治之大纲，其辞似显，其义甚微，最当详辨，而辨之有最难者，何也？盖实言邪气，实宜泻也；虚言正气，虚宜补也。凡邪正相搏而为病，则邪实正虚，皆可言也。故主泻者则曰邪盛则实，当泻也。主补者则曰精夺则虚，当补也。各执一句，茫无确见，借口文饰，孰得言非？是以至精之训，反酿莫大之害。不知理之所在，有必不可移易者，奈时医不能察耳。余请析此为四，曰孰缓孰急，其有其无也。所谓缓急者，察虚实之缓急也。无虚者，急在邪气，去之不速，留则生变也；多虚者，急在正气，培之不早，临期无济也。微虚微实者，亦治其实，可一扫而除也；甚虚甚实者，所畏在虚，但固守根本以先为己之不可胜，则邪无不退也。二虚一实者兼其实，开其一面也。二实一虚者兼其虚，防生不测也。总之实而误补，固必增邪，犹可解救，其祸小。虚而误攻，真气忽去，莫可挽回，其祸大。此虚实之缓急，不可不察也。所谓有无者，察邪气之有无也。凡风寒、暑湿、火燥皆能为邪，邪之在表在里在腑、在脏必有所居，求得其本则直取之，此所谓有，有则邪之实也。若无六气之邪而病出三阴，则惟情欲以伤内，劳倦以伤外，非邪似邪，非实似实，此所谓无，无则病在元气也。不明虚实有无之义，必至以逆为从，以标作本，绝人长命，损德多矣，可不惧且慎哉！）帝曰：虚实何如？（问五脏虚实之大体也。）岐伯曰：气虚者肺虚也，气逆者足寒也，（肺主气，故气虚者即肺虚也。气逆不行，则无以及于四肢，阳虚于下，故足寒也。）非其时则生，当其时则死。（以肺虚而遇秋冬，非相贼之时故生。若当春则金木不和，病必甚。当夏则金虚受克，病必死也。一曰肺王于秋，当秋而气虚，金衰甚也，故死。于义亦通。）余脏皆如此。（心脾肝肾各有所主，则各有衰王之时，以肺脏为例，可类推矣。）

帝曰：何谓重实？岐伯曰：所谓重实者，言大热病气热脉满，是谓重实。（证脉皆实，是重实也。重，平声，下同。）帝曰：经络俱实何如？何以治之？岐伯曰：经络皆实，是寸脉急而尺缓也，皆当治之，（经，十二经也。络，十五络也。此以脉口寸尺，概察经络之虚实也。寸脉之直行者，为太阴之经，尺中列缺别走阳明者，为太阴之络。以上下言，则寸为阳，尺为阴；以内外言，则络为阳，经为阴。故寸脉急则邪居于经，尺脉缓则热盛于络，是经络俱实也，皆当治之。治，言泻也。按：《平人气象论》曰：缓而滑曰热中。《邪气脏腑病形篇》曰：缓者多热。故此以尺缓为实也。详脉色类十六、十九。）故曰滑则从，涩则逆也。（滑，阳脉也。涩，阴脉也。实而兼滑，阳气胜也，故为从。若见涩，则阴邪胜，而阳气去也，故为逆。）

夫虚实者，皆从其物类始，故五脏骨肉滑利，可以长久也。（物之生则滑利，死则枯涩，皆由阳气之存亡耳。脉之逆顺，亦犹是也。）帝曰：络气不足，经气有余，何如？岐伯曰：络气不足、经气有余者，脉口热而尺寒也，秋冬为逆，春夏为从，治主病者。（络脉在表，主乎阳也。经脉通里，主乎阴也。经气有余则脉口热，阴分之邪盛也。络气不足则尺中寒，阳分之气虚也。阳虚者畏阴胜之时，故秋冬为逆，春夏为从。治主病者，即下文灸刺之义。按：本节以脉口热为经气有余，尺寒为络气不足，故王氏以尺寸言阴阳，注曰阴分主络，阳分主经。然《经脉》、《脉度》等篇曰：经脉为里，浮而浅者为络。是经本阴也，络本阳也，难以反言。夫尺寸者，分阴阳之位耳，而阴阳之气，则五脏上下无所不在。如寸有肺金，阴不在上乎？尺有命门，阳不在下乎？故反言尺寸则可，反言经络则不可。且本节之义，重在经经，不在尺寸，观者当详辨之。）

帝曰：经虚络满何如？岐伯曰：经虚络满者，尺热满，脉口寒涩也，此春夏死，秋冬生也。（经虚络满者，阴气不足，阳邪有余也。阴虚者，畏阳胜之时，故春夏死，秋冬生。按：王氏注此二节曰：春夏阳气高，故脉口热、尺中寒为顺。秋冬阳气下，故尺中热、脉口寒为顺。此说若为近理，而实有所不然也。观《内经》论脉诸篇，则但言阴阳浮沉随气候，初未闻有以尺寸盛衰分四时也。学人于此不辨，恐反资多歧之惑。）帝曰：治此者奈何？岐伯曰：络满经虚，灸阴刺阳；经满络虚，刺阴灸阳。（此正以络主阳，经主阴，灸所以补，刺所以泻也。）帝曰：何谓重虚？岐伯曰：脉气上虚尺虚，是谓重虚。（阴阳俱虚，是重虚也。）帝曰：何以治之？岐伯曰：所谓气虚者，言无常也。尺虚者，行步恇然。（气虚即上虚，气虚于上，故言乱无常。如《脉要精微论》曰：言而微，终日乃复言者，此夺气也。尺虚者下虚，故行步恇然怯弱也。恇音匡。）脉虚者，不象阴也。（气口独为五脏主，脉之要会也。五脏为阴，脏虚则脉虚，脉虚者阴亏之象，故曰不象阴也。）如此者，滑则生，涩则死也。（义同前。）帝曰：寒气暴上，脉满而实何如？（此指伤寒之属也。）岐伯曰：实而滑则生，实而逆则死。（邪盛者脉当实，实而兼滑，得阳脉也，故生。若见阴脉为逆，故死。按《玉机真藏论》曰：脉弱以滑，是有胃气，命曰易治。脉逆四时，为不可治。详脉色类十二。）

帝曰：脉实满，手足寒，头热，何如？岐伯曰：春秋则生，冬夏则死。（脉之实满，邪有余也。手足寒者，阴逆在下。头热者，阳邪在上。阴阳乖离，故为上实下虚之病。春秋为阴阳和平之候，得其和气，故可以生。冬夏乃阴阳偏胜之时，阳剧于夏，阴剧于冬，故死。）脉浮而涩，涩而身有热者死。（浮而身热，阳邪盛也。涩为气血虚，阴不足也。外实内虚则孤阳不守，故死。）帝曰：其形尽满何如？岐伯曰：其形尽满者，脉急大坚，尺涩而不应也，（此正言阳实阴虚之候也。阳有余，故其形尽满，脉当急大而坚。阴不足，故当尺涩而不应也。）如是者，从则生，逆则死。帝曰：何谓从则生、逆则死？岐伯曰：所谓从者，手足温也。所谓逆者，手足寒也。（四肢为诸阳之本，故阳邪盛者，手足当温为顺。若手足寒冷，则以邪盛于外，气虚于内，正不胜邪，所以为逆。）

十七、五脏虚实病刺

（《素问·藏气法时论》）

肝病者，两胁下痛引少腹，令人善怒；（此肝之实邪也。肝脉布胁肋抵小腹，邪实则两胁下痛，引于少腹。肝志怒，故气强则善怒。）虚则目䀮䀮无所见，耳无所闻，善恐如人将捕之。（目为肝之窍，肝脉上入颃颡，连目系，肝与胆为表里，胆脉从耳后入耳中，故气虚，则目无所见，耳无所闻也。肝虚，则胆虚，故气怯而善恐。䀮音荒。）取其经厥阴与少阳；（取其经者，非络病也。取厥阴以治肝，取少阳以治胆。此承上文虚实二节而言，虚者当补，实者当泻也。下仿此。）气逆则头痛耳聋不聪颊肿，取血者，（气逆于上则上实，故头痛、耳聋、颊肿。盖肝脉与督脉会于巅，下颊里；胆脉入耳中，下加颊车也。治此者，当取其经血盛之处，随其左右，有则刺而泻之。）

心病者，胸中痛，胁支满，胁下痛，膺背肩甲间痛，两臂内痛；（此心经之实邪也。手少阴心脉，从心系却上肺，下出腋下。手厥阴心包络之脉，其支者循胸出胁，上抵腋下，循内入肘中，下臂行两筋之间。又心与小肠为表里，小肠脉绕肩胛，交肩上。故为此诸证。）虚则胸腹大，胁下与腰相引而痛，（胸腹腰胁之间，皆手少阴厥阴之脉所及，心虚，则阳虚而逆气不行，故为胸腹大。心主血脉，血虚，则不能荣养筋脉，故腰胁相引而痛。）取其经少阴、太阳、舌下血者；（手少阴太阳，心与小肠脉也，当随其虚实而取之。心主舌，故取舌下血以泻其实。）其变病，刺郄中血者，（变病，谓病属少阴而证有

中華藏書

《类经》

中国书店

二〇三一

异于前说者。郄中，阴郄穴也，为手少阴之郄，血去则邪随而泻矣。郄，隙同。）

脾病者，身重，善肌肉痿，足不收，行善瘛，脚下痛；（此脾经之实邪也。脾属土，主肌肉，土邪湿胜，故令人身重肌肉痿。肉痿者，痹弱不仁也。脾主四肢，故足不收、行善瘛。瘛者，手足掉掣也。脾脉起于足大趾，过核骨以上内踝，故为脚下痛。痿，威、蕤二音。瘛，翅、系、寄三音。）虚则腹满肠鸣，飧泄食不化。（足太阴之脉，属脾络胃，脾虚则失其健运之用，而中气不治，故为此诸病。飧音孙。）取其经太阴、阳明，少阴血者。（脾与胃为表里，故当取足太阴、阳明之经。少阴，肾脉也。脾主湿，肾主水，水能助湿伤脾，故当取少阴之血以泄其寒实。如《厥病篇》治脾心痛者，亦取肾经之然谷、太溪，义犹此也。详针刺类六十四。）

肺病者，喘咳逆气，肩背痛，汗出，（此肺经之实邪也。肺藏气，主喘息，在变动为咳，故病则喘咳逆气。背为胸中之府，肩接近之，故肩背为痛。肺主皮毛，病则疏泄，故汗出。）尻阴股膝髀腨胻足皆痛；（此病皆足少阴经也。少阴之脉起于足下，循内踝入跟中，以上腨内，出腘内廉，上股内后廉，贯脊属肾络膀胱。今肺病连肾，以气陷下部而母病及子也，故下文兼取足少阴以治之。尻，开高切。髀，并米切，又音比。腨音篆。胻音杭，又形敬切。）虚则少气不能报息，耳聋嗌干。（报，复也。不能报息，谓呼吸气短，难于接续也。手太阴之络会于耳中，故气虚则聋，其脉循喉咙，故为嗌干也。嗌音益。）取其经太阴，足太阳之外、厥阴内血者。（太阴，肺之本经也，故当因其虚实取而刺之。更取足太阳之外，外言前也。足厥阴之内，内言后也。正谓内踝后直上侣之内侧者，乃足少阴脉次也。视左右足脉，凡少阴部分，有血满异于常处者，取而去之，以泻其实。）

肾病者，腹大胫肿喘咳，身重，寝汗出憎风；（此肾经之实邪也。足少阴之脉上腨内，夹脐上行入肺中。阴邪上侵，故腹大胫肿而喘咳也。肾主骨，骨病故身重。肾主五液，在心为汗，而肾邪侮之，心气内微，改为寝汗出。如《脉要精微论》

曰：阴气有余为多汗身寒。即此之谓。凡汗多者表必虚，表虚者阳必衰，故恶风也。憎音曾。）虚则胸中痛，大腹小腹痛，清厥意不乐。（足少阴脉从肺出络心注胸中，肾虚则心肾不交，故胸中痛。大腹小腹痛者，正以肾脉自下而上，至俞府而止也。肾藏精，精化气。精虚则气虚，故为清冷厥逆。肾之神为志，惟志不足，故意有不乐也。）取其经少阴、太阳血者。（足少阴、太阳为表里也。凡刺之道，自当虚补实泻，然经络有血，犹当先去血脉，而后平其有余不足焉。《三部九候论》曰：必先度其形之肥瘦，以调其气之虚实，实则泻之，虚则补之，必先去其血脉，而后调之。此之谓也。）

十八、有余有五不足有五

（《素问·调经论》）

黄帝问曰：余闻刺法言：有余泻之，不足补之。何谓有余？何谓不足？岐伯对曰：有余有五，不足亦有五，帝欲何问？帝曰：愿尽闻之。岐伯曰：神有余有不足，气有余有不足，血有余有不足，形有余有不足，志有余有不足，凡此十者，其气不等也。（神属心、气属肺、血属肝、形属脾、志属肾，各有虚实，故其气不等。）

帝曰：人有精气津液，四肢九窍五脏十六部，三百六十五节，乃生百病，百病之生，皆有虚实。今夫子乃言有余有五，不足亦有五，何以生之乎？（精气精液义，详藏象类二十五。四肢，手足也，合九窍五脏，共为十六部。三百六十五节者，言脉络之会。如《九针十二原篇》曰：节之交，三百六十五会。所谓节者，神气之所游行出入也，非皮肉筋骨也。凡此诸部，皆所以生百病者。）

岐伯曰：皆生于五脏也。（阴阳表里，无非五脏之所主也。）夫心藏神，肺藏气，肝藏血，脾藏肉，肾藏志，而此成形。（正以见形成于外，神藏于内，惟此五者而已。）志意通，内连骨髓，而成身形五脏。（志意者，统言人身之五神也。骨髓者，极言深邃之化生也。五神藏于五脏，而心为之主，故志意通调，内连骨髓，以成身形五脏，则互相为用矣。）五脏之道，皆出于经隧以行血气，血气不和，百病乃变化而生，是故守经隧焉。（隧，潜道也。经脉伏行，深而不见，故曰经隧。五脏在内，经隧在外，脉道相通，以行血气，血气不和，乃生百病。故但守经隧，则可以治五脏之病。）

帝曰：神有余不足何如？岐伯曰：神有余则笑不休，神不足则悲。（心藏神，火之精也。阳胜则神王，故多喜而笑。阳衰则阴惨乘之，故多忧而悲。《本神篇》曰：心藏脉，脉舍神，心气虚则悲，实则笑不休。《行针篇》曰：多阳者多喜，多阴者多怒。皆此义也。）血气未并，五脏安定，邪客于形，洒淅起于毫毛，未入于经络也，故命曰神之微。（此外邪之在心经也。并，偏聚也。邪之中人，久而不散，则或并于气，或并于血，病乃甚矣。今血气未并，邪犹不深，故五脏安定。但洒淅起于毫毛，未及经络，此以浮浅微邪在脉之表，神之微病也，故命曰神之微。）

帝曰：补泻奈何？岐伯曰：神有余，则泻其小络之血，出血勿之深斥，无中其大经，神气乃平。（小络，孙络也。斥，弃除也。心主血脉，而藏神，神本无形。故神有余者，但泻其小络之血，勿去血太深及中其经，神自平矣。）神不足者，视其虚络，按而致之，刺而利之，无出其血，无泄其气，以通其经，神气乃平。（按而致之，致其气也。刺而利之，补不足以行其滞也。病以神不足。故不宜出血及泄其气，但欲通其经耳。）帝曰：刺微奈何？岐伯曰：按摩勿释，着针勿斥，移气于不足，神气乃得复。（此刺外邪之在心经者，即上文所谓神之微也。微邪在心经之表，故当按摩勿释，欲散其外也。着针勿斥，毋伤其内也。乃可移气于不足，邪去而神自复矣。）

帝曰：善。气有余不足奈何？岐伯曰：气有余则喘咳上气，不足则息利少气。（此肺脏之虚实也。《本神篇》曰：肺气虚则鼻塞不利少气，实则喘喝胸盈仰息。大略同也。）血气未并，五脏安定，皮肤微病，命曰白气微泄。（此肺经之表邪也。血气未并，义俱如前。肺主皮肤而属金，微邪客之，故命曰白气微泄。）帝曰：补泻奈何？岐伯曰：气有余则泻其经隧，无伤其经，无出其血，无泄其气。不足则补其经隧，无出其气。

（经隧义如前。泻其经隧者，谓察其有余之脉，泻其邪气而已。无伤其大经，出其血，泄其正气，此刺气之法也。有余尚尔，不足可知矣。）帝曰：刺微奈何？岐伯曰：按摩勿释，出针视之曰：我将深之。适人必革，精气自伏，邪气散乱，无所休息，气泄腠理，真气乃相得。（此刺肺经之微邪也。适，至也。革，变也。先行按摩之法，欲皮肤之气流行也。次出针而视之曰：我将深之。欲其恐惧而精神内伏也。适人必革者，谓针之至人，必变革前说，而刺仍浅也。如是则精气既伏于内，邪气散乱无所止息，而泄于外，故真气得其所矣。）

帝曰：善。血有余不足奈何？岐伯曰：血有余则怒，不足则恐。（此肝脏之虚实也。《本神篇》曰：肝藏血，肝气虚则恐，实则怒。）血气未并，五脏安定，孙络外溢，则经有留血。（此肝经之表邪也。邪不在脏而在经，但察其孙络之脉有外溢者，则知其大经之内，有留止之血也。）帝曰：补泻奈何？岐伯曰：血有余则泻其盛经，出其血。不足则视其虚经，内针其脉中，久留而视脉大，疾出其针，无令血泄。（血有余则盛经满溢，故当泻而出之。不足则察其经之虚者，内针补之。然补虚之法，必留针以候气，所谓如待所贵、不知日暮者是也。留针既久，但视其脉已大，是气已至，则当疾出其针矣。血去则愈虚，故无令血泄也。）帝曰：刺留血奈何？岐伯曰：视其血络，刺出其血，无令恶血得入于经，以成其疾。（此刺肝经之表邪也。邪血在络，但速去之，自可免入经之患矣。）

帝曰：善。形有余不足奈何？岐伯曰：形有余则腹胀泾溲不利，不足则四肢不用。（此脾脏之虚实也。泾，水名也。溲，溺也。脾湿胜则气壅不行，故腹胀而泾溲不利。脾主四肢，故虚则四肢不用。此与《本神篇》义同。泾音经。溲音搜。）血气未并，五脏安定，肌肉蠕动，命曰微风。（此脾经之表邪也。脾主肌肉，故微邪未深者，但肌肉间蠕动，如有虫之微行也。脾土畏风木，风主动，故命曰微风。蠕音软，又乳允切。）帝曰：补泻奈何？岐伯曰：形有余则泻其阳经，不足则补其阳络。（经穴络穴皆足阳明者，以胃为脾之阳也。故实者泻之，泻脾之阳邪也。虚者补之，补脾之阳气也。）

帝曰：刺微奈何？岐伯曰：取分肉间，无中其经，无伤其络，卫气得复，邪气乃索。（此刺脾经之微邪也。邪在肌肉，故但当刺其分肉间，使卫气得复，则邪气自索。索者，散也。）

帝曰：善。志有余不足奈何？岐伯曰：志有余则腹胀飧泄，不足则厥。（此肾脏之虚实也。肾藏志，水之精也。水化寒，故肾邪有余，则寒气在腹，而为腹胀飧泄。肾气不足，则阴虚阳胜，而为厥逆上冲。《本神篇》曰：肾藏精，精舍志，肾气虚则厥，实则胀。《解精微论》曰：厥则阳气并于上，阴气并于下。阳并于上则火独光也。阴并于下则足寒，足寒则胀也。）血气未并，五脏安定，骨节有动。（此肾经之微邪也。肾主骨，邪未入脏而薄于骨，故但于骨节之间，有鼓动之状。）

帝曰：补泻奈何？岐伯曰：志有余则泻然筋血者，不足则补其复溜。（然筋当作然谷，足少阴之荥穴也，出其血可以泻肾之实。复溜，足少阴之经穴也，致其气可以补肾之虚。）帝曰：刺未并奈何？岐伯曰：即取之，无中其经，邪所乃能立虚。（此刺肾经骨节之邪也。即取之，即其邪居之所，而取之。故无中其经穴，则邪自能去，而可以立虚矣。）

十九、气血以并有者为实无者为虚

（《素问·调经论》连前篇）

帝曰：余已闻虚实之形，不知其何以生？岐伯曰：气血以并，阴阳相倾，气乱于卫，血逆于经，血气离居，一实一虚，（并，偏胜也。倾，倾陷也。气为阳，故乱于卫。血为阴，故逆于经。阴阳不和，则气血离居。故实者偏实，虚者偏虚，彼此相倾也。）血并于阴，气并于阳，故为惊狂。（血并于阴，是重阴也。气并于阳，是重阳也。重阴者癫，重阳者狂，故为惊狂。）血并于阳，气并于阴，乃为炅中。（血并于阳，阴在表也。气并于阴，阳在里也。故为炅中。炅，热也。炅，居永切。）血并于上，气并于下，心烦惋善怒。（上，膈上也。下，膈下也。血并于上，则阴邪抑心，故烦惋。气并于下，则火动于肝，故善怒。惋，乌贯切。）血并于下，气并于上，乱而喜忘。（血并于下，则阴气不升，气并于上，则阳气不降，阴阳离散，故神乱而喜忘。）

帝曰：血并于阴，气并于阳，如是血气离居，何者为实？何者为虚？（血并于阴则阳中无阴，气并于阳则阴中无阳，阴阳不和，故血气离居。）岐伯曰：血气者，喜温而恶寒，寒则泣不能流，温则消而去之。（血之与气，体虽异而性则同。故皆喜温而恶寒，寒则凝泣而留滞，温则消散而营运。邪之或并于血，或并于气，由于此矣。泣，涩同。）是故气之所并为血虚，血之所并为气虚。（气并于阳则无血，是血虚也。血并于阴则无气，是气虚也。）

帝曰：人之所有者，血与气耳。今夫子乃言血并为虚，气并为虚，是无实乎？岐伯曰：有者为实，无者为虚，（有血无气，是血实气虚也。有气无血，是气实血虚也。）故气并则无血，血并则无气，今血与气相失，故为虚焉。（相失者，不相济。失则为虚矣。）络之与孙脉俱输于经，血与气并，则为实焉。血之与气并走于上，则为大厥，厥则暴死，气复反则生，不反则死。（上文言血与血并，气与气并，偏虚偏实也。此言血与气并，并者为实，不并者为虚也。血气并走于上，则上实下虚，下虚，则阴脱，阴脱则根本离绝，而下厥上竭，是为大厥，所以暴死。若气极而反，则阴必渐回，故可复苏。其有一去不反者，不能生矣。）

帝曰：实者何道从来？虚者何道从去？虚实之要，愿闻其故。岐伯曰：夫阴与阳皆有俞会，阳注于阴，阴满之外，阴阳匀平，以充其形，九候若一，命曰平人。（俞会，经穴有俞有会也。阳注于阴，则自经归脏。阴满之外，则自脏及经。九候若一，则阴阳和，血气匀，身安无病，故曰平人。）夫邪之生也，或生于阴，或生于阳。其生于阳者，得之风雨寒暑；其生于阴者，得之饮食居处，阴阳喜怒。（风雨寒暑，生于外也，是为外感，故曰阳。饮食居处，阴阳喜怒，生于内也，是为内伤，故曰阴。外感多有余，内伤多不足，此实之所以来，虚之所以去也。）

帝曰：风雨之伤人奈何？岐伯曰：风雨之伤人也，先客于皮肤，传入于孙脉，孙脉满则传入于络脉，络脉满则输于大经脉，血气与邪并客于分腠之间，其脉坚大，故曰实。实者外坚充满，不可按之，按之则痛。（此外感之生实也。实痛者必坚满，中有留邪也。按之则实邪相拒，故痛愈甚。虚痛者，必柔软，中空无物也。按之则气至而温，故其痛止。是以可按者为虚，拒按者为实也。此节与《皮部论》《缪刺论》大同，一见经络类三十一，一见针刺类三十。）

帝曰：寒湿之伤人奈何？岐伯曰：寒湿之中人也，皮肤不收，肌肉坚紧，荣血泣，卫气去，故曰虚。虚者聂辟气不足，按之则气足以温之，故快然而不痛。（此外感之生虚也。凡寒湿中人，必伤卫气。故皮肤不收，而为纵缓，肌肉坚紧，而为消瘦，营血涩于脉中，卫气去于脉外，所以为虚。凡言语轻小曰聂，足弱不能行曰辟，皆气不足也。气虚作痛者，按之可以致气，气至则阳聚阴散，故可快然而痛止也。聂，尼辄切。辟音壁。）帝曰：善。阴之生实奈何？岐伯曰：喜怒不节则阴气上逆，上逆则下虚，下虚则阳气走之，故曰实矣。（此内伤之生实也。阴逆于上则虚于下，阴虚则阳邪凑之，所以为实。然则实因于虚，此所以内伤多不足也。按：下文以喜则气下为虚，而此节所重在怒，故曰实也。观阴气上逆之意，言怒可知。又《举痛论》曰怒则气上，正此之谓。）帝曰：阴之生虚奈何？岐伯曰：喜则气下，悲则气消，消则脉虚空，因寒饮食，寒气熏满，则血泣气去，故曰虚矣。（此内伤之生虚也。下，陷也。消，散也。《举痛论》曰喜则气缓，与此稍异。因寒饮食者，寒气熏满中焦，必伤阳气，故血涩气去，而中为虚也。若饮食过度，留滞不消。虽亦内伤，此则虚中挟实，是又不可不为详辨。）

二十、阴阳虚实寒热随而刺之

（《素问·调经论》连前篇）

帝曰：经言阳虚则外寒，阴虚则内热，阳盛则外热，阴盛则内寒。余已闻之矣，不知其所由然也。（经言，引古经语也。阳主表，其气热。阴主里，其气寒。所以阳虚则寒，阳盛则热，阴虚则热，阴盛则寒也。）岐伯曰：阳受气于上焦，以温皮肤分肉之间，今寒气在外则上焦不通，上焦不通则寒气独留于外，故寒栗。（寒气在外，阻遏阳道。故上焦不通，卫气不温于表，而寒气独留，乃为寒栗，此阳虚则外寒也。）帝曰：阴虚生内热奈何？岐伯曰：有所劳倦，形气衰少，谷气不盛，上焦不行，下脘不通，胃气热，热气熏胸中，故内热。（形气，阴气也。上焦之气，水谷精微之所化也。今劳倦不慎，而形气衰少，伤脾阴也。故谷气不盛，则上焦不行，上不行，则下脘不通。以致胃腑郁热，熏于胸中，此阴虚生内热也。按：本节言劳倦伤形，指脾胃也。若情欲不节，则五脏失守而伤精；精伤则水亏，故邪火易生，阴虚内热，此为尤甚。）帝曰：阳盛生外热奈何？岐伯曰：上焦不通利，则皮肤致密，腠理闭塞，玄府不通，卫气不得泄越，故外热。（上焦之气，主阳分也。故外伤寒邪，则上焦不通，肌表闭塞，卫气郁聚，无所流行而为外热。所谓人伤于寒，则病为热，此外感证也。）帝曰：阴盛生内寒奈何？岐伯曰：厥气上逆，寒气积于胸中而不泻，不泻则温气去，寒独留则血凝泣，凝则脉不通，其脉盛大以涩，故中寒。（厥气，寒厥之气也。或寒气伤脏、或食饮寒凉，寒留中焦，阳气乃去，经脉凝滞，故盛大而涩。盖阳脉流利多滑，不滑则无阳可知，此内伤证也。）

帝曰：阴与阳并，血气以并，病形以成，刺之奈何？岐伯曰：刺此者取之经隧，取血于营，取气于卫，用形哉，因四时多少高下。（此下连前二章而统言刺法也。取血于营，刺阴气也。取气于卫，刺阳气也。且人之形体，有长短肥瘦大小不同。天之四时，有寒暑温凉不一。故凡刺此者，必用人之形，因天之序，以为针之多少高下耳。）帝曰：血气以并，病形以成，阴阳相倾，补泻奈何？岐伯曰：泻实者气盛乃内针，针与气俱内，以开其门如利其户，针与气俱出，精气不伤，邪气乃下，外门不闭，以出其疾，摇大其道如利其路，是为大泻，必切而出，大气乃屈。（气盛乃内针者，因病患之吸气而入针也。针与气俱出者，候病患之呼气，而出针也。盖气盛纳针，迎而夺之也。开其门，利其户，针与气俱出，则邪必从而竭矣。故必切中其疾而后出针，则大邪之气可以屈伏，是谓大泻之法。）

帝曰：补虚奈何？岐伯曰：持针勿置，以定其意，候呼内针，气出针入，针空四塞，精无从去，方实而疾出针，气入针出，热不得还，闭塞其门，邪气布散，精气乃得存，动气候时，近气不失，远气乃来，是谓追之。（持针勿置，以定其意，谓宜详审补法，而后下之针也。如必先扪而循之，切而散之，推而按之，弹而怒之，抓而下之之类皆是也。候呼内针，即气出针入，谓乘其虚而济之也。方实而疾出针，候吸引针也。气入针出，则针下所致之气，聚而不退，故热不得还也。动气者，气至为故也。候时者，如待所贵不知日暮也。必如是则已至之近气可使弗失，未至之远气可令其来，所谓追而济之，是补法也。上二节当与《离合真邪论》参阅，详针刺类十四。空，孔同。）

帝曰：夫子言虚实者有十，生于五脏，五脏五脉耳。夫十二经脉，皆生其病，今夫子独言五脏。夫十二经脉者，皆络三百六十五节，节有病必被经脉，经脉之病皆有虚实，何以合之？（所谓节者，神气之所会也，以穴俞为言，故有三百六十五节。被，及也。何以合之？谓何以皆合于五脏也。）岐伯曰：五脏者，故得六腑与为表里，经络支节各生虚实，其病所居，随而调之。（脏腑相为表里，故为十二经。经络各生枝节，故为三百六十五节。气脉贯通，故皆合于五脏。其间各生虚实，则病有所居，随其所在皆可调之，如下文也。）病在脉，调之血；（脉者血之府，脉实血实，脉虚血虚，故脉病者当调血也。）病在血，调之络；（《痈疽篇》曰：血和则孙脉先满溢，乃注于络脉，而后注于经脉。《百病始生篇》曰：阳络伤则血外溢，阴络伤则血内溢。《本论》曰：孙络外溢则经有留血。故病在血者，当调之络也。）病在气，调之卫；（卫主阳气也。）病在肉，调之分肉；（随所在而取于分肉之间也。）病在筋，调之筋；（察其缓急，熨刺之也。）病在骨，调之骨。（此二节如《终始篇》曰：手屈而不伸者，其病在筋。伸而不屈者，其病在骨。在骨守骨，在筋守筋。是虽以手为言，然凡病之在筋在骨者，可于此而类求矣。又筋痹、肌痹、骨痹义，详针刺类五十。）

燔针劫刺其下及与急者。（此调筋病法也。筋寒则急，故以燔针劫刺之。燔针义，又见本类后六十九。燔音烦。）病在骨，淬针药熨。（病在骨者其气深，故必淬针刺之，及用辛热之药熨而散之。按：上节言燔针者，盖纳针之后，以火燔之使暖也，此言淬针者，用火先赤其针而后刺之，不但暖也，寒毒固结，非此不可。但病有浅深，故圣人用分微甚耳。刺义见针刺类五。淬音翠。）病不知所痛，两跷为上。（病不知所痛者，如痹论所云，详本类后六十七。两跷者，阳跷脉出足太阳之申脉，阴跷脉出足少阴之照海。俱当取之，故曰为上。）身形有痛，九候莫病，则缪刺之。（形体有痛，而大经之九候莫病者，病不在经而在络也。宜缪刺之者，刺络穴也。左痛刺右，右痛刺左。）痛在于左而右脉病者，巨刺之。（身有所痛而见于脉者，病在经也。巨刺者，刺经穴也。亦左痛刺右，右痛刺左。巨刺缪刺义，详针刺类三十。）必谨察其九候，针道备矣。（病之在血气、经络、筋骨、分肉之间者，总不出三部九候之外，察得其详而无失，针道尽之矣。）

二十一、虚实之反者病

（《素问·刺志论》全）

黄帝问曰：愿闻虚实之要。岐伯对曰：气实形实，气虚形虚，此其常也，反此者病。（形立于外，气充于内，形气相合，是谓和平。故气实者形实，气虚者形虚，此禀赋之常也。若形气相反，则偏虚偏实之病生矣。）谷盛气盛，谷虚气虚，此其常也。反此者病。（人受气于谷，谷入于胃以传于肺，五脏六腑皆以受气，此气生于谷也，是谓谷气。故谷气盛衰，候当相应，不应则为病矣。）脉实血实，脉虚血虚，此其常也，反此者病。（脉之盛衰者，所以候血气之虚实也。故脉之与血，相应者为常，不相应者反而病也。）

帝曰：如何而反？岐伯曰：气虚身热，此谓反也。（此以下即所以释上文也。气虚者阳虚也，当为身寒，而反病热者，阴气虚于内，阳邪盛于外也。形气相逆，故谓之反。按：下文云气盛身寒，得之伤寒，则此节亦当有气盛身寒四字，必脱简也。）谷入多而气少，此谓反也。（二阳有余，三阴不足也。）谷不入而气多，此谓反也。（胃腑受邪，及于肺也。）脉盛血少，此谓反也。脉少血多，此谓反也。（脉盛血少者，阳实阴虚也。脉少血多者，阳虚阴实也。）

气盛身寒，得之伤寒。气虚身热，得之伤暑。（气盛身寒，得之伤寒者，寒伤形也。气虚身热，得之伤暑者，暑伤气也。愚按：《热论篇》曰：人之伤于寒也，则为病热。本节复以身寒者，为伤寒，身热者为伤暑，其说若乎相反。不知四时皆有伤寒，而伤暑惟在夏月，病不同时者，自不必辨。惟于夏至之后，有感寒暑，而同时为病者，则不可不察其阴阳也。盖阴邪中人，则寒集于表，气聚于里，故邪气盛实，而身本因寒也。暑邪中人，则热触于外，气伤于中，故正气疲困，而因热无寒也。此夏月寒暑之明辨，故以二者并言于此，非谓凡患伤寒者，皆身寒无热也。）谷入多而气少者，得之有所脱血，湿居下也。（谷入多者，胃热善于消谷也。脱血者，亡其阴也。湿居下者，脾肾之不足，亦阴虚也。阴虚则无气，故谷虽入多，而气则少也。）谷入少而气多者，邪在胃及与肺也。（邪在胃则不能食，故谷入少。邪在肺则息喘满，故气多。）脉小血多者，饮中热也。（脉小者血应少，而反见其多，必或酒或饮，中于热而动之也。）脉大血少者，脉有风气，水浆不入，此之谓也。（风为阳邪，居于脉中，故脉大。水浆不入，则中焦无以生化，故血少。）

夫实者，气入也，虚者，气出也。（此下言虚实寒热之因，用针补泻之法也。气入者充满于内，所以为实。气出者漏泄于中，所以为虚。）气实者热也，气虚者寒也。（气为阳，气实则阳实，故热。气虚则阳虚，故寒。）入实者右手开针空也，入虚者左手闭针空也。（入实者，刺实也。以右手持针，摇大其道，是右手开针空也。入虚者，刺虚也。出针之后，以左手推阖其门，是左手闭针空也。开则邪气去，故实者可泻。闭则神气存，故虚者可补也。空，孔同。）

二十二、五实五虚死

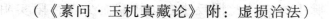

（《素问·玉机真藏论》附：虚损治法）

黄帝曰：余闻虚实以决死生，愿闻其情。岐伯曰：五实死，五虚死。（五实者，五脏之实也。五虚者，五脏之虚也。五实五虚具者皆死。然气虚至尽，尽而死者，理当然也。若五实者，何以亦死？盖邪之所凑，其气必虚，不脱不死，仍归于气尽耳。故愚谓邪无不足，正无有余，实有假实，虚则真虚也。）帝曰：愿闻五实五虚。岐伯曰：脉盛，皮热，腹胀，前后不通，闷瞀，此谓五实。（实者，邪气盛实也。脉盛者，心所主也。皮热者，肺所主也。腹胀者，脾所主也。前后不通，肾开窍于二阴也。闷瞀者，肝脉贯膈，气逆于中也。瞀，茂、务二音，昏闷也，一曰目不明。）脉细，皮寒，气少，泄利前后，饮食不入，此谓五虚。（虚者，正气虚也。脉细，心虚也。皮寒，肺虚也。气少，肝虚也。泄利前后，肾虚也。饮食不入，脾虚也。）

帝曰：其时有生者何也？岐伯曰：浆粥入胃，泄注止，则虚者活；（治之者，能使浆粥入胃则脾渐苏，泄注止则肾渐固，根本气回，故虚者活也。）身汗得后利，则实者活。此其候也。（得身汗则表邪解，得后利则里邪除，内外通和，故实者活也。愚按：病有虚实者，虚因正气不足，实因邪气有余也。凡外入之病多有余，如六气所感，饮食所伤之类也。内出之病多不足，如七情伤气，劳欲伤精之类也。凡实者宜泻，如《经》曰：寒者热之、热者寒之、坚者削之、客者除之、结者散之、留者攻之、溢者行之、强者泻之之属，皆用泻之法也。凡虚者宜补，如云散者收之，燥者润之，急者缓之，脆者坚之，衰者补之，劳者温之，损者益之，惊者平之之属，皆用补之法也。虚实之治，大概如此。第当今之人，实者无几而虚者七八。病实者，其来速，其去亦速，故其治易。病虚者，损伤有渐，不易复元，故其治难。治实者但知为少壮新邪，则可攻可拔，犹无足虑。治虚者，但察其根本有亏，则倏忽变幻，可无虑乎？凡治实之法，外有余可散其表，内有余可攻其里，气有余可行其滞，血有余可逐其瘀，方治星罗，可无赘也。惟虚损之治，在法有未尽者，不得不详其要焉。夫人之虚损，有先天不足者，有后天不足者。先天者由于禀受，宜倍加谨慎，急以后天人事培补之，庶可延年，使觉之不早，而慢不为意，则未有不夭折者矣。后天者由于劳伤，宜速知警省，即以情性药食调摄之，使治之不早，而迁延讳疾，则未有不噬脐者矣。凡劳伤之辨，劳者劳其神气，伤者伤其形体。如喜怒思虑则伤心，忧思悲哀则伤肺，是皆劳其神气也。饮食失度则伤脾，起居不慎则伤肝，色欲纵肆则伤肾，是皆伤其形体也。凡损其肺者伤其气，为皮焦而毛，损其心者伤其神，为血脉少，而不营于脏腑，此自上而伤者也。损其肝者伤其筋，为筋缓不能自收持，损其肾者伤其精，为骨髓消减，痿弱不能起，此自下而伤者也。损其脾者，伤其仓廪之本，为饮食不为肌肤，此自中而伤者也。夫心肺损，而神色败，肝肾损而形体痿，脾胃损而饮食不化，感此病者，皆损之类也。《难经》曰：损其肺者益其气，损其心者，调其营卫，损其脾者，调其饮食，适其寒温，损其肝者，缓其中，损其肾者，益其精，此治损之法也。然所损虽分五脏，而五脏所藏则无非精与气耳。夫精为阴，人之水也。气为阳，人之火也。水火得其正，则为精为气。水火失其和，则为热为寒。此因偏损，所以致有偏胜。故水中不可无火，无火则阴胜而寒病生。火中不可无水，无水则阳胜而热病起。但当详辨阴阳，则虚损之治无余义矣。如水亏者，阴虚也，只宜大补真阴，切不可再伐阳气。火虚者，阳虚也，只宜大补元阳，切不可再伤阴气。盖阳既不足而复伐其阴，阴亦损矣。阴已不足而再伤其阳，阳亦亡矣。夫治虚治实本自不同，实者阴阳因有余，但去所余，则得其平。虚者阴阳有不足，再去所有，则两者俱败，其能生乎？故治虚之要，凡阴虚多热者，最嫌辛燥，恐助阳邪也。尤忌苦寒，恐伐生阳也。惟喜纯甘壮水之剂，补阴以配阳，则刚为柔制，虚火自降，而阳归乎阴矣。阳虚多寒者，最嫌凉润，恐助阴邪也。尤忌辛散，恐伤阴气也。只宜甘温益火之品，补阳以配阴，则柔得其主，沉寒自敛，而阴从乎阳矣。是以气虚者宜补其上，精虚者宜补其下，阳虚者宜补而兼暖，阴虚者宜补而兼清，此固阴阳之治辨也。其有气因精而虚者，自当补精以化气。精因气而虚者，自当补气以生精。又如阳失阴而离者，非补阴何以收散亡之气？水失火而败者，非补火何以苏随寂之阴？此又阴阳相济之妙用也。故善补阳者，必于阴中求阳，则阳得阴助而生化无穷。善补阴者，必于阳中求阴，则阴得阳升而泉源不竭。故以精气分阴阳，则阴阳不可离。以寒热分阴阳，则阴阳不可混。此又阴阳邪正之离合也。知阴阳邪正之治，则阴阳和而生道得矣。经曰：不能治其虚，何问其余？即此之谓。）

二十三、病气一日分四时

（《灵枢·顺气一日分为四时篇》）

黄帝曰：夫百病之所始生者，必起于燥湿寒暑风雨，阴阳喜怒，饮食居处，气合而有形，得藏而有名，余知其然也。夫百病者，多以旦慧昼安、夕加夜甚何也？（燥湿寒暑风雨，外感也。阴阳喜怒饮食居处，内伤也。气合而有形，脉证可据也。得藏而有名，表里可察也。虽病有不同，而多以旦慧昼安、夕加夜甚者，诸病皆相类也。）岐伯曰：四时之气使然。黄帝曰：愿闻四时之气。岐伯曰：春生夏长，秋收冬藏，是气之常也。（春之生，阳气升也。夏之长，阳气盛也。秋之收，阳气降也。冬之藏，阳气伏也。是气之常，皆以阳气为言也。）人亦应之，以一日分为四时，朝则为春，日中为夏，日入为秋，夜半为冬。（天地之交，四时之序，惟阴阳升降而尽之矣。自子之后，太阳从左而升，升则为阳。自午之后，太阳从右而降，降则为阴。大而一岁，小而一日，无不皆然，故一日亦分四时也。）朝则人气始生，病气衰，故旦慧。日中人气长，长则胜邪，故安。夕则人气始衰，邪气始生，故加。夜半人气入藏，邪气独居于身，故甚也。（朝时太阳在寅卯，自下而上，在人应之，阳气正升，故病气衰而旦慧；日中太阳在巳午，自东而中，在人应之，阳气正盛，故能胜邪而昼安。夕时太阳在申酉，由中而昃，在人应之，阳气始衰，故邪气渐盛而暮加重。夜半太阳在戌亥，自上而降，在人应之，阳气伏藏，邪气正盛，故夜则甚。盖邪气之轻重，由于正气之盛衰。正气者，阳气也。升则从阳，从阳则生；降则从阴，从阴则死。天人之气，一而已矣。）

黄帝曰：其时有反者何也？（反，谓不应前说也。）岐伯曰：是不应四时之气，脏独主其病者，是必以脏气之所不胜时者甚，以其所胜时者起也。（不应四时之气者，以脏气独主其病，有所胜所不胜也。所不胜者，如脾病畏木、肺病畏火、肾病畏土、肝病畏金、心病畏水，值其时日，故病必甚也。所胜时者，如脾病喜火土、肺病喜土金、肾病喜金水、肝病喜水木、心病喜木火，值其时日，故病当起也。）黄帝曰：治之奈何？岐伯曰：顺天之时而病可与期，顺者为工，逆者为粗。帝曰：善。（顺天之时者，因时气之盛衰，知阴阳之虚实，故病之凶吉可期，此明哲之事也。彼粗工者，以是作非，以标作本，但有逆之而已，又恶足以知此？）

二十四、五脏病气法时

（《素问·藏气法时论》）

黄帝问曰：合人形以法四时五行而治，何如而从？何如而逆？得失之意，愿闻其事。岐伯对曰：五行者，金木水火土也，更贵更贱，以知死生，以决成败，而定五脏之气，间甚之时，死生之期也。帝曰：愿卒闻之。（五行之道，当其王则为贵，当其衰则为贱。间甚，即轻重之谓。卒，尽也。）岐伯曰：肝主春，（木脏也。）足厥阴、少阳主治，（厥阴肝，乙木也。少阳胆，甲木也。二脏相为表里，故治同。）其日甲乙。（甲为阳木，乙为阴木，皆东方之干，内应肝胆，即年月日时无不皆然。他彼此。）肝苦急，急食甘以缓之。（肝为将军之官，其志怒，其气急，急则自伤，反为所苦。故宜食甘以缓之，则急者可平，柔能制刚也。）病在肝，愈于夏；（夏属火，木所生也。肝木畏金，火能平之。子制其鬼，故愈。余同。）夏不愈，甚于秋；（胜己者也。）秋不死，持于冬；（得母气以养之，生我者也，故可执持无害矣。余持同。）起于春。（木王之时也。）禁当风。（风气通于肝，故禁之勿犯。）肝病者，愈在丙丁；

（同前夏气，能制胜己者也。）丙丁不愈，加于庚辛；（同前秋气，金伐木也。）庚辛不死，持于壬癸；（同前冬气，得所生也。）起于甲乙。（同前春气，逢其王也。）

肝病者，平旦慧，下晡甚，夜半静。（平旦寅卯，木王时也，故爽慧。下晡申酉，金之胜也，故加甚。夜半亥子，木得生也，故安静。晡，卑姑切。）肝欲散，急食辛以散之，用辛补之，酸泻之。（木不宜郁，故欲以辛散之。顺其性者为补，逆其性者为泻，肝喜散而恶收。故辛为补、酸为泻。此下五脏补泻之味，与《至真要大论》主客正味义同，详运气类三十。）

心主夏，（火脏也。）手少阴、太阳主治，（少阴心，丁火也。太阳小肠，丙火也。二脏表里，故治同。）其日丙丁。（丙为阳火，丁为阴火，南方之干也。）心苦缓，急食酸以收之。（心藏神，其志喜，喜则气缓而心虚神散，故宜食酸以收之。）

病在心，愈在长夏；（长夏土，火之子也。）长夏不愈，甚于冬；（火不胜水也。）冬不死，持于春；（火得所生也。）起于夏。（火之王也。）禁温食热衣。（恐助火邪也。）心病者，愈在戊己；（应长夏也。）戊己不愈，加于壬癸；（应冬气也。）壬癸不死，持于甲乙；（应春气也。）起于丙丁。（应夏气也。）心病者，日中慧，夜半甚，平旦静。（日中巳午，火王时也，故慧。夜半亥子，水之胜也，故甚。平旦寅卯，火得生也，故静。）心欲软，急食咸以软之，用咸补之，甘泻之，（心火太过则为躁越，故急宜食咸以软之，盖咸从水化，能相济也。心欲软，故以咸软为补。心苦缓，故以甘缓为泻。）

脾主长夏，（土脏也。）足太阴、阳明主治，（阳明胃，太阴脾，戊己土也。表里治同。）其日戊己。（戊为阳土，己为阴土，中宫之干也。）脾苦湿，急食苦以燥之。（脾以运化水谷，制水为事，湿胜则反伤脾土，故宜食苦温以燥之。）病在脾，愈在秋；（秋属金，土之子也。）秋不愈，甚于春；（土不胜木也。）春不死，持于夏；（土得火生也。）起于长夏。（土之王也。）禁温食饱食，湿地濡衣。（温言非热，防滞也。湿地濡衣，阴寒也。皆能病脾，故当禁之。）脾病者，愈在庚辛；（应愈在秋也。）庚辛不愈，加于甲乙；（应甚于春也。）甲乙不死，持于丙丁；（应持于夏也。）起于戊己。（应起于长夏也。）脾病者，日昳慧，日出甚，下晡静。（日昃曰昳，未土王也，故慧。日出寅卯，木胜土也，故甚。下晡申酉，其子乡也，故静。昳音迭。）脾欲缓，急食甘以缓之，用苦泻之，甘补之。（脾贵充和温浓，其性欲缓，故宜食甘以缓之。脾喜甘而恶苦，故苦为泻、甘为补也。）

　　肺主秋，（金脏也。）手太阴、阳明主治，（太阴肺，辛金也。阳明大肠，庚金也。表里治同。）其日庚辛。（庚为阳金，辛为阴金，西方之干也。）肺苦气上逆，急食苦以泄之。（肺主气，行治节之令，气病则上逆于肺，故宜急食苦以泄之。）病在肺，愈在冬，（金之子乡也。）冬不愈，甚于夏；（金所不胜也。）夏不死，持于长夏；（金气得生也。）起于秋。（金气王也。）禁寒饮食寒衣。（形寒饮冷则伤肺也。）肺病者，愈在壬癸；（应愈在冬也。）壬癸不愈，加于丙丁；（应甚于夏也。）丙丁不死，持于戊己；（应持于长夏也。）起于庚辛。（应起于秋也。）肺病者，下晡慧，日中甚，夜半静。（下晡金王，故慧。日中火胜之，故甚。夜半水乡，则子能制邪，故静。）肺欲收，急食酸以收之，用酸补之，辛泻之。（肺应秋，气主收敛，故宜食酸以收之。肺气宜聚不宜散，故酸收为补，辛散为泻。）

　　肾主冬，（水脏也。）足少阴、太阳主治，（少阴肾，癸水也。太阴膀胱，壬水也。表里治同。）其日壬癸。（壬为阳水，癸为阴水，北方之干也。）肾苦燥，急食辛以润之，开腠理，致津液，通气也。（肾为水脏，藏精者也，阴病者苦燥，故宜食辛以润之。盖辛从金化，水之母也。其能开腠理致津液者，以辛能通气也。水中有真气，惟辛能达之，气至水亦至，故可以润肾之燥。）病在肾，愈在春；（水之子乡也。）春不愈，甚于长夏；（水不胜土也。）长夏不死，持于秋；（水得生也。）起于冬。（水所王也。）禁犯焠㶼热食温灸衣。焠，烧爆之物也。肾恶燥烈，故当禁此。焠音翠。㶼音哀。）

　　肾病者，愈在甲乙；（应愈在春也。）甲乙不愈，甚于戊己；（应甚于长夏也。）戊己不死，持于庚辛；（应持于秋也。）

起于壬癸。（应起于冬也。）肾病者，夜半慧，四季甚，下晡静。（夜半水王，故慧。四季土胜之，故甚。下晡金王，水得所生，故静。）肾欲坚，急食苦以坚之，用苦补之，咸泻之。（肾主闭藏，气贵周密，故肾欲坚，宜食苦以坚之也。苦能坚，故为补。咸能软坚，故为泻。）

夫邪气之客于身也，以胜相加，（此下总结上文，愈甚持起之由然也。凡内伤外感之加于人者，皆曰邪气。外感六气，盛衰有持，内伤五情，间甚随藏。必因胜以侮不胜，故曰以胜相加也。）至其所生而愈，（我所生也，以时而言。下同。）至其所不胜而甚，（我不胜彼，被克者也。）至于所生而持，（生我之时也。）自得其位而起。（自王之时也。）必先定五脏之脉，乃可言间甚之时，死生之期也。（欲知时气逆顺，必须先察脏气。欲察脏气，必须先定五脏所病之脉。如肝主弦，心主钩，肺主毛，肾主石，脾主代，脉来独至，全无胃气，则其间甚死生之期，皆可得而知之，如上文所论者是矣。）

肝色青，宜食甘，粳米牛肉枣葵皆甘。（此承上文肝苦急，急食甘以缓之等义，而详言其所宜之味也。）心色赤，宜食酸，小豆犬肉李韭皆酸。（心苦缓，故宜此酸物以收之也。）肺色白，宜食苦，麦羊肉杏薤皆苦。（肺苦气上逆，故宜此苦物以泄之也。薤音械，根白如小蒜，《尔雅翼》云：似韭而无实。）脾色黄，宜食咸，大豆豕肉栗藿皆咸。（咸从水化，其气入肾，脾宜食咸者，以肾为胃关，胃与脾合，咸能润下，利其关窍，胃关利则脾气运，故宜食之。上文云：脾苦湿，急食苦以燥之。此复言咸者，盖咸之利湿，与苦之泻者，各有宜也。故诸脏皆同前，惟此独异耳。藿，豆叶羹也。）肾色黑，宜食辛，黄黍鸡肉桃葱皆辛。（肾苦燥，故宜此辛物以润之也。黄黍即糯小米，北方谓之黄米。）辛散，酸收，甘缓，苦坚，咸软。（此总言五味之用，药食皆然也。）毒药攻邪，（药以治病，因毒为能，所谓毒者，以气味之有偏也。盖气味之正者，谷食之属是也，所以养人之正气。气味之偏者，药饵之属是也，所以去人之邪气。其为故也，正以人之为病，病在阴阳偏胜耳。欲救其偏，则惟气味之偏者能之，正者不及也。如《五常政大论》曰：大毒治病，十去其六。常毒治病，十去其七。小毒治病，十去其八。无毒治病，十去其九。是凡可辟邪安正者，均可称为毒药，故曰毒药攻邪也。）五谷为养，（养生气也。）五果为助，（助其养也。）五畜为益，（益精血也。）五菜为充，（实脏腑也。）气味合而服之，以补精益气。（《阴阳应象大论》曰：阳为气，阴为味。味归形，气归精。又曰：形不足者温之以气，精不足者补之以味。故气味和合，可以补精益气。）此五者，有辛酸甘苦咸，各有所利。或散或收，或缓或急，或坚或软，四时五脏，病随五味所宜也。（此总结上文，五脏之气，四时之用，各有所利；然变出不常，则四时五脏，因病而药，五味当随所宜也。）

十五卷　疾病类（续2）

二十五、宣明五气

（《素问·宣明五气篇》全）

五味所入：酸入肝，（酸化从木也。）辛入肺，（辛化从金也。）苦入心，（苦化从火也。）咸入肾，（咸化从水也。）甘入脾，（甘化从土也。）是谓五入。（五味各从其类，同气相求也。《九针论》仍有淡入胃一句。）

五气所病：心为噫，（噫，嗳气也。遍考《本经》，绝无嗳气一证，而惟言噫者，盖即此也。按《九针论》曰：心为噫。《刺禁论》曰：刺中心，一日死，其动为噫。《痹论》曰：心痹者，嗌干善噫。是皆言噫出于心也。然《诊要经终论》曰：太阴终者，善噫善呕。《脉解篇》曰：太阴所谓上走心为噫者，阴盛而上走于阳明，阳明络属心，故曰上走心为噫也。《口问篇》曰：寒气客于胃，厥逆从下上散，复出于胃，故为噫。由此观之，是心脾胃三脏皆有是证，盖由火土之郁，而气有不得舒伸，故为此证。噫，伊芳、隘二音。《释义》曰：饱食息也。《礼记》注曰：不寤之声。）肺为咳，（肺主气，其属金，邪挟金声，故病为咳。咳，康益切。）肝为语，（问答之声曰语，语出于肝，象木有枝条，多委曲也。）脾为吞，（脾受五味，故为吞。象土包容，为物所归也。）肾为欠、为嚏，（欠，呵欠也。嚏，喷嚏也。阳未静而阴引之，故为欠。阳欲达而阴发之，故为嚏。阴盛于下，气化于水，所以皆属乎肾。故凡阳盛者不欠，下虚者无嚏，其由于肾也可知。欠、嚏二义，具《口问篇》，详本类后七十九。嚏音帝。）胃为气逆、为哕、为恐，（胃为水谷之海，胃有不和，则为气逆。哕，呃逆也，胃中有寒则为哕。恐，肾之志也，胃属土，肾属水，土邪伤肾则为恐，故皆涉于胃也。哕，于决切。详义见针刺类五十三。）大肠、小肠为泄，（大肠为传道之府，小肠为受盛之府，小肠之清浊不分，则大肠之传道不固。故为泄利。）

下焦溢为水，（下焦为分注之所，气不化则津液不行，故溢于肌肉而为水。）膀胱不利为癃，不约为遗溺，（膀胱为津液之腑，其利与不利皆由气化。有邪实膀胱，气不通利而为癃者。有肾气下虚，津液不化而为癃者，此癃闭之有虚实也。若下焦不能约束，而为遗溺者，以膀胱不固，其虚可知。然《本输篇》曰：三焦者，太阳之别也，并太阳之正，入络膀胱，约下焦，实则闭癃，虚则遗溺。盖三焦为中渎之腑，水道之所由出，故三焦亦属膀胱也。癃，良中切。溺，娘料切。）胆为怒，（怒为肝志，而胆亦然者，肝胆相为表里，其气皆刚，而肝取决于胆也。）是谓五病。（脏腑各五也。）

五精所并：精气并于心则喜，（并，聚也，精气五脏各有所藏也。并于心者，火之气也。气并于心则神有余，故其志为喜。然《本神篇》曰：肺喜乐无极则伤魄。正以心火实，而乘肺金也。）并于肺则悲，（气并于肺则乘肝而为悲，肝之虚也。《本神篇》曰：肝悲哀动中则伤魂。）并于肝则忧，（气并于肝，则乘脾而为忧，脾之虚也。《本神篇》曰：脾忧愁不解则伤意。）并于脾则畏，（气并于脾，则脾实乘肾，故为畏。《本神篇》曰：恐惧而不解则伤精。）并于肾则恐，（气并于肾而乘心之虚，则为恐。《本神篇》曰：心怵惕思虑则伤神，神伤则恐惧自失。）是谓五并，虚而相并者也。（脏气有不足，则胜气得相并也。《九针论》曰：五精之气并于脏也。）

五脏所恶：心恶热，（心本属火，过热则病，故恶热。）肺恶寒，（肺属金而主皮毛，金寒则病，故恶寒。）肝恶风，（肝属木，其应风，感风则伤筋，故恶风。）脾恶湿，（脾属土，其应湿，湿胜则伤肌肉，故恶湿。）肾恶燥，（肾属水而藏精，燥胜则伤精，故恶燥）。是谓五恶。

五脏化液：心为汗，（心主血，汗则血之余也。）肺为涕，（涕出于鼻，肺之窍也。）肝为泪，（泪出于目，肝之窍也。）脾为涎，（涎出于口，脾之窍也。）肾为唾，（唾生于舌下，足少阴肾脉循喉咙挟舌本也。）是谓五液。

五味所禁：辛走气，气病无多食辛；（辛能散气也。）咸走血，血病无多食咸；（血得咸则凝结不流也。《五味论》曰：血与咸相得则凝。详气味类三。）苦走骨，骨病无多食苦；（苦性沉降，阴也；骨属肾，亦阴也。骨得苦，则沉阴益甚，骨重难举矣，故骨病者禁苦。《五味论》曰：苦走骨，多食之令人变呕。上二节，按《九针论》曰：苦走血，病在血，无食苦；咸走骨，病在骨，无食咸。与此稍异，盖火化苦，故走血，水化咸，故走骨，义亦当然也。）甘走肉，肉病无多食甘；（甘能缓中，善生胀满，故肉病者无多食甘。《五味论》曰：甘走肉，多食之令人悗心，悗，美本切。）酸走筋，筋病无多食酸；（酸能收缩，故病在筋者无多食酸。《五味论》曰：酸走筋，多食之令人癃。）是谓五禁，无令多食。（《九针论》曰：口嗜而欲食之，不可多也，必自裁也，命曰五裁。）

五病所发：阴病发于骨，（骨属肾，肾者阴中之阴也。）阳病发于血，（血属心，心者阳中之阳也。）阴病发于肉，（肉属脾，脾者阴中之至阴也。）阳病发于冬，（阴胜则阳病也。）阴病发于夏，（阳胜则阴病也。）是谓五发。（按：《九针论》尚有以味发于气一句，盖食入于阴，则长气于阳，故味发于气也。）

五邪所乱：邪入于阳则狂，（邪入阳分，则为阳邪，邪热炽盛，故病为狂。《生气通天论》曰：阴不胜其阳，则脉流薄疾，并乃狂。）邪入于阴则痹，（邪入阴分，则为阴邪，阴盛则血脉凝涩不通，故病为痹。《寿夭刚柔篇》曰：病在阴命曰痹。

《九针论》曰：邪入于阴，则为血痹。）搏阳则为巅疾，（搏，击也。巅，癫也。邪搏于阳，则阳气受伤，故为癫疾。上文言邪入于阳则狂者，邪助其阳，阳之实也。此言搏阳则为巅疾者，邪伐其阳，阳之虚也。故有为狂为巅之异。《九针论》曰：邪入于阳，转则为癫疾。言转入阴分，故为癫也。）搏阴则为喑，（邪搏于阴，则阴气受伤，故声为喑哑。阴者，五脏之阴也。盖心主舌，而手少阴心脉上走喉咙系舌本。手太阴肺脉循喉咙。足太阴脾脉上行结于咽，连舌本，散舌下。足厥阴肝脉循喉咙之后上入颃颡，而筋脉络于舌本。足少阴肾脉循喉咙系舌本，故皆主病喑也。《九针论》曰：邪入于阴，转则为喑。言转入阳分则气病，故为喑也。按：《难经》曰：重阳者狂，重阴者癫。巢元方曰：邪入于阴则为癫。王叔和云：阴附阳则狂，阳附阴则癫。孙思邈曰：邪入于阳则为狂，邪入于阴则为血痹。邪入于阳，传则为癫痉；邪入于阴，传则为痛喑。此诸家之说虽若不同，而意不相远，皆可参会其义。）阳入之阴则静，（阳敛则藏，故静。）阴出之阳则怒，（阴发则躁，故怒。）是谓五乱。

五邪所见：春得秋脉，夏得冬脉，长夏得春脉，秋得夏脉，冬得长夏脉，（五脉互胜，病胜藏也，故曰五邪。）名曰阴出之阳，病善怒不治，（《阴阳别论》曰：所谓阴者，真藏也。所谓阳者，胃脘之阳也。凡此五邪，皆以真藏脉见，而胃气绝，故曰阴出之阳。阴盛阳衰，土败木贼，故病当善怒，不可治也。真藏义，详脉色类二十六七。）是谓五邪皆同，命死不治。（此明五脉皆然也。）

五脏所藏：心藏神，（精气之灵明也。《本神篇》曰：两精相搏谓之神。）肺藏魄，（精气之质地也。《本神篇》曰：并精而出入者谓之魄。）肝藏魂，（神气之佐辅也。《本神篇》曰：随神往来者谓之魂。）脾藏意，（神有所注者也。《本神篇》曰：心有所忆谓之意。）肾藏志，（意有专一者也。《本神篇》曰：意之所存谓之志。《九针论》曰：肾藏精、志也。）是谓五脏所藏。（五义俱详藏象类九。）

五脏所主：心主脉，（心主血脉，应火之动，而营运周身也。）肺主皮，（肺主皮毛，应金之坚而保障全体，捍御诸邪也。）肝主筋，（肝主筋膜，应木之柔而联系关节也。）脾主肉，（脾主肌肉，应土之浓，而蓄养万物也。）肾主骨，（肾主骨髓，应水石之沉，而为立身之干，为万化之原也。）是谓五主。

五劳所伤：久视伤血，（久视则劳神，故伤血，《营卫生会篇》曰：血者神气也。）久卧伤气，（久卧则阳气不伸，故伤气。）久坐伤肉，（久坐则血脉滞于四体，故伤肉。）久立伤骨，（立者之劳在骨也。）久行伤筋，（行者之劳在筋也。）是谓五劳所伤。

五脉应象：肝脉弦，（软弱而滑，端直以长，其应春。）心脉钩，（来盛去衰，外实内虚，其应夏。）脾脉代，（代，更代也。脾脉和软，分王四季，如春当和软而兼弦、夏当和软而兼钩、秋当和软而兼毛、冬当和软而兼石，随时相代故曰代，此非中止之谓。详按在脉色类四。）肺脉毛，（脉来浮虚，轻如毛羽，其应秋。）肾脉石，（沉坚如石，其应冬。）是谓五脏之脉。（按：《九针论》有与本篇稍异者，悉已采附前注中，其他相同之文，俱不重载。）

二十六、情志九气

（《素问·举痛论》）

帝曰：余知百病生于气也，（气之在人，和则为正气，不和则为邪气。凡表里虚实，逆顺缓急，无不因气而至，故百病皆生于气。）怒则气上，喜则气缓，悲则气消，恐则气下，寒则气收，炅则气泄，惊则气乱，劳则气耗，思则气结，九气不同，何病之生？（炅，居永切，热也。）岐伯曰：怒则气逆，甚则呕血及飧泄，故气上矣。（怒，肝志也。怒动于肝，则气逆而上，气逼血升，故甚则呕血。肝木乘脾，故为飧泄。肝为阴中之阳，气发于下，故气上矣。及飧泄三字，《甲乙经》作食而气逆，于义亦妥。飧音孙。）喜则气和志达，荣卫通利，故气缓矣。（气脉和调，故志畅达。荣卫通利，故气徐缓。然喜甚则气过于缓，而渐至涣散，故《调经论》曰：喜则气下。《本神篇》曰：喜乐者，神惮散而不藏。义可知也。）

中華藏書

黄帝内经·最新整理珍藏版

中国书店

二○五四

悲则心系急，肺布叶举而上焦不通，荣卫不散，热气在中，故气消矣。（悲生于心则心系急，并于肺，则肺叶举，故《宣明五气篇》曰，精气并于肺，则悲也。心肺俱居膈上，故为上焦不通。肺主气而行表里，故为营卫不散。悲哀伤气，故气消矣。）恐则精却，却则上焦闭，闭则气还，还则下焦胀，故气不行矣。（恐惧伤肾则伤精，故致精却。却者，退也。精却则升降不交，故上焦闭。上焦闭则气归于下，病为胀满而气不行，故曰恐则气下也。《本神篇》曰：忧愁者，气闭塞而不行。恐惧者，神荡惮而不收。）寒则腠理闭，气不行，故气收矣。（腠，肤腠也。理，肉理也。寒束于外，则玄府闭密，阳气不能宣达，故收敛于中，而不得散也。）炅则腠理开，荣卫通，汗大泄，故气泄矣。（热则流通，故腠理开。阳从汗散，故气亦泄。）惊则心无所倚，神无所归，虑无所定，故气乱矣。（大惊卒恐，则神志散失，血气分离，阴阳破散，故气乱矣。）劳则喘息汗出，外内皆越，故气耗矣。（疲劳过度，则阳气动于阴分，故上奔于肺而为喘，外达于表，而为汗。阳动则散，故内外皆越，而气耗矣。）思则心有所存，神有所归，正气留而不行，故气结矣。（思之无已，则系恋不释，神留不散，故气结也。愚按：世有所谓七情者，即本经之五志也。五志之外，尚余者三。总之曰：喜怒思忧恐惊悲畏，其目有八，不止七也。然情虽有八，无非出于五脏。如《阴阳应象大论》曰：心在志为喜、肝在志为怒、脾在志为思、肺在志为忧、肾在志为恐。此五脏五志之分属也。至若五志有互通为病者，如喜本属心，而有曰肺喜乐无极则伤魄，是心肺皆主于喜也。盖喜生于阳，而心肺皆为阳脏，故喜出于心而移于肺，所谓多阳者多喜也。又若怒本属肝，而有曰胆为怒者，以肝胆相为表里，肝气虽强，而取决于胆也。有曰血并于上，气并于下，心烦惋善怒者，以阳为阴胜，故病及于心也。有曰肾盛怒，而不止则伤志，有曰邪客于足少阴之络、令人无故善怒者，以怒发于阴而侵乎肾也。是肝胆心肾四脏皆能病怒，所谓多阴者多怒，亦曰阴出之阳则怒也。又若思本属脾，而此曰思则心有所存，神有所归，正气留而不行，故气结矣。盖心为脾之母，母气不行，则病及其子，所以心脾皆病于思也。又若忧本属肺，而有曰心之变动为忧者，有曰心小则易伤以忧者，盖忧则神伤，故伤心也。有曰精气并于肝则忧者，肝胜而侮脾也。有曰脾忧愁，而不解则伤意者，脾主中气，中气受抑则生意不伸，故郁而为忧。是心肺肝脾四脏，皆能病于忧也。又若恐本属肾，而有曰恐惧则伤心者，神伤则恐也。有曰血不足则恐，有曰肝虚则恐者，以肝为将军之官，肝气不足，则怯而恐也。有曰恐则脾气乘矣，以肾虚而脾胜之也。有曰胃为气逆为哕为恐者，以阳明土胜，亦伤肾也。是心肾肝脾胃五脏皆主于恐，而恐则气下也。五志互病之辨，既详如上。此外尚有病悲者，如曰肝悲哀动中则伤魂，悲伤于肝也。有曰精气并于肺则悲，有曰悲则肺气乘矣，亦金气伤肝也。有曰心虚则悲，有曰神不足则悲，有曰悲哀太甚，则胞络绝，胞络绝则阳气内动，发则心下崩，数溲血者，皆悲伤于心也。此肝肺心三脏皆病于悲，而气为之消也。有病为惊者，曰东方色青，入通于肝，其病发惊骇，以肝应东方风木，风主震动而连乎胆也。有曰阳明所谓甚则厥，闻木音则惕然而惊者，肝邪乘胃也。有曰惊则心无所倚，神无所归者，心神散失也。此肝胆胃心四脏皆病于惊而气为之乱也。有病为畏者，曰精气并于脾则畏，盖并于脾则伤于肾，畏由恐而生也。由此言之，是情志之伤，虽五脏各有所属，然求其所由，则无不从心而发。故《本神篇》曰：心怵惕思虑则伤神，神伤则恐惧自失。《邪气脏腑病形篇》曰：忧愁恐惧则伤心。《口问篇》曰：悲哀忧愁则心动，心动则五脏六腑皆摇。可见心为五脏六腑之大主，而总统魂魄，兼该志意。故忧动于心则肺应、思动于心则脾应、怒动于心则肝应、恐动于心则肾应，此所以五志惟心所使也。设能善养此心而居处安静，无为惧惧，无为欣欣，婉然从物而不争，与时变化而无我，则志意和，精神定，悔怒不起，魂魄不散，五脏俱安，邪亦安从奈我哉？）

二十七、八风五风四时之病

（《素问·金匮真言论》）

黄帝问曰：天有八风，经有五风，何谓？（经，经脉也。八风，八方之风也，出《九宫八风篇》。五风，五脏之风也，出《风论》。）岐伯对曰：八风发邪，以为经风，触五脏，邪气发病。（八风不得其正，则发为邪气，其中于人，则入为五经之风，特以所伤之异，故名亦异耳。风自外入，则循经而触于五脏，故发病也。）所谓得四时之胜者，春胜长夏，长夏胜冬，冬胜夏，夏胜秋，秋胜春，所谓四时之胜也。（春木，夏火，长夏土，秋金，冬水，五时五气，互有克胜。所胜为邪，则不胜者受之。天之运气，人之藏气，无不皆然。此节义与《六节藏象论》同，详运气类二。）

东风生于春，病在肝，俞在颈项。（上文言四时之胜者，能为病，此下言邪气随时之为病也。东风生于春，木气也，故病在肝。春气发荣于上，故俞应于颈项。）南风生于夏，病在心，俞在胸胁。（火气应于心。心脉循胸出胁，而南方之气主于前，故俞在胸胁。）西风生于秋，病在肺，俞在肩背。（金之气也，故病在肺。肺居上焦，附近肩背，故俞应焉。）北风生于冬，病在肾，俞在腰股。（水之气也，故病在肾。腰为肾之府，与股接近，故俞应焉。）中央为土，病在脾，俞在脊。（脊居体中，故应土也。）故春气者病在头，（阳气上升也。）夏气者病在藏，（在藏言心，心通夏气，为诸藏之主也。）秋气者病在肩背，（肺之应也。）

冬气者病在四肢。（上文北方言在腰股，此言在四肢者，盖腰股属阴，四肢气薄，皆易于受寒者也。）故春善病鼽衄，（风邪在头也。鼽音求。衄，女六切。）仲夏善病胸胁，（胸胁近心也。）长夏善病洞泄寒中，（风寒犯脾也。）秋善病风疟，（暑汗不出，风寒袭于肤腠也。）冬善病痹厥。（寒邪在四肢也。）故冬不按跷，春不鼽衄，（按跷，谓按摩肢节以行导引也。三冬元气伏藏在阴，当伏藏之时，而扰动筋骨。则精气泄越，以致春夏秋冬各生其病。故冬宜养藏，则春时阳气虽升，阴精自固，何有鼽衄及如下文之患？按跷且不可，则冒寒妄劳益可知矣。跷音乔，又极虐切。）春不病颈项，仲夏不病胸胁，长夏不病洞泄寒中，秋不病风疟，冬不病痹厥飧泄而汗出也。

（此节五句亦皆由冬不按跷所致，盖水王则生春木，木王则生夏火，火王则生长夏土，土王则生秋金，金王则生冬水，故可免四时之病。飧音孙。）夫精者身之本也，故藏于精者，春不病温。（人身之精，真阴也，为元气之本。精耗则阴虚，阴虚则阳邪易犯，故善病温。此正谓冬不按跷，则精气伏藏，阳不妄升，则春无温病，又何虑乎飢疽颈项等病?）夏暑汗不出者，秋成风疟。此平人脉法也。（夏月伏暑而汗不出，则暑邪内蓄，以至秋凉凄切之时，寒热相争，乃病风疟。故《热论篇》曰：暑当与汗皆出勿止也。以上二节，一言冬宜闭藏，一言夏宜疏泄。冬不藏精则病温，夏不汗泄则病疟。阴阳启闭，时气宜然。此举冬夏言，则春秋在其中矣。凡四时之气，顺之则安，逆之则病，是即平人之脉法。脉法者，言经脉受邪之由然也。）

二十八、风证

（《素问·风论》全）

黄帝问曰：风之伤人也，或为寒热，或为热中，或为寒中，或为疠风，或为偏枯，或为风也，其病各异，其名不同，或内至五脏六腑，不知其解，愿闻其说。（风之伤人，若唯一证。及其为变，则或寒或热，或表或里，或在脏腑，或在经络，无所不至。盖风虽阳邪，气则寒肃，是风之与寒本为同类，但有阴阳之辨耳。《岁露篇》曰：四时八风之中人也，故有寒暑，寒则皮肤急而腠理闭，暑则皮肤缓，而腠理开。所以病变若此。后人不究其本，而多立风证名目，失其梗概，致资学人之疑。凡欲辨风者，但当详察此下诸篇之义。疠，癞同，又音利。）岐伯对曰：风气藏于皮肤之间，内不得通，外不得泄。（风寒袭于肤腠，则玄府闭封。故内不得通，外不得泄，此外感之始也。）风者善行而数变，腠理开则洒然寒，闭则热而闷；（风性动，故善行数变。风本阳邪，阳主疏泄。故令腠理开，开则卫气不固，故洒然而寒。若寒胜则腠理闭，闭则阳气内壅，故烦热而闷。数音朔。）其寒也则衰食饮，其热也则消肌肉，故使人怢栗而不能食，名曰寒热。（寒邪伤阳，则胃气不化，故衰少食饮。热邪伤阴，则津液枯涸，故消瘦肌肉。

寒热交作则振寒，故为怢栗不食。此上三节，皆以明风为寒热也。怢音秩。）风气与阳明入胃，循脉而上至目内眦，其人肥则风气不得外泄，则为热中而目黄。人瘦则外泄而寒，则为寒中而泣出。（风气客于阳明，则内入于胃，胃居中焦，其脉上行系于目系，人肥则腠理致密，邪不得泄，留为热中，故目黄。人瘦则肌肉疏浅，风寒犯之，阳气易泄，泄则寒中而泣出。此明风气之变，或为热中，或为寒中也。眦音渍。）风气与太阳俱入，行诸脉俞，散于分肉之间，与卫气相干，其道不利，故使肌肉愤䐜而有疡，卫气有所凝而不行，故其肉有不仁也。（风由太阳经入者，自背而下，凡五脏六腑之俞皆附焉，故邪必行诸脉俞，而散于分肉也。分肉者，卫气之所行也。卫气昼行于阳，自足太阳始，风与卫气相搏，俱行于分肉之间，故气道涩而不利。不利则风邪抟聚，故肌肉肿如愤䐜而为疮疡。或卫气不行，则体有不仁，故凡于痛痒寒热，皆有所弗知也。此节帝无所问，而伯言之，所以发其详耳。下节有同然者类此。䐜，昌真切。疡音阳。）疠者，有荣气热胕，其气不清，故使鼻柱坏而色败，皮肤疡溃，风寒客于脉而不去，名曰疠风，或名曰寒热。（风寒客于血脉，久留不去，则荣气化热，皮肤胕溃，气血不清，败坏为疠。故《脉要精微论》曰，脉风成为疠也。胕，腐同。溃音会。）

以春甲乙伤于风者为肝风，以夏丙丁伤于风者为心风，以季夏戊己伤于邪者为脾风，以秋庚辛中于邪者为肺风，以冬壬癸中于邪者为肾风。（春与甲乙皆木也，故伤于肝。夏与丙丁皆火也，故伤于心。季夏与戊己皆土也，故伤于脾。秋与庚辛皆金也，故中于肺。冬与壬癸皆水也，故中于肾。此明风邪内至五脏也。按：本节以四时十干之风分属五脏，非谓春必甲乙而伤肝，夏必丙丁而伤心也。凡一日之中，亦有四时之气，十二时之中，亦有十干之分。故得春之气则入肝，得甲乙之气亦入肝，当以类求，不可拘泥，诸气皆然也。又如本节曰伤曰中，本为互言，初无轻重之别。后世以中风为重，伤风为轻，原非经旨，亦牵强矣。）风中五脏六腑之俞，亦为脏腑之风，各入其门户，所中则为偏风。（风中五脏六腑之俞，即十二经脏腑之风也。随俞左右，而偏中之，则为偏风，故有偏病之证。）风气循风府而上，则为脑风。（风府，督脉穴。自风府而上，则入脑户，故为脑风。）风入系头，则为目风眼寒。（风自脑户入系于头，则合于足之太阳。太阳之脉起于目内，风邪入之，故为目风，则或痛或痒，或眼寒而畏风羞涩也。）饮酒中风，则为漏风。（酒性温散，善开玄府，酒后中风，则汗漏不止，故曰漏风。《病能论》谓之酒风，义见后三十二。）入房汗出中风，则为内风。（内耗其精，外开腠理，风邪乘虚入之，故曰内风。）新沐中风，则为首风。（沐头面中风也。一曰沐浴。）久风入中，则为肠风、飧泄。（久风不散，传变而入于肠胃之中，热则为肠风下血，寒则水谷不化，而为飧泄泻痢。）外在腠理，则为泄风。（风在腠理则汗泄不止，故曰泄风。自上文风气循风府，而上至此共七种，所以明或为风也，故有其病各异、其名不同之义。）

故风者百病之长也，至其变化，乃为他病也，无常方然，致有风气也。（风之始入，自浅而深，至其变化，乃为他病，故风为百病之长。《骨空论》曰：风为百病之始也。无常方然者，言变化之多。而其致之者，则皆因于风气耳。）帝曰：五脏风之形状不同者何？愿闻其诊及其病能。（凡察病之法，皆谓之诊。凡致病之害，皆谓之能。）岐伯曰：肺风之状，多汗恶风，色皏然白，时咳短气，昼日则差，暮则甚，诊在眉上，其色白。（多汗者，阳受风气，开泄腠理也。恶风者，伤风恶风也。下文诸脏皆同。皏然，浅白貌，金色白也。肺主气，在变动为咳，风邪迫之，故时咳短气也。昼则卫气在表，风亦随之，故觉其瘥。暮则卫气入阴，邪应于内，故为甚也。眉上乃阙庭之间，肺之候也，故肺病则白色见于此。皏，普梗切。差，瘥同。）心风之状，多汗恶风，焦绝，善怒吓，赤色，病甚则言不可快，诊在口，其色赤。（多汗恶风义如前。焦绝者，唇舌焦燥津液干绝也。风化木，心属火，风薄于心，则木火合邪，神志溃乱，故或为善怒，或为惊吓。心主舌，病甚则舌本强，故言不可快。心和则舌能知味，故诊当在口。口者兼唇而言，色当赤也。吓音黑，又虚嫁切。）肝风之状，多汗恶风，善悲色微苍，嗌干善怒，时憎女子，诊在目下，其色青。（气并于肺则悲，肝病而肺气乘之，故善悲。色微苍，肝之色也。足厥阴脉循喉咙之后，上入颃颡，故嗌干也。善怒，肝之志也。肝为阴中之阳，其脉环阴器，强则好色，病则妒阴，故时憎女子也。肝气通于目，故诊在目下，色当青也。嗌音益。憎音曾。）脾风之状，多汗恶风，身体怠堕，四肢不欲动，色薄微黄，不嗜食，诊在鼻上，其色黄。（身体怠惰、四肢不用者，脾主肌肉四肢也。色薄微黄，土之色也。不嗜食，脾病不能化也。鼻为面王，主应脾胃，故色诊当见于鼻上。嗜音示。）

肾风之状，多汗恶风，面痝然浮肿，脊痛不能正立，其色炲，隐曲不利，诊在肌上，其色黑。（痝然，浮惨貌。风邪入肾，则挟水气上升，故面为浮肿。肾脉贯脊属肾，故令脊痛不能正立。炲，烟炲也。隐曲，阴道也。肾主水，故色黑如炲。肾开窍于二阴，故为隐曲不利。肌肉本主于脾，今其风水合邪，反侮乎土，故诊在肌上，色当黑也。又肾风风水义，见后三十一。痝音芒。炲音台。）胃风之状，颈多汗恶风，食饮不下，膈塞不通，腹善满，失衣则䐜胀，食寒则泄，诊形瘦而腹大。（胃脉从大迎前下人迎，循喉咙入缺盆，故胃风之状，颈必多汗恶风。胃主受纳水谷，而风邪居之。故食饮不下，膈塞不通。胃脉循腹里，故善满。失衣则阳明受寒于外，故为䐜胀。食寒则胃气受伤于内，故为泄泻。胃者肉其应，胃病故形瘦。腹者胃所居，邪实故腹大。此下当详明六腑之病，而止言胃风者，以胃为六腑之长，即如《本输篇》所谓，大肠、小肠皆属于胃之意，胃病则腑在其中矣。）首风之状，头面多汗恶风，当先风一日则病甚，头痛不可以出内，至其风日则病少愈。（首为诸阳之会，因沐中风，则头面之皮腠疏，故多汗恶风。凡患首风者，止作无时。故凡于风气将发，必先风一日，而病甚头痛，以阳邪居于阳分，阳性先而速也。先至必先衰，是以至其风日则病少愈。内，谓房室之内。不可出者，畏风寒也。）漏风之状，或多汗，常不可单衣，食则汗出，甚则身汗喘息恶风，衣常濡，口干善渴，不能劳事。（漏风之病，因于饮酒中风也。风邪挟酒，则阳气散越，故多汗。阳胜则身热恶寒，故不可以单衣。食入于阴，长气于阳，故食则汗出。甚则阳浮于上，故喘息。汗出不止，故衣濡。阳盛阴虚，津亡于内，所以口干善渴，身不能劳也。能，耐同。）泄风之状多汗，汗出泄衣上，口中干，上渍，其风不能劳事，身体尽痛则寒。（泄风者，表不固也。上渍者，身半以上，汗多如渍也。口中干，津液涸也。液涸则血虚，故不能劳，而身尽痛。汗多则亡阳，故令人寒也。渍，曾四切。）帝曰：善。

二十九、风传五脏

（《素问·玉机真藏论》）

是故风者百病之长也，（长义如前章。）今风寒客于人，使人毫毛毕直，皮肤闭而为热，当是之时，可汗而发也。（客者，如客之自外而至，居非其常也。毕，尽也。风寒客于皮肤，则腠理闭密，故毫毛尽直。寒束于外，则阳气无所疏泄，故郁而为热。斯时也，寒邪国中在表，故可取汗而愈。）或痹不仁肿痛，当是之时，可汤熨及火灸刺而去之。（邪在皮毛，不亟去之，则入于经络，故或为诸痹、或为不仁、或为肿痛，故当用汤熨灸刺之法，以去经络之病。）弗治，病入舍于肺，名曰肺痹，发咳上气。（风寒自表入脏，必先于肺，盖肺合皮毛，为脏之长也。《宣明五气篇》曰：邪入于阴则痹。故肺受风寒则病为肺痹。而其变动为咳，咳则喘急，故为上气。）弗治，肺即传而行之肝，病名曰肝痹，一名曰厥，胁痛出食，当是之时，可按若刺耳。（在肺弗治，则肺金乘木，故及于肝，是为肝痹。肝气善逆，故一名曰厥。厥在肝经，故胁痛。厥而犯胃，故出食。可按若刺，则厥逆散，而肝邪平矣。）

弗治，肝传之脾，病名曰脾风发瘅，腹中热烦心，出黄，当此之时，可按、可药、可浴。（在肝弗治，则肝木乘土，风热入脾，病名脾瘅。其在内则腹中热而烦心，在外则肌体出黄，可按可药可浴，在解其表里之风热耳。）弗治，脾传之肾，病名曰疝瘕，少腹冤热而痛，出白，一名曰蛊，当此之时，可按可药。（在脾弗治，则土邪乘肾，病名疝瘕。邪聚下焦，故小腹冤热而痛，溲出白浊也。热结不散，亏蚀真阴，如虫之吸血，故亦名曰蛊。瘕，加、驾二音。）弗治，肾传之心，病筋脉相引而急，病名曰瘛，当此之时，可灸可药。弗治，满十日法当死。（肾邪克火则传于心，心主血脉，心病则血燥，血燥则筋脉相引而急，手足挛掣，病名曰瘛。邪气至心，其病已极，此而弗治，故不出十日当死。瘛音翅。）肾因传之心，心即复反传而行之肺，发寒热，病当三岁死，（若肾传于心，未至即死，而邪未尽者，当复传于肺，而金火交争，金胜则寒，火胜则热，故发寒热。三岁死者，凡风邪传遍五脏，本当即死；其不死者，以元气未败，势犹在缓。故肺复受邪，再一岁，则肺病及肝，二岁，则肝病及脾，三岁，则脾病及肾，三阴俱败，故当死也。）此病之次也。（此即顺传所胜之次第也。）然其卒发者，不必治于传。（病有发于仓卒者，随气为患，不以次而入，亦不必根据次以治其传。此又于逆传顺传之外，而复有不次相乘者矣。卒，猝同。）或其传化有不以次，不以次入者，忧恐悲喜怒，令不得以其次，故令人有大病矣。（五志之发无常，随触而动，故生病亦不以其次。）因而喜大虚则肾气乘矣，（喜则气下，故伤心。心伤而大虚，则肾气乘之，水胜火也。）怒则肝气乘矣，（怒则气逆于肝而乘于脾，木胜土也。）

悲则肺气乘矣，（悲则气并于肺，而乘于肝，金胜木也。）恐则脾气乘矣，（恐伤肾而肾气虚，则脾气乘之，土胜水也。）忧则心气乘矣，（忧伤肺则心气乘之，火胜金也。）此其道也。（或以有余而乘彼，或以不足而被乘。皆乘所不胜，此不次之道也。）故病有五，五五二十五变，及其传化，传乘之名也。（脏惟五，而五脏之传，又能各兼五脏，则有二十五变。传者以此传彼，乘者以强凌弱，故有曰传曰乘之异名耳。本篇与藏象类二十四章同出一论，所当并考。）

三十、风厥劳风

（《素问·评热病论》）

帝曰：有病身热，汗出烦满，烦满不为汗解，此为何病？（不为汗解，谓汗后热烦不散也。）岐伯曰：汗出而身热者风也，汗出而烦满不解者厥也，病名曰风厥。帝曰：愿卒闻之。岐伯曰：巨阳主气，故先受邪，少阴与其为表里也，得热则上从之，从之则厥也。（风为阳邪，故汗虽出，而身仍热也。巨阳主气，气言表也。表病则里应，故少阴得热，则阴分之气亦从阳而上逆，逆则厥矣，故名风厥。按：风厥之义不一，如本篇者，言太阳少阴病也。其在《阴阳别论》者，云二阳一阴发病名曰风厥，言胃与肝也。详本类前六。在《五变篇》者，曰人之善病风厥漉汗者，肉不坚，腠理疏也。详本类后七十六。俱当参辨其义。）帝曰：治之奈何？岐伯曰：表里刺之，饮之服汤。（阳邪盛者阴必虚，故当泻太阳之热，补少阴之气，合表里而刺之也。饮之服汤，即《脉度篇》所谓虚者，饮药以补之之意。）

帝曰：劳风为病何如？岐伯曰：劳风法在肺下，（劳风者，因劳伤风也。肺下者，在内则胸膈之间，在外则四椎五椎之间也。风受于外则病应于内，凡人之因于劳者必气喘，此劳能动肺可知。按：王氏曰：劳，谓肾劳也。肾脉从肾上贯肝膈入肺中，故肾劳风生，上居肺下也。此固一说，第劳之为病，所涉者多，恐不止于肾经耳。）其为病也，使人强上冥视，（邪在肺下，则为喘逆，故令人强上不能俯首。风热上壅，则畏风羞明，故令人冥目而视。）唾出若涕，恶风而振寒，此为劳风之病。（风热伤阴，则津液稠浊，故唾出若涕。肺主皮毛，卫气受伤，故恶风振寒。）

帝曰：治之奈何？岐伯曰：以救俯仰。（风之微甚，证在俯仰之间也，故当先救之。然救此者必先温肺，温肺则风散，风散则俯仰安矣。若温散不愈，郁久成热，然后可以清解。温清失宜，病必延甚。俯，俯同。）巨阳引精者三日，中年者五日，不精者七日，（风邪之病肺者，必由足太阳膀胱经风门、肺俞等穴，内入于藏。太阳者水之府，三阳之表也。故当引精上行，则风从咳散。若巨阳气盛，引精速者，应在三日。中年精衰者，应在五日。衰年不精者，应在七日。当咳出青黄痰涕，而愈如下文者，是即引精之谓。）咳出青黄涕，其状如脓，大如弹丸，从口中若鼻中出，不出则伤肺，伤肺则死也。（咳涕不出者，即今人所谓干咳嗽也，甚至金水亏竭，虚劳之候，故死。王氏曰：平调咳者，从咽而上出于口。暴卒咳者，气冲突于蓄门，而出于鼻。夫如是者，皆肾气劳竭，肺气内虚，阳气奔迫之所为，故不出，则伤肺而死也。按王氏所谓蓄门者，义出《营气篇》，详经络类二十四。）

三十一、肾风风水

（《素问·评热病论》《奇病论》附：中风治法）

帝曰：有病肾风者，面胕庞然，壅害于言，可刺不？（《素问·评热病论》）。胕，浮肿也。庞然，失色貌。壅，重浊不清也。肾脉循喉咙挟舌本，病风则肾脉不利，故壅害于言语。胕音附。庞音芒。）岐伯曰：虚不当刺，不当刺而刺，后五日其气必至。（虚者本不当刺，若为肿为实，以针泻之，则真气愈虚，邪必乘虚而至。后五日者，脏气一周，而复至其所伤之藏，病气因而甚矣。）帝曰：其至何如？岐伯曰：至必少气时热，时热从胸背上至头，汗出手热，口干苦渴，小便黄，目下肿，腹中鸣，身重难以行，月事不来，烦而不能食，不能正偃，正偃则咳，病名曰风水，论在刺法中。（肾主水，风在肾经，即名风水。论在刺法中，即《水热穴论》也，详针刺类三十八。此节诸释，俱如下文：惟热从胸背上至头及手热等义未之及，或脱简也。此病以肾阴不足，而复刺之，则重伤真阴，乃成是病。盖肾与膀胱为表里，肾经自足上注胸中，膀胱经自头项下行肩背，阴虚则阳胜，故热从肩背上至头，而汗出也。手心主之脉入掌中，肾水不足则心火有余，故又为手热。《平人气象论》曰：面肿曰风。足胫肿曰水。详本类后五十九。）

帝曰：愿闻其说。岐伯曰：邪之所凑，其气必虚，（邪必因虚而入，故邪之所凑，其气必虚。经文止此二句，奈何后人有续之者曰：留而不去，其病则实。此言大有不通。夫凑即邪之实也，又何必留而后实耶？留而实者，固然有之，愈留而愈虚者，尤为不少。倘执前言为成训，则未免虚实误用。斯言也，不惟为赘，且为害矣，当察之。）阴虚者阳必凑之，故少气时热而汗出也。（阴虚则无气，故为少气时热。阳主散而凑于阴分，故汗出。）小便黄者，少腹中有热也。（少腹有热，邪在阴也，故小便黄。）不能正偃者，胃中不和也。

正偃则咳甚，上迫肺也。（正偃，仰卧也。肾脉贯肝膈入肺中，其支者注胸中，肾邪自下而上，则胃气逆而不和，故正偃则咳甚，而上迫于肺。）诸有水气者，微肿先见于目下也。帝曰：何以言？岐伯曰：水者阴也，目下亦阴也，腹者至阴之所居，故水在腹者，必使目下肿也。（目下肿如卧蚕者，其腹必有水气也。）真气上逆，故口苦舌干，卧不得正偃，正偃则咳出清水也。诸水病者，故不得卧，卧则惊，惊则咳甚也。（水邪留滞于脏，故为气逆。气逆则不得正卧，故惊而咳甚。）

腹中鸣者，病本于胃也。薄脾则烦不能食，食不能下者，胃脘隔也。身重难以行者，胃脉在足也。（脾胃属土，所以制水，土弱则寒水反侮之，故腹中鸣而食不下。胃主肌肉，其脉行于足，水气居于肉中，故身重不能行。）月事不来者，胞脉闭也，胞脉者属心而络于胞中，今气上迫肺，心气不得下通，故月事不来也。（胞即子宫，相火之所在也。心主血脉，君火之所居也。阳气上下交通，故胞脉属心，而络于胞中以通月事。今气上迫肺，则阴邪遏绝阳道，心气不得下行，故胞脉闭，而月事断矣。凡如上文者，皆虚不当刺之病，可见误刺之害为不小也。）帝曰：善。

帝曰：有病庞然如有水状，切其脉大紧，身无痛者，形不瘦，不能食，食少，名为何病？

（《素问·奇病论》。）如有水状，谓其庞然浮肿，似水而实非水也。脉大者、阴虚也。脉紧者，寒气也。身无痛形不瘦者，邪气在脏不在表也。风挟肾邪，反伤脾胃，故不能食。）岐伯曰：病生在肾，名为肾风。（病生在肾，名为肾风，其非外感之风可知。然则五风有由内生者，皆此义也，所以风有内外之分，不可不辨。愚按：风之为病，最多误治者，在不明其表里耳。盖外风者，八方之所中也。内风者，五脏之本病也。八风自外而入，必先有发热、恶寒、头疼、身痛等证，此因于外者，显然有可察也。五风由内而病，则绝无外证，而忽病如风，其由内伤可知也。然既非外感，而经曰：诸暴强直皆属于风，诸风掉眩皆属于肝，何也？盖肝为东方之脏，其藏血，其主风，血病则无以养筋，筋病则掉眩强直之类，诸变百出，此皆肝木之化，故云皆属于风。谓之属者，以五气各有所主，如诸湿肿满皆属于脾之类，其义同也。盖有所中者谓之中，外感也。无所中者谓之属，内伤也。故王安道有真中类中之辨，所当察也。后世不明此义，不惟以类风者认为真风。而且以内夺暴厥等证俱认为风，误亦甚矣。夫外感者，邪袭肌表，故多阳实。内伤者，由于酒色劳倦，七情口腹，致伤脏气，故由阴虚。凡脏气受伤，脾败者病在肢体，或多痰饮。肾病者，或在骨髓，或在二阴；心病者，或在血脉，或在神志。肺病者，或在营卫，或在声音。肝病者，或在筋爪，或在胁肋，此五脏之类风，未有不由阴虚而然者。惟东垣独得其义曰：有中风者，卒然昏愦，不省人事，此非外来风邪，乃本气自病也。人年逾四旬，气衰者，多有此疾。盖人年四十而阴气自半，故多犯之，岂非阴虚之病乎？夫人生于阳而根于阴，根本衰则人必病，根本败则人必危矣。所谓根本者，即真阴也。人知阴虚唯一，而不知阴虚有二。如阴中之水虚，则病在精血。阴中之火虚，则病在神气。盖阳衰则气去，故神志为之昏乱，非火虚乎？阴亏则形坏，故肢体为之废弛，非水虚乎？今以神离形坏之证，乃不求水火之源，而犹以风治，鲜不危矣。试以天道言之，其象亦然。凡旱则多燥，燥则多风，是风木之化从乎燥，燥即阴虚之候也。故凡治类风者，专宜培补真阴，以救根本，使阴气复则风燥自除矣。然外感者，非曰绝无虚证，气虚则虚也。内伤者非曰必无实证，有滞则实也。治虚者当察其在阴、在阳而直补之，治实者但察其因痰因气而暂开之，此于内伤外感及虚实攻补之间，最当察其有无微甚、而酌其治也。甚至有元气素亏，猝然仆倒，上无痰，下失禁，瞑目昏沉，此厥竭之证，尤与风邪无涉，使非大剂参熟或七年之艾破格挽回，又安望其复真气于将绝之顷哉？倘不能察其表里，又不能辨其虚实，但以风之为名，多用风药。不知风药皆燥，燥复伤阴。风药皆散，散复伤气。以内伤作外感，以不足为有余，是促人之死也。班氏云不服药为中医者，正为此辈而发耳。）肾风而不能食，善惊，惊已心气痿者死。（风生于肾，则反克脾土，故不能食。肾邪犯心，则神气失守，故善惊。惊后而心气痿弱，不能复者，心肾俱败，水火俱困也，故死。）帝曰：善。

三十二、酒风

（《素问·病能论》）

帝曰：有病身热解惰，汗出如浴，恶风少气，此为何病？岐伯曰：病名曰酒风。（此即前《风论》中所谓漏风也。酒性本热，过饮而病，故令身热。湿热伤于筋，故解惰。湿热蒸于肤腠，故汗出如浴。汗多则卫虚，故恶风。卫虚则气泄，故少气。因酒得风而病，故曰酒风。）帝曰：治之奈何？岐伯曰：以泽泻、术各十分，麋衔五分，合以三指撮，为后饭。（泽泻味甘淡，性微寒，能渗利湿热。白术味甘苦，气温，能补中燥湿止汗。麋衔即薇衔，一名无心草，南人呼为吴风草，味苦平，微寒，主治风湿。十分者，倍之也。五分者，减半也。合以三指撮，用三指撮合以约其数，而为煎剂也，饭后药先，故曰后饭。）

三十三、贼风鬼神

（《灵枢·贼风篇》全）

黄帝曰：夫子言贼风邪气之伤人也，令人病焉；今有其不离屏蔽，不出室穴之中，卒然病者，非不离贼风邪气，其故何也？（贼者，伤害之名。凡四时不正之气，皆谓之贼风邪气。详运气类三十六。室穴者，古人多穴居也。非不离贼风邪气，言虽避风邪，而亦有病者，何也？）岐伯曰：此皆尝有所伤于湿气，藏于血脉之中，分肉之间，久留而不去，若有所堕坠，恶血在内而不去，卒然喜怒不节，饮食不适，寒温不时，腠理闭而不通。（尝有所伤，谓故有所伤也。或伤于湿气，留藏于分肉血脉之间。或有所堕坠，恶血留而不去。或卒然喜怒不节，则气有所逆。或饮食不适其宜，则内有所伤。或寒温不时，致腠理闭而卫气不通。凡此五者，皆如下文之所谓故邪也。）其开而遇风寒，则血气凝结，与故邪相袭，则为寒痹。

（其开者，谓冒露于风寒也。故邪在前，风寒继之，二者相值，则血气凝结，故为寒痹。《痹论》曰：寒气胜者为痛痹也。）其有热则汗出，汗出则受风，虽不遇贼风邪气，必有因加而发焉（其或有因热汗出而受风者，虽非贼风邪气，亦为外感。必有因加而发者，谓因于故而加以新也，新故合邪，故病发矣。）

黄帝曰：今夫子之所言者，皆病患所自知也；其毋所遇邪气，又毋怵惕之所志、卒然而病者，其故何也？唯有因鬼神之事乎？（鬼神之事，盖自古惑之矣，故帝特以为问，在欲发明其义以示人也。怵，出、恤二音。毋，无同。）岐伯曰：此亦有故邪留而未发，因而志有所恶，及有所慕，血气内乱，两气相抟。其所从来者微，视之不见，听而不闻，故似鬼神。（故邪者，言其先有病邪，如上文之湿气、堕坠、喜怒、寒温之类，留而未发之谓也。恶者，恶其所憎也；慕者，慕其所好也。故邪未发而新邪复触之，则五志为邪所凭，血气因而内乱，邪正先后，两气相抟，而邪妄之病生矣。但病所从来者，其机甚微，有非闻见可及，故人以鬼神为疑。不知迹似鬼神，而实非鬼神之所为也。）黄帝曰：其祝而已者，其故何也？岐伯曰：先巫者，因知百病之胜，先知其病之所从生者，可祝而已也。（祝者，巫咒之属，即祝由也。胜者，凡百病五行之道，必有所以胜之者。然必先知其病所从生之由，而后以胜法胜之，则可移精变气，祛其邪矣。病有药石所不及，非此不可者，惟先巫知之，故可祝而已也。然则先巫用祝之妙，正不在祝，其机在胜之而已。鬼神祝由详按，在论治类十六，当与此并观。祝，咒同。）

三十四、厥逆

（《素问·厥论》）

黄帝问曰：厥之寒热者何也？（厥者，逆也。气逆则乱，故忽为眩仆脱绝，是名为厥。愚按：厥证之起于足者，厥发之始也。甚至猝倒暴厥，忽不知人，轻则渐苏，重则即死，最为急候。后世不能详察，但以手足寒热为厥。又有以脚气为厥者，谬之甚也。虽仲景有寒厥热厥之分，亦以手足为言，盖彼以辨伤寒之寒热耳，实非若《内经》之所谓厥也。观《大奇论》曰：暴厥者不知与人言。《调经论》曰：血之与气并走于上，则为大厥，厥则暴死，气复反则生，不反则死。《缪刺论》曰：手足少阴太阴足阳明五络俱竭，令人身脉皆重，而形无知也，其状若尸，或曰尸厥。若此者，岂止于手足寒热及脚气之谓耶？今人多不知厥证，而皆指为中风也。夫中风者，病多经络之受伤。厥逆者，直因精气之内夺。表里虚实，病情当辨，名义不正，无怪其以风治厥也，医中之害，莫此为甚。今将风厥二类并列于此，以便观者之究正。诸篇厥义，详会通类疾病二十三。）岐伯对曰：阳气衰于下则为寒厥，阴气衰于下则为热厥。（凡物之生气，必自下而升。故阴阳之气衰于下，则寒厥热厥由之而生也。）帝曰：热厥之为热也，必起于足下者何也？（足下，足心也。热为阳邪，而反起于阴分，故问之。）岐伯曰：阳气起于足五趾之表，阴脉者集于足下而聚于足心，故阳气胜则足下热也。（足趾之端曰表，三阳之所起也。足下、足心，三阴之所聚也。若阳气胜则阴气虚，阳乘阴位，故热厥必从足下始。凡人病阴虚者，所以足心多热也。）帝曰：寒厥之为寒也，必从五趾而上于膝者何也？（五趾为阳气之所起，寒为阴邪，反从阳分而上，故问之。）岐伯曰：阴气起于五趾之里，集于膝下而聚于膝上，故阴气胜则从五趾至膝上寒，其寒也不从外，皆从内也。（里言内也，亦足下也。若阴气胜则阳气虚，阳不胜阴。故寒厥必起于五趾，而上寒至膝。然其寒也，非从外入，皆由内而生也。故凡病阳虚者，必手足多寒，皆从趾端始。）

帝曰：寒厥何失而然也？（厥之将发，手足先寒者，是为寒厥。）岐伯曰：前阴者宗筋之所聚，太阴、阳明之所合也。（前阴者，阴器也。宗筋者，众筋之所聚也。如足之三阴、阳明、少阳及冲、任、督、跷，筋脉皆聚于此，故曰宗筋。此独言太阴、阳明之合者，重水谷之藏也。盖胃为水谷气血之海，主润宗筋。又阴阳总宗筋之会，会于气街，而阳明为之长，故特言之，以发明下文之义。）春夏则阳气多而阴气少，秋冬则阴气盛，而阳气衰。（天人之道皆然也。）此人者质壮，以秋冬夺于所用，下气上争不能复，精气溢下，邪气因从之而上也，（质壮者有所恃，当秋冬阴胜之时，必多情欲之用，以夺肾中之精气，精虚于下，则取足于上，故下气上争也。去者太过，生者不及，故不能复也。精溢则气去，气去则阳虚，阳虚则阴胜为邪，故寒气因而上逆矣。）气因于中，（气即上文之精气邪气也。精气之原，本于水谷，水谷之化，出于脾胃。故凡病为寒厥，为下气上争，为精气溢下，皆气因于中也。然水谷在胃，命门在肾。以精气言，则肾精之化因于胃。以火土言，则土中阳气根于命门。阴阳颠倒，互有所关，故上文云厥起于下，此云气因于中，正以明上下相因之义。）阳气衰不能渗营其经络，阳气日损，阴气独在，故手足为之寒也。（阳气者，即阳明胃气也。四肢皆禀气于胃，故阳虚于中，则不能渗营经络，而手足寒也。）帝曰：热厥何如而然也？（厥之将发，手足皆热者，是为热厥。）岐伯曰：酒入于胃，则络脉满而经脉虚。（酒为热谷之液，其气悍而疾，故先充络脉。络满而经虚者，酒能伤阴，阳盛则阴衰也。酒之详义，见经络类六及藏象类二十一。）

脾主为胃行其津液者也，阴气虚则阳气入，阳气入则胃不和，胃不和则精气竭，精气竭则不营其四肢也。（脾主为胃行其津液，故酒入于胃，必归于脾。湿热在脾，则脾阴虚，阳独亢，而胃不和矣。脾胃俱病，则精气竭，故不能营其经络四肢也。）此人必数醉若饱以入房，气聚于脾中不得散，酒气与谷气相搏，热盛于中，故热遍于身，内热而溺赤也。夫酒气盛而悍，肾气日衰，阳气独胜，故手足为之热也。（数醉若饱入房者，既伤其脾，复伤其肾，皆阴虚也，故手足为热。按：本篇寒热二厥：一由恃壮以秋冬夺于所用，故阳气衰而为寒厥。一由数醉若饱入房，故精气竭而为热厥。二者皆因于酒色，致伤真元，乃为是病，故本篇首言其所由然，则厥之重轻，于兹可见矣。）

帝曰：厥或令人腹满，或令人暴不知人，或至半日，远至一日，乃知人者何也？（暴不知人，猝然昏愦也。）岐伯曰：阴气盛于上则下虚，下虚则腹胀满；（阴气盛于上，则不守于下，故下虚。阴虚于下，则脾肾之气不化，故腹为胀满。）阳气盛于上则下气重上而邪气逆，逆则阳气乱，阳气乱则不知人也。（重，并也。邪气，气失常也。阳气盛于上，则下气并而上行，并则逆，逆则乱。阳气乱，则神明失守，故暴不知人也。）

三十五、十二经之厥

（《素问·厥论》连前篇）

帝曰：愿闻六经脉之厥状病能也。（能，犹形也。前章言病厥之本，故此下复问其各经之状。）岐伯曰：巨阳之厥，则肿首头重，足不能行，发为眴仆。（眴，目眩乱也。仆，猝倒也。足太阳之脉起于目内眦，上额交巅入络脑，故为肿首头重眴仆。其下行之支者，合腘中，贯腨内，故为足不能行。眴音眩。）阳明之厥，则癫疾欲走呼，腹满不得卧，面赤而热，妄见而妄言。（阳明，胃脉也，为多气多血之经。气逆于胃则阳明邪实，故为癫狂之疾而欲走且呼也。其脉循腹里，故为腹满。胃不和则卧不安，故为不得卧。阳明之脉行于面，故为面赤而热。阳邪盛则神明乱，故为妄见妄言。）少阳之厥，则暴聋颊肿而热，胁痛，胻不可以运。（厥在足少阳者，其脉入耳中，故暴聋，下加颊车，故颊肿而热。下腋循胸过季胁，故胁痛。下出膝外廉下外辅骨之前，故胻不可以运。胻音杭。）太阴之厥，则腹满䐜胀，后不利，不欲食，食则呕，不得卧。（足太阴之脉入腹属脾络胃，故厥则腹满䐜胀。逆气在脾，故后便不利，且令不欲食而食则呕。脾与胃为表里，胃不和者卧不安，脾亦然也。）少阴之厥，则口干溺赤，腹满心痛。（厥逆在足少阴者，其脉循喉咙挟舌本，故口干。肾脉络膀胱，故溺赤。其直者从肾上贯肝膈，其支者从肺出络心注胸中，故腹满心痛。）厥阴之厥，则少腹肿痛腹胀，泾溲不利，好卧屈膝，阴缩肿，胻内热。（足厥阴之脉抵少腹挟胃，故厥则少腹肿痛而腹胀。其脉环阴器，故泾溲不利，阴缩而肿。肝主筋，为罢极之本，故足软好卧而屈膝。其下者行足胫内侧，故胻内为热。泾音经，水名。溲音搜。）盛则泻之，虚则补之，不盛不虚，以经取之。（不盛不虚者，惟逆气在经而无关于虚盛也，故但取其经而已。义详本类前十。）

太阴厥逆，䯒急挛，心痛引腹，治主病者。（此下亦皆言足六经也。足太阴之脉上侇内，循胫骨之后，故䯒为急挛。入腹注心中，故心痛引腹。治主病者，谓如本经之左右上下及原俞等穴，各有宜用，当审其所主而刺之也。余准此。按：六经之厥已具上文，此复言者，考之全元起本，自本节之下，另在第九卷中，盖彼此发明，原属两篇之文，乃王氏类移于此者，非本篇之重复也。）少阴厥逆，虚满呕变，下泄清，治主病者。（肾为胃关，故少阴厥逆，则下焦不化而为虚满呕变。肾病则命门阳气亦衰，故下泄清冷。）厥阴厥逆，挛腰痛，虚满前闭谵言，治主病者。（厥阴脉络诸筋，故为拘挛腰痛。肝邪侮土，故为虚满。肝经之脉环阴器，故为前闭不通。肝藏魂，厥逆在肝则神魂乱，故言为谵妄。）三阴俱逆，不得前后，使人手足寒，三日死。（不得前后者，或闭结不通，或遗失不禁，不得其常之谓也。三阴俱逆则藏气绝。《阳明脉解篇》曰：厥逆连经则生，连脏则死。此之谓也。）太阳厥逆，僵仆呕血善衄，治主病者。（足太阳之脉起目内眦，从巅入络脑，挟脊循膂下腘中，贯侣内，为三阳之大经，故主僵仆衄之病。然五脏之俞皆系于此，故本经厥逆者，当为呕血。衄，女六切。）少阳厥逆，机关不利，机关不利者，腰不可以行，项不可以顾，（足之少阳，胆经也。机关者，筋骨要会之所也。胆者筋其应，少阳厥逆则筋不利，故为此机关腰项之病。）发肠痈不可治，惊者死。（肠痈发于少阳厥逆者，相火之结毒也，故不可治。若有惊者，其毒连脏，故当死。）阳明厥逆，喘咳身热，善惊衄呕血。（阳明之脉，循喉咙入缺盆下膈，故为喘咳。阳明主肌肉，故为身热。风木之邪发惊骇，为胃所畏，故善惊。阳明之脉起于鼻属于胃，气有所逆，故为衄血呕血。）

手太阴厥逆，虚满而咳，善呕沫，治主病者。（此下言手六经之厥逆也。手太阴之脉起于中焦，循胃口上膈属肺，故其为病如此。）手心主少阴厥逆，心痛引喉，身热，死不可治。（手心主厥阴之脉起于胸中，出属心包络；手少阴心脉从心系上挟嗌，皆令人心痛引喉。二经属火，其主血脉，故为身热。

心为五脏六腑之大主，故逆之则死不可治。）手太阳厥逆，耳聋泣出，项不可以顾，腰不可以俯仰，治主病者。（手太阳小肠之脉至目之内外，入耳中，故厥则耳聋泣出。其支者从缺盆循颈，故项不可以顾。又《四时气篇》曰：邪在小肠者，连睾系，属于脊。故腰不可以俯仰也。）手阳明少阳厥逆，发喉痹嗌肿，痓，治主病者。（手阳明大肠之脉，从缺盆上颈贯颊，手少阳三焦之脉，上出缺盆上项，故皆发喉痹嗌肿。按全元起本痓作痉，谓手臂肩项强直也。痓音炽。痉音敬。）

三十六、厥逆头痛、五有余二不足者死

（《素问·奇病论》）

帝曰：人有病头痛以数岁不已，此安得之？名为何病？（头痛不当数岁，故怪而为问。）岐伯曰：当有所犯大寒，内至骨髓，髓者以脑为主，脑逆故令头痛齿亦痛，病名曰厥逆。帝曰：善。（髓以脑为主，诸髓皆属于脑也，故大寒至髓，则上入头脑，而为痛。其邪深，故数岁不已。髓为骨之充，故头痛齿亦痛。是因邪逆于上，故名曰厥逆。）

帝曰：有癃者，一日数十溲，此不足也。身热如炭，颈膺如格，人迎躁盛，喘息气逆，此有余也。太阴脉细微如发者，此不足也。其病安在？名为何病？（癃，小水不利也。一日数十溲，数欲便，而所出不多也。如炭者，热之甚也。颈言咽喉，膺言胸臆。如格者，上下不通，若有所格也。人迎躁盛者，足阳明动脉在结喉两旁，所以候阳也。喘息者，呼吸急促也。气逆者，治节不行也。太阴脉微细者，即两手寸口之脉，所以候阴也。癃，良中切。溲音搜。）岐伯曰：病在太阴，（脾肺二脏，皆属太阴，观下文复云颇在肺，则此节专言脾阴可知。如上文云太阴之脉细微者，正以气口亦太阴也，藏气不足，则脉见于此。又《口问篇》曰：中气不足，溲便为之变。今其癃而数十溲者，亦由中气之不足耳，故病在脾阴。气口亦太阴义，详藏象类十一。）其盛在胃，（上文云身热如炭者，胃主肌肉也。颈膺如格者，胃脉循喉咙入缺盆、下膈也。人迎躁盛者，即《终始等篇》所云：人迎一盛、二盛、三盛、四盛且

大且数名曰溢阳也。凡上三者，皆属阳明，故曰其盛在胃。）颇在肺，（即喘息气逆也。）病名曰厥，死不治。（阴不入阳，故其盛在胃。阳不入阴，故太阴细微。病名曰厥者，阴阳皆逆也。故死不可治。）此所谓得五有余、二不足也。帝曰：何谓五有余、二不足？岐伯曰：所谓五有余者，五病之气有余也。二不足者，亦病气之不足也。今外得五有余，内得二不足，此其身不表不里，亦正死明矣。（外得五有余者，一身热如炭，二颈膺如格，三人迎躁盛，四喘息，五气逆也。内得二不足者，一癃而一日数十溲，二太阴脉细微如发也。若此五病者，邪气有余也。二病者，正气不足也。欲泻其邪，则阴虚于里。欲补其虚，则阳实于外。救里不可，治表亦不可，此不表不里之病。即阳证阴脉之类，有死而已，不能为也。）

三十七、厥腰痛

（《素问·病能论》）

帝曰：有病厥者，诊右脉沉而紧，左脉浮而迟，不然病主安在？（此言厥逆，而为腰痛者，其病在肾也。右脉左脉，皆以两尺为言。不然，《甲乙经》作不知，于义为妥，当从之。）岐伯曰：冬诊之，右脉固当沉紧，此应四时；左脉浮而迟，此逆四时。（冬气伏藏，故沉紧者为应时，浮迟者为逆，逆则为厥矣。）在左当主病在肾，颇关在肺，当腰痛也。（在左者当主病在肾，此正以尺为言也。然浮者，为肺脉，故云颇关在肺。）帝曰：何以言之？岐伯曰：少阴脉贯肾络肺，今得肺脉，肾为之病，故肾为腰痛之病也。（肾脉本络于肺，今以冬月，而肺脉见于肾位，乃肾气不足，故脉不能沉，而见浮迟，此非肺病，病在肾也。腰为肾之府，故肾气逆者，当病为腰痛。）

三十八、厥逆之治须其气并

（《素问·腹中论》）

帝曰：有病膺肿颈痛，胸满腹胀，此为何病？何以得之？（膺，胸之两旁高处也。颈，项前也。）岐伯曰：名厥逆。（膺肿颈痛，胸满腹胀，皆在上中二焦，此以阴并于阳，下逆于上，故病名厥逆。）帝曰：治之奈何？岐伯曰：灸之则喑，石之则狂，须其气并，乃可治也。（喑，失音也。石，总针石而言。）帝曰：何以然？岐伯曰：阳气重上，有余于上，灸之则阳气入阴，入则喑；（阳气有余于上，而复灸之，是以火济火也。阳极乘阴，则阴不能支，故失声为喑。）石之则阳气虚，虚则狂；（阳并于上，其下必虚，以石泄之，则阳气随刺而去，气去则上下俱虚。而神失其守，故为狂也。）须其气并而治之，可使全也。（气并者，谓阴阳既逆之后，必渐通也。盖上下不交，因而厥逆，当其乖离，而强治之，恐致偏绝。故必须其气并，则或阴或阳，随其盛衰，察而调之，可使保全也。）

三十九、伤寒

（《素问·热论篇》附：传经说及伤寒治法）

黄帝问曰：今夫热病者，皆伤寒之类也，或愈或死，其死皆以六七日之间，其愈皆以十日以上者何也？不知其解，愿闻其故。（伤寒者，中阴寒杀厉之气也。寒盛于冬，中而即病者，是为伤寒。其不即病者，至春则名为温病，至夏则名为暑病。然有四时不正之气，随感随发者，亦曰伤寒。寒邪束于肌表，则玄府闭，阳气不得散越，乃郁而为热，故凡系外感发热者，皆伤寒之类。）岐伯对曰：巨阳者，诸阳之属也。（巨，大也。太阳为六经之长，统摄阳分，故诸阳皆其所属。）其脉连于风府，故为诸阳主气也。（风府，督脉穴。太阳经脉，复于巅背之表，故主诸阳之气分。）人之伤于寒也，则为病热，热虽甚不死；（人伤于寒，而传为热者，寒盛则生热也。寒散则热退，故虽甚不致死。）其两感于寒而病者，必不免于死。（表里俱受，是谓两感，义详后章。）

帝曰：愿闻其状。岐伯曰：伤寒一日，巨阳受之，故头项痛，腰脊强。（巨阳，足太阳也，为三阳之表，而脉连风府，故凡病伤寒者，多从太阳始。太阳之经从头项下肩，挟脊抵腰中，故其为病如此。仲景曰：太阳之为病，脉浮，头项强痛而恶寒。按：人身经络，三阳为表，三阴为里。三阳之序，则太阳为三阳，阳中之阳也。阳明为二阳，居太阳之次。少阳为一阳，居阳明之次，此三阳为表也。三阴之序，则太阴为三阴，居少阳之次，少阴为二阴，居太阴之次。厥阴为一阴，居少阴之次，此三阴为里也。其次序之数，则自内而外，故各有一二三之先后者如此。又如邪之中人，必自外而内，如《皮部论》等篇曰：邪客于皮则腠理开，开则邪入客于络脉，络脉满则注于经脉，经脉满则入舍于腑脏。此所以邪必先于皮毛，经必始于太阳，而后三阴三阳五脏六腑皆受病，如下文之谓也。）

二日阳明受之，阳明主肉，其脉挟鼻络于目，故身热目疼而鼻干，不得卧也。（伤寒多发热，而独此云身热者，盖阳明主肌肉，身热尤甚也。邪热在胃则烦，故不得卧。余证皆本经之所及。仲景曰：阳明之为病，胃家实也。）三日少阳受之，少阳主胆，其脉循胁络于耳，故胸胁痛而耳聋。（邪在少阳者，三阳已尽，将入太阴，故为半表半里之经。其经脉出耳前后，下循胸胁，故为胁痛耳聋等证。仲景曰：伤寒脉弦细，头痛发热者，属少阳。少阳之为病，口苦咽干目眩也。又曰：太阳病不解，转入少阳者，胁下硬满，干呕不能食，往来寒热。盖邪在阴则寒，邪在阳则热，邪在表，则无呕满等证，邪在里，则胸满干呕不能食。故成无己曰：少阳之邪，在半表半里之间。）三阳经络皆受其病，而未入于脏者，故可汗而已。（三阳为表属腑，邪在表，而未入于三阴之脏者，皆可汗而散也。）四日太阴受之，太阴脉布胃中，络于嗌，故腹满而嗌干。（邪在三阳，失于汗解，则入三阴，自太阴始也。仲景曰：伤寒脉浮而缓，手足自温者，系在太阴。太阴之为病，腹满而吐，食不下、自利益甚，时腹自痛也。）五日少阴受之，少阴脉贯肾络于肺，系舌本，故口燥舌干而渴。（肾经属水，而邪热涸之，故口舌为之干渴。仲景曰：少阴之为病，脉微细，但欲寐也。）六日厥阴受之，厥阴脉循阴器而络于肝，故烦满而囊缩。（六经传遍，乃至厥阴，邪热甚于阴分，故为烦满。仲景曰：厥阴之为病，气上撞心，心中疼热，饥而不欲食，食则吐蛔，下之利不止。按：伤寒传变，先自三阳之表，后入三阴之里，此阴阳先后之序也。然观东垣曰：太阳者，巨阳也。膀胱经病，若渴者，自入于本也，名曰传本。太阳传阳明胃土者，名曰巡经

中華藏書

《类经》

传。太阳传少阳胆木者，名曰越经传。太阳传少阴肾水者，名曰表里传。太阳传太阴脾土者，名曰误下传。太阳传厥阴肝木者，名曰巡经得度传。又陶节庵曰：风寒之国中人也无常，或入于阴、或入于阳，皆无定体，非但始太阳，终厥阴也。或自太阳始，日传一经，六日至厥阴，邪气衰，不传而愈者，亦有不罢再传者，或有间经而传者，或有传至二三经而止者，或有终始只在一经者，或有越经而传者，或有初入太阳，不作郁热，便入少阴而成真阴证者，或有直中阴经而成寒证者。缘《经》无明文，后人有妄治之失。若夫自三阳传次三阴之阴证，外虽有厥逆，内则热邪耳。若不发热，四肢便厥冷而恶寒者，此则直中阴经之寒证也。自叔和立说之混，使后人蒙害者多矣。又有合病并病之症：曰合病者，两经或三经齐病不传者为合病。并病者，一经先病未尽，又过一经之传者为并病。所以有太阳阳明合病，有太阳少阳合病，有少阳阳明合病，有三阳合病。三阳若与三阴合病，即是两感，所以三阴无合并例也。此皆经文所未及，而二子言之，其义多出于仲景，皆理所必然者也。然经所言者，言传经之常；二子所言者，言传经之变。学人俱当详察，不可执一，庶乎随机应变，不致有胶柱之误矣。）三阴三阳、五脏六腑皆受病，荣卫不行，五脏不通，则死矣。（伤寒邪在经络，本为表证，经尽气复，自当渐解。若六经传遍而邪不退，则深入于腑，腑不退则深至于脏，故五脏六腑皆受病矣。邪盛于外则营卫不行，气竭于内则五脏不通，故六七日间致死也。善治此者，必不使其邪入内，亦必不使其脏气竭，知斯二者，近于神矣。愚按：伤寒传变，止言足经，不言手经，其义本出此篇，如上文六节是也。奈何草窗刘氏不明其理，遂谬创伤寒传足不传手之说，谓足经所属皆水木土，水寒则冰，木寒则雕，土寒则坼，是皆不胜其寒也。手经所属，皆金与火，金得寒则愈坚，火体极热，而寒不能袭。所以伤寒只传足经，不传手经，巧言要誉，昧者称奇，妄诞欺人，莫此为甚。夫人之金火两脏，不过以五行之气各有所属耳，岂即真金真火，不能毁伤者耶？斯言一出，遂起人疑，致有谓足经在下，手经在上，寒本阴邪，故传足也。有谓足之六经皆东北方及四隅之气，手之六经皆西南方之气，寒气中人，必在冬春，同气相求，故先自水经以及木土，而金火则无犯也。有谓无奇经则无伤寒，奇经惟附于足也。纷纷议论，争辨不明，其说皆谬。夫人之血气营运周身，流注不息，岂传遇手经，而邪有不入者哉？且寒之中人，必先皮毛，皮毛者肺之合，故在外，则有寒栗鼻塞等证，在内，则有咳喘短气等证，谓不传于肺乎？其入手少阴、厥阴也，则有舌苔怫郁，神昏错乱等证，谓不传于心主包络乎？其入手阳明也，则有泄泻秘结等证，谓不传于大肠乎？其入手太阳也，则有癃闭不化等证，谓不传于小肠乎？其入手少阳也，则有上下不通，五官失职，痞满燥实俱全等证，谓不传于三焦乎？再观本节云三阴三阳、五脏六腑皆受病，岂手经不在内乎？所以仲景有肺、心、肝、脾、肾五脏绝症，义又可知。然本经之不言手者何也？盖伤寒者表邪也，欲求外证，但当察于周身，而周身上下脉络，惟足六经则尽之矣，手经无能遍也。且手经所至，足经无不至者，故但言足经，则其左右前后阴阳诸证，无不可按而得，而手经亦在其中，不必言矣。此本经所以止言足者，为察周身之表证也。义本易见，而疑辩至今，皆惑于刘氏之妄言耳。井蛙蠹道之评，孰为评之过也。）其不两感于寒者，七日巨阳病衰，头痛少愈；（邪气渐退，则正气渐复，如下文也。）八日阳明病衰，身热少愈；九日少阳病衰，耳聋微闻；十日太阴病衰，腹减如故，则思饮食；十一日少阴病衰，渴止不满，舌干已而嚏；十二日厥阴病衰，囊纵少腹微下，大气皆去，病日已矣。（所谓其愈皆十日以上者如此。嚏音帝。）

　　帝曰：治之奈何？岐伯曰：治之各通其脏脉，病日衰已矣。其未满三日者，可汗而已；其满三日者，可泄而已。（各通其脏脉，谓当随经分治也。凡传经之邪，未满三日者，其邪在表，故可以汗已。满三日者，其邪传里，故可以下。然此言表里之大体耳。按《正理伤寒论》曰：脉大浮数，病为在表，可发其汗。脉实沉数，病为在里，可下之。故日数虽多，但有表证而脉浮大者，犹宜发汗。日数虽少，但有里证而脉沉实者，即当下之。此汗下之法，但当以表里为据，有不可以执一也。愚按：伤寒一证，感天地阴厉之气，变态不测，最为凶候，治一有差，死生反掌。在古人垂训之多，何止百家千卷，其中立法之善，无出仲景，用药之善，须逊节庵，凡于曲折精微，靡不详尽，余复何言。然尤有不能已者，在苦于条目之浩繁，而后学求之不易也。观陶氏家秘的本曰：伤寒治法，得其纲领如拾芥，若求之多岐，则支离破碎，如涉海问津矣，盖脉证与理而已。斯言也，予殊佩之。然求其所谓纲领者，谓操其枢要，切于时用者是也。所谓多岐者，谓检遍方书，无方可用者是也。所谓脉证者，谓表里阴阳、寒热、虚实之辨也。所谓理者，谓见之真、法之要也，得其理则治无一失矣。是以法必贵详，用当知约，详而不约，徒详何益？诚若望洋，无所用之地矣。予请约之曰：凡治伤寒，其法有六，曰吐汗下温清补也。盖吐中有发散之意，可去胸中之实，可举陷下之气，若无实邪在上，不可用之，所用既少，法亦无多，故舍吐之外而切于用者，惟汗下温清补五法而已。所谓汗者，治表证也，寒邪在表，不汗何从而解？然汗法有三：曰温散，曰凉解，曰平解。温散者，如以寒胜之时，阴胜之脏，阳气不充，则表不易解。虽身有大热，亦必用辛温，勿以寒凉为佐，此即寒无犯寒之谓也。凉解者，如炎热炽盛，表里枯涸，则阴气不营，亦不能汗，宜用辛凉，勿以温热为佐，此即热无犯热之谓也。若病在阴阳之间，既不可温，又不可凉，则但宜平用，求其解表而已也。然无表证者不可汗，似表非表者不可汗，咽中闭塞者不可汗，诸动气者不可汗，淋家不可汗，诸亡血者不可汗，脉微弱者无阳也不可汗，脉微恶寒者，阴阳俱虚不可汗吐下。其可汗者，如仲景曰：凡发汗温服汤药，其方虽言日三服，若病剧不解，当促之于半日中尽三服。又曰：凡作汤药，不可避晨夜，觉病须臾，即宜便治，不等早晚，则易愈矣。此所以汗不嫌早也。所谓下者，攻其内也，实邪内结，不下何从而去？然表邪未解者不可下、诸虚者不可下、阳微者不可下、诸外实者不可下、咽中闭塞者不可下、诸动气者不可下、脉弱者不可下、脉浮而大者不可下、病呕吐者不可下、大便先硬后溏者不可下，非有大满燥实坚者不可下，此所以下不嫌迟也。所谓温者，温其中也，脏有寒气，不温之何自而除？有客寒者，寒自外入者也。有主寒者，气虚者也。盖气为阳，气不足则寒生于中，寒即阴证之属，温即兼乎补也。所谓清者，清其热也，有热无结，本非大实，不清之何由而散？表热者宜于清解，里热者宜于清降，热即阳证之属，清即类乎泻也。若此四者，古人发明已尽，余不过述其要耳，学人仍当由博而约，勿谓止于是也。惟补之一字，则所系尤切，而人多不知之。夫用补之法，岂止因于中气，盖实兼乎表里。如表邪不解，屡散之，而汗不出者，中虚无力，阴气不能达也。盖汗即水也，水既不足，汗自何来？人知汗属阳分，升阳可以解表，而不知汗生于阴，补阴最能发汗，今有饮水而汗出者，即其义也。又如内热不解，屡清之，而火不退者，阴不足也。人知惟寒可以去热，而不知壮水方能息火也。又如正气不足，邪气有余，正不胜邪，病必留连不解。有如是者，不可攻邪，但当实其中气，使正气内强，则根本无害，逼邪外出，则营卫渐平，所谓温中自有散寒之意，此不散表而表自解，不攻邪而邪自退，不治之治，尤非人之所知也。惟是用补之法，则脏有阴阳，药有宜否，宜阳者必先于气，宜阴者必先乎精。阳以人参为主，而芪术升柴之类可佐之。阴以熟地为主，而茱萸山药归杞之类可佐之。然人参随熟地，则直入三阴。熟地随芪术，亦上归阳分。但用药当如盘珠，勿若刻舟求剑。且人伤于寒而传为热，则阳胜伤阴者多，故利于补阴者十之七八，利于补阳者十之二三。然阴中非无阳气，佐以桂附，则真阳复于命门；佐以姜草，则元气达于脾胃。药不及病，与不药同。故当随病重轻以为增减，此余之百战百胜者，所活已多，非谬说也。或曰：古人之治伤寒，皆重在汗吐下三法而后于补，今子所言，则似谆谆在补，而后于攻者何也？曰：三法已悉，无待再言，独于用补，殊未尽善，故不得不详明其义，以补古人之未备。试以《伤寒论》观之，曰：阴证得阳脉者生，阳证得阴脉者死。迄今说者，无不为然。愚谓阳证阳脉、阴证阳脉者，本为顺证，可以无虑；惟阳证阴脉，则逆候也，为伤寒之最难，故古人直谓之死，则其无及于此也可知矣，余所谓切于补者，正在此也。今以余所经验，凡正气虚而感邪者多见阴脉。盖证之阳者，假实也；脉之阴者，真虚也。阳证阴脉，即阴证也。观陶节庵曰：凡察阴证，不分热与不热，须凭脉下药，至为切当。不问脉之浮沉大小，但指下无力，重按全无，便是伏阴，不可与凉药，服之必死。然则脉之沉小者，人知其为阴脉矣；而浮大者亦有阴脉，则人所不知也。治以凉药犹且不可，况其他乎？故余于此证，必舍证从脉，所以十全其九。然所用之法，多非本门正方，随手而应，见者无不异之，夫亦何异之有，药对证而已矣，余请再悉其义。夫伤寒之千态万状，只虚实二字足以尽之。一实一虚，则邪正相为胜负，正胜则愈，邪胜则死，死生之要，在虚实间耳。若正气实者，即感大邪，其病亦轻。正气虚者，即感微邪，其病亦甚。凡气实而病者，但去其邪则愈矣，放胆攻之，何难之有？此而当余，亦不过若吹灰拉朽耳，无足齿也。虽付之庸手，自无难愈。即不治之，俟其经尽气复，亦无不愈。此譬之两敌相持，主强则客不能胜，必自解散而去，何患之有？故凡正气实者，无论治与不治，皆无虑也。所可虑者，惟挟虚伤寒耳。凡疾病相加，未有元气不竭而死者，强弱相攻，未有根本不伤，而败者，此理势之必然也。伤寒之难，止于此耳。奈何庸浅之辈，初不识人虚实，但见发热，动手便攻。夫不可攻而攻之，则未有不死者何也？盖攻者所以攻邪，然必借元气以为之帅，设主气不足，而强攻其邪，则邪气未去，而正气因攻先败矣。如此杀人，罪将谁委？又其最可怪者，则有曰伤寒无补法，惑乱人心，莫此为甚。独不观仲景立三百九十七法，而脉证之虚寒者一百有余。定一百一十三方，而用人参者三十，用桂附者五十有余。此下如东垣、丹溪、陶节庵辈所用补中益气、回阳返本、温经益元等汤，皆未尝不用补也，孰谓伤寒无补法耶？此其立法，固为不少，但在余则犹谓未尽，在人则目为异常，不惟异常，而且曰无之，高明者岂其然哉？矧今人之患挟虚伤寒者，十尝六七，传诵伤寒无补法者十之八九，虚而不补，且复攻之，余目睹其受害者，盖不可胜纪矣，心切悲之，故力辩于此，欲以救时弊耳，非好补也。观者惟加详察，则苍生大幸。）

四十、两感

（《素问·热论》连前篇）

帝曰：其病两感于寒者，其脉应与其病形何如？岐伯曰：两感于寒者，病一日则巨阳与少阴俱病，则头痛口干而烦满。（两感者，表里同病也。足太阳与少阴为表里，故在太阳，则为头痛，在少阴，则为口干烦满。）二日则阳明与太阴俱病，则腹满身热，不欲食谵言。（阳明太阴为表里，二经同病也。谵言，妄言也。阳明病则身热谵言，太阴病则腹满不欲食。谵音占。）三日则少阳与厥阴俱病，则耳聋囊缩而厥，水浆不入，不知人，六日死。（少阳厥阴表里同病也。少阳病则为耳聋，厥阴病则为囊缩而厥。至是则三阴三阳俱受病，故水浆不入，昏不知人，于六日之际当死也。）帝曰：五脏已伤，六腑不通，荣卫不行，如是之后，三日乃死何也？（如此之后，三日乃死，谓两感传遍之后，复三日而死也。盖即六日之义。）岐伯曰：阳明者，十二经脉之长也，其血气盛，故不知人；三日其气乃尽，故死矣。（阳明为水谷气血之海，胃气之所出也。故为十二经脉之长，且为多气多血之经。若感于邪，其邪必甚，故不知人。凡两感于邪者，三日之后，胃气乃尽，故当死也。按：门人钱祯曰：两感者，本表里之同病，似若皆以外邪为言。而实有未必尽然者，正以内外俱伤，便是两感；今见少阴先溃于内，而太阳继之于外者，即纵情肆欲之两感也；太阴受伤于里，而阳明重感于表者，即劳倦竭力、饮食失调之两感也；厥阴气逆于脏，少阳复病于腑者，必七情不慎、疲筋败血之两感也。人知两感为伤寒，而不知伤寒之两感，内外俱困，病斯剧矣。但伤有重轻，医有肾不肖，则死生系之。或谓两感之证不多见者，盖亦见之不广，而义有未达耳。此言最切此病，诚发人之未发，深足指迷，不可不录也。）

四十一、温病暑病

（《素问·热论》连前篇）

凡病伤寒而成温者，先夏至日者为病温，后夏至日者为病暑。（寒邪中人，而成温病暑病者，其在时则以夏至前后言，在病则以热之微甚言，故凡温病暑病，皆伤寒也。）暑当与汗皆出，勿止。（暑气侵入，当令有汗，则暑随汗出，故曰勿止。《阴阳应象》等论曰：冬伤于寒，春为温病。夏伤于暑，秋为痎疟。仲景曰：冬时严寒，触冒之者，乃名伤寒。其伤于四时之气，皆能为病，以伤寒为毒，最成杀厉之气也。中而即病者，名曰伤寒。不即病者，寒毒藏于肌肤，至春变为温病，至夏变为暑病。暑病者，热极，重于温也。是以辛苦之人，春夏多温热病，皆由冬时触寒所致，非时行之气也。凡时行者，春时应暖而复大寒、夏时应热而反大凉、秋时应凉而反大热、冬时应寒而反大温，此非其时而有其气，是以一岁之中，长幼之病多相似者，此则时行之气也。）

四十二、遗证

（《素问·热论》连前篇）

帝曰：热病已愈，时有所遗者何也？岐伯曰：诸遗者，热甚而强食之，故有所遗也。若此者，皆病已衰而热有所藏，因其谷气相搏，两热相合，故有所遗也。（病虽衰而余热未除，尚有所藏。因而强食，则病气与食气相并，两热合邪，以致留连不解，故名曰遗。）帝曰：善。治遗奈何？岐伯曰：视其虚实，调其逆从，可使必已矣。（食滞于中者病之实，脾弱不能运者病之虚。实则泻之，虚则补之，虚实弗失，则逆从可调，病必已矣。）帝曰：病热当何禁之？岐伯曰：病热少愈，食肉则复，多食则遗，此其禁也。（复者病复作，遗则延久也。凡病后脾胃气虚，未能消化饮食。故于肉食之类皆当从缓，若犯食复，为害非浅。其有挟虚内馁者，又不可过于禁制，所以贵得宜也。）

四十三、阴阳交

（《素问·评热病论》）

黄帝问曰：有病温者，汗出辄复热而脉躁疾，不为汗衰，狂言不能食，病名为何？岐伯对曰：病名阴阳交，交者死也。

（汗者阴之液，身热脉躁者阳之邪，病温汗出之后。则当邪从汗解，热退脉静矣。今其不为汗衰者，乃阳胜之极，阴气不能复也，故为狂言，为不食。正以阳邪交入阴分，则阴气不守，故曰阴阳交，交者死也。）帝曰：愿闻其说。岐伯曰：人所以汗出者，皆生于谷，谷生于精。（谷气内盛则生精。精气外达则为汗。）今邪气交争于骨肉而得汗者，是邪却而精胜也，精胜则当能食而不复热。（惟精胜邪，所以能汗。邪从汗散，则当能食，不复热矣。）复热者，邪气也。汗者，精气也。今汗出而辄复热者，是邪胜也。不能食者，精无俾也。（俾，使也。精，阴气也。五脏所以藏精，藏气虚，则不能使人饮食，故曰精无俾也。俾音比。）病而留者，其寿可立而倾也。（病气留而不退，则元气日败，必致损命矣。）且夫《热论》曰：汗出而脉尚躁盛者死。（《热论》指《灵枢·热病篇》也，见针刺类四十。凡汗后脉当迟静，而反躁盛者，直阴竭而邪独胜也，故病必死。）今脉不与汗相应，此不胜其病也，其死明矣。（精气不胜病气也。）狂言者是失志，失志者死。（此总五志为言也。志舍于精，精不胜邪，则五脏之志皆失，故致狂言者多死。）今见三死，不见一生，虽愈必死也。（汗后辄复热不能食者，一死。汗后脉尚躁盛者，二死。汗后反狂言失志者三死。有此三者，则必死之候。）

四十四、五脏热病刺法

（《素问·刺热篇》全）

肝热病者，小便先黄，腹痛多卧身热。（肝脉环阴器，故小便黄。抵少腹，故腹痛。肝主筋，筋热则软，故多卧。邪在厥阴经，则行于股阴腹胁，故身热。按：前篇《热论》所载者，悉言伤寒。此篇名刺热者，盖即所以治伤寒也。但前篇分伤寒之六经，此篇详伤寒之五脏，正彼此相为发明耳。观后节之复言两感，概可知矣。凡欲察伤寒之理者，其毋忽此篇之义及《灵枢·热病篇》治法。详针刺类四十。）热争则狂言及惊，胁满痛，手足躁，不得安卧。（热入于脏，则邪正相胜故曰争。下同。气争于肝，则肝气乱，故狂言而惊，肝病主惊骇也。肝脉布胁肋，故胁为满痛。热极则生风，风淫四末，故手足躁扰。木邪乘土，必及于胃，胃不和则卧不安。）庚辛甚，甲乙大汗，气逆则庚辛死。（庚辛属金，肝所畏也，故甚而死。甲乙属木，肝所王也，故汗而愈。）刺足厥阴、少阳。（少阳为厥阴之表，皆可泻其热邪。）其逆则头痛员员，脉引冲头也。（肝脉与督脉会于巅，故气逆于上，则头痛员员，脉引冲于头也。员员，靡定貌。）

心热病者，先不乐、数日乃热。（心者神明之所出，邪不易犯，犯必先觉之。故热邪将入于脏，则先有不乐之兆。）热争则卒心痛，烦闷善呕，头痛面赤，无汗。（热与心气分争，故卒然心痛而烦闷。心火上炎，故善呕。头者精明之府，手少阴之脉上出于面，故头痛面赤。汗为心液，心热则液亡，故无汗。卒，猝同。）壬癸甚，丙丁大汗，气逆则壬癸死。（壬癸属水，心所畏也。丙丁属火，心之王也。）刺手少阴、太阳。（手太阳为少阴之表，故皆当刺之。）

脾热病者，先头重颊痛，烦心颜青，欲呕身热。（脾胃相为表里，脾病必及于胃也。阳明胃脉循颊车上耳前，至额颅，故头重颊痛。脾脉注心中，故烦心。脾病则肝木乘之，故颜上色青。脾胃受邪，则饮食不纳，故欲呕。太阴阳明主肌肉，故邪盛则身热。）热争则腰痛不可用俛仰，腹满泄，两颔痛。（腰者肾之府，热争于脾则土邪乘肾，必注于腰，故为腰痛不可俛仰。太阴之脉入腹属脾络胃，故腹满而泄。阳明脉循颐后下廉出大迎，故两颔痛。俛，俯同。颔，何敢切。）甲乙甚，戊己大汗，气逆则甲乙死。（甲乙木，脾所畏也。戊己土，脾之王也。）刺足太阴、阳明。（表里俱当取之，以去其热。）

肺热病者，先淅然厥，起毫毛，恶风寒，舌上黄，身热。（肺主皮毛，热则畏寒。故先淅然恶风寒，起毫毛也。肺脉起于中焦，循胃口，肺热入胃，则胃热上升，故舌上黄而身热。）热争则喘咳，痛走胸膺背，不得太息，头痛不堪，汗出而寒。（热争于肺，其变动则为喘为咳。肺者胸中之藏，背者胸中之府。故痛走胸膺及背，且不得太息也。喘逆在肺，气不下行，则三阳俱壅于上，故头痛不堪。热邪在肺，则皮毛不敛，故汗出而寒。）丙丁甚，庚辛大汗，气逆则丙丁死。（丙丁属火，克肺者也。庚辛属金，肺所王也。）刺手太阴阳明，出血如大豆，立已。（太阴阳明二经表里，俱当刺之。出血者，取其络脉之盛者也。）

肾热病者，先腰痛胻酸，苦渴数饮，身热。（足少阴之络贯腰脊，故先为腰痛。其脉循内踝之后以上腨内，故为酸。又其直者循喉咙挟舌本，邪火耗伤肾水，故苦渴数饮。肾与太阳为表里，太阳之脉从巅下背，抵腰走足，故为身热。胻音杭。）热争则项痛而强，胻寒且酸，足下热，不欲言。（热争在表，则太阳经也。太阳之脉别下项，故项痛而强。热争在里，则少阴经也。少阴之脉斜走足心，上腨内，挟舌本，故为胻寒且酸，足热不言等病。）其逆则项痛员员澹澹然。（员员，义见前。澹澹，精神短少貌。阴虚无气之候也。）戊己甚，壬癸大汗，气逆则戊己死。（戊己土，克肾者也。壬癸水，肾所王也。）刺足少阴、太阳。（水脏之表里也。）诸汗者，至其所胜日汗出也。（气王之日，即所胜也。王则胜邪，故汗出而病愈。）

肝热病者，左颊先赤。（此下言面部五脏之色也。肝属木，应在东方，故肝热者，左颊当先赤。）心热病者，颜先赤。（心属火，其应南方。颜，额也，亦曰庭。）脾热病者，鼻先赤。（脾属土，其应中央，故鼻先赤。）肺热病者，右颊先赤。（肺属金，其应在西，故右颊先赤。）肾热病者，颐先赤。（肾属水，应在北，故两颐先赤。）病虽未发，见赤色者刺之，名曰治未病。（病虽未见，而赤色已见于五部，则为病之先兆，当求其脏而预治之，所谓防于未然也。）

热病从部所起者，至期而已；（此下言诸热病，并刺治之法也。从部所起者，至期而已，谓如肝色先见于左颊，至甲乙日即当汗解之类是也。余脏义同。）其刺之反者，三周而已；（反，谓泻虚补实也。病而反治，其病必甚，其愈反迟。三周者，谓三遇所胜之日而后已。）重逆则死。（一误者尚待三周，再误者，焉得不死？）诸治热病，以饮之寒水乃刺之，必寒衣之，居止寒处，身寒而止也。（先饮寒水而后刺，欲其阴气自内达表，而热泄于外也，故必寒衣寒处，皆欲其避温就凉耳。）
热病先胸胁痛，手足躁，刺足少阳，补足太阴，（足少阳之脉
下胸中，循胁里，故为胸胁痛。脾主四肢，而甲木乘之，则风
淫末疾，故手足躁扰。木强土弱，所以当泻足少阳之实，补足
太阴之虚。王氏注曰：胸胁痛，丘墟主之。补足太阴之脉，当
于井荥取也。）病甚者为五十九刺。（五十九刺，义详针刺类三
十九、四十。）热病始手臂痛者，刺手阳明太阴而汗出止。（王
氏曰：手臂痛，列缺主之。列缺者，手太阴之络也。欲汗出，
商阳主之。商阳者，手阳明之井也。）热病始于头首者，刺项
太阳而汗出止。（王氏曰：天柱主之。）热病始于足胫者，刺足
阳明而汗出止。（按：《寒热病篇》曰：足阳明可汗出。当是内
庭、陷谷二穴。详义见针刺类五十四。）热病先身重骨痛耳聋，
好瞑，刺足少阴，病甚为五十九刺。（肾主骨，在窍为耳，热
邪居之，故为身重骨痛耳聋。热伤真阴，则志气昏倦，故好
瞑。仲景曰：少阴之为病，但欲寐也。义与此同。刺足少阴
者，如王氏曰：据经无正主穴，当补泻井荥耳。若其病甚，则
当用五十九刺如前。）热病先眩冒而热，胸胁满，刺足少阴少
阳。（头脑运转曰眩，脑者骨，之充也，眼目蒙昧曰冒。瞳子
者，骨之精也，皆主于肾。又足少阳之脉起目锐眦，循胁里，
皆为此证。故当取足少阴少阳而刺之。王氏曰：亦井荥也。）

太阳之脉，色荣颧骨，热病也。（此下言两感之脉色死期
也。荣，发见也。太阳之脉起于目内眦，太阳之筋下结于眦，
故太阳热病者，赤色当荣于颧骨。）荣未交，曰今且得汗，待
时而已。（此荣字与上节之荣不同，盖指营卫为言。按：《平人
气象论》、《疟论》、《痹论》俱作荣，盖古所通用也。荣未交
者，谓邪犹在卫，未交于荣，其气不深，故曰今且得汗，可待
时而已也。如肝待甲乙、心待丙丁、脾待戊己、肺待庚辛、肾
待壬癸，病必已矣。）与厥阴脉争见者，死期不过三日。（脉义
有二：以寸口之脉言，则太阳之脉浮，厥阴之脉弦而细。以经
脉之病言，则太阳为头项痛、腰脊强，厥阴为烦满而囊缩，今
以太阳热病，与厥阴脉证争见者，阴阳俱病，当不过三日而死
矣。何也？盖此言两感之邪也。按《热论篇》曰：两感于寒

者，一日则巨阳、少阴俱病，二日则阳明、太阴俱病，三日则少阳、厥阴俱病。故六经热病之序，其始太阳，其终厥阴。今终始争见，则六经两感俱已传遍，故当三日而死，证之下文，义尤明显。）其热病内连肾，少阳之脉色也。（此承上文，而详言两感也。上文言太阳热病，兼见厥阴之脉证。此言肾经热病，兼见少阳之脉色，皆两感也。盖太阳与少阴为表里，少阳与厥阴为表里，以太阳而见厥阴，则未有不由少阴者。以肾病而见少阳，则未有不至厥阴者。详如下文。）少阳之脉色，荣颊前，热病也。（足少阳之脉下颊车，故其热病，赤色当荣于颊前。）荣未交，曰今且得汗，待时而已。（义如前。）与少阴脉争见者，死期不过三日。（少阳之脉弦，少阴之脉沉而微。少阳之证为胸胁痛而耳聋，少阴之证为口燥舌干而渴。今以少阳热病，而与少阴脉证争见者，亦当三日而死，皆两感传遍也。如上文言太阳厥阴争见者，太阳为传表之始，厥阴为传里之终，自始而终也。此以少阳少阴争见者，少阳为传表之终，少阴为传里之始，自终而始也。言始言终，则六经无不遍矣，故不必言阳明太阴之争见也。）

热病气穴：三椎下间主胸中热，四椎下间主膈中热，五椎下间主肝热，六椎下间主脾热，七椎下间主肾热，荣在骶也。（此总言治热之脏俞也。椎，脊骨节也。荣，阴气也。骶，尾骶也，即督脉之长强穴。凡五脏俞旁之穴，三椎下者魄户也，四椎下旁膏肓也，五椎下旁神堂也，六椎下旁譩嘻也，七椎下旁膈关也。盖既取阳邪于上，仍当补阴于下，故曰荣在骶也。按：本节诸椎皆不合脏俞，而云主疗，义本难明，故王氏但曰未详。或以中行督脉之穴为言，尤无所据。考之《水热穴论》云：五脏俞旁五，此十者，以泻五脏之热也。盖指魄户、神堂等五穴为言。虽与本节椎穴未皆尽合，然泻藏热之法，必不外此，故引以为注，义详针刺类三十九，惟明者再正之。椎音槌。骶音底。）项上三椎，陷者中也。（此取脊椎之大法也。项上三椎者，乃项骨三节，非脊椎也。三椎之下陷者中，方是第一节，穴名大椎，由此而下数之，则诸椎循次可得矣。）颊下逆颧为大瘕，下牙车为腹满，颧后为胁痛，颊上者膈上也。

（此以面部之色，察腹中之病也，然义莫详于五色篇，见脉色类三十二。瘕，加、驾二音。）

四十五、寒热病、骨痹肉苛

（《素问·逆调论》《腹中论》）

黄帝问曰：人身非常温也，非常热也，为之热而烦满者何也？（《素问·逆调论》。非素所有，故曰非常。）岐伯对曰：阴气少而阳气胜，故热而烦满也。（阴虚者阳必凑之，阳邪实于阴分，故热而烦满。）帝曰：人身非衣寒也，中非有寒气也，寒从中生者何？（无所因而寒者，寒生于中也。）岐伯曰：是人多痹气也，阳气少，阴气多，故身寒如从水中出。（痹者，正气不行也。阳少阴多，则营卫不能充达，故寒从中生，即《寿夭刚柔篇》所谓寒痹之属。）帝曰：人有四肢热，逢风寒如炙如火者何也？（凡有内热，而风寒外束之，则热必愈甚，故如炙如火也。）岐伯曰：是人者阴气虚、阳气盛，四肢者阳也，两阳相得而阴气虚少，少水不能灭盛火而阳独治。（四肢者，诸阳之本也。风者，阳气也。以四肢之热而逢风于外，是谓两阳相得。况乎阴气衰少，则水不胜火，故病为阳独治。治言王也。）独治者，不能生长也，独胜而止耳。（阳独治者，孤阳也，故不能生长，而止能为热耳。）逢风而如炙如火者，是人当肉烁也。（肉者阴也，阳盛则伤阴，故令人肌肉消烁。）

帝曰：人有身寒，汤火不能热，浓衣不能温，然不冻栗，是为何病？岐伯曰：是人者，素肾气胜，以水为事，太阳气衰，肾脂枯不长，一水不能胜两火，肾者水也，而生于骨，肾不生则髓不能满，故寒甚至骨也。（素肾气胜者，必恃胜而多欲，故以水为事。太阳者，少阴之表，阴中之阳也。欲多则精伤于肾，而脂枯不长，脂枯则水不胜火，火胜则肾水愈虚，骨髓不充，气涸于内，故寒甚至骨也。）所以不能冻栗者，肝一阳也，心二阳也，肾孤脏也，一水不能胜二火，故不能冻栗，病名曰骨痹，是人当挛节也。（肝有少阳之相火，心为少阴之君火，肾一水也。一水已竭，二火犹存，是阴气已虚于中，而浮阳独胜于外。故身骨虽寒而不至冻栗，病名骨痹。然水不胜火，则筋骨皆失所滋，故肢节当为拘挛。）

帝曰：人之肉苛者，虽近于衣絮，独尚苛也，是谓何疾？（苛者，顽木沉重之谓。苛音呵。）岐伯曰：荣气虚、卫气实也，荣气虚则不仁，卫气虚则不用，荣卫俱虚，则不仁且不用，肉如故也，人身与志不相有曰死。（不仁，不知痛痒寒热也。不用，不能举动也。营气者，阴气也，主里。卫气者，阳气也，主表。上言卫气实者，言肌肉本无恙也。下言卫气虚者，正言卫气之病也。荣卫俱虚，则血气俱病，血虚故为不仁，气虚故为不用。人之身体在外，五志在内，虽肌肉如故，而神气失守，则外虽有形，而中已无主，若彼此不相有也，故当死。）

帝曰：病热而有所痛者何也？（《素问·腹中论》。）岐伯曰：病热者阳脉也，以三阳之动也。（阳脉者，火邪也。凡病热者，必因于阳，故三阳之脉，其动甚也。）人迎一盛少阳、二盛太阳，三盛阳明，入阴也。（人迎、足阳明脉，所以候阳也。如《终始》、《禁服》、《六节藏象》等篇俱详明其义。言人迎一盛，病在足少阳。一盛而燥，病在手少阳。人迎二盛，病在足太阳。二盛而燥，病在手太阳。人迎三盛，病在足阳明。三盛而燥，病在手阳明也。凡邪热在表，三阳既毕，则入于阴分矣。）夫阳入于阴，故病在头与腹，乃䐜胀而头痛也。帝曰：善。（头主阳，腹主阴。阳邪在头则头痛，及其入于阴分，则腹为䐜胀也。）

四十六、移热移寒

（《素问·气厥论》全）

黄帝问曰：五脏六腑寒热相移者何？（相移者，以此病而移于彼也。）岐伯曰：肾移寒于脾，痈肿少气。（肾中寒气移于脾者，乃为痈肿。凡痈毒之病，寒热皆能为之，热者为阳毒，寒者为阴毒。盖脾主肌肉，得寒则气聚而坚，坚而不散，则为肿为痈也。一曰：痈者壅也，肾以寒水之气，反传所胜，侵侮脾土，故壅为浮肿。其义尤通。少气者，寒盛则阳虚于下，阳虚则无以化气也。脾字王注作肝。误也。按全元起及《甲乙经》俱作脾者是，今改从之。）

脾移寒于肝，痈肿筋挛。（脾中寒胜，则反传于肝。脾寒则肉寒，故为痈肿。肝寒则筋寒，故为拘挛。）肝移寒于心，狂，隔中。（肝移寒于心，传其所生也。心主火，其藏神，受肝邪之寒逆，故神乱而为狂。心脉出属心系下隔，阳为阴抑，则气有不行，故隔塞不通也。）心移寒于肺，肺消。肺消者，饮一溲二，死不治。（心与肺，二阳脏也。心移寒于肺者，君火之衰耳。心火不足，则不能温养肺金，肺气不温，则不能行化津液，故饮虽一而溲则倍之。夫肺者水之母也，水去多则肺气从而索矣，故曰肺消。门户失守，本元日竭，故死不能治。按王氏注曰：心受诸寒，寒气不消，乃移于肺，寒随心火，内烁金精，金受火邪，故中消也。愚谓火烁于内者，又安得饮一而溲二？此注似为未妥。）肺移寒于肾，为涌水。涌水者，按腹不坚，水气客于大肠，疾行则鸣濯濯，如囊裹浆水之病也。（涌水者，水自下而上，如泉之涌也。水者阴气也，其本在肾，其末在肺。肺移寒于肾，则阳气不化于下；阳气不化，则水泛为邪，而客于大肠，以大肠为肺之合也。但按腹不坚，而肠中濯濯有声者，即是其候。）

脾移热于肝，则为惊衄。（上文言移寒，此下言移热也。脾移热于肝者，反传所胜，热之甚也。肝藏血，病主惊骇，邪热薄之。则风火交作，故为惊，为鼻中出血也。衄，女六切。）肝移热于心，则死。（心木属火，而肝以风热移之，木火相燔，犯及君主，故当死也。）心移热于肺，传为膈消。（肺属金，其化本燥，心复以热移之，则燥愈甚而传为膈消。膈消者，膈上焦烦，饮水多而善消也。按：上文言肺消者因于寒，此言膈消者因于热，可见消有阴阳二证，不可不辨。）

肺移热于肾，传为柔痓。（柔，筋软无力也。痓，骨强直也。肺主气，肾主骨，肺肾皆热，则真阴日消，故传为柔痓。按《伤寒论》曰：太阳病发热无汗，反恶寒者，名曰刚痓；太阳病发热汗出，不恶寒者，名曰柔痓。此又以无汗有汗分刚柔，但皆兼强直为言也。痓音翅。）肾移热于脾，传为虚，肠澼，死不可治。（肾移热于脾者，阴火上炎也。邪热在下，真阴必亏，故传为虚损。肾本水脏而挟热侮脾，故为肠澼。下利脓血，阴虚反克，则水土俱败，故死不治也。痓音僻。)

胞移热于膀胱，则癃，溺血，（胞，子宫也，在男则为精室，在女则为血室。膀胱，津液之府也，俗名谓之溲胞。命门火盛。则胞宫移热于膀胱，故小便不利为癃，甚则为溺血。常见相火妄动，逆而不通，多患此者，即其证也。胞，包、脬二音，在胞胎之胞，则音包，在溲胞之胞，则音脬，义详气味类三。癃，良中切。溺，娘料切。）膀胱移热于小肠，膈肠不便，上为口糜。（膀胱之热上行，则移于小肠。小肠之脉循咽下膈抵胃，其支者循颈上颊，故受热为膈肠之病，则痞塞不便，受热于咽颊之间，则上为口糜。糜，苗肌切，烂也。）小肠移热于大肠，为伏瘕，为沉。（小肠之热下行，则移于大肠。热结不散，则或气或血，留聚于曲折之处，是为伏瘕。伏瘕者，谓其隐伏秘匿，深沉不易取也。瘕，加、驾二音。）

大肠移热于胃，善食而瘦，又谓之食亦。（大肠移热于胃，燥热之气上行也，故善于消谷。阳明主肌肉，而热烁之，则虽食亦病而瘦，所以谓之食亦。）胃移热于胆，亦曰食亦。（阳明胃热而移于胆，则木火合邪，不生脾土，故亦当善食而瘦。）

胆移热于脑，则辛頞鼻渊。鼻渊者，浊涕下不止也。（胆经之脉起于目锐眦，上抵头角，下耳后，曲折布于脑后，故胆移热于脑，则为辛頞鼻渊之病。辛，酸辛也。頞音遏，鼻茎也。）传为衄蠛瞑目。（脑热不已，则传为此证。衄蠛皆为鼻血，但甚者为衄，微者为蠛。热伤阴血，则目无所养，故令瞑目，以羞明不能开也。衄，女六切。蠛音灭。）故得之气厥也。（厥者，气逆也。此总结一篇之义，皆由气逆所致。）

四十七、乳子病热死生

（《素问·通评虚实论》附：乳子脉辨）

帝曰：乳子而病热，脉悬小者何如？（乳子，婴儿也。病热脉悬小者，阳证阴脉，本为大禁。但小而缓者，邪之微也，其愈则易。小而急者，邪之甚也，为可虑耳。）岐伯曰：手足温则生，寒则死。（此统言小儿之内外证也。小儿以稚阳之体，而加之病热，脉不当小。若脉虽小，而手足温者，以四肢为诸阳之本，阳犹在也，故生。若四肢寒冷，则邪胜其正，元阳去矣，故死。《通评虚实论》曰：所谓从者，手足温也。所谓逆者，手足寒也。）

帝曰：乳子中风热，喘鸣肩息者，脉何如？岐伯曰：喘鸣肩息者，脉实大也，缓则生，急则死。（此言小儿之外感也。风热中于阳分，为喘鸣肩息者，脉当实大。但大而缓，则胃气存，邪渐退，故生。实而急，则真藏见，病日进，故死。愚按：此二节之义，可见古人之诊小儿者，未尝不重在脉也。即虽初脱胞胎，亦自有脉可辨。何后世幼科如《水镜诀》及《全幼心鉴》等书，别有察三关之说，于脉则全置不问。夫三关乃阳明之浮络，原不足以候脏腑之气。且凡在小儿，无论病与不病，此脉皆紫白而兼乎青红，虽时有浓淡之异，而四色常不相离也。何以辨其紫为风、红为寒、青为惊、白为疳？又何以辨其雷惊、人惊、水惊、兽惊之的确乎？即余初年，亦用此法，然惟测摸疑似，终属茫然。奈何近代医家习此为常，全不知脉，欲济其危，胡可得也？及遍考《内经》，则并无三关名目，惟《经脉篇》有察手鱼之色者，若乎近之。然乃概言诊法，亦非独为小儿也。义详经络类六。然则三关之说，特后世之异端耳，不足凭也。故凡欲诊小儿者，在必察气口之脉，面部之色，呼吸之声，或兼察手鱼亦可也。且小儿之脉，原非大方之比，不必多岐，但求于大、小、缓、急、虚、实六者之间，可以尽之，诊得其真，取如反掌，既明且易，岂不大愈于彼哉？欲求实济于此者，速当知所从也。）

十六卷　疾病类（续3）

四十八、疟

（《素问·疟论》全）

黄帝问曰：夫痎疟皆生于风，其蓄作有时者何也？（痎，皆也。疟，残虐之谓，疟证虽多，皆谓之虐，故曰痎疟。自王

中華藏書

黄帝内经·

最新整理珍藏版

中国书房

二〇九四

中国书房

氏而下，诸解不一，皆未为得。观痎疟之下，曰皆生于风，盖总诸疟为言，于此皆字，义可知矣。蓄言邪蓄于经，有时而伏也。作言病见于外，不期而发也。痎音皆。）岐伯对曰：疟之始发也，先起于毫毛，伸欠乃作，寒栗鼓颔，腰脊俱痛，寒去则内外皆热，头痛如破，渴欲冷冻饮料。（起于毫毛，憎寒而毛竖也。伸者，伸其四体，邪动于经也。欠，呵欠也，阴阳争引而然。诸义皆如下文。颔，何敢切，腮颔也。）

帝曰：何气使然？愿闻其道。岐伯曰：阴阳上下交争，虚实更作，阴阳相移也。（阳气者，下行极而上。阴气者，上行极而下。邪气入之，则阴阳上下交争矣。阳虚则外寒，阴虚则内热。阳盛则外热，阴盛则内寒。邪之所在，则邪实正虚。故入于阴，则阴实阳虚。入于阳，则阳实阴虚。虚实更作者，以阴阳相移易也。）阳并于阴，则阴实而阳虚，阳明虚则寒栗鼓颔也。（阳并于阴则阴邪胜，阴胜则寒也。阳明者胃气之所出，其主肌肉，其脉循颐颊，故阳明虚，则为寒栗鼓颔。鼓者，振悚之谓。）巨阳虚则腰背头项痛。（腰背头项，皆太阳经也。阳虚则寒邪居之，故为痛。）三阳俱虚则阴气胜，阴气胜则骨寒而痛。（三阳者，兼阳明少阳而言。阴胜则阳气不行，血脉凝滞，故骨寒而痛。《终始篇》曰：病痛者阴也。）寒生于内，故中外皆寒。（表里阴邪皆胜也。）阳盛则外热、阴虚则内热，外内皆热，则喘而渴，故欲冷冻饮料也。（此邪自阴分，而复并于阳分，并于阳则阳胜，阳胜则外内皆热，而喘渴喜冷，）

此皆得之夏伤于暑，热气盛，藏于皮肤之内，肠胃之外，此荣气之所舍也。（暑伤于夏，其时则热盛，其邪则风寒也。如上文曰：痎疟皆生于风。《金匮真言论》曰：夏暑汗不出者，秋成风疟。其义可知。风寒在表，必郁而为热，其藏于皮肤之内，肠胃之外，盖即经脉间耳。荣行脉中，故曰此荣气之所舍也。暑有阴阳之辨，义详本类前五。荣、营通用。）此令人汗空疏，腠理开。（暑气能开肌表也。）因得秋气，汗出遇风，及得之以浴，水气舍于皮肤之内，与卫气并居。（暑邪内伏者，阴邪也。秋气，水气，亦阴气也。新邪与卫气并居，则内合伏暑，故阴阳相搏而疟作矣。按：伤暑为疟，何谓阴邪？盖阳暑伤气，其证多汗，感而即发，邪不能留。其留藏不去者，惟阴暑耳，以其无汗也。故凡患疟者，必因于盛暑之时，贪凉取快，不避风寒。或浴以凉水，或澡以河流，或过食生冷，壮者邪不能居，未必致病，怯者蓄于营卫，则所不免。但外感于寒者多为疟，内伤于寒者多为痢。使能慎此二者，则疟痢何由来也？）卫气者，昼日行于阳，夜行于阴，此气得阳而外出，得阴而内薄，内外相薄，是以日作。（风寒自表而入，则与卫气并居，故必随卫气以为出入。卫气一日一周，是以新感之疟，亦一日一作。然则日作之疟，邪在卫耳，其气浅，故其治亦易。）

帝曰：其间日而作者何也？岐伯曰：其气之舍深，内薄于阴，阳气独发，阴邪内着，阴与阳争不得出，是以间日而作也。（其气之舍深，则邪居荣气之间，连乎藏矣。荣为阴，卫为阳，阳气独发者，其行本速，阴邪内着者，其行则迟，一迟一速，相拒而争，则阴邪不得与卫气俱出，故间日而作也。）

帝曰：其作日晏与其日早者，何气使然？岐伯曰：邪气客于风府，循膂而下。（风府，督脉穴。膂，吕同，脊骨曰吕，象形也。一曰夹脊两旁之肉曰膂。下者，下行至尾　也。）卫气一日一夜大会于风府，其明日日下一节，故其作也晏。（卫气每至明旦，则出于足太阳之睛明穴，而大会于风府，此一日一夜卫气周行之常度也。若邪气客于风府，必循膂而下，其气渐深则日下一节，自阳就阴，其会渐迟，故其作渐晏也。）

此先客于脊背也，每至于风府则腠理开，腠理开则邪气入，邪气入则病作，以此日作稍益晏也。（风府不一，义如下文。此先客于脊背，言初感之伏邪也。每至于风府，则腠理开，言卫气邪气之会也。会则病作，晏则因邪之日下也。）其出于风府，日下一节，二十五日下至骶骨，二十六日入于脊内，注于伏膂之内，（项骨三节，脊骨二十一节，共二十四节。邪气自风府日下一节，故于二十五日下至尾骶。复自后而前，故于二十六日入于脊内，以注伏膂之脉。按《岁露篇》曰：入脊内，注于伏冲之脉。盖冲脉之循背者，伏行脊膂之间，故又曰伏膂也。冲脉详义见经络类二十七。骶音底。）其气上行，九日出于缺盆之中，其气日高，故作日益早也。（邪在伏膂之脉，循脊而上，无关节之窒，故九日而出缺盆。其气日高，则自阴就阳，其邪日退，故作渐早也。）其间日发者，由邪气内薄于五脏，横连募原也，其道远，其气深，其行迟，不能与卫气俱行，不得皆出，故间日乃作也。（此重申上文未尽之义也。诸经募原之气，内连五脏，邪在阴分，故道远行迟，而间日作也。募音暮。按《举痛论》及全元起本俱作膜原。）

帝曰：夫子言卫气每至于风府，腠理乃发，发则邪气入，入则病作。今卫气日下一节，其气之发也，不当风府，其日作者奈何？（上文云邪气客于风府，而与卫气日下一节，是卫气之与风府，日相远矣，又何所会而病日作也？故致疑为问。）岐伯曰：此邪气客于头项，循膂而下者也，故虚实不同，邪中异所，则不得当其风府也。（凡邪气客于头项，则必循膂而下，此其常也。然邪之所中，亦但随虚实，而异其处，不必尽当风府也。然则所谓日下者，惟邪气耳。卫气周环，岂有日下之理？但气至而会，其病乃作，则邪气卫气，均为日下一节矣。）

故邪中于头项者，气至头项而病；中于背者，气至背而病；中于腰脊者，气至腰脊而病；中于手足者，气至手足而病。（气至者，卫气之至者。至与邪合，然后病作，故其蓄作，则迟早有时。）卫气之所在，与邪气相合则病作，故风无常府，卫气之所发，必开其腠理，邪气之所合，则其府也。（府者所以聚物，故凡风之所居，即为风府。卫气之至，与邪相合，则腠理开，开则邪复入之。故无论乎上下左右，皆可中邪，凡邪所中之处，亦皆可称为风府，故曰风无常府也。）帝曰：善。夫风之与疟也，相似同类，而风独常在，疟得有时而休者何也？（此风字，指风证为言。风之与疟，皆因于风，本为相似同类。然风则无休，疟有时止，故当知所辨也。）岐伯曰：风气留其处，故常在；疟气随经络，沉以内薄，故卫气应乃作。（风气留其处，着而不移者也。疟气随经络，流变不一者也。沉以内薄，言其深也，即上文薄于五脏，横连募原之谓，故必因卫气之应而作也。）

帝曰：疟先寒而后热者何也？岐伯曰：夏伤于大暑，其汗

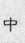

大出，腠理开发，因遇夏气凄沧之水寒，藏于腠理皮肤之中，秋伤于风，则病成矣。（凄沧之水寒，谓浴水乘凉之类也。因暑受寒，则腠理闭，汗不出，寒邪先伏于皮肤之中，得清秋之气，而风袭于外，则病发矣。）夫寒者阴气也，风者阳气也，先伤于寒而后伤于风，故先寒而后热也，病以时作，名曰寒疟。（先受阴邪，后受阳邪，故先寒后热。人之患疟者，多属此证。）

帝曰：先热而后寒者何也？岐伯曰：此先伤于风而后伤于寒，故先热而后寒也，亦以时作，名曰温疟。（先受阳邪，后受阴邪，故先热后寒，而为温疟。）其但热而不寒者，阴气先绝，阳气独发，则少气烦冤，手足热而欲呕，名曰瘅疟。（瘅，热也。阳邪独亢，故但热不寒，而烦冤少气。表里俱病，故手足热而欲呕，以热邪及于胃也。瘅音丹，又上、去二声。）

帝曰：夫经言有余者泻之，不足者补之。今热为有余，寒为不足。夫疟者之寒，汤火不能温也，及其热，冰水不能寒也，此皆有余不足之类。当此之时，良工不能止，必须其自衰乃刺之，其故何也？愿闻其说。（此下言疟之诸变也。须其自衰乃刺之，谓不可刺于病发之时。）岐伯曰：经言无刺熇熇之热，（经言，引《灵枢逆顺篇》也。熇熇之势，热正盛也。不可刺之，盖避其来锐之谓。熇，赫、嚣二音，又呼木切。）无刺浑浑之脉，（浑浑之脉，阴阳虚实未定也。不得其真，恐有所误，故未可刺。）无刺漉漉之汗，（漉漉，汗大出也。其时邪正未分，故不可刺。漉音鹿。）故为其病逆，未可治也。（于此三者而刺之，是逆其病气也。）夫疟之始发也，阳气并于阴，当是之时，阳虚而阴盛，外无气，故先寒栗也。（此阴有余、阳不足也。卫气并于阴分则表虚，故曰外无气。）阴气逆极，则复出之阳，阳与阴复并于外，则阴虚而阳实，故先热而渴。（气极于里，则复出于外，阴虚阳实，故病热而渴。）夫疟气者，并于阳则阳胜，并于阴则阴胜，阴胜则寒，阳胜则热。（此疟证或寒、或热之故也。）疟者，风寒之气不常也，病极则复。（或阴或阳，疟本不常，有先寒后热者，阴极则复于阳也。有先热后寒者，阳极则复于阴也。）至病之发也，如火之热，如风雨不可当也。（其暴如此，故名为疟）故经言曰：方其盛时必毁，因其衰也，事必大昌。此之谓也。（病邪方盛之时，真气正衰，辄加以刺，必致毁伤。故当因其衰止，而后取之，则邪气去，而事大昌矣。此即上文须其自衰乃刺之谓。）夫疟之未发也，阴未并阳，阳未并阴，因而调之，真气得安，邪气乃亡，故工不能治其已发，为其气逆也。（邪气正发，乃阴阳气逆之时，故不可以强治。）帝曰：善。攻之奈何？早晏何如？岐伯曰：疟之且发也，阴阳之且移也，必从四末始也，阳已伤，阴从之，故先其时坚束其处，令邪气不得入，阴气不得出，审候见之，在孙络盛坚而血者，皆取之，此真往而未得并者也。（阴阳且移，必从四末始者，以十二经井原之气，皆本于四肢也。故凡疟之将发，则四肢先有寒意，此即其候。故治之者，当于先时未发之顷，坚束其处，谓四关之上也，使邪气不得流行，乃察其孙络之坚盛者，皆取之。今北人多行此法，砭出其血，谓之放寒，其义即此。故可令真气自为往来，而邪则无能并也。）

帝曰：疟不发，其应何如？岐伯曰：疟气者，必更盛更虚。当气之所在也，病在阳则热而脉躁，在阴则寒而脉静。（疟不发，谓其未作时也。欲察其应，当求气之所在。故但于证之寒热，脉之躁静，可辨其病之阴阳也。）极则阴阳俱衰，卫气相离，故病得休；卫气集，则复病也。（疟之或在阴，或在阳，阴阳盛极，气必俱衰，故与卫气相离，而病得休止。及卫气可至，则邪正分争，病复作矣。）

帝曰：时有间二日或至数日发，或渴或不渴，其故何也？岐伯曰：其间日者，邪气与卫气客于六腑，而有时相失，不能相得，故休数日乃作也。（客，犹言会也。邪在六腑则气远会希，故或间二日，或休数日乃作也。按：本节言疟之间二日及数日发者，以邪气深客于腑时与卫气相失而然，其理甚明。观丹溪曰：作于子、午、卯、酉日为少阴疟，作于寅、申、巳、亥日为厥阴疟，作于辰、戌、丑、未日为太阴疟。此不过以六气司天之义为言，然子午虽曰少阴，而卯酉则阳明矣。巳亥虽曰厥阴，而寅申则少阳矣。丑未虽曰太阴，而辰戌则太阳矣。

如三日作者，犹可借此为言；若四日者，又将何以辨之？殊属牵强。倘按此施治，未必无误。学人不可执以为训。）

疟者，阴阳更胜也，或甚或不甚，故或渴或不渴。（阳胜则热甚，故渴也。）帝曰：论言夏伤于暑，秋必病疟，今疟不必应者何也？（论，即《生气通天》及《阴阳应象》二论。）岐伯曰：此应四时者也。其病异形者，反四时也。（夏伤于暑，秋必病疟，此应四时者也。其于春夏冬，而病疟者，则病形多异。正以四时之气，寒热各有相反，皆能为疟也。）其以秋病者寒甚，（秋以盛热之后，而新凉束之，阴阳相激，故病为寒甚。）以冬病者寒不甚，（阳气伏藏于内，故冬病者虽寒不甚。）

以春病者恶风，（春时阳气外泄，腠理渐疏，余寒未去，故病多恶风。）以夏病者多汗。（夏时热甚，熏蒸肌表，故病此者多汗。）帝曰：夫病温疟与寒疟而皆安舍？舍于何脏？（安舍者，言其何所居也。）岐伯曰：温疟者，得之冬中于风寒，（风虽阳邪，其气则寒，故风寒可以并言。）气藏于骨髓之中，至春则阳气大发，邪气不能自出，因遇大暑，脑髓烁，肌肉消，腠理发泄，或有所用力，邪气与汗皆出，此病藏于肾，其气先从内，出之于外也。（肾应冬，其主骨髓，故冬中风寒，而不即病者，则邪气藏于骨髓之中，或遇春温、或遇大暑，随触而发，故自内达外而为病也。）如是者阴虚而阳盛，阳盛则热矣；（自阴出阳，则阴虚阳实也。）衰则气复反入，入则阳虚，阳虚则寒矣。故先热而后寒，名曰温疟。（阳极而衰，故复入于阴分。按：此以冬中于寒，而发为温疟，即伤寒之属，故《伤寒论》有温疟一证，盖本诸此。）帝曰：瘅疟何如？岐伯曰：瘅疟者，肺素有热，气盛于身，厥逆上冲，中气实而不外泄，因有所用力，腠理开，风寒舍于皮肤之内、分肉之间而发，发则阳气盛，阳气盛而不衰则病矣，其气不及于阴，故但热而不寒。（肺素有热者，阳盛气实之人也。故邪中于外，亦但在阳分，而不及于阴，则但热不寒也。）气内藏于心，而外舍于分肉之间，令人消烁脱肉，故命曰瘅疟。帝曰：善。（气藏于心，阳之藏也。热在肌肉之间，故令人消烁。然则瘅疟之所舍者，在肺心两经耳。）

四十九、又论疟

（《灵枢·岁露篇》。此与前章疟论辞义多重，似不必入，然其中亦稍有异同，故并存之，以资印证。附：疟疾治法）

黄帝问于岐伯曰：经言夏日伤暑，秋病疟，疟之发以时，其故何也？（凡本篇义与前章同者，皆不重释。）岐伯对曰：邪客于风府，病循膂而下，卫气一日一夜常大会于风府，其明日日下一节，故其日作宴。此其先客于脊背也，故每至于风府则腠理开，腠理开则邪气入，邪气入则病作，此所以日作尚宴也。卫气之行风府，日下一节，二十一日下至尾底，二十二日入脊内，注于伏冲之脉，（前《疟论》云二十五日下至骨，二十六日入于脊内，与此不同。盖彼兼项骨为言，此则单言脊椎也。伏冲之脉，彼作伏膂之脉。）其行九日，出于缺盆之中，其气上行，故其病稍益至。（至字误，前《疟论》云益早者是。）其内搏于五脏，横连募原，其道远，其气深，其行迟，不能日作，故次日乃蓄积而作焉。（前《疟论》云间日乃作也。蓄，昌六切。）黄帝曰：卫气每至于风府，腠理乃发，发则邪入焉。其卫气日下一节，则不当风府奈何？

岐伯曰：风府无常，卫气之所应，必开其腠理，气之所舍节，则其府也。（卫气之所应，前《疟论》作所发。所舍节，言所舍之节也。）黄帝曰：善。夫风之与疟，相与同类，而风常在，而疟特以时休何也？岐伯曰：风气留其处，疟气随经络，沉以内搏，故卫气应乃作也。帝曰：善。（本篇两搏字，前《疟论》俱作薄。愚按：《生气通天》等论曰：夏伤于暑，秋为疟。《疟论》曰：疟皆生于风。又曰：疟者，风寒之气不常也。又曰：汗出遇风，及得之以浴，水气舍于皮肤之内也。此诸论者，皆以风寒暑湿为言，而病疟之因已尽于此。若于此而分其阴阳，则风与暑，阳邪也。寒与水，阴邪也。然风者，阳中之凉气也。暑者，热中之寒邪也。合是四者而言，无非皆属乎寒，故江南呼为脾寒病，谓寒邪客于肌肉之间而脾应肉也。及疟之将发，必先手足厥冷，以脾主四肢也。然则脾寒之名，非无谓也。而张子和非之曰：《内经》既以夏伤于暑而为疟，何世医皆以脾寒治之？是在子和，亦认暑为热邪，故有此说。独不观之经曰：夏伤于大暑，其汗大出，腠理开发，因遇夏气凄沧之水寒，藏于腠理皮肤之中，秋伤于风，则病成矣。是可见其言暑者，言时气也。言寒者，言病气也。及邪气之变，自浅而深，郁寒成热，然终不免寒为本、热为标耳，安得谓之非寒耶？故其初感，则寒邪先伏于腠理。及遇秋清之令，而新凉束之，则表邪不能外越。于是乎阴欲入而阳拒之，阳欲出而阴遏之，阴阳相搏而病作矣。然其浅者，病在三阳，故随卫气以为出入，而一日一作。其深者，病在三阴，则邪气不能与卫气并出，故或间日，或三四日，而作愈迟者，其病愈甚也。是以疟之轻重，惟在阴阳浅深耳。故于本经则有寒疟、温疟、瘅疟及六经六藏疟证之分，义无出于此矣。乃后世自杨仁斋、朱丹溪而下，复分有痰疟、食疟及水饮败血为疟等证。若此之类，不过皆疟之兼证耳，岂果因此而成疟哉？此外复有谓瘴疟者，惟岭南风瘴之地有之，亦湿邪之外入也。有谓牝疟者，但寒无热，以阳气不足，亦阴邪之胜也。有谓劳疟者，因劳即发，以表里气虚，而感邪之易也。有谓鬼疟者，本无疟鬼，神为邪所乱也。由此言之，则亦无非寒邪耳。凡邪自外入，当从汗解。故经曰：夏暑汗不出者，秋成风疟。又曰：暑当与汗皆出，勿止。又曰：体若燔炭，汗出而散。皆其义也。故治疟者，但当察其邪之浅深，证之阴阳，必令其自脏而腑，自里而表，引而散之，升而举之，使邪气得出，自然和矣。治法云：有汗要无汗，以扶正为主而兼散。无汗要有汗，以散邪为主而兼补。斯言得之矣。惟是邪在阳者取汗易，邪在阴者取汗难，所以在春夏者为易，在秋冬者为难，在上体者为易，在下体者为难。必达其阴气，自然汗及下体。务令由阴而阳，由晏而早，方是佳兆，故又以汗之难易为微甚也。其有外受风寒，内伤生冷，表里俱病，则疟痢并作。疟感由经，痢感由脏，但兼表里，而去其寒湿之本，必皆愈也。至于痰食血气，内寒内热等证，不过随其甚者而兼调之，弗得以此为主，是治疟之大法也。然法虽如此，犹有其要，则在乎标本虚实四者而已。盖标以邪言，邪盛则实。本以正言，正夺则虚。如果有实证实脉之可据，则指其所在而直取之，拔去其邪，诸病自愈，此治标也。如无实脉实证，而病不愈者，必其元气之虚，但当温补真元，培其根本，使中气渐实，则逼邪外出，病必自愈，此治本也。故有标则治标，无标则治本，是得其要矣。或其疟发既久，表邪已衰，而诸药不效者，但用人参生姜各一两，煎汤，于未发二时之前，或发日五鼓，连进二服，无不愈者。或因参贵难以疗贫，则白术、当归，亦可随宜择而代之。若阴虚水亏之人，则以熟地、生姜加倍用之，皆无不应手而效也。然必因脉以知其内，因证以知其外，但知标本之缓急，又何疟之足虑哉？余阅疟门方剂，多不分表里先后，俱用芩连、知母及大黄、石膏之类。夫以表邪不解，而得此寒凉，则寒邪愈陷。或任用常山、草果及劫截峻厉等剂。若正为邪伤，而受此克伐，则元气愈虚。故多致绵延不已，轻者变重，重者至危，是皆不得其本耳。得则易如反掌，在察所由而已。）

五十、诸经疟刺

（《素问·刺疟篇》全）

足太阳之疟，令人腰痛头重，寒从背起，先寒后热，熇熇暍暍然，热止汗出难已，刺郄中出血。（此下言足六经之疟刺也。头背腰皆足太阳经之所行，故为是病。熇熇、暍暍，皆热甚貌。邪在三阳，盛于表也。汗不易收，故曰难已。刺郄中者，按王氏曰：太阳之郄，是谓金门。又曰：《黄帝中诰图经》云：委中主之。则古法以委中为郄中也。故当以委中为的，二穴皆系本经。熇，郝、嚣二音，又呼木切。暍音谒。郄，隙同。）足少阳之疟，令人身体解㑊，寒不甚，热不甚，恶见人，见人心惕惕然，热多汗出甚，刺足少阳。（解，懈也。㑊，迹也。身体解㑊，谓不耐烦劳，形迹困倦也。寒不甚、热不甚者，病在半表半里也。见人惕惕然者，邪在胆也。少阳为木火之经，故热多于寒而汗出甚也。当刺足少阳之经，王氏云侠溪主之。按：解㑊之义，王氏即以寒不甚热不甚为解；然细详之，若有不然。观其既云身体解㑊，复云寒热不甚，分明各有所谓，意本不同。观《刺要论》曰：髓伤则销铄胻酸，体解㑊然不去矣。是岂非举动解倦之谓乎？及考字，不收于韵，若音为亦，殊无意味，当从迹韵，庶乎为妥。）足阳明之疟，令人先寒，洒淅洒淅，寒甚，久乃热，热去汗出，喜见日月光火气乃快然，刺足阳明跗上。（阳明虽多血多气之经，而寒邪胜之，故先为寒。久乃热，热去则邪解，故汗出。《经脉篇》曰：阳明病至则恶人与火。今反喜见日月光及得火气乃快然者，何也？盖阳明受阳邪，胃之实也，故恶热。阳明受阴邪，胃之虚也，故喜暖耳。跗上，即本经之冲阳穴。淅音昔。）足太阴之疟，令人不乐，好太息，不嗜食，多寒热汗出，病至则善呕，呕已乃衰，即取之。（脾者心之子，脾病则心气不舒，故不乐。脾不化则上焦痞塞，故好太息而不嗜食。太阴主里，邪不易解，故多寒热汗出。脾脉络胃上膈挟咽，故病至则善呕。然必待其呕已病衰，方可取之。王氏曰：取之井俞及公孙也。皆本经穴。）足少阴之疟，令人呕吐甚，多寒热，热多寒少，欲闭户牖而处，其病难已。（肾脉上贯肝膈，入肺中，循喉咙，阴邪上冲，故为呕吐甚。肾病则阴虚，阴虚故热多寒少。病在阴者喜静，故欲闭户牖而处。肾为至阴之脏，而邪居之，故病深难已。此不言刺者，必缺失也。王氏曰：大钟、太溪悉主之。皆本经穴。牖音有。）

足厥阴之疟，令人腰痛，少腹满，小便不利如癃状，非癃也，数便，意恐惧，气不足，腹中悒悒，刺足厥阴。（肝脉过阴器，抵少腹，布胁肋，故为腰腹小便之病。凡小水不利为癃，今曰如癃状，非癃也，盖病不在水，而在于肝邪之陷，故亦如小便不利，而急数欲便也。意恐惧者，肝气不足也。腹中悒悒，不畅之貌。皆当刺足厥阴之经，王氏曰：太冲主之。即本经穴。癃，良中切。悒音邑。）

肺疟者，令人心寒，寒甚热，热间善惊，如有所见者，刺手太阴、阳明。（此下言五脏疟刺，而并及于胃也。肺者心之盖也，以寒邪而乘所不胜，故肺疟者令人心寒。寒甚复热，而心气受伤，故善惊如有所见。当刺其表里二经，以泻阳明之实，补太阴之虚也，王氏云手太阴之络列缺，阳明之原合谷主之。）心疟者，令人烦心甚，欲得清水，反寒多，不甚热，刺手少阴。（疟邪在心，故烦心甚，欲得水以解也。心本阳脏，为邪所居，则阳虚阴盛，故反寒多而不甚热。王氏曰神门主之，即手少阴穴。）肝疟者，令人色苍苍然，太息，其状若死者，刺足厥阴见血。（肝属木，故色苍苍然。肝郁则气逆，故太息。木病则坚强，故其状若死。刺足厥阴见血者，王氏曰中封主之。按：上文已言：足厥阴等疟，而此重言之。盖上文所言者，言经病也，故复明脏病之详如此，下文脾肾胃三脏义同。）

脾疟者，令人寒，腹中痛，热则肠中鸣，鸣已汗出，刺足太阴。（脾以至阴之脏，而疟邪居之，故令人寒。脾脉自股入腹，故为腹中痛。寒已而热则脾气行，故肠中鸣。鸣已则阳气外达，故汗出而解也。刺足太阴者，王氏曰商丘主之。）肾疟者，令人洒洒然，腰脊痛宛转，大便难，目眴眴然，手足寒，刺足太阳、少阴。（洒洒，寒栗貌。肾脉贯脊属肾，开窍于二阴，故腰脊之痛苦于宛转而大便难也。眴眴然，眩动貌。目视不明，水之亏也。手足寒，阴之厥也。刺足太阳、少阴之表里，取穴如前。眴音眩。）胃疟者，令人且病也，善饥而不能食，食而支满腹大，刺足阳明、太阴横脉出血。（腑有六而此独言胃者，以胃为六腑之长也。邪在阳明则胃病及脾，故善饥不能食，而支满腹大也。当兼刺阳明之表里，王氏曰：厉兑、解溪、三里主之，足阳明者取此三穴，足太阴刺其横脉出血，谓足内踝前斜过大脉，则太阴之经。盖即商丘也。）

疟发身方热，刺跗上动脉，开其空，出其血，立寒。（此下言诸疟之刺法也。身方热者，谓于未发之前，热将作也。疟之先热者，温疟也。跗上动脉，当是足阳明之冲阳穴。阳明为多气多血之经，热盛气壮，故出其血，可以退热邪也。）

疟方欲寒，刺手阳明、太阴，足阳明、太阴。（疟方欲寒，寒之将发未发也。刺手足阳明，可以泻热；刺手足太阴，可以补阴。王氏曰当随此四经之井俞而刺之。）疟脉满大急，刺背俞，用中针，旁五胠俞各一，适肥瘦出其血也。（满大急，阳邪之实也。背为诸阳所出，故当刺之，即五 俞也。者，胠也，一曰旁开也。《水热穴论》曰：五脏俞旁五，以泻五脏之热。即此谓也。盖此五者，乃五脏俞旁之穴，以其旁开近胁，故曰旁五胠俞，即魄户、神堂、魂门、意舍、志室也，皆足太阳经穴。适肥瘦出血者，谓瘦者浅之，少出血。肥者深之，多出血也。胠音区。）疟脉小实急，灸胫少阴，刺指井。（脉小实急，阴邪胜也。阴盛者生内寒，故当灸胫之少阴以散寒，刺指之井以补阳也。王氏曰灸胫少阴，是谓复溜；刺指井者，谓足太阳之至阴。）疟脉满大急，刺背俞，用五胠俞背俞各一，适行至于血也。（此节重复。）疟脉缓大虚，便宜用药，不宜用针。（针有泻而无补，故脉虚者不宜用针。《脉度篇》曰：盛者泻之，虚者饮药以补之。即此之谓。）凡治疟，先发如食顷，乃可以治，过之则失时也。（先时邪正未合，故可以治。既合而治，则邪正不分，反伤气矣。）诸疟而脉不见，刺十指间出血，血去必已，先视身之赤如小豆者尽取之。（脉不见者，邪盛气逆而脉伏也，故当刺十指之血以泻其实。）

　　十二疟者，其发各不同时，察其病形，以知其何脉之病也。（十二疟者，如前之六经六藏也。其发不同，故当因其形证，而察属何经之病。）先其发时如食顷而刺之，一刺则衰，二刺则知，三刺则已；（一刺之病气虽衰，犹未觉也，故必再刺，始知其效，三刺而后病可已。）不已，刺舌下两脉出血；（如下文。）不已，刺　中盛经出血；（即委中也。其穴在足太阳，故曰盛经。）又刺项已下挟脊者必已。（足太阳之大杼、风门也。）舌下两脉者，廉泉也。（任脉穴。）刺疟者，必先问其病之所先发者，先刺之。（先伐其本也。如下文。）先头痛及重者，先刺头上及两额两眉间出血。（头上者，上星、百会也，督脉穴。两额者，悬颅也，足少阳穴。两眉间者，攒竹也，足太阳穴。）先项背痛者，先刺之。（在项者，风池、风府主之。在背者，大杼、神道主之。风府、神道俱督脉穴，风池足少阳穴，大杼足太阳穴。）先腰脊痛者，先刺郄中出血。（腰背皆属太阳，故当刺委中穴。）先手臂痛者，先刺手少阴、阳明十指间。（手少阴、阳明，皆以井穴为言。又刺十指间者，各随其所病之经也，亦取井穴。）先足胫胻酸痛者，先刺足阳明十指间出血。（十指间出血者，各因邪居之所泻其井也。）风疟，疟发则汗出恶风，刺三阳经背俞之血者。（三阳经背俞之血，谓足太阳膀胱俞、足阳明胃俞、足少阳胆俞，皆足太阳经穴。）骱酸痛甚，按之不可，名曰胕髓病，以镵针针绝骨出血，立已。（骱，胫骨也。按之不可，痛益甚也。其邪深伏，故名曰胕髓病。胕针，第一针也。绝骨本名悬钟，足少阳经穴。骱音杭，又下敬切。音谗。）身体小痛，刺至阴。（足太阳经穴。）诸阴之井无出血，间日一刺。（此承上文而言，凡取诸阴之井，皆不可使之出血，但间日一刺之，则邪气自泄矣。然则可出血者，惟三阳之井，而真阴不可伤也。）疟不渴，间日而作，刺足太阳。（不渴者，内无邪，邪在表耳，故当刺足太阳。）渴而间日作，刺足少阳。（渴则邪在表里之间，故当刺足少阳。《杂病篇》曰：疟不渴，间日而作，取足阳明。渴而日作，取手阳明。与此不同，见针刺类五十三。）温疟汗不出，为五十九刺。（五十九刺法，详针刺类三十九、四十。）

五十一、如疟证

（《素问·至真要大论》）

帝曰：火热复恶寒发热，如有疟状，或一日发，或间数日发，其故何也？（凡病寒热，多由外感，然有不因风寒，而火热内盛者，亦为恶寒发热，其作有期，状虽似疟而实非疟证，故特为问辨也。）岐伯曰：胜复之气，会遇之时，有多少也。阴气多而阳气少，则其发日远；阳气多而阴气少，则其发日近。此胜复相搏，盛衰之节，疟亦同法。（夫寒热者，阴阳之气也。迟速者，阴阳之性也。人之阴阳则水火也，营卫也。有热而反寒者，火极似水也。寒而反热者，阴极似阳也。阴阳和则血气匀，表里治。阴阳不和，则胜复之气，会遇之时，各有多少矣。故阳入之阴，则阴不胜阳而为热。阴出之阳，则阳不胜阴而为寒。又若阴多阳少，则阴性缓而会遇迟，故其发日远；阳多阴少，则阳性速而会遇早，故其发日近。此胜复盛衰之节，虽非疟证，而多变似疟，法亦同然。所谓同者，皆阴阳出入之理也。然同中自有不同，则曰是疟，曰非疟。是疟非疟者，在有邪无邪之辨耳。真疟有邪，由卫气之会以为止作。似疟无邪，由水火争胜以为盛衰，此则一责在表、一责在里、一治在邪、一治在正，勿谓法同而治亦同也。同与不同之间，即杀人生人之岐也，学人于此，不可不察。）

五十二、咳证

（《素问·咳论》全　附：咳证治法）

黄帝问曰：肺之令人咳何也？岐伯对曰：五脏六腑皆令人咳，非独肺也。（令，平声。咳，康盖切。）帝曰：愿闻其状。岐伯曰：皮毛者肺之合也，皮毛先受邪气，邪气以从其合也。（邪气，风寒也。皮毛先受之则入于肺，所以从其合也。）其寒饮食入胃，从肺脉上至于肺则肺寒，肺寒则外内合邪因而客之，则为肺咳。（肺脉起于中焦，循胃口上膈属肺。故胃中饮食之寒，从肺脉上于肺也。所谓形寒寒饮则伤肺，正此节之谓。）五脏各以其时受病，非其时各传以与之。（如肝当受病于春，以其时也；然有非木令之时，而肝亦病者，正以肺先受邪，而能传以与之也。凡诸脏腑之非时受邪者，其义皆然。所以五脏六腑虽皆有咳，然无不由于肺者。）人与天地相参，故五脏各以治时感于寒则受病，微则为咳，甚者为泄为痛。（治时，治令之时也。上文言外内合邪，此即其证。邪微者浅而在表，故为咳。甚者深而入里，故为泄为痛。）乘秋则肺先受邪，乘春则肝先受之，乘夏则心先受之，乘至阴则脾先受之，乘冬则肾先受之。（此即治时受病也。故当其时者，必先受之。）

帝曰：何以异之？（此下辨五脏之咳不同也。）岐伯曰：肺咳之状，咳而喘息有音，甚则唾血。（肺主气而司呼吸，故喘息有音。唾血者，随咳而出，其病在肺，与呕血者不同。）心咳之状，咳则心痛，喉仲介介如梗状，甚则咽肿喉痹。（心脉起于心中，出属心系，上挟于咽，故病喉中梗介、咽肿喉痹也。介介如有所梗，妨碍之意。）肝咳之状，咳则两胁下痛，甚则不可以转，转则两胠下满，（肝脉布胁肋，故病如是。胠，腋下胁也。胠，区、去二音。）脾咳之状，咳则右下痛，阴阴引肩背，甚则不可以动，动则咳剧。（脾脉上膈挟咽，其支者复从胃别上膈，故为胠下痛，而阴阴然痛引肩背。脾应土，其性静，故甚者不可以动，动则增剧也。按：脾咳则右胠下痛者，盖阴土之气应于坤，出西南也。观《平人气象论》曰：胃之大络，名曰虚里，贯膈络肺，出于左乳下。岂非阳土之气应于艮而出东北乎？人与天地相参，理有无往不合者。剧音极。）肾咳之状，咳则腰背相引而痛，甚则咳涎。（肾脉贯脊系于腰背，故相引而痛。其直者入肺中，循喉咙，故甚则咳涎。盖肾为水脏，主涎饮也。）

帝曰：六腑之咳奈何？安所受病？（此下辨六腑之咳不同也。）岐伯曰：五脏之久咳，乃移于六腑。（五脏之久咳不已，则病及于腑，皆各因其合，而表里相移也。）脾咳不已，则胃受之，胃咳之状，咳而呕，呕甚则长虫出。（脾与胃合，故脾咳不已，胃必受之。胃不能容，则气逆为呕。长虫，蛔虫也，居肠胃之中，呕甚则随气而上出。蛔音回。）肝咳不已，则胆受之，胆咳之状，咳呕胆汁。（胆汁，苦汗也。）肺咳不已，则大肠受之，大肠咳状，咳而遗失。（遗失，《甲乙经》作遗矢，大肠病也。矢，屎同。）心咳不已，则小肠受之，小肠咳状，咳而失气，气与咳俱失。（小肠之下，则大肠也。大肠之气，由于小肠之化，故小肠受邪而咳，则下奔失气也。）肾咳不已，则膀胱受之，膀胱咳状，咳而遗溺，（膀胱为津液之府，故邪气居之，则咳而遗溺。）久咳不已，则三焦受之，三焦咳状，咳而腹满，不欲食饮。（久咳不已，则上中下三焦俱病，出纳升降皆失其和，故腹满不能食饮。）此皆聚于胃，关于肺，使人多涕唾而面浮肿气逆也。（此下总结诸咳之证而并及其治也。诸咳皆聚于胃，关于肺者，以胃为五脏六腑之本，肺为皮毛之合，如上文所云皮毛先受邪气及寒饮食入胃者，皆肺胃之候也，阳明之脉起于鼻，会于面，出于口，故使人多涕唾而面浮肿。肺为脏腑之盖而主气，故令人咳而气逆。）

帝曰：治之奈何？岐伯曰：治脏者治其俞，治腑者治其合，浮肿者治其经。帝曰：善。（脉之所注者为俞，所入者为合，所行者为经，诸脏腑皆然也。详经络类十四、十六。愚按：咳证必由于肺，而本篇曰：五脏六腑皆令人咳，又曰五脏各以其时受病，非其时各传以与之，则不独在肺矣。盖咳有内伤外感之分，故自肺而传及五脏者，有之，自五脏而传于肺者，亦有之。如风寒暑湿伤于外，则必先中于皮毛，皮毛为肺之合而受邪不解，此则自肺而后传于诸脏也。劳欲情志伤于内，则藏气受伤，先由阴分而病及上焦，此则自诸脏而后传于肺也。但自表而入者，其病在阳，故必自表而出之，治法宜辛宜温，求其属而散去外邪，则肺气清而咳自愈矣。自内而生者，伤其阴也，阴虚于下则阳浮于上，水涸金枯则肺苦于燥，肺燥则痒，痒则咳不能已，治此者宜甘以养阴，润以养肺，使水壮气复而肺则宁也。大法治表邪者，药不宜静，静则留连不解，久必变生他病。故最忌寒凉收敛之剂，如《五脏生成篇》所谓肺欲辛者此也。治里证者，药不宜动，动则虚火不宁，真阴不复，燥痒愈增，病必日甚。故最忌辛香助阳等剂，如《宣明五气篇》所谓辛走气，气病无多食辛者此也。然治表者虽宜从散，若形气病气俱虚者，又当补其中气，而佐以温解之药，若专于解散，恐肺气益弱，腠理益疏，外邪乘虚易入，而病益甚也。治里者虽宜静以养阴，若命门阳虚，不能纳气，则参、姜、桂、附之类亦所必用，否则气不化水，终无济于阴也。至若因于火者宜清，因于湿者宜利，因痰者降其痰，因气者理其气。虽方书所载，条目极多，求其病本，则惟风寒劳损二者居其八九。风寒者责在阳实，劳损者责在阴虚。此咳证之纲领，其他治标之法，亦不过随其所见之证。而兼以调之则可，原非求本之法也。至于老人之久嗽者，元气既虚，本难全愈，多宜温养脾肺，或兼治标，但保其不致羸困则善矣。若求奇效而必欲攻之，则非计之得也。夫治病本难，而治嗽者为尤难，在不得其要耳，故余陈其大略如此，观者勿谓治法不详，而忽之也。）

五十三、动静勇怯喘汗出于五脏

（《素问·经脉别论》）

黄帝问曰：人之居处动静勇怯，脉亦为之变乎？岐伯对曰：凡人之惊恐恚劳动静皆为变也。（脉以经脉血气统言之也。恚，怒也。恚，慧、畏二音。）是以夜行则喘出于肾，淫气病肺。(此下四条言喘者，喘属气，病在阳也。肾者至阴也，阴受气于夜，夜行则劳骨伤阴，故喘出于肾。淫气者，阴伤则阳胜，气逆为患也。肺肾为母子之脏，而少阴之脉上入肺中，故喘出于肾则病苦于肺。)有所堕恐，喘出于肝，淫气害脾。(有所堕坠而恐者，伤筋损血，故喘出于肝。肝气淫则害于脾，木乘土也。)有所惊恐，喘出于肺，淫气伤心。(惊恐则神气散乱，肺藏气，故喘出于肺。心藏神，故淫气伤之。)度水跌仆，喘出于肾与骨。(水气通于肾，跌仆伤于骨，故喘出焉。仆音付。)当是之时，勇者气行则已，怯者则着而为病也。(此结上文，而言有病有不病者，因气有强弱不同也。)故曰：诊病之道，观人勇怯骨肉皮肤，能知其情，以为诊法也。(勇可察其有余，怯可察其不足。骨可以察肾、肉可以察脾、皮肤可以察肺，望而知其情，即善诊者也。)

故饮食饱甚，汗出于胃。(此下五条言汗者，汗属精，病在阴也。饮食饱甚，则胃气满而液泄，故汗出于胃。)惊而夺精，汗出于心。(惊则神散，神散则夺其精气，故汗出于心。)持重远行，汗出于肾。(持重远行则伤骨，肾主骨，故汗出于肾。)疾走恐惧，汗出于肝。(肝主筋而藏魂，疾走则伤筋，恐惧则伤魂，故汗出于肝。)摇体劳苦，汗出于脾。(摇体劳苦，则肌肉四肢皆动，脾所主也，故汗出于脾。《本病论》曰：醉饱行房，汗出于脾。)故春秋冬夏，四时阴阳，生病起于过用，此为常也。(五脏受气，强弱各有常度。若勉强过用，必损其真，则病之所由起也。)

五十四、热食汗出

(《灵枢·营卫生会篇》)

黄帝曰：人有热饮食下胃，其气未定汗则出，或出于面，或出于背，或出于身半，其不循卫气之道而出何也？(饮食入胃，其气各有所行，如《经脉别论》曰，散精于肝，淫气于筋，浊气归心，淫精于脉之类是也。卫气之道，昼行于阳，夜行于阴，有常度也。今有热饮食者，方入于胃，其气之留行未定而汗辄外泄，出无方所，是不循卫气之道也，故以为问？)

岐伯曰：此外伤于风，内开腠理，毛蒸理泄，卫气走之，固不得循其道。（风为阳邪，有外热也。热食气悍，因内热也。热之所聚，则开发腠理，所以毛蒸理泄，而卫气走之，故不循其常道也。）此气慓悍滑疾，见开而出，故不得从其道，故命曰漏泄。（此即热食之气也，出不由度，故曰漏泄。慓音飘，急也。）

五十五、鼓胀

（《素问·腹中论》）

黄帝问曰：有病心腹满，旦食则不能暮食，此为何病？岐伯对曰：名为鼓胀。（内伤脾肾，留滞于中，则心腹胀满，不能再食，其胀如鼓，故名鼓胀。）帝曰：治之奈何？岐伯曰：治之以鸡矢醴，一剂知，二剂已。（鸡矢之性，能消积下气，通利大小二便，盖攻伐实邪之剂也。一剂可知其效，二剂可已其病。凡鼓胀由于停积及湿热有余者，皆宜用之。若脾肾虚寒发胀及气虚中满等证，最所忌也，误服则死。按《普济方》云：治脾虚不能制水，水反胜土，水谷不运，气不宣流，故令中满者，宜鸡矢醴主之。此说不明虚实，殊失经意，不可不察。鸡矢醴法，按《正传》云：用羯鸡矢一升，研细，炒焦色，地上出火毒，以百沸汤淋汁，每服一大盏，调木香、槟榔末各一钱，日三服，空腹服，以平为度。又按：《医鉴》等书云：用干羯鸡矢八合，炒微焦，入无灰好酒三碗，共煎干至一半许，用布滤取汁，五更热饮，则腹鸣，辰巳时行二三次，皆黑水也。次日觉足面渐有皱纹，又饮一次，则渐皱至膝上，而病愈矣。此二法，似用后者为便。）帝曰：其时有复发者何也？（胀病多反复也。）岐伯曰：此饮食不节，故时有病也。（鼓胀之病，本因留滞，故不可复纵饮食也。）

虽然其病且已时，故当病气聚于腹也。（病虽将愈而复伤其脾，所以气复聚也。）

五十六、脏腑诸胀

（《灵枢·胀论》全　附：肿胀治法）

黄帝曰：脉之应于寸口，如何而胀？岐伯曰：其脉大坚以涩者胀也。（脉大者，邪之盛也。脉坚者，邪之实也。涩因气血之虚而不能流利也。大都洪大之脉，阴气必衰，坚强之脉，胃气必损，故大坚以涩，则病当为胀。）黄帝曰：何以知脏腑之胀也？岐伯曰：阴为脏，阳为腑。（涩而坚者为阴，其胀在脏。大而坚者为阳，其胀在腑。一曰脉病在阴则胀在藏，脉病在阳则胀在腑。亦通。）黄帝曰：夫气之令人胀也，在于血脉之中耶？脏腑之内乎？岐伯曰：三者皆存焉，然非胀之舍也。（舍，言留止之处也。）黄帝曰：愿闻胀之舍。岐伯曰：夫胀者，皆在于脏腑之外，排脏腑而郭胸胁，胀皮肤，故命曰胀。（排挤于脏腑之外，以胸胁为郭，而居于皮肤之中，是即胀之所舍。）黄帝曰：脏腑之在胸胁腹里之内也，若匣匮之藏禁器也，各有次舍，异名而同处，一域之中，其气各异，愿闻其故。（此下仍当有岐伯答辞一节，必阙失也。）

黄帝曰：未解其意，再问。岐伯曰：夫胸腹，脏腑之郭也。（胸腹者，所以保障五内，故为脏腑之郭。）膻中者，心主之宫城也。（膻中，胸中也。肺覆于上，膈膜障于下，为清虚周密之宫，心主之所居也，故曰宫城。膻，唐坦切。）胃者，太仓也。（胃为水谷之海，故曰太仓。）咽喉小肠者，传送也。（咽喉传送者，谷气自上而入。小肠传送者，清浊自下而出。）胃之五窍者，闾里门户也。（闾，巷门也。里，邻里也。周礼：五家为比，五比为闾。盖二十五家为闾也。《风俗通》曰：五家为轨，十轨为里。盖五十家为里也。胃之五窍为闾里门户者，非言胃在五窍，正以上自胃脘，下至小肠大肠，皆属于胃，故曰闾里门户。如咽门、贲门、幽门、阑门、魄门，皆胃气之所行也，故总属胃之五窍。轨音癸。）廉泉、玉英者，津液之道也。（二穴俱属任脉。玉英即玉堂。）故五脏六腑者，各有畔界，其病各有形状。（畔界各有所属，故病之形见可按也。畔音叛。）营气循脉，卫气逆为脉胀。（清者为营，营在脉中，其气精专，未即致胀。浊者为卫，卫行脉外，其气疾滑利，而行于分肉之间，故必由卫气之逆，而后病及于营，则为脉胀。是以凡病胀者，皆发于卫气也。）卫气并脉循分为肤胀。（卫气逆而并于脉，复循分肉之间，故为肤胀。）三里而泻，近者一下，远者三下，无问虚实，工在疾泻。（三里，足阳明经穴。阳明为五脏六腑之海，而主肌肉，故胀在肌肤者当以针泻之。一下三下，谓一次再次三次也。盖邪有远近，故泻有难易耳。）

黄帝曰：愿闻胀形。（此下辨胀病之形证也。）岐伯曰：夫心胀者，烦心短气，卧不安。肺胀者，虚满而喘咳。肝胀者，胁下满而痛引小腹。脾胀者，善哕，四肢烦悗，体重不能胜衣，卧不安。肾胀者，腹满引背中央然，腰髀痛。（此五脏之胀也。悗，闷乱也。央央然，困苦貌。悗，美本切。）六腑胀：胃胀者，腹满，胃脘痛，鼻闻焦臭，妨于食，大便难。大肠胀者，肠鸣而痛濯濯，冬日重感于寒，则飧泄不化。小肠胀者，少腹䐜胀，引腰而痛。膀胱胀者，少腹满而气癃。三焦胀者，气满于皮肤中，轻轻然而不坚。胆胀者，胁下痛胀，口中苦，善太息。（此六腑之胀也。濯濯，肠鸣水声也。飧泄不化，完谷而泄也。气癃，膀胱气闭，小水不通也。飧音孙。䐜音嗔。癃，良中切。）

凡此诸胀者，其道在一，明知逆顺，针数不失，泻虚补实，神去其室，致邪失正，真不可定，粗之所败，谓之夭命，补虚泻实，神归其室，久塞其空，谓之良工。（此下言治胀之得失也。胀有虚实，而当补当泻，其道唯一，无二歧也。能察者谓之良工，彼粗者误用，则伤人之命矣。）黄帝曰：胀者焉生？何因而有？岐伯曰：卫气之在身也，常然并脉循分肉，行有逆顺，阴阳相随，乃得天和，五脏更始，四时循序，五谷乃化。（此卫气之常度也。）然后厥气在下，营卫留止，寒气逆上，真邪相攻，两气相搏，乃合为胀也。（上节言卫气之顺，此节明卫气之逆也。厥逆之气，自下而上，营卫失常，故真邪相攻而合为胀也。）黄帝曰：善。何以解惑？岐伯曰：合之于真，三合而得。帝曰：善。（不得其真，所以生惑。胀虽由于卫气，然有合于血脉之中者，在经络也。有合于脏者，在阴分也。有合于腑者，在阳分也。三合既明，得其真矣。）

黄帝问于岐伯曰：《胀论》言无问虚实，工在疾泻，近者一下，远者三下，今有其三而不下者，其过焉在？（不下者，

中華藏書

黄帝内经·最新整理珍藏版

中国书店

言胀不退也。）岐伯对曰：此言陷于肉肓而中气穴者也。（上文云一下三下者，言针当必陷于肉肓，亦必中于气穴，然后可以取效也。肓义见本类后六十七。）不中气穴则气内闭，针不陷肓则气不行，上越中肉则卫气相乱，阴阳相逐。（不中穴，不陷肓，则妄中于分肉间矣。故卫气相乱，而阴阳之邪，反相逐以乘之也。）其于胀也当泻不泻，气故不下。（不得其气穴肉肓也。）三而不下，必更其道，气下乃止，不下复始，可以万全，乌有殆者乎？（三而不下，必未得其所也，故当更穴再刺之。）其于胀也，必审其脉，当泻则泻，当补则补，如鼓应桴，恶有不下者乎？（唇疡曰胗，盖胀之微甚，必见于唇，故当审之于此，以察其虚实。然胗字未妥，必脉字之误也。胗，疹同。桴音孚。愚按：肿胀一证，观本篇之义，则五脏六腑无不有之。再考诸篇，如《脉要精微论》曰：胃脉实，气有余则胀。《邪气脏腑病形篇》曰：胃病者，腹䐜胀，胃脘当心而痛。《本神篇》曰：脾气实则腹胀，泾溲不利。《阴阳应象大论》曰：浊气在上，则生䐜胀。此皆实胀也。《太阴阳明论》曰：饮食起居失节，入五脏则䐜满闭塞。《经脉篇》曰：足太阴之别公孙，虚则鼓胀。此皆虚胀也。《师传篇》曰：胃中寒则腹胀。《异法方宜论》曰：脏寒生满病。《风论》曰：胃风鬲塞不通，腹善满，失衣则胀。此皆寒胀也。《阴阳别论》曰：二阴一阳发病，善胀心满。《诊要经终论》曰：手少阴终者，腹胀闭。足太阴终者，腹胀闭。此心脾受伤之胀也。此外如《六元正纪》、《至真要》等论，有云太阴所至为重胕肿，及土郁之发，太阴之初气，太阴之胜复，皆湿胜之肿胀也。有曰水运之太过，有曰寒胜则浮，有曰太阳之司天，太阳之胜复，皆寒胜之肿胀也。有曰：少阴之司天，少阴之胜复，少阳之司天，少阳之胜复。有曰；热胜则肿，皆火胜之肿胀也。有曰；厥阴之司天在泉，厥阴之复。有曰：阳明之复，是皆木邪侮土及金气反胜之肿胀也。观此，则不惟五脏六腑，即五运六气，亦无不皆有是病。然《至真要大论》曰：诸湿肿满，皆属于脾。《水热穴论》曰：其本在肾，其末在肺，皆聚水也。又曰：肾者胃之关也，关门不利，故聚水而从其类也。由此言之，则诸经虽皆有胀，然无不干于脾、肺、肾三脏。盖脾属土，其主运化；肺属金，其主气。肾属水，其主五液。凡五气所化之液，悉属于肾。五液所行之气，悉属于肺。转输于二脏之中，以制水生金者，悉属于脾。所以肿胀之生，无不由此三者。但证有阴阳虚实，如诸论之所云者，不可不辨。大都阳证多热，热者多实。阴证多寒，寒者多虚。先胀于内而后及于外者多实，先肿于表而后甚于里者多虚。小便黄赤，大便秘结者多实。小水清白，大便稀溏者多虚。脉滑数有力者多实，弦浮微细者多虚。形色红黄，气息粗长者多实。容颜憔悴，音声短促者多虚。凡是实症，必以六淫有余伤其外，或饮食怒气伤其内。故致气道不行，三焦壅闭，此则多在气分，无处不到，故不分部位而多通身浮肿；又或气实于中，则为单腹胀急，然阳邪急速，其至必暴，每成于旬日数日之间，此惟少壮者多有之，但破其结气，利其壅滞，则病无不愈，此治实之道也。若是虚证，必以五志积劳，或酒色过度，伤其脾肾，日积月累，其来有渐，此等病候，多染于中年之外，其形证脉气，必有虚寒之候，显然可察，非若实证之暴至，而邪热壅结、肝气悍逆之有因也。治实者本无所难，最难者在治虚耳。然虚有在气者，有在水者。在气者，以脾气虚寒，不能运化，所谓气虚中满者是也。在水者，以脾虚不能制水，则寒水反侮脾土，泛滥为邪，其始也必从阴分，渐次而升，按肉如泥，肿有分界，所谓水臟水胀者是也。然水虽制于脾，而实主于肾，盖肾本水脏，而元阳生气所由出。若肾中阳虚，则命门火衰，既不能自制阴寒，又不能温养脾土，阴阳不得其正，则化而为邪。夫气即火也，精即水也，气之与水，本为同类，但在于化与不化耳。故阳王则化，而精能为气。阳衰则不化，而水即为邪。凡火盛水亏则病燥，水盛火亏则病湿。故火不能化，则阴不从阳，而精气皆化为水，所以水肿之证多属阳虚，故曰寒胀多，热胀少也。然观丹溪之治肿胀，云清浊相混，坠道壅塞而为热，热留为湿，湿热相生，遂成胀满，治宜补其脾。又须养肺金以制木，使脾无贼邪之患，滋肾水以制火，使肺得清化之令。其说重在湿热，而犹以制火为言。夫制火固可保金，独不虑其不生土乎？若以此法施于阳实，而热者则可，若以治阳虚而气不化者，岂不反助阴邪而益其病哉？故予之治此，必察其果系实邪，则直清阳明，除之极易。凡属虚劳内损者，多从温补脾肾而愈，俱得复元。或临证之际，有虚实未明，疑似难决者，则宁先以治不足之法，探治有余，若果未投而病反加甚，是不宜补也，不妨易辙，自无大害。倘药未及病，而病自甚者，其轻重真假，仍宜详察。若误以治有余之法治不足，而曾经峻攻者真气复伤，虽神丹不能疗矣。或从清利，暂见平复，使不大补脾肾以培根本，虽愈目前，未有不危亡踵至者，此治虚之道也。夫肿胀之病，多有标实本虚，最为危候，若辨之不明，则祸人非浅。）

五十七、水胀肤胀鼓胀肠覃石瘕石水

（《灵枢·水胀篇》全）

黄帝问于岐伯曰：水与肤胀、鼓胀、肠覃、石瘕、石水，何以别之？（此六证者，病异而形相似，故宜有以别之。覃音潭。瘕，加、驾二音。）岐伯答曰：水始起也，目窠上微肿，如新卧起之状，（目之下为目窠。微肿如新卧起之状者，形如卧蚕也。窠音科。）其颈脉动，时咳，（颈脉，足阳明人迎也。阳明之脉，自人迎下循腹里，而水邪乘之，故为颈脉动。水之标在肺，故为时咳。）阴股间寒，足胫肿，腹乃大，其水已成矣。（阴邪始于阴分也。）以手按其腹，随手而起，如裹水之状，此其候也。（凡按水囊者必随手而起，故病水者亦若是。以上皆水肿之候。）

黄帝曰：肤胀何以候之？岐伯曰：肤胀者，寒气客于皮肤之间，鏊鏊然不坚，腹大，身尽肿，皮浓，（鏊，鼓声也。寒气客于皮肤之间者，阳气不行，病在气分，故有声若鼓。气本无形，故不坚。气无所不至，故腹大身尽肿。若因于水，则有水处肿，无水处不肿，此为可辨。然有水则皮泽而薄，无水则皮浓。鏊音空。）按其腹，窅而不起，腹色不变，此其候也。（寒气在肤膜之间，按散之，则不能猝聚，故窅而不起。腹色不变，即皮浓故也。愚按：此上两条云，以手按其腹，随手而起者属水，窅而不起者属气，此固然也。然按气囊者，亦随手

而起。又水在肌肉之中，按而散之，猝不能聚，如按糟囊者，亦窅而不起，故未可以起与不起为水气之的辨。但当察其皮浓色苍，或一身尽肿，或自上而下者，多属气；若皮薄色泽，或肿有分界，或自下而上者，多属水也。又风水肤胀义，详脉色类十八。窅音夭，深也。）鼓胀何如？岐伯曰：腹胀身皆大，大与肤胀等也，色苍黄，腹筋起，此其候也。（腹胀身皆大，与上文肤胀者证同，色苍黄者，亦皮浓腹色不变之义，但腹有筋起为稍异耳。盖此亦病在气分，故名鼓胀也。又鼓胀义见前五十五。）

肠覃何如？岐伯曰：寒气客于肠外，与卫气相搏，气不得荣，因有所系，癖而内着，恶气乃起，瘜肉乃生。（覃，延布而深也。寒气与卫气相搏，则搐积不行，留于肠外，有所系着，故癖积起，瘜肉生，病日以成矣。着肉，恶肉也。卫气留于腹中，义出《卫气失常篇》，详针刺类二十六。癖音僻。瘜音息。）其始生也，大如鸡卵，稍以益大，至其成，如怀子之状，久者离岁，按之则坚，推之则移，月事以时下，此其候也。（离岁，越岁也。寒邪客于肠外，不在胞中，故无妨于月事，其非血病可知。盖由汁沫所聚而生，此肠覃之候也。）

石瘕何如？岐伯曰：石瘕生于胞中，寒气客于子门，（胞，即子宫也，男女皆有之，在男谓之精室，在女谓之血海。子门，即子宫之门也。义详三焦包络命门辨中，见《附翼》三卷。）子门闭塞，气不得通，恶血当泻不泻，衃以留止，日以益大，状如怀子，月事不以时下，皆生于女子，可导而下。（衃，凝败之血也。子门闭塞，则衃血留止，其坚如石，故曰石瘕。月事不以时下，惟女子有之也，故可以导血之剂下之。按：篇首帝有石水之问，而此下无答，必阙失也。考之《阴阳别论》曰：阴阳结邪，多阴少阳曰石水，少腹肿。其义即此，详见本类前六。衃，铺杯切。）

黄帝曰：肤胀鼓胀可刺邪？岐伯曰：先泻其胀之血络，后调其经，刺去其血络也。（先泻其胀之血络，谓无论虚实。凡有血络之外见者，必先泻之，而后因虚实以调其经也。刺去其血络，即重明先泻之义。按：本篇自水而下，所言者凡六证，而此独以二证之刺为问者，盖水俞五十七穴，已详于《水热穴论》，故不必再问。此云肤胀鼓胀者，盖兼五证而统言之，辞虽简而意则在也。）

五十八、五癃津液别

（《灵枢·五癃津液别篇》全）

黄帝问于岐伯曰：水谷入于口，输于肠胃，其液别为五，天寒衣薄则为溺与气，天热衣浓则为汗，悲哀气并则为泣，中热胃缓则为唾。邪气内逆，则气为之闭塞而不行，不行则为水胀，余知其然也，不知其何由生？愿闻其道。（五液者，阴精之总称也。本篇以溺、汗、泣、唾、水，故名为五。《宣明五气篇》曰：五脏化液：心为汗，肺为涕，肝为泪，脾为涎，肾为唾，是为五液。《决气篇》曰：精、气、津、液、血、脉，其辨有六。又道家曰：涕、唾、精、津、汗、血、液，其名则七。皆无非五液之属耳。）岐伯曰：水谷皆入于口，其味有五，各注其海，津液各走其道。（水谷入口，五液之所由生也。五味之人，各有所归，辛先入肺，苦先入心，甘先入脾，酸先入肝，咸先入肾也。各注其海者，人身有四海，脑为髓海，冲脉为血海，膻中为气海，胃为水谷之海也。五脏四海，各因经以受水谷之气味，故津液随化而各走其道。）故三焦出气，以温肌肉，充皮肤，为其津；其流而不行者，为液。（此津液之有辨也。宗气积于上焦，营气出于中焦，卫气出于下焦。达于表者，阳之气也，故三焦出气以温肌肉，充皮肤，而为其津，津属阳也。营于里者，阴之气也，故周流于血脉之间，而不散行于外，注于脏腑，益于精髓，而为之液，液属阴也。又津液义，详藏象类二十五。）天暑衣浓则腠理开，故汗出；寒留于分肉之间，聚沫则为痛。（此津液之为汗也。热蒸于表则津泄，故腠理开而汗出。或为寒邪所感则液凝，留于肌肉之间，故汁沫聚而为痛。）天寒则腠理闭，气湿不行，水下留于膀胱，则为溺与气。（此津液之为溺气也。腠理闭密则气不外泄，故气化为水。水必就下，故留于膀胱。然水即气也，水聚则气生，气化则水注，故为溺与气。）五脏六腑，心为之主，耳为之听，目为之候，肺为之相，肝为之将，脾为之卫，肾为之主外。（此二节言津液之为涕泣也。心总五脏六腑，为精神之主。故耳目肺肝脾肾，皆听命于心。是以耳之听，目之视，无不由乎心也。肺朝百脉而主治节，故为心之相。肝主谋虑决断，故为心之将。脾主肌肉而护养脏腑，故为心之卫。肾主骨而成立其形体，故为心之主外也。）

　　故五脏六腑之津液，尽上渗于目，心悲气并则心系急，心系急则肺举，肺举则液上溢。夫心系与肺不能常举，乍上乍下，故咳而泣出矣。（心为脏腑之主，故五脏之系皆入于心，心之总系复上贯于肺，通于喉，而息由以出。故心悲则系急，而肺叶举，液即随之而上溢。然心系与肺本不常举，故有乍上乍下。当其气举而上，则为咳为泣也。凡人之泣甚而继以嗽者，正以气并于上，而奔迫于肺耳。按：《口问篇》曰：心者，五脏六腑之主也；目者，宗脉之所聚也，上液之道也；口鼻者，气之门户也。故悲哀愁忧则心动，心动则五脏六腑皆摇，摇则宗脉感，液道通，故涕泣出焉。）中热则胃中消谷，消谷则虫上下作，肠胃充郭故胃缓，胃缓则气逆，故唾出。（此津液之为唾也。虫为湿热所化，常居肠中，胃热则消谷中空，虫行求食。故或上或下，动作于肠胃之间。充郭者，纵满之谓。肠郭则胃缓，胃缓则气逆上行，涎随而溢，故多唾也。按：《宣明五气篇》曰肾为唾，而此曰胃为唾，是胃之与肾皆主为唾，盖土郁之唾在胃，水泛之唾在肾也。郭，廓同。）五谷之精液和合而为膏者，内渗入于骨空，补益脑髓，而下流于阴股。（此津液之为精髓也。膏，脂膏也。精液和合为膏，以填补于骨空之中，则为脑为髓，为精为血。故上至巅顶，得以充实，下流阴股，得以交通也。）阴阳不和，则使液溢而下流于阴，髓液皆减而下，下过度则虚，虚故腰背痛而胫酸。（阴阳不和则精气俱病，气病则不摄，精病则不守，精气不相统摄，故液溢于下而流泄于阴窍。精髓皆减，输泄过度，则真阴日虚，故为腰痛胫酸等病，此劳瘵之所由作也。胫，形景、形敬二切。）阴阳气道不通，四海闭塞，三焦不泻，津液不化，水谷并于肠胃之中，别于回肠，留于下焦，不得渗膀胱则下焦胀，水溢则为水胀，（此津液之为水胀也。三焦为决渎之官，膀胱为津液之府，气不化则水不行，所以三焦不能泻，膀胱不能渗，而肿胀之病所由作，故治此者，当以气化为主。试观水潦为灾，使非太阳照临，则阴凝终不能散，泥泞终不能干，能知此义，则知阴阳气化之道矣。）此津液五别之逆顺也，（阴阳和，则五液皆精，而充实于内，阴阳不和，则五精皆液，而流溢于外，此其所谓逆顺也。）

五十九、风水黄胆之辨

（《素问·平人气象论》）

颈脉动，喘，疾咳，曰水。（颈脉，谓结喉旁动脉，足阳明之人迎也。水气上逆，反侵阳明，则颈脉动。水溢于肺，则喘急而疾咳。）目裹微肿，如卧蚕起之状，曰水。（目裹者，目之下胞也，胃脉之所至，脾气之所主。若见微肿如卧蚕起之状，是水气淫及脾胃也。《评热病论》曰：水者阴也，目下亦阴也，腹者至阴之所居，故水在腹中者，必使目下肿也。）溺黄赤，安卧者，黄胆。（疸，黄病也。《论疾诊尺篇》曰：身痛而色微黄，齿垢黄，爪甲上黄，黄胆也。安卧，小便黄赤，脉小而涩者，不嗜食。《正理论》谓之劳疸，以女劳得之也。疸音旦。）已食如饥者，胃疸。（已食如饥者，是胃热也。善消谷食，故曰胃疸。又《论疾诊尺篇》曰：脉小而涩者，不嗜食。言中寒也。所以治疸者，当知阴阳之辨。）面肿曰风。（风为阳邪，故面肿者曰风，阳受风气也。）足胫肿曰水。（水为阴邪，故足胫肿者曰水，阴受湿气也。）目黄者曰黄胆。（目者宗脉之所聚也，诸经有热，则上熏于目，故黄胆者其目必黄。）

六十、消瘅热中

（《素问·通评虚实论》《腹中论》附：消瘅治法）

帝曰：消瘅虚实何如？（《素问·通评虚实论》消瘅者，三消之总称，谓内热消中，而肌肤消瘦也。瘅音丹，又上、去二声，广韵曰火瘅，一曰黄病。）岐伯曰：脉实大，病久可治；脉悬小坚，病久不可治。（邪热在内，脉当实大者为顺，故病虽久犹可治。若脉悬小，则阳实阴虚，脉证之逆也，故不可治。《五变篇》曰：五脏皆柔弱者，善病消瘅。又曰：热则消肌肤，故为消瘅。详本类后七十六。）

帝曰：夫子数言热中消中，不可服高梁芳草石药，石药发瘨，芳草发狂。（《素问·腹中论》。王氏曰：多饮数溲，谓之热中。多食数溲，谓之消中。多喜曰瘨。多怒曰狂。瘨，癫同。）夫热中消中者，皆富贵人也，今禁高梁是不合其心，禁芳草石药是病不愈，愿闻其说。（高梁，浓味也。芳草，辛香之品也。石药，炼金石之类也。三者皆能助热，亦能销阴，凡病热者，所当禁用。热中消中者，即内热病也，惟富贵之人多有之。《通评虚实论》曰：凡治消瘅，肥贵人则高梁之疾也。盖富贵者，以肥甘为事，肥者令人内热，甘者令人中满，气积成热，则转为消中消渴之病，故于高梁芳草之类，皆不得不禁也。）岐伯曰：夫芳草之气美，石药之气悍，二者其气急疾坚劲，故非缓心和人不可以服此二者。（芳美者，气热而散，悍急者，性刚而烈也。）帝曰：不可以服此二者何以然？岐伯曰：夫热气慓悍，药气亦然，二者相遇，恐内伤脾。（脾者阴中之至阴也，阳胜则伤阴，故二热合气，必致伤脾。慓音飘。）

脾者土也而恶木，服此药者，至甲乙日更论。（脾伤者畏木，故至甲乙日更论，盖谓其必甚也。愚按：消瘅消中者，即后世所谓三消证也。凡多饮而渴不止者，为上消，消谷善饥者，为中消，溲便频而膏浊不禁者，为下消。如《气厥论》之云肺消膈消；《奇病论》之云消渴；即上消也；《脉要精微论》云瘅成为消中；《师传篇》云胃中热则消谷令人善饥，即中消也；《邪气脏腑病形篇》云肾脉肝脉微小皆为消瘅，肝肾在下，即下消也。观刘河间《三消论》曰：五脏六腑四肢皆禀气于脾胃，行其津液，以濡润养之。然消渴之病，本湿寒之阴气极衰，燥热之阳气太盛故也。治当补肾水阴寒之虚，泻心火阳热之实，除肠胃燥热之甚。济身中津液之衰，使道路散而不结，津液生而不枯，气血和而不涩，则病自已。若饮水多而小便多，名曰消渴；若饮食多，不甚渴，小便数而消瘦者，名曰消中。若渴而饮水不绝，腿消瘦而小便有脂液者，名曰肾消。一皆以燥热太甚，三焦肠胃之腠理、脉络怫郁壅滞，虽多饮于中，终不能浸润于外，荣养百骸，故渴不止，而小便多出或数溲也。又张戴人云：三消之说，当从火断，火之为用，燔木则消而为炭，炼金则消而为汁，石则消而为灰，煎海则消而为盐，干永则消而为粉，熬锡则消而为丹。故泽中之潦，消于炎辉。鼎中之水，干于壮火。盖五脏心为君火正化，肾为君火对化，三焦为相火正化，胆为相火对化，得其平则烹炼饮食，糟粕去焉；不得其平，则燔灼脏腑，津液竭焉。夫一身之心火，甚于上为膈膜之消，甚于中为肠胃之消，甚于下为膏液之消，甚于外为肌肉之消。上甚不已则消及于肺，中甚不已则消及于脾，下甚不已则消及于肝肾，外甚不已则消及于筋骨，四脏皆消尽，则心始自焚而死矣。故《素问》有消瘅、消中、消渴、风消、膈消、肺消之说，消之证不同，归之火则一也。此三消从火之说，二公言之详矣。又按《袖珍方》云：人身之有肾，犹木之有根，故肾脏受病，必先形容憔悴，虽加以滋养，不能润泽，故患消渴者，皆是肾经为病。由壮盛之时，不自保养，快情恣欲，饮酒无度，食脯炙丹石等药，遂使肾水枯竭，心火燔盛，三焦猛烈，五脏渴燥，由是渴利生焉。此又言三消皆本于肾也。又何柏斋曰：造化之机，水火而已，宜平不宜偏，宜交不宜分。水为湿为寒，火为热为燥，火性炎上，水性润下。故火宜在下，水宜在上，则易交也。交则为既济，不交则为未济，不交之极，则分离而死矣。消渴证，不交而火偏盛也。水气证，不交而水偏盛也。制其偏而使之交，则治之之法也。观此诸论，则凡治消者，在清火壮水，二者之间，但察三焦虚实，或滋或泻，随所宜而用之，若乎尽矣。然以予之见，犹有说焉。如《阴阳别论》曰：二阳之病发心脾，其传为风消。此以阳明为十二经之海，土衰而木气乘之，故为肌肉风消也。《气厥论》曰：心移寒于肺为肺消，饮一溲二死不治。此言元阳之衰，而金寒水冷，则为肺肾之消也。《邪气脏腑病形篇》曰：五脏之脉微小者，皆为消瘅，此言寸口之弱见于外，以血气之衰而消于内也。又如《气交变大论》曰：岁水太过，上临太阳，民病渴而妄冒。《五常政大论》曰：太阳司天，寒气下

临，心火上从，民病嗌干善渴。《至真要大论》曰：太阳司天，
寒淫所胜，民病嗌干，渴而欲饮。是皆以阴抑阳，以水制火，
必以温剂散去寒邪，其疾自愈。诸如此者，总皆消渴之类也。
夫消者消耗之谓，阳胜固能消阴，阴胜独不能消阳乎？故凡于
精神、血气、肌肉、筋骨之消，无非消也。予尝治一荐绅，年
愈四旬，因案牍积劳，致成大病，神困食减，时多恐惧，上焦
无渴，不嗜汤水，或有少饮，则沃而不行，然每夜必去溺二三
升，莫知其所从来，且半皆浊液。最后延余诊视，因相告曰：
自病以来，通宵不寐者，已半年有余，即间有蒙胧似睡之意，
必梦见亡人凶丧等事，鬼魅相亲，其不免矣。余曰：不然。此
以思虑积劳，损伤心肾，元阳既亏，则阴邪胜之，故多阴梦。
阳衰则气虚，阳不帅阴，则水不化气，故饮水少，而溺浊多
也。阳气渐回，则阴邪自退，此正《内经》所谓心移寒于肺，
饮一溲二之证耳。病本非轻，所幸者，脉犹带缓，肉犹未脱，
胃气尚存，可无虑也。乃以归脾之属去白术木香，八味之属去
丹皮泽泻，一以养阳，一以养阴，出入间用，至三百余剂，计
人参二十余斤而后全愈。此非神消于上，精消于下之证乎？可
见消有阴阳，不得尽称为火证，姑纪此一按，以为治消者
之鉴。）

六十一、脾瘅胆瘅

（《素问·奇病篇》）

帝曰：有病口甘者，病名为何？何以得之？岐伯曰：此五
气之溢也，名曰脾瘅。（瘅，热病也。五气，五味之所化也。）
夫五味入口，藏于胃，脾为之行其精气，津液在脾，故令人口
甘也。（脾主为胃行其津液者也，故五味入胃，则津液在脾。
脾属土，其味甘，脾气通于口，故令人口甘也。）此肥美之所
发也。（肥甘太过，故发为病。）此人必数食甘美而多肥也，肥
者令人内热，甘者令人中满，故其气上溢，转为消渴。（肥者，
味浓助阳，故能生热。甘者，性缓不散，故能留中。热留不
去，久必伤阴，其气上溢，故转变为消渴之病。）治之以兰，
除陈气也。（兰草性味甘寒，能利水道，辟不祥，除胸中痰癖；

其气清香，能生津止渴，润肌肉，故可除陈积蓄热之气。）

帝曰：有病口苦，取阳陵泉，口苦者病名为何？何以得之？岐伯曰：病名曰胆瘅。（阳陵泉，足少阳胆经穴，口苦者病在胆，故病名胆瘅。）夫肝者，中之将也，取决于胆，咽为之使。（肝者将军之官，谋虑出焉。胆者中正之官，决断出焉。夫谋虑在肝，无胆不断，故肝为中之将，而取决于胆也。又足少阳之脉上挟咽，足厥阴之脉循喉咙之后上入颃颡。是肝胆之脉皆会于咽，故咽为之使。使，上声。）此人者，数谋虑不决，故胆虚气上溢而口为之苦，治之以胆募俞，（数谋虑不决，则肝胆俱劳，劳则必虚，虚则气不固，故胆气上溢，而口为之苦。胆募在肋，本经之日月也，胆俞在背，足太阳之穴也，并前阳陵泉者共六穴，皆可以治之。）治在阴阳十二官相使中。（治当作论，即《灵兰秘典论》也。详藏象类一。）

十七卷　疾病类（续4）

六十二、胎孕

（《素问·腹中论》。《奇病论》附：保婴法）

帝曰：何以知怀子之且生也？（《素问·腹中论》）岐伯曰：身有病而无邪脉也。（身有病，谓经断恶阻之类也。身病者，脉亦当病，或断续不调，或弦涩细数，是皆邪脉，则真病也。若六脉和滑而身有不安者，其为胎气无疑矣。又胎脉义详脉色类二十三。）

黄帝问曰：人有重身，九月而喑，此为何也？《素问·奇病论》）妇人怀孕，则身中有身，故曰重身。喑，声哑不能出也。喑，音音。）岐伯对曰：胞之络脉绝也。（胎怀九月，儿体已长，故能阻绝胞中之络脉。）帝曰：何以言之？岐伯曰：胞络者系于肾，少阴之脉贯肾，系舌本，故不能言。（胞中之络，冲任之络也。胞络者，系于肾而上会于咽喉，故胞中之络脉绝，则不能言。）帝曰：治之奈何？岐伯曰：无治也，当十月复。（十月子生，而胞络复通，则能言矣，故不必治。）

刺法曰：无损不足，益有余，以成其疹，然后调之。（疹，疾也。不当治而治之，非损不足，则益有余，本无所病，反以成疾，故当察其形证，然后因而调之。）所谓无损不足者，身羸瘦，无用镵石也。（妊娠九月，则身重疲劳，养胎力困，正虚羸不足之时，必不可用针石以复伤其气。镵音谗。）无益其有余者，腹中有形而泄之，泄之则精出，而病独擅中，故曰疹成也。（胎元在胞而刺之，则精气必泄，精泄则胎气伤，而病独专于中，是益其有余，故疹成也。愚按：胎孕之道，中古有巫方氏所撰《颅囟经》云：一月为胎胞，精血凝也。二月为胎形，始成胚也。三月阳神为三魂。四月阴灵为七魄。五月五行分五脏也。六月六律定六腑也。七月睛开窍，通光明也。八月元神具，降真灵也。九月宫室罗布，以定生人也。十月受气足，万象成也。又五脏论有称耆婆者论云：一月如珠露。二月如桃花。三月男女分。四月形象具。五月筋骨成。六月毛发生。七月游其魂，儿能动左手。八月游其魄，儿能动右手。九月三转身。十月受气足。又孙真人曰：凡儿在胎；一月胚，二月胎，三月有血脉，四月形体成，五月能动，六月诸骨具，七月毛发生，八月脏腑具，九月谷入胃，十月百神备则生矣。生后六十日瞳子成，能咳笑应和人。百五十日任脉成，能自反复。百八十日髋骨成，能独坐。二百一十日掌骨成，能扶伏。三百日髌骨成，能行也。若不能根据期者，必有不平之处。又巢元方《病源论》曰：妊娠一月名胎胚，足厥阴脉养之。二月名始膏，足少阳脉养之。三月名始胎，手心主脉养之，当此之时，血不流行，形象始化，未有定仪，因感而变，欲子端正庄严，常口谈正言，身行正事，欲子美好，宜佩白玉，欲子贤能，宜看诗书，是谓外象而内感者也。四月始成其血脉，手少阳脉养之。五月始成其气，足太阴脉养之。六月始成其筋，足阳明脉养之。七月始成其骨，手太阴脉养之。八月始成肤革，手阳明脉养之。九月始成毛发，足少阴脉养之；十月五脏六腑关节人神皆备，此其大略也。临川陈氏释之曰：尝试推巢氏所论妊娠脉养之理，若足厥阴者肝脉也，足少阳者胆脉也，此一脏一腑之经也，余皆如此，凡四时之令必始春木。故十二经之养始于肝胆，所以养胎在一月二月。手心主包络也，手少阳三焦也，属火而王夏，所以养胎在三月四月。足太阴脾也，足阳明胃也，属土而王长夏，所以养胎在五月六月。手太阴肺也，手阳明大肠也，属金而王秋，所以养胎在七月八月。足少阴肾也，属水而王冬，所以养胎在九月。至十月，儿于母腹之中，受足诸脏之气，然后待时而生。此二家之说皆为有理。然十二经中，惟手少阴心脉、手太阳小肠脉及足太阳膀胱脉，皆不言养胎者，盖九月之养在肾，则膀胱亦在其中矣。惟心与小肠为表里，心为五脏六腑之主，虽其尊而无为，然脏气所及，则神无不至，小肠切近胞胎，丙火所化，则气无不至，所以皆不主月，而实无月不在也，胎孕之道无出此矣。第胎有男女，则成有迟速，体有阴阳则怀分向背。故男动在三月，阳性早也。女动在五月，阴性迟也。女胎肖母而怀，故母之腹软。男胎面母而怀，故母之腹硬。此又男胎女胎之有不同者也。至若既生之后，儿之寿夭，其因有二，盖一则由于禀赋，一则由于抚养。夫禀赋为胎元之本，精气之受于父母者是也。抚养为寿夭之本，居处寒温，饮食得失者是也。凡少年之子多有羸弱者，欲勤而精薄也。老年之子反多强壮者，欲少而精全也。多饮者子多不育，盖以酒乱精，则精半非真，而湿热胜也。多欲者子多不育，以孕后不节，则盗泄母阴，夺养胎之气也。此外如饥饱劳逸，五情六气，无不各有所关，是皆所谓禀赋也。至于抚养之法，则俗传有云：若要小儿安，须带三分饥与寒。此言殊为未当。夫欲其带饥者，恐饮食之过耳，过则伤脾而积聚生，诚不善也。故但当防其放肆无度，叠进而骤，脾不及化，则未有不病者。使饮食匀调，节其生冷，何病之有？若云带饥，则不可也。然此不过欲防于未然，谓与其过饱，宁使略饥，其犹庶几者也。至若寒之一字，则大有关系矣。观经云圣人避风如避箭，则风寒之为害也不小。彼婴儿以未成之血气，嫩薄之肌肤，较之大人，相去百倍，顾可令其带寒耶？予见新产之儿，多生惊风抽搐等病，盖其素处腹中，裹护最密，及胞胎初脱，极易感邪。而收生者迟慢不慎，则风寒袭之，多致不救者此也。及其稍长每多发热，轻则为鼻塞咳嗽，重则为小儿伤寒。

幼科不识，一概呼为变蒸，误药致毙者此也。或寒气伤脏，则为吐为泻，或因寒生热，则为惊为疳，种种变生，多由外感。虽禀体强盛，不畏风寒者，亦所常有。但强者三之一，弱者三之二，伤热者十之三，伤寒者十之七。矧膏粱贫贱，气质本自不同，医家不能察本，但知见热攻热，婴儿不能言，病家不能辨，徒付之命，诚可叹也。又有谓小儿为纯阳之体，故多宜清凉之治者，此说尤为误人。按《上古天真论》曰：女子二七，男子二八，而后天癸至。夫天癸者阴气也，小儿之阴气未至，故曰纯阳，原非阳气有余之谓，特稚阳耳，稚阳之阳，其阳几何？使阳本非实，而误认为火，则必用寒凉，妄攻其热，阴既不足，又伐其阳，多致阴阳俱败，脾肾俱伤，又将何所藉赖，而望其生乎？又王节斋曰：小儿无补肾法。谓男至十六而肾始充满，既满之后，妄用亏损，则可用药补之。若受胎之时，禀之不足，则无可补。禀之原足，又何待于补也？呜呼！此何说耶？夫小儿之阴气未成，即肾虚也。或父母多欲而所禀水亏，亦肾虚也。阴既不足而不知补之，阴绝则孤阳亦灭矣，何谓无可补耶？此义惟薛立斋独得之。予因得子之迟，且屡获治子之效，因怜人之误，故笔诸此，以为艰于嗣者之一助云。）

六十三、血枯

（《素问·腹中论》）

帝曰：有病胸胁支满者，妨于食，病至则先闻腥臊臭，出清液，先唾血，四肢清，目眩，时时前后血，病名为何？何以得之？（支满者，满如支膈也。肺主气，其臭腥，肝主血，其臭臊，肺气不能平肝，则肝肺俱逆于上，浊气不降，清气不升，故闻腥臊而吐清液也。口中唾血，血不归经也。四肢清冷，气不能周也。头目眩运，失血多而气随血去也。血气既乱，故于前阴后阴，血不时见，而月信反无期矣。臊音骚。）

岐伯曰：病名血枯，此得之年少时，有所大脱血，若醉入房，中气竭，肝伤，故月事衰少不来也。（血枯者，月水断绝也。致此之由，其源有二：一则以少时有所大脱血，如胎产既多及崩淋、吐衄之类皆是也。一则以醉后行房，血盛而热，因而纵肆，则阴精尽泄，精去则气去，故中气竭也。夫肾主闭藏，肝主疏泄，不惟伤肾，而且伤肝，及至其久，则三阴俱亏，所以有先见诸证，如上文所云，而终必至于血枯，则月事衰少不来也。此虽以女子为言，若丈夫有犯前证，亦不免为精枯之病，则劳损之属皆是也。）帝曰：治之奈何？复以何术？岐伯曰：以四乌鲗骨，一藘茹，二物并合之，丸以雀卵，大如小豆，以五丸为后饭，饮以鲍鱼汁，利肠中及伤肝也。（复者，复其血气之原也。后饭者，先药后饭也。乌鲗，即乌贼也，骨名海螵蛸，其气味咸温下行。故主女子赤白漏下及血闭血枯，其性涩，故亦能令人有子。藘茹，亦名茹，即茜草也，气味甘寒无毒，能止血治崩，又能益精气，活血通经脉。按《甲乙经》及《太素》、《新校正》俱作　茹者非。盖藘茹有毒，岂血枯者所宜？皆未之详察耳。雀，即麻雀也。雀卵气味甘温，能补益精血，主男子阴痿不起，故可使多精有子，及女子带下，便溺不利。鲍鱼，即今之淡干鱼也，诸鱼皆可为之，惟石首鲗鱼者为胜，其气味辛温无毒。鱼本水中之物，故其性能入水脏，通血脉，益阴气，煮汁服之，能同诸药通女子血闭也。以上四药皆通血脉，血主于肝，故凡病伤肝者，亦皆可用之。愚按：血枯一证，与血隔相似，皆经闭不通之候；然而枯之与隔，则相反有如冰炭。夫枯者，枯竭之谓，血虚之极也。隔者，阻隔之谓，血本不虚，而或气、或寒、或积有所逆也。隔者病发于暂，其证则或痛、或实，通之则血行而愈，可攻者也。枯者其来也渐，冲任内竭，其证无形，必不可通者也。常见今人之治此者，听其言，则明曰血枯经闭也。察其治，则每用四物加桃仁、红花，甚至硝、朴、棱、莪之类无所不至。夫血既枯矣，只当补养阴气，使其血充，则弗招自至，奚俟通也？若勉强逼之，则枯者愈枯矣，不危何待？若夫人者，非惟不知病情，即字义曰枯，犹然未解，其与目不识丁者何异？求其无害不可得，安望其有济于人哉？鲗音贼。藘、莒俱音间。）

六十四、阳厥怒狂

（《素问·病能论》）

帝曰：有病怒狂者，此病安生？（怒狂者，多怒而狂也，即骂詈不避亲疏之谓。）岐伯曰：生于阳也。帝曰：阳何以使人狂？岐伯曰：阳气者因暴折而难决，故善怒也，病名曰阳厥。（阳气宜于畅达，若暴有折，则志无所伸，或事有难决，则阳气被抑，逆而上行，故为怒狂，病名阳厥。）帝曰：何以知之？岐伯曰：阳明者常动，巨阳、少阳不动，不动而动大疾，此其候也。（阳明常动者，谓如下关、地仓、大迎、人迎、气冲、冲阳之类，皆有脉常动者也。巨阳、少阳不动者，谓巨阳惟委中、昆仑，少阳惟听会、悬钟，其脉虽微动，而动不甚也。于其不甚动者，而动且大疾，则其常动者，更甚矣，此即阳厥怒狂之候。）帝曰：治之奈何？岐伯曰：夺其食即已。夫食入于阴，长气于阳，故夺其食即已。（五味入口而化于脾，食入于阴也。藏于胃以养五脏气，长气于阳也。食少则气衰，故节夺其食，不使胃火复助阳邪，则阳厥怒狂者，可已。）使之服以生铁洛为饮，夫生铁洛者，下气疾也。（生铁洛，即炉冶间锤落之铁屑，用水研浸，可以为饮。其属金，其气寒而重，最能坠热开结，平木火之邪，故可以下气疾、除狂怒也。凡药中用铁精、铁华粉、针砂、铁锈水之类，皆同此意。癫狂详义，见针刺类三十七，当与此互阅。）

六十五、癫疾

（《素问·通评虚实论》《奇病论》）

帝曰：癫疾何如？（《素问·通评虚实论》）。岐伯曰：脉搏大滑，久自已；脉小坚急，死不治。（搏大而滑为阳脉，阳盛气亦盛，故久将自已。若小坚而急，则肝之真藏脉也，全失中和，而无胃气，故死不治。）帝曰：癫疾之脉，虚实何如？岐伯曰：虚则可治，实则死。（虚则柔缓，邪气微也，故生。实则弦急，邪气盛也，故死。）帝曰：人生而有病巅疾者，病名曰何？安所得之？（《素问·奇病论》）。凡百病之生，必由外感内伤，人有初生者，未犯邪气，即有巅疾，故欲以明之。）

岐伯曰：病名为胎病，此得之在母腹中时，其母有所大惊，气上而不下，精气并居，故令子发为巅疾也。（惊则气乱而逆，故气上不下。气乱则精亦从之。故精气并及于胎，令子为巅痫疾也。愚按：巅疾者，即癫痫也。本经巅、癫通用，于此节之义可见，诸家释为顶巅者非。盖儿之初生，即有病癫痫者，今人呼为胎里疾者即此，未闻有胎病顶巅者也。凡诸篇有书巅字者，当因此以辨其义。）

六十六、诸卒痛

（《素问·举痛论》附：诸痛治法）

黄帝问曰：余闻善言天者，必有验于人；善言古者，必有合于今；善言人者，必有厌于己。如此则道不惑而要数极，所谓明明也。（天与人一理，其阴阳气数，无不相合，故善言天者，必有验于人。古者今之鉴，欲察将来，须观既往，故善言古者，必有合于今。彼之有善，可以为法，彼之有不善，可以为戒，故善言人者必有厌于己。厌，足也，美也。明此三者，尚何所不明哉？）今余问于夫子，令言而可知，视而可见，扪而可得，令验于己，如发蒙解惑，可得而闻乎？（发蒙者，如去其蒙蔽也。扪音门。）岐伯再拜稽首对曰：何道之问也？帝曰：愿闻人之五脏卒痛，何气使然？（卒，猝同。）

岐伯对曰：经脉流行不止，环周不休，寒气入经而稽迟，泣而不行，客于脉外则血少，客于脉中则气不通，故卒然而痛。（泣音涩，下同。）帝曰：其痛或卒然而止者，或痛甚不休者，或痛甚不可按者，或按之而痛止者，或按之无益者，或喘动应手者，或心与背相引而痛者，或胁肋与少腹相引而痛者，或腹痛引阴股者，或痛宿昔而成积者，或卒然痛死不知人少间复生者，或痛而呕者，或腹痛而后泄者，或痛而闭不通者，凡此诸痛，各不同形，别之奈何？（右卒痛证，凡十四种，其候各异也。）岐伯曰：寒气客于脉外则脉寒，脉寒则缩蜷，缩蜷则脉绌急，绌急则外引小络，故卒然而痛，得炅则痛立止。（蜷，不伸也。绌，屈曲也。炅，热也。寒气客于脉外者，邪不甚深，卫气不得流通，则外引小络，而卒然为痛，故但得炅暖之气，其痛则立止也。蜷音拳。绌音屈。炅，居永切。）因重中于寒，则痛久矣。（重中于寒，则不易解散也。）

寒气客于经脉之中，与炅气相搏则脉满，满则痛而不可按也。（阳气行于脉中，而寒袭之，则寒热相搏，留而不行，则邪实于经，故脉满而痛，不可按也。）寒气稽留，炅气从上，则脉充大而血气乱，故痛甚不可按也。（炅气从上，阳主升也。寒邪遏之，则脉充于内，而血气乱，故其痛必甚。）寒气客于肠胃之间，膜原之下，血不得散，小络急引故痛，按之则血气散，故按之痛止。（膜，筋膜也。原，肓之原也。义详下章。肠胃之间，膜原之下，皆有空虚之处。血不散而小络满，则急引而痛，按之则寒气可散，小络可缓，故其痛止。非若经脉之无罅隙者，按之则愈实，而愈痛也。《百病始生篇》曰：其着于肠胃之募原也，饱食则安，饥则痛。义与此通。）寒气客于挟脊之脉，则深按之不能及，故按之无益也。（挟脊者，足太阳经也。其最深者，则伏冲伏膂之脉，故按之不能及其处。）寒气客于冲脉，冲脉起于关元，随腹直上，寒气客则脉不通，脉不通则气因之，故喘动应手矣。（关元，任脉穴，在脐下三寸。冲脉起于胞中，即关元也。其脉并足少阴肾经，夹脐上行，会于咽喉，而肾脉上连于肺，若寒气客之则脉不通，脉不通则气亦逆，故喘动应手也。）

寒气客于背俞之脉则脉泣，脉泣则血虚，血虚则痛，其俞注于心，故相引而痛，按之则热气至，热气至则痛止矣。（背俞，五脏俞也，皆足太阳经穴。太阳之脉循膂当心入散，上出于项，故寒气客之。则脉涩血虚，为背与心相引而痛，因其俞注于心也。按之则热至而痛止者，正以血虚故耳。）寒气客于厥阴之脉，厥阴之脉者，络阴器，系于肝，寒气客于脉中，则血泣脉急，故胁肋与少腹相引痛矣。（肝经之脉循阴股入髦中，抵少腹，布胁肋也。）厥气客于阴股，寒气上及少腹，血泣在下相引，故腹痛引阴股。（厥气，寒逆之气也。少腹阴股之间，乃足三阴冲脉之所由行也，寒气犯之，皆相引而痛。）寒气客于小肠膜原之间，络血之中，血泣不得注于大经，血气稽留不得行，故宿昔而成积矣。（小肠为受盛之府，化物所出，若寒气客其膜原络血之间，则血涩不行，故不得注于大经，稽留渐久，因成积也。）

寒气客于五脏，厥逆上泄，阴气竭，阳气未入，故卒然痛死不知人，气复反则生矣。（寒伤脏气，则气不得降，而厥逆上泄，乃致真阴暴竭，阳气未能遽入，故卒然痛死，必待脏气复反则生矣。）寒气客于肠胃，厥逆上出，故痛而呕也。（肠胃，言六腑也。水谷之在六腑，必自上而下，乃其顺也。若寒气客之，则逆而上出，故为痛为呕。）寒气客于小肠，小肠不得成聚，故后泄腹痛矣。（小肠为丙火之腑，而寒邪胜之。则阳气不化，水谷不得停留，故为后泄腹痛。）热气留于小肠，肠中痛，瘅热焦渴，则坚干不得出，故痛而闭不通矣。（热留小肠，是阳藏阳病也，故为瘅热焦渴、坚干痛闭之疾。愚按：后世治痛之法，有曰痛无补法者，有曰：通则不痛痛则不通者，有曰：痛随利减者，人相传诵，皆以此为不易之法，凡是痛证无不执而用之。不知痛而闭者。固可通之，如本节云热结小肠、闭而不通之类是也。痛而泄者，不可通也，如上节云寒客小肠、后泄腹痛之类是也。观王荆公解痛利二字曰：治法云诸痛为实，痛随利减。世俗以利为下也。假令痛在表者，实也。痛在里者，实也。痛在血气者，亦实也。故在表者，汗之则愈；在里者，下之则愈。在血气者，散之行之则愈。岂可以利为下乎？宜作通字训则可。此说甚善，已得治实之法矣；然痛证亦有虚实，治法亦有补泻，其辨之之法，不可不详。凡痛而胀闭者，多实，不胀不闭者多虚。痛而拒按者为实，可按者为虚。喜寒者多实，爱热者多虚。饱而甚者多实，饥而甚者多虚。脉实气粗者多实，脉虚气少者多虚。新病壮年者多实，愈攻愈剧者多虚。痛在经者脉多弦大，痛在脏者脉多沉微。必兼脉证而察之，则虚实自有明辨，实者可利，虚者亦可利乎？不当利而利之，则为害不浅。故凡治表虚而痛者，阳不足也，非温经不可；里虚而痛者，阴不足也，非养营不可。上虚而痛者，心脾受伤也，非补中不可。下虚而痛者，脱泄亡阴也，非速救脾肾、温补命门不可。夫以温补而治痛者，古人非不多也，惟近代薛立斋、汪石山辈尤得之。奈何明似丹溪，而亦曰诸痛不可补气，局人意见，岂良法哉？）帝曰：所谓言而可知者也，视而可见奈何？（欲察色以知病也。）岐伯曰：五脏六腑固尽有部，（义详脉色类三十二。）视其五色，黄赤为热，白为寒，青黑为痛，此所谓视而可见者也。（黄赤色者，火动于经，故为热。白色者，阳气衰微，血不上荣，故为寒。青黑色者，血凝气滞，故为痛。）

帝曰：扪而可得奈何？（以手按摸也。）岐伯曰：视其主病之脉，坚而血及陷下者，皆可扪而得也。帝曰：善。（主病之脉，病所在也。脉坚者，邪之聚也。血留者，络必盛而起也。陷下者，血气不足，多阴候也。凡是者，皆可摸而得之。）

六十七、痹证

（《素问·痹论》全）

黄帝问曰：痹之安生？岐伯对曰：风寒湿三气杂至，合而为痹也。（痹者，闭也。观《阴阳别论》曰：一阴一阳结，谓之喉痹。《至真要大论》曰：食痹而吐。是皆闭塞之义可知也。故风寒湿三气杂至，则壅闭经络，血气不行而病为痹，即痛风不仁之属。痹音秘。）其风气胜者为行痹，（风者善行数变，故为行痹，凡走注历节疼痛之类皆是也。）寒气胜者为痛痹，（阴寒之气，客于肌肉筋骨之间。则凝结不散，阳气不行，故痛不可当，即痛风也。）湿气胜者为着痹也。（着痹者，肢体重着不移。或为疼痛，或为顽木不仁，湿从土化，病多发于肌肉，）帝曰：其有五者何也？岐伯曰：以冬遇此者为骨痹，以春遇此者为筋痹，以夏遇此者为脉痹，以至阴遇此者为肌痹，以秋遇此者为皮痹。（遇此者，指上文之三气也。冬主骨，春主筋，夏主脉，土王之时主肌肉，秋主皮，故邪气之至，各有所应。）帝曰：内舍五脏六腑，何气使然？岐伯曰：五脏皆有合，病久而不去者，内舍于其合也。（皮肉筋骨脉，皆有五脏之合。病在外而久不去，则各因其合而内连于脏矣。）

故骨痹不已，复感于邪，内舍于肾。筋痹不已，复感于邪，内舍于肝。脉痹不已，复感于邪，内舍于心。肌痹不已，复感于邪，内舍于脾。皮痹不已，复感于邪，内舍于肺。所谓痹者，各以其时，重感于风寒湿之气也。（舍者，邪入而居之也。时，谓气王之时，五脏各有所应也。病久不去，而复感于邪，气必更深，故内舍其合而入于脏。）凡痹之客五脏者，肺痹者，烦满喘而呕。（肺在上焦，其脉循胃口，故为烦满喘而呕。又五脉五脏之痹，见脉色类三十四。）心痹者，脉不通，烦则心下鼓，暴上气而喘，嗌干善噫，厥气上则恐。（心合脉而痹气居之，故脉不通。心脉起于心中，其支者上挟咽，其直者却上肺，故病此诸证。厥气，阴气也。心火衰则邪乘之，故神怯而恐。嗌音益。噫，伊、隘二音。）肝痹者，夜卧则惊，多饮数小便，上为引如怀。（肝藏魂，肝气痹则魂不安，故主夜卧惊骇。肝脉下者，过阴器抵少腹，上者循喉咙之后上入颃颡，故为病如此。）肾痹者，善胀，尻以代踵，脊以代头。（肾者胃之关，肾气痹则阴邪乘胃，故腹善胀。尻以代踵者，足挛不能伸也。脊以代头者，身偻不能直也。以肾脉入跟中，上踹内，出腘内廉贯脊属肾，故为是病。尻，开高切。）脾痹者，四肢解堕，发咳呕汁，上为大塞。（脾主四肢，故令懈堕。其脉属脾络胃，上膈挟咽，今其气痹不行，故发咳呕汁，甚则上焦痞隔，为大塞不通也。）肠痹者，数饮而出不得，中气喘争，时发飧泄。（肠痹者，兼大小肠而言。肠间病痹，则下焦之气不化，故虽数饮，而水不得出。水不出，则本末俱病，故与中气喘争。盖其清浊不分，故时发飧泄。飧音孙。）胞痹者，少腹膀胱按之内痛，若沃以汤，涩于小便，上为清涕。（胞，膀胱之脬也。义详气味类三。膀胱气闭，故按之则内痛。水闭不行，则蓄而为热，故若沃以汤，且涩于小便也。膀胱之脉从巅入络脑，故上为清涕。胞、脬俱音抛。沃音屋。）阴气者，静则神藏，躁则消亡，（阴气者，脏气也。五脏者，所以藏精神、魂魄、志意者也。人能安静，则邪不能干，故精神完固而内藏。若躁扰妄动，则精气耗散，神志消亡，故外邪得以乘之，五脏之痹因而生矣。）饮食自倍，肠胃乃伤。（六腑者，所以受水谷而化物者也。若过用不节，致伤肠胃，则六腑之痹因而生矣。）淫气喘息，痹聚在肺；淫气忧思，痹聚在心；淫气遗溺，痹聚在肾；淫气乏竭，痹聚在肝；淫气肌绝，痹聚在脾。（淫气，邪乱之气也。五脏之痹，上文虽已详言，然犹有其辨者如此，又可因之以知其聚在何脏也。）诸痹不已，亦益内也。（在表者不去，必日内而益深矣。）其风气胜者，其人易已也。（风为阳邪，可以散之，故易已。然则寒湿二痹，愈之较难，以阴邪留滞，不易行也。）

帝曰：痹，其时有死者，或疼久者，或易已者，其故何也？岐伯曰：其入脏者死，其留连筋骨间者疼久，其留皮肤间者易已。（入脏者死，伤真阴也。留连筋骨者疼久，邪之深也。留皮肤者易已，邪之浅也。）帝曰：其客于六腑者何也？岐伯曰：此亦其食饮居处，为其病本也。（水谷之寒热，感则害及六腑，居处之邪气，感则伤在六阳，故食饮居处，为六腑致病之本。）六腑亦各有俞，风寒湿气中其俞，而食饮应之，循俞而入，各舍其腑也。（俞言周身之穴，凡邪可入，皆谓之俞，非荥俞背俞之谓。食伤于内，邪中于外，表里相应，故得乘虚而入舍于府。）

帝曰：以针治之奈何？岐伯曰：五脏有俞，六腑有合，循脉之分，各有所发，各随其过，则病瘳也。（五脏有俞，六腑有合，乃兼脏腑而互言也。各有所发，即所出为井也。各随其过，即所过为原也。五脏五俞，六腑六俞，皆可随病所在而刺之也。五俞、六俞义详经络类十四、十六。）帝曰：荣卫之气亦令人痹乎？岐伯曰：荣者，水谷之精气也，和调于五脏，洒陈于六腑，乃能入于脉也，故循脉上下，贯五脏，络六腑也。（荣气者，阴气也，由水谷精微之所化，故为水谷之精气。《卫气篇》曰：精气之行于经者为营气。《正理论》曰：谷入于胃，脉道乃行，水入于经，其血乃成，夫谷入于胃，以传于肺，五脏六腑皆以受气，其清者为营，浊者为卫，营在脉中，卫在脉外，故于脏腑脉络则无所不至。）卫者，水谷之悍气也，其气慓疾滑利，不能入于脉也，故循皮肤之中，分肉之间，熏于肓膜，散于胸腹。（卫气者，阳气也，阳气之至，浮盛而疾，故曰悍气。慓，急也。皮肤之中、分肉之间，脉之外也。肓者，凡腔腹肉理之间，上下空隙之处，皆谓之肓。如《刺禁论》

中华藏书

黄帝内经·最新整理珍藏版

中国书店

曰：膈肓之上，中有父母。《左传》曰膏之上、肓之下者，是皆言膈上也。又《腹中论》曰：其气溢于大肠，而着于肓，肓之原在齐下。《九针十二原篇》曰：肓之原，出于脖。《胀论》曰：陷于肉、肓而中气穴。则肓之为义，不独以胸膈为言，又可知也。膜，筋膜也。义详后七十一。卫气不入于脉，无所不至，故其行如此。如《卫气篇》曰：其浮气之不循经者为卫气。《邪客篇》曰：卫气者，出其悍气之慓疾，而先行于四末分肉皮肤之间，而不休者也。《本藏篇》曰：卫气者，所以温分肉，充皮肤，肥腠理，司开阖者也。皆与此节互有发明。悍音旱。音飘。肓音荒。膜音莫，又莫胡切。）逆其气则病，从其气则愈，不与风寒湿气合，故不为痹。（营卫之气，但不可逆，故逆之则病，从之则愈。然非若皮肉、筋骨、血脉、脏腑之有形者也，无迹可着，故不与三气为合，盖无形亦无痹也。）

帝曰：善。痹或痛或不痛，或不仁，或寒或热，或燥或湿，其故何也？（不仁者，不知痛痒，肌肤顽木之谓。）岐伯曰：痛者，寒气多也，有寒故痛也。（寒多则血脉凝滞，故必为痛，如《终始篇》曰：病痛者阴也。）其不痛不仁者，病久入深，荣卫之行涩，经络时疏，故不通。（通当作痛，《甲乙经》亦然。疏，空虚也。荣卫之行涩，而经络时疏，则血气衰少，血气衰少则滞逆亦少，故为不痛。《逆调论》曰：荣气虚则不仁，卫气虚则不用。）皮肤不营，故为不仁。（不营者，血气不至也。）其寒者，阳气少，阴气多，与病相益，故寒也。（凡病寒者，不必尽由于外寒，但阳气不足，阴气有余，则寒从中生，与病相益，故为寒证。）其热者，阳气多，阴气少，病气胜，阳遭阴，故为痹热。（遭，逢也。阳盛遭阴，则阴气不能胜之，故为痹热。）其多汗而濡者，此其逢湿甚也。阳气少，阴气盛，两气相感，故汗出而濡也。（两气者，寒湿两气也。《脉要精微论》曰：阴气有余为多汗身寒。其义即此。）帝曰：夫痹之为病，不痛何也？岐伯曰：痹在于骨则重，在于脉则血凝而不流，在于筋则屈不伸，在于肉则不仁，在于皮则寒，故具此五者，则不痛也。（具此五者，则筋骨皮肉血脉之间，气无不痹，故不得为痛也。）凡痹之类，逢寒则虫，逢热则纵。帝曰：善。（虫，《甲乙经》作急，于义为得。盖逢寒则筋挛，故急。逢热则筋弛，故纵也。）

六十八、周痹众痹之刺

（《灵枢·周痹篇》全）

黄帝问于岐伯曰：周痹之在身也，上下移徙随脉，其上下左右相应，间不容空，愿闻此痛，在血脉之中邪？将在分肉之间乎？何以致是？其痛之移也，间不及下针，其惕痛之时，不及定治，而痛已止矣，何道使然？愿闻其故。（邪，耶同。肉有分理，故曰分肉。惕痛，动而痛也。间不及下针，即不及定治之谓，言移易之速也。惕音触。）岐伯答曰：此众痹也，非周痹也。黄帝曰：愿闻众痹。岐伯对曰：此各在其处，更发更止，更居更起，以右应左，以左应右，非能周也，更发更休也。（各在其处，谓随聚而发也。不能周遍上下，但或左或右，更发更休，患无定所，故曰众痹。）黄帝曰：善。刺之奈何？岐伯对曰：刺此者，痛虽亦止，必刺其处，勿令复起。（必刺其处，谓刺其原痛之处也。治从其本，故可勿令复起。）

帝曰：善。愿闻周痹何如？岐伯对曰：周痹者，在于血脉之中，随脉以上，随脉以下，不能左右，各当其所。（能上能下，但随血脉而周遍于身，故曰周痹，非若众痹之左右移易也。）黄帝曰：刺之奈何？岐伯对曰：痛从上下者，先刺其下以过之，后刺其上以脱之；痛从下上者，先刺其上以过之，后刺其下以脱之。（过者，去之之谓。脱者，拔绝之谓。先刺以过之，去其标也。后刺以脱之，拔其本也。）黄帝曰：善。此痛安生？何因而有名？岐伯对曰：风寒湿气客于外，分肉之间，迫切而为沫，沫得寒则聚，聚则排分肉而分裂也，分裂则痛；（邪气客于肌表，渐入分肉之间。则迫切津液而为汁沫，沫得寒则聚而不散，故排裂肉理为痛。）痛则神归之，神归之则热，热则痛解，痛解则厥，厥则他痹发，发则如是。（痛则心注其处，故神归之。神归即气归也，气归则热，热则寒散而痛暂解。然其逆气仍在，故痛虽解而厥未除，则别有所聚。故或自上而下，或自下而上，他痹发矣，是名周痹，发仍如此。）

二二三七

此内不在脏，而外未发于皮，独居分肉之间，真气不能周，故命曰周痹。（真气不能周，即气闭不行也，故曰痹者闭也。此节上旧有：帝曰善余已得其意矣九字，乃下文之误复于此者，今删去之。）故刺痹者，必先切循其下之六经，视其虚实，及大络之血结而不通，及虚而脉陷空者而调之，熨而通之，其蜷坚转，引而行之。（下之六经，足六经也。大络之血结者，宜泻之。虚而脉陷空者，宜补之。寒凝而气不周者，宜熨而通之。其蜷坚转者，蜷急转筋之谓，当针引其气而行之也。蜷音炽。）黄帝曰：善。余已得其意矣，亦得其事也。九者，经巽之理，十二经脉阴阳之病也。（意者，病之情也。事者，治之法也。九者，针也。巽者，具也。言其意其法，在乎九针，而经具其理，凡十二经脉阴阳之病，无不尽于是也。）

六十九、十二经筋痹刺

（《灵枢·经筋篇》。此章与经络类第四章同出一篇，义有相通，所当互阅。）

足太阳之筋病，小趾支，跟肿痛，腘挛，（其筋起于足小趾，结于踵上，循跟结于腘也。腘音国。）脊反折，项筋急，肩不举，腋支，缺盆中纽痛，不可左右摇。（其别者结于臀上，挟脊上项，其支者结于肩髃，入腋下，上出缺盆，故为此病。纽，尼九切。）治在燔针劫刺，以知为数，以痛为输，（燔针，烧针也。劫刺，因火气而劫散寒邪也。燔针 针义，详本类前二十。以知为数，知其气至为度也。以痛为输，即其痛处是穴也。下准此。燔音凡。）名曰仲春痹。（仲春痹者，足太阳之经，应二月之气也。此与阴阳系日月篇义同，但彼以左足、右足分十二经，以主十二月，此以手六经、足六经分主十二月，盖以辨阴阳盛衰之义也。详经络类三十四。又手足阴阳应十二月图，在图翼四卷。余准此。）

足少阳之筋病，小趾次趾支转筋，引膝外转筋，膝不可屈伸，筋急，（足少阳之筋，起于小趾次趾，上循胫外廉，结于膝外廉也。）前引髀，后引尻，即上乘，季胁痛，（其筋之支者，上走髀，前者，结于伏兔，后者结于尻，其直者上乘及季胁也。）上引缺盆膺乳颈维筋急，（其直者系于膺乳，结于缺盆，上循耳后也。维者，牵系之谓。）从左之右，右目不开，上过右角，并跷脉而行，左络于右，（从左之右则右目不开，是右病由左也。然则左目不开者，病由于右可知矣。角，额角也。并跷脉而行者，阴跷阳跷，阴阳相交，阳入阴，阴出阳，交于目锐眦，故左络于右。）故伤左角，右足不用，命曰维筋相交。（伤左角之筋而右足不用，则其从右之左者亦然，盖筋之维络相交如此也。）治在燔针劫刺，以知为数，以痛为输，（义如前。）名曰孟春痹也。（足少阳以生阳之经，故应正月之气也。详义如前。）

足阳明之筋病，足中趾支，胫转筋，脚跳坚，（本经之筋起于中趾，结于跗上，邪外上行，加于辅骨，上结于膝外廉，其直者上循，结于膝也。跳者跳动，坚者坚强也。）伏兔转筋，髀前肿，㿉疝，腹筋急，（其直者上循伏兔结于髀，聚于阴器，上腹而布也。（㿉，癞同。）引缺盆及颊，卒口僻，急者目不合，热则筋纵目不开。颊筋有寒则急，引颊移口；有热则筋弛纵缓，不胜收故僻。（僻，歪斜也。其筋自缺盆上颈颊挟口，上合于太阳，太阳为目上网，阳明为目下网。故凡目之不合不开，口之急纵歪僻者，皆足阳明之筋病，寒则急而热则缓也。）治之以马膏，膏其急者，以白酒和桂，以涂其缓者，以桑钩钩之，即以生桑炭置之坎中，高下以坐等，以膏熨急颊，且饮美酒，啖美炙肉，不饮酒者自强也，为之三拊而已。（马膏，马脂也，其性味甘平柔润，能养筋治痹，故可以膏其急者。白酒辣桂，性味辛温，能通经络，行血脉，故可以涂其缓者。桑之性平，能利关节，除风寒湿痹诸痛，故以桑钩钩之者，钩正其口也。复以生桑火炭，置之地坎之中。高下以坐等者，欲其深浅适中，便于坐而得其暖也。然后以前膏熨其急颊，且饮之美酒，啖之美肉，皆助血舒筋之法也。虽不善饮，亦自强之。三拊而已，言再三拊摩其患处，则病自已矣。啖音淡。拊音府。）治在燔针劫刺，以知为数，以痛为输，名曰季春痹也。（足阳明正盛之经，应三月之气也。余义如前。）

足太阴之筋病，足大趾支，内踝痛，转筋痛，（足太阴之筋，起大趾之端，上结于内踝也。）膝内辅骨痛，阴股引髀而痛，阴器纽痛，下引脐两胁痛，引膺中脊内痛。（其直者络于膝内辅骨，上阴股，结于髀，聚于阴器，上脐腹胸胁，其内者着于脊也。）治在燔针劫刺，以知为数，以痛为输，命曰孟秋痹也。（孟秋当作仲秋，此与下文足少阴条缪误，当迭更之。盖足太阴之经，应八月之气也。）

足少阴之筋病，足下转筋，及所过而结者皆痛及转筋，（足少阴之筋，起于小趾之下，故病足下转筋。所过而结者，以其并足太阴之筋，斜走内踝之下，结于踵，又与太阳之筋合，而上结于内辅之下，又并太阴之筋，而上循阴股，结于阴器，皆能为痛及转筋也。）病在此者主痫瘛及痉，（痫，癫痫也。瘛，牵急也。痉，坚强反张尤甚于瘛者也。足少阴为天一之经，真阴受伤，故为此病。瘛音炽。痉音敬。）在外者不能俯，在内者不能仰，故阳病者腰反折不能俯，阴病者不能仰。（在外者，与太阳之筋合，故不能俯。在内者，循脊内挟膂上至项，故不能仰。阳病者，即在外者也。阴病者，即在内者也。）治在燔针劫刺，以知为数，以痛为输，（义如前，此治外者也。）在内者熨引饮药，此筋折纽，纽发数甚者，死不治，（熨引所以舒筋，饮药所以养血。折纽者，即转筋之甚。发日数，病日甚者，阴亏之极也，故当死不治。）名曰仲秋痹也。（仲秋误也，当作孟秋，盖足少阴为生阴之经，应七月之气也。义详前太阴太阳条下。）

足厥阴之筋病，足大趾支，内踝之前痛，内辅痛，阴股痛转筋，（足厥阴之筋，起于大趾之上，结于内踝之前，又结于内辅骨之下，上循阴股也。）阴器不用，伤于内则不起，伤于寒则阴缩入，伤于热则纵挺不收。（阴器者，前阴之具也，厥阴之筋结于此，阴器病者，有此三者之异。）治在行水清阴气。（清，理也。此言当以药治之，在通行水脏，而调阴气，盖水则肝之母也。）其病转筋者，治在燔针劫刺，以知为数，以痛为输，（转筋者，治当在经也。）命曰季秋痹也。（足厥阴者，阴尽之经也，故应九月之气。）

手太阳之筋病，小指支，肘内锐骨后廉痛，循背阴入腋

藏典营

中華藏書

《类经》

下，腋下痛，腋后廉痛，绕肩胛引颈而痛，应耳中鸣痛引颔，目瞑良久乃得视，（手太阳之筋起于小指，上结于腕，结于肘内锐骨之后，上结于腋下，上肩循颈结于耳后，结于颔，上属目外，故其痛引耳颔，则瞑目良久方可开视也。颔，何敢切。）颈筋急则为筋瘘颈肿，寒热在颈者，治在燔针劫刺之，以知为数，以痛为输，（筋瘘颈肿，即鼠瘰之属。瘰音漏。）其为肿者，复而锐之。（刺而肿不退者，复刺之，当用锐针，即针也。）本支者，上曲牙，循耳前，属目外，上颔结于角，其痛当所过者支转筋。（本支者，即其直支也。角，耳上角也。凡当其所过之处，皆能转筋而痛。）治在燔针劫刺，以知为数，以痛为输。（义如前。）名曰仲夏痹也。（手太阳之经，应五月之气也。）

手少阳之筋病，当所过者即支转筋，舌卷。（手少阳之筋，起于小指次指之端，结于腕，上循臂结于肘，上绕 外廉上肩走颈，其支者当曲颊入系舌本，故当所过者，为转筋而痛。）治在燔针劫刺，以知为数，以痛为输，（义如前。）名曰季夏痹也。（手少阳之经，应六月之气也。）

手阳明之筋病，当所过者支痛及转筋，肩不举，颈不可左右视。（手阳明之筋，起大指次指之端，结于腕，上结于肘外，上结于𩩲，其支者绕肩胛挟脊，其直者从肩髃上颈，又支者上颊结于頄，又直者上左角络头下右颔，故当所过之处为支痛转筋如此。）治在燔针劫刺，以知为数，以痛为输，名曰孟夏痹也。（手阳明为两阳合明之经，故应四月之气。）

手太阴之筋病，当所过者支转筋痛，甚成息贲，胁急吐血。（手太阴之筋，起于大指，循指上行结于鱼后，上循臂入肘中，上臑内廉，入腋下，出缺盆，结肩前髃，上结缺盆，下结胸里，散贯贲，合贲下，抵季胁，故其所过之处，当转筋痛甚而病如此。）治在燔针劫刺，以知为数，以痛为输，名曰仲冬痹也。（手太阴之经，应十一月之气也。）

手心主之筋病，当所过者支转筋，前及胸痛息贲。（手厥阴之筋，起于中指，结于肘内廉，上臂阴，结腋下，下散前后挟胁，其支者，入腋散胸中，结于贲，故当所过者为病如此。）

治在燔针劫刺，以知为数，以痛为输，名曰孟冬痹也。（手厥阴以两阴交尽之经，故应十月之气。）

手少阴之筋病，内急，心承伏梁，下为肘网，其病当所过者支转筋，筋痛。（承，承于下也。伏梁，坚伏之积也。网，如罗网之牵急也。手少阴之筋，起于小指内侧，结于锐骨，上结肘内廉，上入腋，挟乳里，结于胸中，下系于脐，故在内则为内急、为伏梁，在外则为肘网，及当其所过之处，则为转筋、筋痛等病。）治在燔针劫刺，以知为数，以痛为输。（义如前。）其成伏梁唾血脓者，死不治，（脐上脐下皆为伏梁。若伏梁已成而唾见血脓者，病剧藏伤，故死不治。）名曰季冬痹也。（手少阴之经，应十二月之气也。此节旧在后无用燔针之下，盖误次也，今移正于此。）

经筋之病，寒则反折筋急，热则筋弛纵不收，阴痿不用。阳急则反折，阴急则俯不伸。（此以下皆结上文经筋为病，而总言之也。阳急、阴急，指足太阳、太阴为言，皆为背病，阳急在外，则反张而折，阴急在内，则俯不能伸也。）刺者刺寒急也。热则筋纵不收，无用燔针。（筋痹之病属寒者多，故以上皆言治在燔针劫刺。然有因于热者，治当远热，无用燔针，验在筋之急与纵耳。）足之阳明，手之太阳，筋急则口目为澼，澼急不能卒视，治皆如上方也。（此申言口眼歪僻之证，必系足阳明、手太阳之筋病也。澼，僻同。）

七十、六经痹疝

（《素问·四时刺逆从论》附：疝气说）

厥阴有余，病阴痹；（厥阴者风木之气也，风木有余则邪并于肝，肝经之脉结于诸阴之分，故病为阴痹。痹义如前。）不足病生热痹；（厥阴之气不足，则阳邪胜之，故病生热痹。）滑则病狐疝风；（滑为阳邪有余，而病风者，热则生风也。疝者前阴少腹之病，男女五脏皆有之。狐之昼伏夜出，阴兽也，疝在厥阴，其出入上下不常，与狐相类，故曰狐疝风。此非外入之风，乃以肝邪为言也。下准此。）涩则病少腹积气。（涩为气虚，为血滞，故邪气留止而病为积聚。）

少阴有余病皮痹隐轸；（少阴者君火之气也，火盛则克金，皮者肺之合，故为皮痹。隐轸，即瘾疹也。）不足病肺痹；（火不足则金无所畏，燥邪独胜，故病为肺痹。）滑则病肺风疝；（滑实则君火为邪，故乘于肺，病在气也。）涩则病积溲血。（涩为心血不足，故经滞而为积聚，血乱而为溲血也。）

太阴有余，病肉痹寒中；（太阴者湿土之气也，湿邪有余，故为肉痹。寒湿在脾，故为寒中。）不足病脾痹；（土弱则脾气不行也。）滑则病脾风疝；（太阴脉滑，则土邪有余。脾风疝者，即癩肿重坠之属，病在湿也。）涩则病积心腹时满。（脾脉入腹，上注心中，涩因脾弱，故病脾积及心腹时满。）

阳明有余病脉痹、身时热，（阳明者燥金之气也，其合大肠与胃，燥气有余。则血脉虚而阴水弱，故病脉痹及身为时热。）不足病心痹，（燥气不足则火胜为邪，故病为心痹。）滑则病心风疝，（滑则燥热生风，热则主于心也，故为心风疝。）涩则病积时善惊。（涩则胃虚而滞，故病积。胃虚者风木乘之，故善惊。）

太阳有余病骨痹身重，（太阳者寒水之气也，其合肾，其主骨。故太阳寒邪有余者，主为骨痹、为身重。）不足病肾痹，（不足则肾气弱，故病为肾痹。）滑则病肾风疝，（太阳滑实者，风寒挟邪，故病肾风疝。）涩则病积、善时巅疾。（太阳之脉交巅上，络肾属膀胱，故其脉涩气滞，当为肾积及顶巅之病。）

少阳有余病筋痹胁满，（少阳者相火之气也，其合肝胆，其主筋，其脉行于胁肋，故少阳之邪有余者，当病筋痹胁满。）不足病肝痹，（少阳不足则肝脏气虚，故病为肝痹。）滑则病肝风疝，（滑实则风热合邪，而为肝风疝，病在筋也。）涩则病积、时筋急目痛。（涩以血滞，故病肝积。肝主筋，开窍于目，故为筋急目痛。愚按：本经诸篇所言疝证不一，有云狐疝，以其出入不常也。有言㿗疝者，以其顽肿不仁也；有冲疝者，以其自少腹上冲心而痛也；有厥疝者，以积气在腹中而气逆为疝也；有瘕者，以少腹冤热而痛出白，一名曰蛊也。有六经风疝者，如本篇之所云也。有小肠疝者，如《邪气脏腑病形篇》曰小肠病者，小腹痛，腰脊控睾而痛，时窘之后者，亦疝之属也。是皆诸疝之义。按《骨空论》曰：任脉为病，男子内结七疝，女子带下瘕聚。盖任脉者，起于中极之下，以上毛际，循腹里，上关元，总诸阴之会，故诸疝之在小腹者，无不由任脉为之原，而诸经为之派耳。云七疝者，乃总诸疝为言，如本篇所言者六也，《邪气脏腑病形篇》所言者一也，盖以诸经之疝所属有七，故云七疝。若狐癞冲厥之类，亦不过为七疝之别名耳。后世如巢氏所叙七疝，则曰厥、症、寒、气、盘、胕、野狼。至张子和非之曰：此俗工所立谬名也。盖环阴器上抵小腹者，乃属足厥阴肝经之部分，是受疝之处也。又曰：凡疝者，非肝木受邪，则肝木自甚，皆属肝经。于是亦立七疝之名，曰寒、水、筋、血、气、狐、癞，治多用下。继自丹溪以来，皆宗其说。然以愚观之，亦未为得。夫前阴小腹之间，乃足三阴阳明任冲督脉之所聚，岂得独以厥阴经为言？但如本篇六疝皆兼风言者，本非外入之风，盖风属肝，肝主筋，故凡病各经之疝者，谓其病多在筋，而皆挟肝邪则可。若谓必在厥阴，则不可也。后世议论徒多，又安能出《内经》之围范哉？学人当以经旨为正。至于治之之法，大都此证寒则多痛，热则多纵，湿则多肿坠，虚者亦然，若重在血分者不移，在气分者多动。分察六者于诸经，各因其多少虚实，而兼治之，自无不效也。又诸疝详义，具会通类疾病二十六。)

七十一、痿证

(《素问·痿论》全)

黄帝问曰：五脏使人痿何也？（五脏各有所合，故皆能使之痿。痿者，痿弱无力，举动不能也。痿音威。）岐伯对曰：肺主身之皮毛，心主身之血脉，肝主身之筋膜，脾主身之肌肉，肾主身之骨髓。（五脏所主不同，故痿生亦异。筋膜者，按全元起曰：人皮下肉上筋膜也。盖膜犹幕也，凡肉理脏腑之间，其成片联系薄筋，皆谓之膜，所以屏障血气者也。凡筋膜所在之处，脉络必分，血气必聚，故又谓之膜原，亦谓之脂膜。膜、幕俱音莫。）故肺热叶焦，则皮毛虚弱急薄，着则生痿躄也。（肺痿者，皮毛痿也。盖热乘肺金，在内则为叶焦，在外则皮毛虚弱，而为急薄。若热气留着不去，而及于筋脉骨肉，则病生痿躄。躄者，足弱不能行也。躄音壁。）心气热则下脉厥而上，上则下脉虚，虚则生脉痿，枢折挈，胫纵而不任地也。（心痿者，脉痿也。心气热则火独上炎，故三阴在下之脉，亦皆厥逆而上，上逆则下虚，乃生脉痿。脉痿者，凡四肢关节之处，如枢纽之折，而不能提挈，足胫纵缓，而不能任地也。挈，丘结切。）肝气热则胆泄口苦，筋膜干，筋膜干则筋急而挛，发为筋痿。（肝痿者，筋痿也。胆附于肝，肝气热则胆汁溢泄，故为口苦。筋膜受热则血液干燥，故拘急而挛，为筋痿也。）脾气热则胃干而渴，肌肉不仁，发为肉痿。（脾痿者，肉痿也。脾与胃以膜相连，而开窍于口，故脾气热则胃干而渴。脾主肌肉，今热蓄于内，则精气耗伤，故肌肉不仁，发为肉痿。）肾气热则腰脊不举，骨枯而髓减，发为骨痿。（肾痿者，骨痿也。腰者肾之府，其脉贯脊，其主骨髓，故肾气热则见证若此。）

帝曰：何以得之？（此下言五痿之所由生也。）岐伯曰：肺者脏之长也，为心之盖也，（肺位最高，故谓之长。复于心上，故谓之盖。）有所失亡，所求不得，则发肺鸣，鸣则肺热叶焦，（肺志不伸，则气郁生火。故喘息有声，发为肺鸣。金脏病则失其清肃之化，故热而叶焦。）故曰五脏因肺热叶焦，发为痿躄，此之谓也。（故曰，引古语也。肺主气以行营卫，治阴阳，故五脏之痿，皆因于肺气热，则五脏之阴皆不足，此痿躄之生于肺也。五痿之证虽异，总皆谓之痿躄。）悲哀大甚则胞络绝，胞络绝则阳气内动，发则心下崩，数溲血也，（胞络者，子宫之络脉也。《评热病论》曰：胞脉者，属心而络于胞中。故悲哀太甚，则心系急而胞络绝，上下不交，亢阳内动，逼血下崩，令人数为溺血也。）故《本病》曰：大经空虚，发为肌痹，传为脉痿。（《本病》，古经篇名。血失则大经空虚，无以渗灌肌肉，荣养脉络，故先为肌肉顽痹，而后传为脉痿者，生于心也。）思想无穷，所愿不得，意淫于外，入房太甚，宗筋弛纵，发为筋痿，及为白淫，（思想无穷，所愿不得，欲不遂也。意淫于外，入房太甚，阴气伤也。故宗筋弛纵，发为筋痿。宗筋者聚于前阴，精伤于内，气陷于下，故为白淫，即今之所谓带浊也。）故《下经》曰：筋痿者生于肝使内也。（《下经》，古经也。肝主筋，故使内而筋痿者，生于肝也。）有渐于湿，以水为事，若有所留，居处相湿，肌肉濡渍，痹而不仁，发为肉痿，（渐，有由来也。以水为事，从事于卑湿之所也。相，并也。脾主肌肉而恶湿，湿着于肉，则卫气不荣，故肌肉顽痹，而为肉痿。渍，蚤四切。）故《下经》曰：肉痿者得之湿地也。（地之湿气，感则害皮肉筋脉，病生于脾也。）有所远行劳倦，逢大热则渴，渴则阳气内伐，内伐则热舍于肾，肾者水脏也，今水不胜火，则骨枯而髓虚，故足不任身，发为骨痿，（远行劳倦，最能生热。阳盛则内伐真阴，水不胜火，故主于肾。）故《下经》曰：骨痿者生于大热也。（热甚则精髓干涸，故骨枯而为痿，病生于肾也。）

帝曰：何以别之？（此下辨五痿之色证也。）岐伯曰：肺热者色白而毛败，心热者色赤而络脉溢，肝热者色苍而爪枯，脾热者色黄而肉蠕动，肾热者色黑而齿槁，（蠕者软，微动貌，又曰虫行貌。）

帝曰：如夫子言可矣，论言治痿者独取阳明何也？（此下言治痿之法也。论言者，即《根结篇》曰：痿疾者取之阳明。见经络类三十。）岐伯曰：阳明者，五脏六腑之海，主闰宗筋，宗筋主束骨而利机关也。（阳明，胃脉也。主纳水谷，化气血，以资养表里，故为五脏六腑之海，而下润宗筋。宗筋者，前阴所聚之筋也。为诸筋之会，凡腰脊溪谷之筋，皆属于此，故主束骨而利机关也。）冲脉者，经脉之海也，主渗灌溪谷，与阳明合于主筋。（经脉之海者，冲脉为十二经之血海也，故主渗灌溪谷。冲脉起于气街，并少阴之经，夹脐上行，阳明脉亦夹脐旁，去中行二寸下行，故皆会于宗筋。）阴阳总宗筋之会，会于气街而阳明为之长，皆属于带脉而络于督脉。（宗脉聚于前阴，前阴者，足之三阴、阳明、少阳及冲任督跷九脉之所会也。九者之中，则阳明为五脏六腑之海，冲为经脉之海，此一阴一阳总乎其间，故曰阴阳总宗筋之会也。会于气街者，气街为阳明之正脉，故阳明独为之长。带脉者，起于季胁，围身一周。督脉者，起于会阴，分三岐为任冲而上行腹背。故诸经者，皆联属于带脉，支络于督脉也。）故阳明虚则宗筋纵，带脉不引，故足痿不用也。（阳明虚则血气少，不能润养宗筋，故至驰纵。宗筋纵则带脉不能收引，故足痿不为用。此所以当治阳明也。）

帝曰：治之奈何？岐伯曰：各补其荥，而通其俞，调其虚实，和其逆顺，筋脉骨肉各以其时受月，则病已矣。帝曰：善。（诸经之所溜为荥，所注为俞，补者所以致气，通者所以行气。上文云独取阳明。此复云各补其荥而通其俞，盖治痿者当取阳明，又必察其所受之经，而兼治之也。如筋痿者，取阳明厥阴之荥俞，脉痿者，取阳明少阴之荥俞，肉痿骨痿，其治皆然。然筋脉肉骨，则各有所受之时月，如木病者在筋，火病者在脉，土病者在肉，金病者在皮毛，水病者在骨。知所受之浅深以调虚实，知时气之盛衰以和逆顺，则病可已矣。）

七十二、肠

（《素问·通评虚实论》附：痢疾治法）

帝曰：肠澼便血何如？岐伯曰：身热则死，寒则生。（肠澼，滞下也，利而不利之谓。便血，赤利也。身热者，阳胜阴败，故死。寒则营气未伤，故生。澼音匹。）帝曰：肠澼下白沫何如？岐伯曰：脉沉则生，脉浮则死。（白沫，白利也。病在阴而见阴脉者为顺，故生。见阳脉者为逆，故死。）帝曰：肠　下脓血何如？岐伯曰：脉悬绝则死，滑大则生。（下脓血者，兼白赤而言也。悬绝者，谓太过则坚而搏，不足则微而脱，皆胃气去而真藏见也，邪实正虚，势相悬绝，故死。滑因血盛，大以气充，血气未伤，故生。）

帝曰：肠澼之属，身不热，脉不悬绝何如？岐伯曰：滑大者曰生，悬涩者曰死，以藏期之。（以藏期之者，肝见庚辛死，心见壬癸死，肺见丙丁死，脾见甲乙死，肾见戊己死也。愚按：肠　一证，即今之所谓痢疾也。自仲景而后，又谓之滞下。其所下者，或赤或白，或脓或血，有痛者，有不痛者，有里急后重者，有呕恶胀满者，有噤口不食者，有寒热往来者。

虽其变态多端，然总不外乎表里寒热，而尤于虚实之辨更为切要，知此六者，庶不致杀人矣。若以表里言之，如《论疾诊尺》等篇曰：春伤于风，夏为后泄肠澼。《百病始生篇》曰：虚邪之中人也，留而不去，传舍于肠胃之间，多寒则肠鸣飧泄，食不化，多热则溏出糜。是皆由于外邪，此实时气相传之属也。凡邪因表者必有表证，但兼其表而行散之，表邪解而痢自愈。如无表证，则必由口腹，悉属内伤。但伤于内者极多，因于表者则间或有之，此内外之不可不辨也。若以寒热言之，则古以赤者为热，白者为寒。至刘河间而非之曰：如赤白相兼者，岂寒热俱甚于肠胃，而同为痢乎？盖泻白者肺之色也，青者肝之色也，黄者脾之色也。赤者心之色也。至若色黑亦言为热者，由火热过极，则反兼水化制之，故色黑也。或言痢色青白为寒者，误也。若果为寒，则不能消谷，何由反化为脓乎？又曰：若完谷不化，而色不变，吐利腥秽，澄澈清冷，小便青白不涩，身凉不渴，脉迟细而微者，寒证也。凡谷消化者，无问色及他证，便为热也。故其言治，则曰苦能燥湿，寒能胜热，或微加辛热以佐之。又云：治诸痢者，黄连、黄柏为君，以至苦大寒，正主湿热之病。又曰：行血则便自愈，调气则后重除。是皆河间之说也。及至丹溪则因之曰：赤痢乃自小肠来，白痢乃自大肠来，皆湿热为本。自二子之言出，则后世莫敢违之。虽二家方书，非无从温之治，然亦不过备立言之缺略，而其大意则专以湿热为主。故今之医家悉遵其训，一见痢证，无分寒热虚实，咸谓欲清其火，非芩、连、栀、柏不可。欲去其积，非大黄、芒硝不可。欲行血者，必用桃仁、红花之类。欲利水除湿者，必用五苓、益元之类。欲调气行滞者，必用木香、槟榔、枳实、浓朴之类。欲和血凉血者，必用当归、生地、芍药、地榆之类。朝更夕改，不过如此，及至濒危，犹云湿热未除，积滞未尽，举世皆然，可胜其害。兹以愚见，则大有不然。夫疟痢发于夏秋，本因溽暑，岂云非热？但炎蒸之令，出乎天也，苟能顺天之气，焉得为病？惟因热求凉，而过于纵肆，则病由乎人耳。故凡风寒之中于外者，其邪在经，病多为疟；生冷之伤于内者，其邪在脏，病多为痢；或表里俱伤，则疟痢并作。未有不中于寒而为疟为痢者，此致病之本，其为寒为热可知也。若暑湿之郁，久则成热，所以痢多热证，此固自然之理。然有偶因瓜果，过伤生冷，未及郁积，随触而痢者，岂郁热耶？又有素慎口腹，或中雨水之阴寒，或因饮食之相犯者，皆能致痢，是又何热之有哉？至有年有衰迈，禀有素弱，则尤易于染，此等极多，岂皆热证？且凡病痢者，必有脓血，使无脓血，焉得为痢？盖伤其脏腑之脂膏，动其肠胃之脉络。故或寒或热皆能脓血，若谓脓必因热，岂痢疾绝无寒证耶？使必待完谷不化，痢色不变及澄彻清冷等证，始认为寒，则其阳已尽去，脾已尽败，几于危矣，岂无其渐而遽至是哉？不知致此之始，即寒证也。刿痢因于湿，湿生于土。夫五行之理，热因火化，寒因水化，此阴阳之不易者也。惟湿土寄王于四者之中，故从乎火，则阳土有余，而湿热为病，从乎水，则阴土不足，而寒湿生灾。若但言湿热，而不言寒湿，岂非医家之误乎？至以白赤分寒热，此自古法，本不为谬。而河间乃谓白者属肺，赤者属心。盖言白主于气，赤主于血，是亦理也。若以愚见言之，则赤中岂必无白，白中岂必无赤，赤白相兼者，岂真寒热同病乎？但其清浊微甚，自有阴阳可辨耳。虽赤痢亦有寒证，然终是热多。白痢亦有热证，然终是寒多。其有白而热者，则脉证必热，赤而寒者，则脉证必寒，亦易辨也。若谓白必属肺，恐白痢非无血化。赤必属心，恐血痢不离乎气也。观《局方》之治痢，则例用温热，河间之治痢，则专用苦寒，何其相去之远耶？未免各有所偏，皆失中和之道矣，此寒热之不可不辨也。再以虚实言之，如头疼身热，筋骨酸痛者，表邪之实也。胀满恶实，急痛拒按者，里邪之实也；烦渴引饮，喜冷畏热者，阳邪之实也。举按滑数，来往有力者，脉息之实也。火土之胜，而见敦阜、赫曦之化者，时气之实也。舍此之外，则无可言实，多属虚矣。今有以口渴为实热者，不知凡系泻痢，必亡津液，液亡于下，则津涸于上，焉得不渴？故当以喜热喜冷分虚实也。有以腹痛为实者，不知痢出于脏，则肠胃必有损伤，脓血切肤，安能无痛？故当以痛之缓急、按之可否、脏之阴阳、腹之胀与不胀分虚实也。有以小水之黄、赤、短、少为实热者，不知水从痢去，溲必不长，汁以阴亡，溺因色变，故当以便之热与不热、液之涸与不涸分虚实也。有以里急后重为实热者，但知湿热壅于大肠，因而重坠，不知气陷则仓廪不藏，阴亡则门户不摄。故当以病之新久、质之强弱分虚实也。若邪正不明，则祸如反掌，此虚实之不可不辨也。再以治法言之，则当必求其所感之邪，所受之藏，以明致病之本，其他所变，皆为标也。如因于湿热者，去其湿热则愈。因于积滞者，去其积滞则愈。因于气者调其气，因于血者和其血。新感而实者，可以通因通用。久病而虚者，当以塞因塞用。是皆常法，无待言矣。第见今人之病痢者，虚常六七。而今之治痢者，补无一二焉。若气本陷矣，而复行其气，后重不将甚乎？中本虚矣，而再攻其积，元气不将竭乎？湿热伤血，自宜调血，若过用推陈，血愈伤矣。津亡作渴，自宜止泄，若专于渗利，津愈耗矣。使必待血清痛止而后补，则事已无及矣。此无他，特以本末未明，故但据见在者为有形之疾病，而不知可虑者，在无形之元气也。夫元气既虚，不补将何以复？诸当补者，自有所据，请尽悉之。凡脉息微弱者可补，知其非实邪也。形体虚羸者可补，知其不可攻也。口腹素慎者可补，知其本无所积也。胸膈宽快者可补，知其中无留滞也。因病后而偶感者可补，以元气之有所伤也。因攻伐而愈剧者可补，以攻所不当攻也。后重之可补者，陷则升而补之，热则凉而补之。腹痛之可补者，滑泄则涩而补之，虚寒则温而补之。凡阳邪盛则阴虚者病。非纯美甘凉之剂，不足以养藏气。阴邪胜则阳虚者病，非辛甘温浓之剂，不足以回元阳。是皆用补之法也。然尤有其要，则在脾肾二脏，不可不辨。如《卫生宝鉴》曰：太阴主泻，传于少阴为痢，此正言脾肾也。盖泻因于脾，其邪犹浅；传于肾而为痢，病则甚矣。夫肾为胃关，开窍于二阴，未有久痢而不亡阴者，亦未有阴亡，而肾不虚者，欲治痢而不治阴，非其治也。故如四君、归脾、补中、十全之类，皆治脾虚之剂，非为不善。若病在化源，势属危急，使非大补命门，以复肾中之阳，以壮脾土之母，则真阴何由以复？门户何由以固？所谓川源不能实，漏卮不能满，将何益于事哉？近惟薛立斋独得其义，欲相资借，当并察其医按。）

七十三、伏梁

（《素问·腹中论》）

帝曰：病有少腹盛，上下左右皆有根，此为何病？可治不？（不，否同。）岐伯曰：病名曰伏梁。（伏，藏伏也。梁，强梁坚硬之谓。）帝曰：伏梁何因而得之？岐伯曰：裹大脓血，居肠胃之外，不可治，治之每切按之致死。（按，抑也。切按之者，谓过于妄攻也，故必致死。）帝曰：何以然？岐伯曰：此下则因阴，必下脓血，上则迫胃脘，生膈，挟胃脘内痈，（此病连居三阴冲带之间，裹大脓血而，伏于肠胃之外，其上下左右皆有根系。故下行者能下脓血，上行者能迫胃脘。脘，管、完二音。）此久病也，难治。（此非一朝夕所致者，延积既久，根结日深，故不易治。）居齐上为逆，居齐下为从。（居齐上则渐逼心肺，故为逆。在下者其势犹缓，故为从。按：《邪气脏腑病形篇》曰：心脉微缓为伏梁，在心下，上下行，时唾血。又《经筋篇》曰：手少阴之筋病，内急，心承伏梁。故《五十六难》曰：心之积名曰伏梁，起脐上，大如臂，上至心下。其义本此二篇。然观本节云齐上为逆，齐下为从。下节云环齐而痛，病名伏梁。是又不独以心积为伏梁也，盖凡积有内伏，而坚强者，皆得名之。故本篇独言伏梁者，其总诸积为言可知也。）勿动亟夺，（动，动大便也。夺，夺土郁也。皆下之之谓。言勿得妄攻而数夺其胃气，不及于病，徒伤无益也。亟，激、气二音。）论在刺法中。（谓宜以针治之，今亡其义。按：伏梁一证，即今之所谓痞块也。欲治之者莫妙于灸，法详《图翼》十一卷。）

帝曰：人有身体髀股胻皆肿，环齐而痛，是为何病？岐伯曰：病名伏梁。（此亦在冲脉之分，而结于脐腹者也。冲脉之在上者，出颃颡循背里，在中者挟脐腹，在下者伏行股足之间，故其为病如此。此下三节与《奇病论》文重者，兹不复载。）此风根也，其气溢于大肠，而着于肓，肓之原在齐下，故环齐而痛也。（风根，即寒气也。如《百病始生篇》曰：积之始生，得寒乃生，厥乃成积。即此谓也。肓之原在脐下，即下气海也，一名下肓，《九针十二原篇》谓之脖胦者即此。今病在冲脉则与大小肠相附。而当气海之间，故其为病如此。）不可动之，动之为水溺涩之病。（不当动而妄下之，则反伤其阴，阴伤则积气愈壅于下，而水道为之不利也。）

七十四、息积

（《素问·奇病论》）

帝曰：病胁下满气逆，二三岁不已，是为何病？岐伯曰：病名曰息积。（积不在中，而在胁之下者，初起微小，久而至大，则胁满气逆，喘促息难，故名息积。今人有积在左胁之下，俗名为痞者，其即此证，惟小儿为尤多。盖以胃之大络，名曰虚里，贯膈络肺，出于左乳下，其动应衣，为阳明宗气所出之道也。若饮食过伤，脾不及化，则余气留滞，而结聚于此，其根正在胁间，阳明病剧则上连于肺，此其所以为息积也。）此不妨于食，不可灸刺，积为导引服药，药不能独治也。（积不在胃，故不妨于食。治此者舍灸不可，惟喘者忌灸，恐助火邪，羸者忌刺，恐泻胃气。故必渐次积为导引，久久行之以开其滞，仍用药饵以和其气，二者并行，斯病可愈。若专恃于药而不积为导引，则药亦不能独治之，可见治此者之有不易也。）

七十五、疹筋

（《素问·奇病篇》）

帝曰：人有尺脉数甚，筋急而见，此为何病？（尺脉数甚，阴邪有余，而水不足也。筋急而见，筋脉拘急而形色外见也。筋者肝之合，阴气不足则肝失所养，故筋急而见。）岐伯曰：此所谓疹筋，是人腹必急，白色黑色见，则病甚。（疹筋者，病在筋也。《脉要精微论》曰：尺外以候肾，尺里以候腹。故尺脉数甚，则候当在腹。腹者太阴阳明之所布，今其肝邪外见，而腹为胀急，乃木贼伤脾之病也。若其色见白黑，则阳气内亏，病为尤甚。）

七十六、风邪五变

（《灵枢·五变篇》全。风厥汗出、消瘅、寒热、留痹、积聚。）

黄帝问于少俞曰：余闻百疾之始期也，必生于风雨寒暑，循毫毛而入腠理，或复还，或留止，或为风肿汗出，或为消瘅，或为寒热，或为留痹，或为积聚，奇邪淫溢，不可胜数，愿闻其故。夫同时得病，或病此，或病彼，意者天之为人生风乎？何其异也？（瘅音丹，又上、去二声。）少俞曰：夫天之生风者，非以私百姓也，其行公平正直，犯者得之，避者得无殆，非求人而人自犯之。（殆，危也。天非求人而人自犯之，所以有少病多病者，亦在乎人之慎与不慎耳。）

黄帝曰：一时遇风，同时得病，其病各异，愿闻其故。少俞曰：善乎哉问！请论以比匠人。匠人磨斧斤砺刀，削斫材木，木之阴阳尚有坚脆，坚者不入，脆者皮弛，至其交节而缺斤斧焉。夫一木之中，坚脆不同，坚者则刚，脆者易伤，况其材木之不同，皮之浓薄，汁之多少而各异耶？（此借木之材质，以方人之禀赋也。砺音利。斫音卓。脆音翠。弛音矢，解弛也。）夫木之早花先生叶者，遇春霜烈风，则花落而叶萎。久曝大旱，则脆木薄皮者，枝条汁少而叶萎。久阴淫雨，则薄皮多汁者，皮溃而漉。卒风暴死，则刚脆之木，枝折杌伤。秋霜疾风，则刚脆之木，根摇而叶落。凡此五者，各有所伤，况于人乎？（此言木之雕残，各有所因，以方人之疾病，亦无不有所致之也。萎音威，蔫枯也。蔫音烟，物不鲜而色败也。溃音会，坏烂也。漉音鹿，水湿貌。杌音兀，木之无枝者也。）黄帝曰：以人应木奈何？少俞答曰：木之所伤也，皆伤其枝，枝之刚脆而坚，未成伤也。人之有常病也，亦因其骨节皮肤腠理之不坚固者，邪之所舍也，故常为病也。（木有坚脆，所以伤有重轻，人有坚脆，所以病有微甚。故虽同时遇风，而有受有不受，此病之所以异也。）

黄帝曰：人之善病风厥漉汗者，何以候之？（风邪逆于腠理，而汗出漉漉不止者，病名风厥。又详义见本类前三十。）

少俞答曰：肉不坚，腠理疏，则善病风。黄帝曰：何以候肉之不坚也？少俞答曰：䐃肉不坚而无分理者粗理，粗理而皮不致者腠理疏，此言其浑然者。（膝湾曰䐃，即足太阳经委中穴也。中为溪谷之大会，故其理粗而皮不致者，可以验通身腠理之疏也。）

黄帝曰：人之善病消瘅者，何以候之？少俞答曰：五脏皆柔弱者，善病消瘅。（消瘅详义见前六十。）黄帝曰：何以知五脏之柔弱也？少俞答曰：夫柔弱者必有刚强，刚强多怒，柔者易伤也。（性气刚暴，而肌肉弱者，乃易于伤，故善病消瘅。）黄帝曰：何以候柔弱之与刚强？少俞答曰：此人薄皮肤而目坚固以深者，长冲直扬，其心刚，（皮肤薄者，肌肉必弱。目坚固而视直扬者，其心必刚。冲者，目光突露之谓。）刚则多怒，怒则气上逆，胸中蓄积，血气逆留，䏝皮充肌，血脉不行，转而为热，热则消肌肤，故为消瘅，此言其人暴刚而肌肉弱者也。（怒则气逆，气留则血留，故郁而为热，而成消瘅。䏝，宽同。）

黄帝曰：人之善病寒热者，何以候之？少俞答曰：小骨弱肉者，善病寒热。（骨属肾，肉属脾，皆至阴之所在也。阴不足则阳邪易以入之，故善病寒热。）黄帝曰：何以候骨之小大，肉之坚脆，色之不一也？少俞答曰：颧骨者骨之本也，颧大则骨大，颧小则骨小。（目下颊骨曰颧，周身骨胳大小，可验于此也。颧音权。胳音革。）皮肤薄而其肉无䐃，其臂懦懦然，其地色殆然，不与其天同色，污然独异，此其候也。（䐃，肉之结聚而坚者也。懦懦然，柔弱貌。地气阴浊，天气清明，质色有余而神色不足，是地不与天同色也。故殆然污然，其状有异。肉有坚脆，色有不同，于此可验强弱也。䐃，渠允切。懦，儒、糯、软三音。）然后臂薄者其髓不满，故善病寒热也。（髓为骨之充，阴之精也，故髓不满者，当病寒热。）

黄帝曰：何以候人之善病痹者？少俞答曰：粗理而肉不坚者，善病痹。（肉不坚，则风寒湿邪易以入也。）黄帝曰：痹之高下有处乎？少俞答曰：欲知其高下者，各视其部。（人之上下左右，虚实自有不同，故当各视其部。）

黄帝曰：人之善病肠中积聚者，何以候之？少俞答曰：皮肤薄而不泽，肉不坚而淖泽，如此则肠胃恶，恶则邪气留止，积聚乃伤。脾胃之间，寒温不次，邪气稍至，稽积留止，大聚乃起。（皮肤薄者，肉不坚也。不润泽者，血不足也。淖泽者，湿滞多也。此其肠胃薄恶，气禀之有亏也。故或中外邪，留而不去，或肠胃寒温，有不以次，皆足致邪而大聚起矣。义详《百病始生篇》，见本类前二。淖音闹。稽，蓄同。）

黄帝曰：余闻病形，已知之矣，愿闻其时。（此总结五变而问其凶吉之期也。）少俞答曰：先立其年，以知其时，时高则起，时下则殆。（先立其年，则五运六气各有所主，故知其时。凡病遇生王，则时之高也，故可以起，起言愈也。如逢衰克，则时之下也，病当危殆矣。《六元正纪大论》亦曰：先立其年，以明其气。详运气类十七。）虽不陷下，当年有冲通，其病必起，是谓因形而生病，五变之纪也。（虽非衰克陷下之时，而年有所冲，则气有所通。其病亦因而起，此非上节之所谓起也。如水火相冲，火当畏水，金木相冲，木当畏金。然火胜则水亦病，木胜则金亦病。故有以金形之人，而反病于丁壬年者，有以木形之人。而反病于甲己年者，是谓因形生病，五变之纪也。）

七十七、病成而变

（《素问·脉要精微论》）

帝曰：病成而变何谓？（成言病之本，变言病之标，标本不同，是谓之变。）岐伯曰：风成为寒热，（风，阳邪也，善行而数变。或并于里则阳虚，阳虚则外寒。或并于表则阳实，阳实生外热。故《生气通天论》曰：因于露风，乃生寒热。是风成而变为寒热也。）瘅成为消中，（瘅，热邪也。热积于内，当病为消中，善食易饥也。）厥成为巅疾，（厥，逆气也。气逆于上，则或为疼痛，或为眩仆，而成顶巅之疾也。一曰：气逆则神乱，而病为癫狂者，亦通。）久风为飧泄，（风从木化，久风不已，则脾土受伤，病为飧泄，而下利清谷也。飧音孙。）脉风成为疠，（风寒客于血脉，久而不去，则肤肉败坏，其病为疠。疠，赖、利二音，癞也。）病之变化，不可胜数。（此举风热之邪，以见致病之概，其他变化百出，有不可以数计者，亦犹此也。）

七十八、杂病所由

（《素问·通评虚实论》）

黄帝曰：凡治消瘅、仆击、偏枯、痿厥，气满发逆，肥贵人，则高粱之疾也。（消瘅，热消也。仆击，暴仆如击也。偏枯，半身不随也。痿，痿弱无力也。厥，四肢厥逆也。高粱，膏粱也。肥贵之人，每多浓味。夫肥者令人热中，甘者令人中满，热蓄于内，多伤其阴，故为此诸病。瘅音丹，又上、去二声。仆音付。）隔则闭绝，上下不通，则暴忧之病也。（愁忧者，气闭塞而不行，故或上或下，致为痞隔，而水谷有不通也。）暴厥而聋，偏塞闭不通，内气暴薄也。（暴厥，气暴逆也。此以内气之逆，暴有所薄而然。薄，侵迫之谓。）不从内，外中风之病，故瘦留着也。（有病不从内，而外中风寒，藏蓄不去。则伏而为热，故致燔烁消瘦，此以表邪留薄，而着于肌肉筋骨之间也。）蹠跛，寒风湿之病也。足不可行谓之，一足偏废谓之跛，此在下者，必风寒湿气之病也。蹠音只。跛，波上声。）黄胆暴痛，癫疾厥狂，久逆之所生也。（此以气逆之久，而阴阳营卫有所不调，然后成此诸证，皆非一朝所致也。疸音旦。）五脏不平，六腑闭塞之所生也。（六腑闭塞，则水谷无以化，津液无以行，精气失所养，故五脏有不平矣。）头痛耳鸣，九窍不利，肠胃之所生也。（头耳九窍，皆手足阳明经脉所及，故病由肠胃之所生。然肠胃二字，实兼六腑为言，盖六腑俱属三阳，三阳遍于九窍也。）

十八卷　疾病类（续5）

七十九、口问十二邪之刺

（《灵枢·口问篇》全）

　　黄帝闲居，辟左右而问于岐伯曰：余已闻九针之经论，阴阳逆顺六经已毕，愿得口问。岐伯避席再拜曰：善乎哉问也，此先师之所口传也。黄帝曰：愿闻口传。岐伯答曰：夫百病之始生也，皆生于风雨寒暑，阴阳喜怒，饮食居处，大惊卒恐，则血气分离，阴阳破散，经络厥绝，脉道不通，阴阳相逆，卫气稽留，经脉虚空，血气不次，乃失其常。论不在经者，请道其方。（此下诸问，既非风寒之外感。又非情志之内伤，论不在经，所当口传者也，故曰口问。）

　　黄帝曰：人之欠者，何气使然？岐伯答曰：卫气昼日行于阳，夜半则行于阴。阴者主夜，夜者卧。阳者主上，阴者主下。故阴气积于下，阳气未尽，阳引而上，阴引而下，阴阳相引，故数欠。（欠者，张口呵吸，或伸臂展腰，以阴阳相引而然也。夫阳主昼，阴主夜；阳主升，阴主降。凡人之寤寐，由于卫气。卫气者，昼行于阳，则动而为寤。夜行于阴，则静而为寐。故人于欲卧未卧之际，欠必先之者，正以阳气将入阴分，阴积于下，阳犹未静，故阳欲引而升，阴欲引而降，上下相引，而欠由生也。今人有神疲劳倦，而为欠者，即阳不胜阴之候。）阳气尽，阴气盛，则目瞑；阴气尽而阳气盛，则寤矣。（《大惑篇》曰：卫气不得入于阴，常留于阳。留于阳则阳气满，阳气满则阳跷盛，不得入于阴则阴气虚，故目不瞑矣。卫气留于阴，不得行于阳。留于阴则阴气盛，阴气盛则阴跷满，不得入于阳则阳气虚，故目闭也。吴玄纲曰：觉与阳合，寐与阴并。觉多者魂强，寐久者魄壮。魂强者，生之徒，魄壮者，死之徒。是皆阴阳盛衰之义。瞑音明，又上声。）泻足少阴，补足太阳。（卫气之行于阳者自足太阳始，行于阴者，自足少阴始，阴盛阳衰，所以为欠。故当泻少阴之照海，阴跷所出也。补太阳之申脉，阳跷所出也。取阴阳跷者，义如上节之注。）

　　黄帝曰：人之哕者，何气使然？岐伯曰：谷入于胃，胃气上注于肺。今有故寒气与新谷气俱还入于胃，新故相乱，真邪相攻，气并相逆，复出于胃，故为哕。（哕，呃逆也。义详针刺类五十三。人之水谷入胃，其精微之气，必上注于肺，而后行于脏腑营卫。若中焦先有寒气，则新入之谷气凝聚而不行，气不行，则新故真邪还留于胃，留则逆而上出，故为哕也。哕，于决切，又音诲。）补手太阴，泻足少阴。（手太阴，肺经也。足少阴，肾经也。寒气自下而升，逆则为哕，故当补肺于上以壮其气，泻肾于下以引其寒。盖寒从水化，哕之标在胃，哕之本在肾也。）

黄帝曰：人之唏者，何气使然？岐伯曰：此阴气盛而阳气虚，阴气疾而阳气徐，阴气盛而阳气绝，故为唏。（唏，歆同。释义云：悲泣气咽而抽息也。一云泣余声。一云哀而不泣曰唏。悲忧之气生于阴惨，故为阴盛阳虚之候。唏，希、戏二音。）补足太阳，泻足少阴。（当亦是阳跷申脉，阴跷照海也。义见前。）

黄帝曰：人之振寒者，何气使然？岐伯曰：寒气客于皮肤，阴气盛，阳气虚，故为振寒寒栗。补诸阳。（振寒者，身怯寒而振栗也。补诸阳者，凡手足三阳之原合及阳跷等穴，皆可酌而用之。）

黄帝曰：人之噫者，何气使然？岐伯曰：寒气客于胃，厥逆从下上散，复出于胃，故为噫。（噫，嗳气也。释义曰：饱食息也。义详本类前二十五。按此节与上文之哕，皆以寒气在胃而然。但彼云故寒气者，以久寒在胃，言其深也。此云寒客于胃者，如客之寄，言其浅也。故厥逆之气，从下上散，则复出于胃而为噫。噫，伊、隘二音。）补足太阴、阳明，一曰补眉本也。（补足太阴、阳明二经，使脾胃气温，则客寒自散而噫可除。眉本，即足太阳经攒竹穴，是亦补阳气也。）

黄帝曰：人之嚏者，何气使然？岐伯曰：阳气和利，满于心，出于鼻，故为嚏。（阳气和平顺利，而满溢于心，必上达于肺。故出于鼻而为嚏。然人有感于风寒而为嚏者，以寒邪束于皮毛，则阳气无从泄越，故喷而上出。是嚏从阳气而发，益又可知。仲景曰：欲嚏不能，此人肚中寒。正谓其阳虚也。故人病阳虚等证者，久无嚏而忽得之，则阳气渐回之佳兆也。嚏音帝。）补足太阳荣眉本，一曰眉上也。（凡阳虚于下，则不能上达而为嚏。补足太阳之荣于眉本者，其名攒竹，一曰眉上，亦即此穴。盖太阳与肾为表里，所以补阴中之阳也。观《宣明五气篇》曰：肾为欠为嚏。其义正与此通。详本类前二十五。）

黄帝曰：人之嚲者，何气使然？岐伯曰：胃不实则诸脉虚，诸脉虚则筋脉懈惰，筋脉懈惰则行阴用力，气不能复，故为嚲。（嚲，释曰：下垂貌。又曰：嚲，避也。故诸家引以为注，似皆不合经义，殊无意味。尝闻俗语有战嚲之说，即古人之遗言，意者嚲即战之属也。但因寒而战者，谓之寒战。其有战不因寒者，由气虚耳。盖胃为五脏六腑之海，故胃不实则诸脉虚而懈惰生，再有行阴用力，则阳气益虚，故为战。今见常有其候而未闻其名，愚谓即此，尚俟明者辨之。嚲，登可切。）因其所在，补分肉间。（四体战，各有分部，胃者肉其应，故当因病所在，补分肉间，以壮其胃气。）

黄帝曰：人之哀而泣涕出者，何气使然？岐伯曰：心者，五脏六腑之主也；目者，宗脉之所聚也，上液之道也。口鼻者，气之门户也。故悲哀愁忧则心动，心动则五脏六腑皆摇，摇则宗脉感，宗脉感则液道开，液道开故泣涕出焉。（宗，总也。凡五脏六腑之精气，皆上注于目而为之精。故目为宗脉之所聚，又为上液之道。气由口鼻出入，故为气之门户。然气之所至，液必随之，如涎出于口，涕出于鼻，泣出于目，是皆上液之属也。人之泣涕上出者，皆本乎心。盖心为五脏六腑之主，若悲哀忧愁动其心，则五脏六腑皆应而摇，脏腑摇则宗脉皆应而动，动则液道开，而泣涕所以出也。）液者所以灌精濡空窍者也，故上液之道开则泣，泣不止则液竭，液竭则精不灌，精不灌则目无所见矣，故命曰夺精。（精由液而化，孔窍得液而充，故以灌精濡孔窍也。液去精伤则目昏，以至渐无所见者，是夺其精也。世之因泣而丧目者，盖亦不少矣。此条义当与《解精微论》参看，详下编。空，孔同。）补天柱经挟颈。（天柱，足太阳膀胱经穴，其经挟颈项之后。）

黄帝曰：人之太息者，何气使然？岐伯曰：忧思则心系急，心系急则气道约，约则不利，故太息以伸出之。（太息者，息长而大，即叹息也。约，犹束缚也。忧愁思虑，则气抑不伸而心系急，气道约，约则满闷于中，此叹息之不容已也。）补手少阴、心主、足少阳留之也。（手少阴，心经也。心主，手厥阴经也。足少阳，胆经也。助木火之脏，则阳气可舒，抑郁可解，故皆宜留针补之。）

黄帝曰：人之涎下者，何气使然？岐伯曰：饮食者皆入于胃，胃中有热则虫动，虫动则胃缓，胃缓则廉泉开，故涎下。（足阳明之脉出于口，胃中有热则虫动胃缓，故廉泉开而涎下。凡目之多泪，鼻之多涕，亦皆因热而上液之道开也。有谓肺热甚则鼻涕出者，义亦犹此。）补足少阴。（肾为胃关而脉系于舌，故当补之。以壮水制火，则液有所主而涎自止也。）

黄帝曰：人之耳中鸣者，何气使然？岐伯曰：耳者宗脉之所聚也，故胃中空则宗脉虚，虚则下溜，脉有所竭者，故耳鸣。（手足三阳三阴之脉皆入耳中，故耳亦宗脉之所聚也。阳明为诸脉之海，故胃中空则宗脉虚，宗脉虚则阳气不升而下溜，下溜则上竭，轻则为鸣，甚则为聋矣。然少阳太盛、壅窒为鸣者亦有之。但虚者渐而实者暴，虚者多而实者少，其辨在有邪无邪耳，学人当推展之。溜，力救切。）补客主人、手大指爪甲上与肉交者也。（客主人，足少阳经穴，为手足少阳足阳明之会。手大指爪甲上者，手太阴之少商穴，为肺气所出之井。故皆当补之，以助其阳气。）

黄帝曰：人之自啮舌者，何气使然？（缺岐伯曰。）此厥逆走上，脉气辈至也。少阴气至则啮舌，少阳气至则啮颊，阳明气至则啮唇矣。（辈者，类也。厥逆走上，则血涌气腾，至生奇疾，所至之处，各有其部，如少阴之脉行舌本，少阳之脉循耳颊，阳明之脉环唇口，故或为肿胀，或为怪痒，各因其处，随而啮之，不独止于舌也。啮，尼结切。）视主病者则补之。（察主病之经以补之也。）

凡此十二邪者，皆奇邪之走空窍者也。（不同常疾，故曰奇邪。）故邪之所在，皆为不足。（惟正气不足，然后邪得乘之。故《七十五难》曰：不能治其虚，安问其余？则深意可知矣。）故上气不足，脑为之不满，耳为之苦鸣，头为之苦倾，目为之眩；（倾者，沉重不能支也。眩音玄，又去声。）中气不足，溲便为之变，肠为之苦鸣；水由气化，（故中气不足则溲便变常，而或为黄赤、或为短涩，多有情欲劳倦、过伤精气而然，昧者概认为火，鲜不误矣。且中气不足，则浊气居之，故肠胃为之苦鸣也。溲音搜。）下气不足，则乃为痿厥心悗。（痿，足痿弱也。厥，四肢清冷也。悗，闷也。下气不足，则升降不交，故心气不舒而为悗闷。悗，母本切。）补足外踝下留之。（此昆仑穴也，为足太阳所行之经，凡于上中下气虚之病，皆可留针补之。踝，胡寡切。）

黄帝曰：治之奈何？（此下复问治法者，所以补上文之缺略也。）岐伯曰：肾主为欠，取足少阴。（上文未言属肾，故此复明之。）肺主为哕，取手太阴、足少阴。（上文言哕出于胃，此言哕主于肺，盖寒气上逆而为哕，气病于胃而主于肺也。）唏者，阴与阳绝，故补足太阳，泻足少阴。（阴与阳绝则阳不附阴，补阳泻阴则刚柔相济，乖者和矣。）振寒者，补诸阳。噫者，补足太阴、阳明。嚏者，补足太阳眉本。，因其所在补分肉间。泣出，补天柱经侠颈，侠颈者头中分也。太息，补手少阴、心主、足少阳留之。涎下，补足少阴。耳鸣，补客主人、手大指爪甲上与肉交者。自啮舌，视主病者则补之。目眩头倾，补足外踝下留之。（诸治俱同上文。）痿厥心，刺足大趾间上二寸留之，一曰足踝下留之。（大趾间上二寸，足厥阴之太冲也，或曰足太阴之太白也，此与上文稍异。外踝下留之，义如前。）

八十、涕泪

（《素问·解精微论》全）

黄帝在明堂，雷公请曰：臣授业传之行教，以经论从容形法，阴阳刺灸，汤药所滋，行治有贤不肖，未必能十全。（言授业于人而传之行教，惟借此经论诸法。然犹有不能十全，故更问其详也。）若先言悲哀喜怒，燥湿寒暑，阴阳妇女。请问其所以然者，卑贱富贵，人之形体所从，群下通使，临事以适道术，谨闻命矣。（谓先日之所闻者若此，已皆适其当也。）请问有龋愚朴漏之问，不在经者，欲闻其状。（龋，妄也。漏当作陋。问不在经，故曰龋愚朴陋，自歉之辞也。朴旧作仆，按：全元起本作朴，于义为妥，今改从之。巇音谗。）帝曰：大矣。（谓亦有大要存也。）

公请问：哭泣而泪不出者，若出而少涕，其故何也？帝曰：在经有也。（口问篇具载此义，故曰在经有也。详前章。）复问：不知水所从生，涕所从出也。（泣与涕所出不同，故复问其故。）帝曰：若问此者，无益于治也，工之所知，道之所生也。（言此虽无益于医治，而工所当知，亦无往非道也。）夫心者五脏之专精也，（心为五脏六腑之大主，精神之所舍也，故为五脏之专精。）目者其窍也，（目即专精之外窍也。）华色者其荣也。（华色，即专精之外荣也。）是以人有德也，则气和于目；有亡，忧知于色。（人有道德则心和，心和则和气见于目。人有亡失则心忧，心忧则忧气知于色也。）是以悲哀则泣下，泣下水所由生。（目为宗脉所聚，而众水归之，故悲则泣下。《五癃津液别篇》曰：五脏六腑之津液。尽上渗于目，心悲气并则心系急，心系急则肺举，肺举则液上溢，故泣出矣。）水宗者积水也，积水者至阴也，至阴者肾之精也。宗精之水所以不出者，是精持之也，辅之裹之，故水不行也。（水宗，水之原也。五液皆宗于肾，故又曰宗精。精能主持水道，则不使之妄行矣。）夫水之精为志，火之精为神，水火相感，神志俱悲，是以目之水生也。（志藏于肾，肾属水也。神藏于心，心属火也。目为上液之道，故神志相感，则水生于目。）故谚言曰：心悲名曰志悲。志与心精共凑于目也。（神悲于心，则志应于肾，故心悲名曰志悲，而水火之精皆上凑也。）是以俱悲，则神气传于心，精上不传于志而志独悲，故泣出也。（悲则心系急，故神气传于心。传于心则精不下传于志，精聚于上，志虚于下。则志独生悲而精无所持，此所以水不藏于下，而泣出于上也。）泣涕者脑也，脑者阴也，（泣涕者，因泣而涕也。涕出于脑，脑者精之类，为髓之海，故属乎阴。）髓者骨之充也，（髓充满于骨空，诸髓者皆属于脑。）故脑渗为涕。（鼻窍上通于脑也。）志者骨之主也，是以水流而涕从之者，其行类也。（志与骨皆属于肾，故志为骨之主，而涕亦从乎水也。）夫涕之与泣者，譬如人之兄弟，急则俱死，生则俱生。（水液同类，故如兄弟。）其志以神悲，是以涕泣俱出而横行也。（横行言其多也。）夫人涕泣俱出而相从者，所属之类也。（相从以类，由势有弗容已者。）

雷公曰：大矣。请问人哭泣而泪不出者，若出而少涕不从之何也？帝曰：夫泣不出者，哭不悲也。不泣者，神不慈也。神不慈则志不悲，阴阳相持，泣安能独来？（泣不出，泪不下也。哭者以其心悲，心悲以其神慈，神慈则志悲，志悲所以泣出。夫神不慈、志不悲者，正以神为阳，志为阴，阴阳相持之固，则难于感动，所以泣涕不能独至。）夫志悲者惋，惋则冲阴，冲阴则志去目，志去则神不守精，精神去目，涕泣出也。（惋，惨郁也。阴，精也。阴气受冲则志去于目，故精神不守，而涕泣弗能禁也。惋，乌贯切。）且子独不诵不念夫经言乎？厥则目无所见。夫人厥则阳气并于上，阴气并于下。阳并于上则火独光也，阴并于下则足寒，足寒则胀也。（并，偏聚也。火独光，阳之亢也。厥因气逆，故阴阳各有所并，并则阳气不降，阴气不升，故上为目无所见，而下为足寒。阴中无阳，故又生胀满之疾。）夫一水不胜五火，故目眦盲。（一水，目之精也。五火，即五脏之厥阳并于上者也。眦当作视。）是以气冲风，泣下而不止。夫风之中目也，阳气内守于精，是火气燔目，故见风则泣下也。（天之阳气为风，人之阳气为火，风中于目，则火气内燔，而水不能守，故泣出也。燔音凡。）有以比之，夫火疾风生乃能雨，此之类也。（火疾风生，阳之极也。阳极则阴生承之，乃能致雨，人同天地之气，故风热在目而泣出，义亦无两。）

八十一、神乱则惑、善忘、饥不嗜食

（《灵枢·大惑论》）

黄帝问于岐伯曰：余尝上于清泠之台，中阶而顾，匍匐而前，则惑。余私异之，窃内怪之，独瞑独视，安心定气，久而不解。独博独眩，被发长跪，俯而视之，后久之不已也。卒然自上，何气使然？（台之高者其气寒，故曰清泠之台。凡人登高博望，目见非常之处，无不神魂惊荡，而心生眩惑，故特借此以问其由然也。䀮音蒲。眩音玄，又去声。）岐伯对曰：五脏六腑之精气，皆上注于目而为之精。（为之精，为精明之用也。义如脉色类三十。）精之窠为眼，（窠者，窝穴之谓。眼者，目之总称。五脏六腑之精气皆上注于目，故眼为精之窠，而五色具焉。窠音科。）骨之精为瞳子，（瞳子，眸子也。骨之精，主于肾，肾属水，其色玄，故瞳子内明，而色正黑。瞳音同。眸音谋。）筋之精为黑眼，（黑，眼黑珠也。筋之精，主于肝，肝色青，故其色浅于瞳子。）血之精为络，（络，脉络也。血脉之精，主于心，心色赤，故络之色皆赤。）其窠气之精为白眼。（窠气者，言目窠之气也。气之精，主于肺，肺属金，故为白眼。）

肌肉之精为约束，裹撷筋骨血气之精，而与脉并为系，上属于脑，后出于项中。（约束，眼胞也。能开能阖，为肌肉之精，主于脾也。脾属土，所以藏物，故裹撷筋、骨、血、气四脏之精，而并为目系，以上出于脑项之间。撷，爻结切，以衣衽收物谓之撷。）故邪中于项，因逢其身之虚，其入深则随眼系以入于脑，入于脑则脑转，脑转则引目系急，目系急则目眩以转矣，邪其精，其精所中不相比也则精散，精散则视岐，视岐见两物。（前邪字，邪气也。后邪字，与斜同。邪气中于风府、天柱之间，乘其虚则入脑连目，目系急则目眩睛斜。故左右之脉互有缓急，视岐失正，则两睛之所中于物者，不相比类而各异其见，是以视一为两也。此承帝问而先发邪气之中人者如此，以明下文之目见非常者，亦犹外邪之属耳。）目者，五脏六腑之精也，营卫魂魄之所常营，神气之所生也。（脏腑营卫魂魄所至者，皆神气也，故目为神气之所生。）故神劳则魂魄散，志意乱。是故瞳子黑眼法于阴，白眼赤脉法于阳也，故阴阳合传，而精明也。（阴阳，即精神之本，故阴阳合传而成精明之用。）

目者心使也，心者神之舍也，故神精乱而不转，卒然见非常处，精神魂魄散不相得，故曰惑也。（精神虽统于心，而外用则在目。故目为心之使，心为神之舍，所以目见非常于外，则神魂眩惑于心也。）黄帝曰：余疑其然。余每之东苑，未曾不惑，去之则复，余唯独为东苑劳神乎？何其异也？（每之东苑，未曾不惑，谓虽不登高，其惑亦然，故疑异也。）岐伯曰：不然也。心有所喜，神有所恶，卒然相感则精气乱，视误故惑，神移乃复。（偶为游乐，心所喜也。忽逢奇异，神则恶之。夫神有所恶，则志有不随，喜恶相感于卒然，故精气为乱。去之则神移，神移则复矣。）是故间者为迷，甚者为惑。（间者，言其未甚也，亦足相迷。况其甚者，能无惑乎？）

黄帝曰：人之善忘者，何气使然？岐伯曰：上气不足，下气有余，肠胃实而心肺虚，虚则营卫留于下，久之不以时上，故善忘也。（下气有余，对上气不足而言，非谓下之真实也。心肺虚于上，营卫留于下，则神气不能相周，故为善忘，阳衰于上之兆也。）黄帝曰：人之善饥而不嗜食者，何气使然？岐伯曰：精气并于脾，热气留于胃，胃热则消谷，谷消故善饥。胃气逆上，则胃脘寒，故不嗜食也。（胃气逆上而不能营运，即其寒也。脾胃热而胃脘寒，所以虽饥而不欲食。本论诸邪有总治之法，曰先其脏腑，诛其小过，后调其气，盛者泻之，虚者补之，必先明知其形志之苦乐，定乃取之，一节。详后八十三。盖彼此同出一论，今类从于彼，所当参用。嗜音示。）

八十二、不得卧

（《素问·逆调论》《病能论》）

帝曰：人有逆气不得卧而息有音者，有不得卧而息无音者，有起居如故而息有音者，有得卧行而喘者，有不得卧不能行而喘者，有不得卧卧而喘者，皆何脏使然？愿闻其故。（《素问·逆调论》。）

岐伯曰：不得卧而息有音者，是阳明之逆也。足三阳者下行，今逆而上行，故息有音也。（足之三阳，其气皆下行，足之三阴，其气皆上行，亦天气下降、地气上升之义。故阳明上行者，为逆，逆则气连于肺，而息有声，此胃气之不降也。）

阳明者胃脉也，胃者六腑之海，其气亦下行，阳明逆，不得从其道，故不得卧也。（阳明为水谷之海，气逆不降，则奔迫而上，所以不得卧。）《下经》曰：胃不和则卧不安。此之谓也。（《下经》，古经也。不安，反复不宁之谓。今人有过于饱食，或病胀满者，卧必不安，此皆胃气不和之故。按：上文所问不得卧而息无音者，义亦同此，故不复答。）夫起居如故而息有音者，此肺之络脉逆也。络脉不得随经上下，故留经而不行，络脉之病患也微，故起居如故而息有音也。（病不在胃，亦不在脏，故起居如故。气逆于肺之络脉者，病浅而微，故但为息有音耳。上文所问有得卧行而喘者，义亦类此，故不复答。）

夫不得卧卧则喘者，是水气之客也。夫水者循津液而流也，肾者水脏，主津液，主卧与喘也。帝曰：善。（水病者，其本在肾，其末在肺，故为不得卧卧则喘者，标本俱病也。义详针刺类三十八。上文所问有不得卧、不能行而喘者，义类此节，故不复答。愚按：本篇所论喘息不得卧者，有肺胃肾三脏之异：在肺络者，起居如故而息有音也，病之微者也。在胃者，不得卧而息有音也，甚于肺者也。在肾者，不得卧卧则喘也，又其甚者也。夫息有音者，即喘之渐，喘出于肾，则病在根本矣，故愈深者，必愈甚。凡虚劳之喘，义亦犹此，有不可不察也。）

帝曰：人有卧而有所不安者何也？（《素问·病能论》）岐伯曰：脏有所伤。（凡五脏受伤，皆能使卧不安，如七情劳倦、饮食风寒之类皆是也。）及精有所之寄则安，故人不能悬其病也。（之寄，气复得所之谓。五脏主藏精者也，脏有所伤则精有所失，精有所失则神有不安。故必使精复神安，则卧亦安矣。否则病之既及，又能何所悬置而可使无患哉？）帝曰：人之不得偃卧者何也？（偃，衣典切，仰卧也。）岐伯曰：肺者脏之盖也，（五脏之应天者肺也，故为五脏六腑之盖。）肺气盛则脉大，脉大则不得偃卧，（盛言邪气实也，故令脉大。邪盛于肺者，偃卧则气促而急，故不能也。）论在《奇恒》《阴阳》中。（皆古经篇名。）

八十三、不卧多卧

（《灵枢·邪客篇》《大惑论》）

黄帝问于伯高曰：夫邪气之客人也，或令人目不瞑、不卧出者，何气使然？（《灵枢·邪客篇》邪气感人，令人寐无从生，故云不卧出也。瞑音明，又上声。）伯高曰：五谷入于胃也，其糟粕、津液、宗气，分为三隧。故宗气积于胸中，出于喉咙，以贯心脉而行呼吸焉。（宗气，大气也。隧，道也。糟粕之道出于下焦、津液之道出于中焦、宗气之道出于上焦，故分为三隧。喉咙为肺之系，而下贯于心，故通宗气而行呼吸。粕音朴。隧音遂。）营气者，泌其津液，注之于脉，化以为血，以荣四末，内注五脏六腑，以应刻数焉。（荣气出于中焦，中焦者受水谷之气，泌其津液，变化以为血脉，外而四肢，内而脏腑，无所不至。故其营运之数，与刻数皆相应也。义详经络类二十四、二十六。泌音秘，泉水貌。）卫气者，出其悍气之慓疾，而先行于四末分肉皮肤之间而不休者也。昼日行于阳，夜行于阴，常从足少阴之分间，行于五脏六腑。（卫气者，水谷之悍气也。其气慓疾滑利，不能入于脉中，故先行于四末分肉皮肤之间，而不休者也。义详本类前六十七及经络类第六。昼行于阳，常从足太阳始，夜行于阴，常从足少阴始，义详经络类二十五。）今厥气客于五脏六腑，则卫气独卫其外，行于阳不得入于阴。行于阳则阳气盛，阳气盛则阳跷陷；不得入于阴，阴虚故目不瞑。（邪气逆于脏腑，则卫气不得入于阴分，故偏盛于阳。阳偏盛则阳跷陷，陷者受伤之谓，阳盛阴虚，故目不瞑。又《大惑论》义正与此同，详见下文。跷有五音：跷、皎、乔、脚，又极虐切。）

黄帝曰：善。治之奈何？伯高曰：补其不足，泻其有余，（此刺治之补泻也。补其不足，即阴跷所出足少阴之照海也。泻其有余，即阳跷所出足太阳之申脉也。若阴盛阳虚，而多卧者，自当补阳泻阴矣。）调其虚实，以通其道而去其邪，饮以半夏汤一剂，阴阳已通，其卧立至。（谓既刺之后，仍当用药以治之。凡不卧之证，有邪实者多属外因，有营虚者多属内

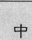

因，此半夏汤一法，盖专为去邪者设耳。）

黄帝曰：善。此所谓决渎壅塞，经络大通，阴阳和得者也。愿闻其方。伯高曰：其汤方：以流水千里以外者八升，扬之万遍，取其清五升煮之，炊以苇薪；（古今量数不同，大约古之黍量一斗，合今之铁斛数三升二合。然则云八升者，即今之二升五合六勺，云五升者，即今之一升六合许耳。火沸，置秫米一升，治半夏五合，徐炊令竭为一升半。火沸者，先以火沸其水，而后置药于中也。秫米，糯小米也，即黍米之类，而粒小于黍，可以作酒，北人呼为小黄米，其性味甘粘微凉，能养营补阴。半夏味辛性温，能和胃散邪，除腹胀目不得瞑，故并用之。秫米一升，约今之三合二勺。半夏五合，约今之一合六勺。炊至一升半，约今之四合八勺也。秫音术。）去其滓，饮汁一小杯，日三，稍益，以知为度。故其病新发者，覆杯则卧，汗出则已矣。久者，三饮而已也。（滓音子。）

黄帝曰：病而不得卧者，何气使然？（《灵枢·大惑论》。此言因病而不得卧者也。）岐伯曰：卫气不得入于阴，常留于阳。留于阳则阳气满，阳气满则阳跷盛，不得入于阴则阴气虚，故目不瞑矣。（卫气昼行于阳，夜行于阴，行阳则寤，行阴则寐，此其常也。若病而失常，则或留于阴，或留于阳，留则阴阳有所偏胜，有偏胜则有偏虚，而寤寐亦失常矣。）

黄帝曰：病目而不得视者，何气使然？岐伯曰：卫气留于阴，不得行于阳。留于阴则阴气盛，阴气盛则阴跷满，不得入于阳则阳气虚，故目闭也。（此言因病，而目有不能开视及病而多寐者，以卫气留于阴分，阴跷满而阳气虚耳。观《寒热病篇》曰：阴跷阳跷，阴阳相交，阳入阴，阴出阳，交于目内，阳气盛则瞋目，阴气盛则瞑目。即此上文两节之义。详针刺类四十四。）

黄帝曰：人之多卧者，何气使然？岐伯曰：此人肠胃大而皮肤湿，而分肉不解焉。肠胃大则卫气留久，皮肤湿则分肉不解，其行迟。夫卫气者，昼日常行于阳，夜行于阴，故阳气尽则卧，阴气尽则寤。故肠胃大则卫气行留久，皮肤湿、分肉不解则行迟，留于阴也久，其气不精则欲瞑，故多卧矣。（此下二节，言有不因于病，而为多卧少卧之异者也。解，利也。人之脏腑在内，内者阴也。皮肤分肉在外，外者阳也。肠胃大则阴道迂远，肉理湿滞不利，则阳道舒迟，故卫气之留于阴分者久，行于阳分者少，阳气不精，所以多瞑卧也。今人有饱食之后即欲瞑者，正以水谷之悍气暴实于中，则卫气盛于阴分，而精阳之气有不能胜之耳。世俗但呼为脾倦，而不知其有由然也。）其肠胃小，皮肤滑以缓，分肉解利，卫气之留于阳也久，故少瞑焉。（肠胃小，则卫气之留于阴者小，皮肤滑以缓，分肉解利。则卫气之留于阳者久，故少瞑也。）

　　黄帝曰：其非常经也，卒然多卧者，何气使然？（非常经者，言其变也，盖以明邪气之所致然者。）岐伯曰：邪气留于上膲，上膲闭而不通，已食若饮汤，卫气留久于阴而不行，故卒然多卧焉。（邪气居于上焦而加之食饮，则卫气留闭于中，不能外达阳分，故猝然多卧。然有因病，而不能瞑者，盖以邪客于脏，则格拒卫气，不得内归阴分耳。膲，焦同。）黄帝曰：善。治此诸邪奈何？岐伯曰：先其脏腑，诛其小过，后调其气，盛者泻之，虚者补之，必先明知其形志之苦乐，定乃取之。（治此诸邪者，统言本论八证也。此篇止类其五，外神乱则惑等三证，详前八十一。先其脏腑者，欲辨阴阳之浅深也。诛其小过者，言此诸证，虽非重大之疾，亦不可不除之也。然人之致此，各有所由，故于形志苦乐，尤所当察。盖苦者忧劳，多伤心肺之阳，乐者纵肆，多伤脾肾之阴，必有定见，然后可以治之。）

八十四、阴阳之逆厥而为梦

（《素问·方盛衰论》）

　　雷公请问：气之多少，何者为逆？何者为从？黄帝答曰：阳从左，阴从右，（多少，言盛衰也。阳气主升，故从乎左。阴气主降，故从乎右。从者为顺，反者为逆。）老从上，少从下。（老人之气，先衰于下，故从上者为顺。少壮之气，先盛于下，故从下者为顺。盖天之生气，必自下而升，而人气亦然也。故凡以老人而衰于上者，其终可知，少壮而衰于下者，其始可知，皆逆候也。）是以春夏归阳为生，归秋冬为死；（春夏以阳盛之时，或证或脉皆当归阳为生。若得阴候如秋冬者，为逆为死。）反之，则归秋冬为生。（反之，谓秋冬也。秋冬以阴盛阳衰之时，故归阴为顺曰生。然不曰归春夏为死者，可见阴中有阳，未必至害，而阳为阴贼，乃不免矣。）是以气多少，逆皆为厥。（气有多少，则阴阳不和，不和则逆，故为厥也。）问曰：有余者厥耶？（有其少，必有其多。故以阳厥多阳，阴厥多阴，皆疑其为有余也。）答曰：一上不下，寒厥到膝，少者秋冬死，老者秋冬生。（阳逆于上而不下，则寒厥到膝。老人阳气从上，膝寒犹可；少年阳气从下，膝寒为逆。少年之阳不当衰而衰者，故最畏阴胜之时。老人阳气本衰，是其常也。故于秋冬无虑焉。）气上不下，头痛巅疾。（巅，顶巅也。上实下虚，故病如此。）求阳不得，求阴不审，五部隔无征，若居旷野，若伏空室，绵绵乎属不满日。（厥之在人也，谓其为阳，则本非阳盛，谓其为阴，则又非阴盛，故皆不可得。盖以五脏隔绝，无征可验，若居旷野无所闻，若伏空室无所见。乃病则绵绵不解，势甚雕敝，若弗能终其日者，岂真阴阳之有余者耶？）

是以少阴之厥，令人妄梦，其极至迷。（手少阴，心也。心主阳，其藏神。足少阴，肾也，肾主阴，其藏精。是以少阴厥逆，则心肾不交而精神散越，故为妄梦。若其至极，乃令人迷乱昏昧也。）三阳绝，三阴微，是为少气。（三阳隔绝，则阴亏于上，三阴微弱，则阳亏于下，阴阳不相生化，故少气不足以息。）

是以肺气虚，则使人梦见白物，见人斩血籍籍；（此下言五脏阴虚之梦兆也。肺虚者梦白物，金色白也，斩者，金之用也。虚者必怯。故见人斩血籍籍，多惊惕也。）得其时，则梦见兵战。（得金王之时也。）肾气虚，则使人梦见舟船溺人；（肾合水，故梦应之。）得其时，则梦伏水中，若有畏恐。（得水王之时也。）肝气虚，则梦见菌香生草；（肝合木也。菌，区允切。）得其时，则梦伏树下不敢起。（虽得木王之时，而肝气本虚，故梦伏而不敢起。）心气虚，则梦救火阳物；（心合火也。阳物，即属火之类。）得其时则梦燔灼。（得火王之时也。燔音凡。）脾气虚，则梦饮食不足；（仓廪空虚，故欲得饮食。）得其时，则梦筑垣盖屋。（得土王之时也。）此皆五脏气虚，阳气有余，阴气不足。（五脏气虚，即阴不足也。阴气不足则虚阳独浮，故云阳气有余。无根之阳，其虚可知，所以为厥为梦者，皆阳不附阴之所致。）合之五诊，调之阴阳，以在经脉。（合之五诊，则五脏可察。调之阴阳，则六经可和。以在经脉，谓义如《灵枢》之经脉篇也。）

八十五、梦寐

（《灵枢·淫邪发梦篇》全《素问·脉要精微论》）

黄帝曰：愿闻淫邪泮衍奈何？（《灵枢·淫邪发梦篇》全。淫邪泮衍，言奇邪为梦，变幻无穷也。）岐伯曰：正邪从外袭内，而未有定舍，反淫于脏，不得定处，与荣卫俱行，而与魂魄飞扬，使人卧不得安而喜梦。（正邪者，非正风之谓，凡阴阳劳逸之感于外，声色嗜欲之动于内，但有干于身心者，皆谓之正邪，亦无非从外袭内者也。惟其变态恍惚，未有定舍，故内淫于脏，则于营卫魂魄，无所不乱，因令人随所感而为梦。）气淫于腑，则有余于外，不足于内；（气盛于阳也。）气淫于脏，则有余于内，不足于外。（气盛于阴也。）黄帝曰：有余不足有形乎？岐伯曰：阴气盛则梦涉大水而恐惧，（以阴胜阳，故梦多阴象。）阳气盛则梦大火而燔焫，（以阳胜阴，故梦多阳象。焫，如瑞切。）阴阳俱盛则梦相杀，（俱盛则争，故梦相杀。）上盛则梦飞，（阳胜者亲乎上也。）下甚则梦堕，（阴胜者亲乎下也。）盛饥则梦取，（因不足也。）甚饱则梦予，（因有余也。）肝气盛则梦怒，（肝在志为怒也。）肺气盛则梦恐惧哭泣飞扬，（肺在志为忧，故梦恐惧哭泣。肺主气，故梦飞扬。）心气盛则梦喜哭恐畏，（心在志为喜，在变动为忧也。）脾气盛则梦歌乐、身体重不举，（脾喜音乐，在声为歌，其主肌肉也。）肾气盛则梦腰脊两解不属。（腰为肾之府，故若腰脊不相连属。）凡此十二盛者，至而泻之立已。（阳盛则有余于腑，阴盛则有余于脏，但察其邪之所在，而以针泻之则已。）

厥气客于心，则梦见丘山烟火。（心属火也。）客于肺，则梦飞扬，见金铁之奇物。（肺属金也。）客于肝，则梦山林树木。（肝属木也。）客于脾，则梦见丘陵大泽，坏屋风雨。（脾属土，其主湿也。）客于肾，则梦临渊，没居水中。（肾属水也。）客于膀胱，则梦游行。（膀胱为足之太阳经，属三阳之表也。）客于胃，则梦饮食。（胃为水谷之海也。）客于大肠，则梦田野。（大肠为传导之官，其曲折纳污，类田野也。）客于小肠，则梦聚邑冲衢。（小肠为受盛之官，物之所聚，类邑衢也。）客于胆，则梦斗讼自刳。（胆主决断，其气刚也。刳音枯，剖腹也。）客于项，则梦斩首。（恐怖之所及也。）客于胫，则梦行走而不能前，及居深地窅宛中。（厥逆之邪在下也。窅，窘同。）客于股肱，则梦礼节拜起。（劳倦之所致也。）客于胞䐈，则梦泄便。（胞，溲脬也。䐈，大肠也。在前则梦泄，在后则梦便。胞音抛。䐈音直。）凡此十五不足者，至而补之立已也。（当各随其经，以针补之。）

短虫多则梦聚众。（《素问·脉要精微论》。繁盛之象也。）长虫多则梦相击毁伤。（长虫势力相角，内有损伤，故梦兆亦然。凡本论之文，与前篇同者，俱不重载，故止存此二条。按：《周礼》六梦：一曰正梦，谓无所感而自梦也。二曰噩梦，有所惊愕而梦也。三曰思梦，因于思忆而梦也。四曰寤梦，因觉时所为而梦也。五曰喜梦，因所喜好而梦也。六曰惧梦，因于恐畏而梦也。关尹子曰：好仁者，多梦松柏桃李。好义者，多梦金刀兵铁。好礼者，多梦簠簋笾豆。好智者，多梦江湖川泽。好信者，多梦山岳原野。役于五行，未有不然者。是皆致梦之因也。至其变幻之多，则有如宋昭公之梦为鸟，庄周之梦为蝶，光武之梦乘赤龙而登天，陶侃之梦生八翼飞入天门之类，又皆何所因也？夫五行之化，本自无穷，而梦造于心，其原则一。盖心为君主之官，神之舍也。神动于心，则五脏之神皆应之，故心之所至即神也，神之所至即心也。第心帅乎神而梦者，因情有所着，心之障也。神帅乎心而梦者，能先兆于无形，神之灵也。夫人心之灵，无所不至，故梦象之奇，亦无所不见，诚有不可以言语形容者。惟圣人能御物以心，摄心以性，则心同造化。五行安得而役之？故至人无梦也。）

八十六、痈疽

（《灵枢·痈疽篇》全）

黄帝曰：余闻肠胃受谷，上焦出气，以温分肉，而养骨节，通腠理。（上焦出气，宗气也。宗气出于喉咙，而行呼吸，其以温分肉，养骨节，通腠理者，是卫气化于宗气也。）中焦出气如露，上注溪谷而渗孙脉，津液和调，变化而赤为血，血和则孙脉先满溢，乃注于络脉，皆盈，乃注于经脉，阴阳已张，因息乃行。（中焦出气如露，营气也。其于阴阳已张，因息乃行，是荣气化于宗气也。）行有经纪，周有道理，与天协议，不得休止。（行有经纪，周有道理，义详运气类第一。人有营卫，与天合度，义详经络类二十四、五。）切而调之，从虚去实，泻则不足，（从虚之之法以去实，是泻则不足也。）疾则气减，留则先后。（凡泻者宜疾，补者宜留，是补之与泻，有疾留先后之异也。）从虚去虚，补则有余，（从治虚之法以去虚，是补则有余也。）血气已调，形气乃持。余已知血气之平与不平，未知痈疽之所从生，成败之时，死生之期有远近，何以度之，可得闻乎？（持，定也。度，入声。）

岐伯曰：经脉流行不止，与天同度，与地合纪。故天宿失度，日月薄蚀，地经失纪，水道流溢，草蒉不成，五谷不殖，径路不通，民不往来，巷聚邑居，则别离异处，血气犹然，请言其故。夫血脉营卫，周流不休，上应星宿，下应经数。寒邪客于经络之中则血泣，血泣则不通，不通则卫气归之，不得复反，故痈肿。（卫气归之，不得复反，言其留聚不散也。蚀音食。蒉音宜，蒉草，鹿葱也。殖音植。泣，涩同。）寒气化为热，热胜则腐肉，肉腐则为脓，脓不泻则烂筋，筋烂则伤骨，骨伤则髓消，不当骨空，不得泄泻，血枯空虚，则筋骨肌肉不相荣，经脉败漏，熏于五脏，脏伤故死矣。（痈毒由浅至深，伤脏则死。如下文所云，及下编痈疽五逆等候，皆脏气受伤之证。）

黄帝曰：愿尽闻痈疽之形，与忌日名。岐伯曰：痈发于嗌中，名曰猛疽，猛疽不治，化为脓，脓不泻，塞咽，半日死。其化为脓者，泻则合豕膏，冷食，三日已。（猛疽，言为害之急也。若脓已泻，当服豕膏，可以愈之，即猪脂之炼净者也。观《万氏方》有治肺热暴喑者，用猪脂一斤炼过，入白蜜一斤，再炼少顷，滤净冷定，不时挑服一匙即愈。若无疾服此，最能润肺润肠。即是豕膏之属。）

发于颈，名曰天疽，其痈大以赤黑，不急治，则热气下入渊腋，前伤任脉，内熏肝肺，熏肝肺十余日而死矣。（颈，前颈也。色赤黑者，其毒必甚。渊液，足少阳经穴。其发在颈，则连于肺系，下入足少阳，则及乎肝脏矣，故至于死。）阳气大发，消脑留项，名曰脑烁，其色不乐，项痛而如刺以针，烦心者死不可治。（阳气大发，邪热之甚也。色有不乐，伤乎神也。痛如刺以针，毒之锐也。烦心者，邪犯其脏也，故不可治。烁，式灼切。）

发于肩及臑，名曰疵痈，其状赤黑，急治之，此令人汗出至足，不害五脏，痈发四五日，逞焫之。（肩臑下软白肉处曰，此非要害之所，故不及五脏。逞，疾也。焫，艾炷也。谓宜速灸以除之也。臑，儒、软二音，又奴刀、奴到二切。疵，资、子二音。焫，如瑞切。）

发于腋下赤坚者，名曰米疽，治之以砭石，欲细而长，疏砭之，涂以豕膏，六日已，勿裹之。（砭石欲细者，恐伤肉也。欲长者，用在深也。故宜疏不宜密。砭，标兼切。）其痈坚而不溃者，为马刀挟缨，急治之。（此即瘰 也。挟缨，《经脉篇》作侠瘿，详本类前十，足少阳条下。欲急治者，恐迟则伤人也。）

发于胸，名曰井疽，其状如大豆，三四日起，不早治，下入腹不治，七日死矣。（发于胸者，能熏心肺，若不早治而使之入腹，毒尤甚矣，故死期之速如此。）

发于膺，名曰甘疽，色青，其状如谷实菰藘，常苦寒热，急治之，去其寒热，十岁死，死后出脓。（膺者，胸旁之高肉处也。谷实，兼五谷而言，谓痈所结聚，形如谷实之累累也。菰藘，栝蒌也，软而不溃，中有所蓄如子也。此证延绵难愈，盖即乳痈之属。菰蒌，古栝楼字。）

发于胁，名曰败疵，败疵者女子之病也，灸之，其病大痈脓，治之，其中乃有生肉，大如赤小豆，锉䔖翘草根各一升，以水一斗六升煮之竭，为取三升，则强饮浓衣，坐于釜上，令汗出至足已。（䔖，芰也。翘，连翘也。二草之根，俱能解毒，故各用一升。大约古之一升，得今之三合有零。以水一斗六升，煮取三升，俱折数类此。䔖音陵。）

发于股胫，名曰股胫疽，其状不甚变，而痈脓搏骨，不急治，三十日死矣。（股胫，大股也。状不甚变，言外形不显也。痈脓搏骨，言脓着于骨，即今人之所谓贴骨痈也。毒盛而深，能下蚀三阴阳明之大经，故不为急治则死矣。）

发于尻，名曰锐疽，其状赤坚大，急治之，不治三十日死矣。（尻，尾骶骨也，穴名长强，为督脉之络，一名气之阴，故不治则死。尻，开高切。）

发于股阴，名曰赤施，不急治，六十日死，在两股之内，不治十日而当死。（股阴，大股内侧也。当足太阴箕门、血海及足厥阴五里、阴包之间，皆阴气所聚之处，故不治则死。若两股俱病，则伤阴之极，其死尤速。）

发于膝，名曰疵痈，其状大痈，色不变，寒热如坚石，勿石，石之者死，须其柔乃石之者生。（膝痈未成而石之者，伤其筋之府，故致于死。若柔则脓成矣，砭之无害也。疵，慈、子二音。）诸痈疽之发于节而相应者，不可治也，发于阳者百日死，发于阴者三十日死。（诸节者，神气之所游行出入也，皆不宜有痈毒之患。若其相应，则发于上而应于下，发于左而应于右。其害尤甚，为不可治。然发于三阳之分者，毒浅在腑，其死稍缓。发于三阴之分者，毒深在脏，不能出一月也。）

发于胫，名曰兔啮，其状赤至骨，急治之，不治害人也。（胫，足胫也。兔啮，如有所啮伤也。胫，行景、行敬二切。啮音孽。）

发于内踝，名曰走缓，其状痈也，色不变，数石其输而止其寒热，不死。（数石其输，砭其所肿之处也。踝，胡寡切。）

发于足上下，名曰四淫，其状大痈，急治之，百日死。

（阳受气于四末，而大痈淫于其间，阳毒之盛极也。时气移易，则真阴日败，故逾三月而死。）

发于足旁，名曰厉痈，其状不大，初如小指，发急治之，去其黑者，不消辄益，不治百日死。（不消辄益，谓初如小指而不治，则日以益大也。）

发于足趾，名脱痈，其状赤黑死不治，不赤黑不死，不衰急斩之，不则死矣。（六经原，皆在于足，所以痈发于足者，多为凶候。至于足趾，又皆六井所出，而痈色赤黑，其毒尤甚。若无衰退之状，则急当斩去其趾，庶得保生，否则毒气连脏，必至死矣。）

黄帝曰：夫子言痈疽，何以别之？岐伯曰：荣卫稽留于经脉之中，则血泣而不行，不行则卫气从之而不通，壅遏而不得行，故热。大热不止，热胜则肉腐，腐则为脓。然不能陷骨，髓不为焦枯，五脏不为伤，故命曰痈。（此下辨痈疽之轻重也。痈毒浮浅在表，不能陷骨，则髓不为枯，五脏不为伤，故病痈者可无虑也。）黄帝曰：何谓疽？岐伯曰：热气淳盛，下陷肌肤，筋髓枯，内连五脏，血气竭，当其痈下，筋骨良肉皆无余，故命曰疽。（痈浅疽深，毒有微甚，故内连五脏，外败筋骨良肉者，是谓之疽，乃可畏也。）疽者，上之皮夭以坚，上如牛领之皮。痈者，其皮上薄以泽。此其候也。（夭以色言，黑黯不泽也。此即皮色之状，可以辨其浅深也。）

八十七、风寒痈肿

（《素问·脉要精微论》）

帝曰：诸痈肿筋挛骨痛，此皆安生？（此言诸病痈肿，而有兼筋挛骨痛者也。诸家以痈肿、筋挛、骨痛，释为三证，殊失经意。观下文曰此寒气之肿，则其所问在肿，义可知矣。）岐伯曰：此寒气之肿，八风之变也。（惟风寒之变在经，所以兼筋骨之痛。今有病大项风、虾蟆瘟之属，或为头项咽喉之痛、或为肢节肌肉之肿，正此类也。八风义，详运气类三十五。）帝曰：治之奈何？岐伯曰：此四时之病，以其胜治之愈也。（四时之病，实时气也。治之以胜，如《至真要大论》曰：

治诸胜复，寒者热之，热者寒之；温者清之，清者温之；散者收之，抑者散之；燥者润之，急者缓之；坚者软之，脆者坚之，衰者补之，强者泻之，各安其气，必清必静，则病气衰去。此之谓也。）

八十八、胃脘痈颈痈

（《素问·病能论》）

黄帝问曰：人病胃脘痈者，诊当何如？岐伯对曰：诊此者当候胃脉，其脉当沉细，沉细者气逆，（胃脉见于右关，所谓中附上，右外以候胃也。胃为多气多血之腑，脉当洪大，而反见沉细，故为胃气之逆。脘音管。）逆者人迎甚盛，甚盛则热。（胃气逆而人迎盛，逆在脏而热在经也，即《终始》等篇所云：人迎三盛病在阳明之谓。）人迎者胃脉也，（人迎在结喉旁，足阳明动脉也。）逆而盛，则热聚于胃口而不行，故胃脘为痈也。（阳明气逆而盛，则热邪聚于胃脘，故留结为痈。）帝曰：有病颈痈者，或石治之，或针灸治之而皆已，其真安在？（其真安在，言孰为正治之法也。）岐伯曰：此同名异等者也。（颈痈之名虽同，而证则有异，故治亦各有所宜。）夫痈气之息者，宜以针开除去之；（息，止也。痈有气结，而留止不散者，治宜用针以开除其气，气行则痈愈矣。）夫气盛血聚者，宜石而泻之，此所谓同病异治也。（欲泻其血，宜用砭石，血泄则气衰，而痈亦愈，此病同而治异也。）

八十九、痈疽五逆

（《灵枢·玉版篇》）

黄帝曰：病之生时，有喜怒不测，饮食不节，阴气不足，阳气有余，营气不行，乃发为痈疽；阴阳不通，两热相搏，乃化为脓，小针能取之乎？（喜怒不测，则气有所逆。饮食不节，则脏有所伤。阴气不足，故营有不行。阳气有余，故热从而聚，皆足以致痈疽也。）岐伯曰：圣人不能使化者，为之邪不可留也。故两军相当，旗帜相望，白刃陈于中野者，此非一日之谋也。能使其民令行禁止，士卒无白刃之难者，非一日之教也，须臾之得也。夫至使身被痈疽之病，脓血之聚者，不亦离道远乎？夫痈疽之生，脓血之成也，不从天下，不从地出，积微之所生也。故圣人自治于未有形也，愚者遭其已成也。（邪在天下则为乱，邪在人身则为病。及其已成，则虽圣人不能使之化，是以邪不可留也。譬之用兵者，必有夙教，必有定谋，而后可保其无危。人之治身，可素无调养之道乎？故惟圣人乃能自治于未形，愚者每遭其患矣。）

黄帝曰：其已形不予遭，脓已成不予见，为之奈何？岐伯曰：脓已成十死一生，故圣人弗使已成，而明为良方，着之竹帛，使能者踵而传之后世，无有终时者，为其不予遭也。（此言兆庶之多，千古之邈，安得人人遭遇以救其疾苦？故惟有着之竹帛，以遗教将来，正为人之不予遭也。）黄帝曰：其已有脓血而后遭乎，不道之以小针治乎？岐伯曰：以小治小者其功小，以大治大者多害，故其已成脓血者，其唯砭石铍锋之所取也。（针小者功小，无济于事。针大者多害，恐有所伤。故惟砭石及铍针锋针，皆可以取痈疽之脓血。针义详针刺类二。砭，标兼切。铍音披。）黄帝曰：多害者其不可全乎？岐伯曰：其在逆顺焉。黄帝曰：愿闻逆顺。岐伯曰：以为伤者，其白眼青黑，眼小，是一逆也；内药而呕者，是二逆也；腹痛渴甚，是三逆也；肩项中不便，是四逆也；音嘶色脱，是五逆也。除此五者为顺矣。（又《寒热病篇》曰：五脏身有五部：伏兔一、腓二、背三、五脏之腧四，项五。此五部有痈疽者死，是亦五逆之属也。详针刺类五十四。内，纳同。嘶音西，声破损也。）

九十、瘰疬

（《灵枢·寒热篇》全）

黄帝问于岐伯曰：寒热瘰疬在于颈腋者，皆何气使生？岐伯曰：此皆鼠瘘寒热之毒气也，留于脉而不去者也。（瘰者，其状累然而历贯上下也，故于颈腋之间，皆能有之。因其形如鼠穴，塞其一，复穿其一，故又名为鼠瘘。盖以寒热之毒，留于经脉，所以联系不止。一曰结核连续者为瘰疬，形长如蚬蛤者为马刀。又曰胁肋下者为马刀。瘰，裸、垒二音。疬音历。

瘰音漏。）黄帝曰：去之奈何？岐伯曰：鼠瘰之本皆在于脏，其末上出于颈腋之间，其浮于脉中，而未内着于肌肉而外为脓血者，易去也。（瘰疬必起于少阳，而后延及阳明，二经表里相传，乃至厥阴、太阴俱能为病。大抵因郁气之积、食味之浓或风热之毒结聚而成，故其所致之本皆出于脏，而标则见乎颈腋之间也。若其毒之未甚，则但浮见脉中，尚未着于肌肉以化脓血者，去之犹易；若其脓血既成，则为力较难也。）

黄帝曰：去之奈何？岐伯曰：请从其本，引其末，可使衰去而绝其寒热。（谓去其致之之本，则外见之末，自可引而衰也。）审按其道以予之，徐往徐来以去之。（予，与之针也。审按其道，审脉气所由之道也。徐往徐来，即补泻之法。所谓徐而疾则实，疾而徐则虚也。）其小如麦者，一刺知，三刺而已。（小如麦者，其初起也，故一刺即知其效，三刺其病可已。所以治在宜早，不可因小而忽之。）黄帝曰：决其生死奈何？岐伯曰：反其目视之，其中有赤脉，上下贯瞳子，见一脉一岁死，见一脉半一岁半死，见二脉二岁死，见二脉半二岁半死，见三脉三岁而死，见赤脉不下贯瞳子可治也。（目者，宗脉之所聚也。瞳子者，骨之精也。赤脉下贯瞳子，以邪毒之焰深贼阴分而然，死之征也。然脉见二三者，其气散而缓，脉聚为一者，其毒锐而专，此又死期迟速之有异也。又《论疾诊尺篇》言诊寒热者，亦同此法，详脉色类三十二。）

九十一、失守失强者死

（《素问·脉要精微论》）

五脏者，中之守也。（五脏者各有所藏，藏而勿失，则精神完固，故为中之守也。）中盛藏满，气胜伤恐者，声如从室中言，是中气之湿也。（中，胸腹也。藏，脏腑也。盛满，胀急也。气胜，喘息也。伤恐者，肾受伤也。声如从室中言，混浊不清也。是皆水气上逆之候，故为中气之湿证。此脾肺肾三脏之失守也。）言而微，终日乃复言者，此夺气也。（气虚之甚，故声不接续，肺脏失守也。）衣被不敛，言语善恶，不避亲疏者，此神明之乱也。（神明将脱，故昏乱若此，心脏之失守也。）仓廪不藏者，是门户不要也。（要，约束也。幽门、阑门、魄门皆仓廪之门户，门户不能固，则肠胃不能藏，所以泄利不禁，脾脏之失守也。要，平声。）水泉不止者，是膀胱不藏也。（膀胱与肾为表里，所以藏津液，水泉不止，而遗溲失禁，肾脏之失守也。）得守者生，失守者死。（五脏得守，则无以上诸病故生，失守则神去而死矣。）

夫五脏者，身之强也。（此下言形气之不守，而内应乎五脏也。藏气充则形体强，故五脏为身之强。）头者精明之府，头倾视深，精神将夺矣。（五脏六腑之精气，皆上升于头，以成七窍之用，故头为精明之府。头倾者，低垂不能举也。视深者，目陷无光也。脏气失强，故精神之夺如此。）背者胸中之府，背曲肩随，府将坏矣。（背乃脏俞所系，故为胸中之府。背曲肩随，亦脏气之失强也。）腰者肾之府，转摇不能，肾将惫矣。（此肾脏之失强也。）膝者筋之府，屈伸不能，行则偻附，筋将惫矣。（筋虽主于肝，而维络关节以立此身者，惟膝腘之筋为最，故膝为筋之府。筋惫若是，则诸经之失强也。偻音吕。）骨者髓之府，不能久立，行则振掉，骨将惫矣。（髓充于骨，故骨为髓之府。髓空则骨弱无力，此肾脏之失强也。）得强则生，失强则死。（藏强则气强，故生；失强则气竭，故死。）

九十二、五逆缓急

（《灵枢·玉版篇》）

黄帝曰：诸病皆有逆顺，可得闻乎？岐伯曰：腹胀身热脉大，是一逆也；（身热脉大，而加以腹胀，表里之邪俱盛也，是为一逆。）腹鸣而满，四肢清，泄，其脉大，是二逆也；（腹鸣而满，四肢清冷，而兼后泄，阴证也，脉不宜大而大者，脉证相反也，是为二逆。）衄而不止，脉大，是三逆也；（鼻衄在阴，脉大为阳，阳实阴虚，是谓三逆。衄，女六切。）咳且溲血脱形，其脉小劲，是四逆也；（咳而溲血脱形者，正气已衰。脉小而急者，邪气仍在，邪正不能相当，是为四逆。）咳，脱形身热，脉小以疾，是谓五逆也。（脱形身热，真阴已亏而火犹不清也，其脉细小疾数，正邪盛正衰之候，是为五逆。）如是者，不过十五日而死矣。（一节之更，时移气易，客强主弱，则不能胜，故不过十五日而死。）

其腹大胀，四末清，脱形泄甚，是一逆也；（此下言五逆之急证也。腹大胀者，最忌中虚，若见四肢清冷，而脱形泄甚者，脾元败而阳气去也，故为一逆。）腹胀便血，其脉大，时绝，是二逆也；（腹胀便血，阴病也，脉大时绝，孤阳将脱也，故为二逆。）咳，溲血，形肉脱，脉搏，是三逆也；（咳而溲血者，气血俱病，形肉脱者败在脾，脉搏者真藏也，败在胃气，故为三逆。）呕血胸满引背，脉小而疾，是四逆也；（呕血胸满引于背者，藏气连乎背也，脉见细小疾数，则真元大亏矣，故为四逆。）咳呕腹胀且飧泄，其脉绝，是五逆也。（上为咳呕，中为胀满，下为飧泄，三焦俱病。而脉至于绝者，有邪无正也，故为五逆。飧音孙。）如是者，不及一时而死矣。（不及一时，谓不能周一日之时也。）工不察此者而刺之，是谓逆治。（病不可治而强治之，非惟无益，适以资害，是谓逆治也。）

九十三、风痹死证

（《灵枢·厥病篇》）

风痹淫泺，病不可已者，（病在阳命曰风，病在阴命曰痹，阴阳俱病，命曰风痹。淫泺者，浸淫日深之谓。泺音鹿。）

足如履冰，时如入汤中，股胫淫泺，烦心头痛，时呕时悗，眩已汗出，久则目眩，悲以喜恐，短气不乐，不出三年死也。（足如履冰之寒，又如入汤之热，下而股胫，中而腹心，上而头目，无所不病。在表则汗出，在里则短气不乐。或为悲哀，或为喜恐，此阴阳俱病之候，虽尚可支持，然不能出三年也。悗，美本切。）

九十四、病传死期

（《灵枢·病传篇》全、《素问·标本病传论》）

黄帝曰：余受九针于夫子，而私览于诸方，或有导引行气、乔摩灸熨、刺焫饮药之一者，可独守耶？将尽行之乎？

（《灵枢·病传篇》全。乔，跷同。焫，如瑞切。）岐伯曰：诸方者，众人之方也，非一人之所尽行也。（谓当因人所宜以施治，是众人各有其方也。）黄帝曰：此乃所谓守一勿失、万物毕者也。（人得其一，则万变之道可毕矣。《移精变气论》曰：治之极于一。即此谓也。）今余已闻阴阳之要，虚实之理，倾移之过，可治之属；愿闻病之变化，淫传绝败而不可治者，可得闻乎？（淫邪传变，未必即危，正气绝败，则不可治矣。）岐伯曰：要乎哉问。道，昭乎其如日醒，窘乎其如夜瞑，能被而服之，神与俱成，毕将服之，神自得之，生神之理，可着于竹帛，不可传于子孙。（昭乎如醒，道之明也。窘乎如瞑，察之难也。着之竹帛，则泽及于人。传之子孙，则道私于己，故不可也。）黄帝曰：何谓日醒？岐伯曰：明于阴阳，如惑之解，如醉之醒。黄帝曰：何谓夜瞑？岐伯曰：暗乎其无声，漠乎其无形，折毛发理，正气横倾，淫邪泮衍，血脉传溜，大气入脏，腹痛下淫，可以致死，不可以致生。（大气，大邪之气也。凡邪之中人，暗乎其无声，不可得而闻也。漠乎其无形，不可得而见也。至其绝败，则为折毛发理，正气横倾等证，故有死无生也。（暗音音。）

黄帝曰：大气入脏奈何？岐伯曰：病先发于心，一日而之肺，三日而之肝，五日而之脾，三日不已死，冬夜半，夏日中。（病发于心，而传于肺，火乘金也。三日而金复乘木，故传之肝也。五日而木复乘土，故传之脾也。再三日，而邪气不退，其甚则死。冬月夜半，水王之极也。夏月日中，火王之极也。心火畏水，故冬则死于夜半。阳邪亢极，故夏则死于日中。盖衰极亦死，盛极亦死，有所偏胜，则有所偏绝也。五行之气，无不皆然，下文之义皆仿此。）病先发于肺，三日而之肝，一日而之脾，五日而之胃，十日不已死，冬日入，夏日出。（自肺而肝，自肝而脾，皆传所胜也；自脾而胃，表里相传也；肺邪王于申酉，故冬则死于日入。金气绝于寅卯，故夏则死于日出。）病先发于肝，三日而之脾，五日而之胃，三日而之肾，三日不已死，冬日入，夏早食。（此肝木传土，而土邪复传水脏也。木受伤者，金胜则危，故冬畏日入。肝发病者，木则同剧，故夏畏早食时也。）病先发于脾，一日而之胃，二日而之肾，三日而之膂膀胱，十日不已死，冬人定，夏晏食。（此土邪乘水，而表里俱相传也。人定在亥，而土病于冬者畏之，寒水反能侮土也。晏食在巳，而脾病于夏者畏之，以戊己王乡，而合邪为患也。）病先发于胃，五日而之肾，三日而之膂膀胱，五日而上之心，二日不已死，冬夜半，夏日昳。（此土邪传水而水复传火，故自膀胱以及于心也。下文标本病传论云冬夜半后，丑也；夏日昳，未也。皆土王之时，故胃病逢之，气极则败。昳音迭。）病先发于肾，三日而之膂膀胱，三日而上之心，三日而之小肠，三日不已死，冬大晨，夏晏晡。（此水病乘火而表里皆相传也。大晨，辰刻也，为水之库。晏晡，戌时也，土能伐水。故病发于肾者，不能出乎此也。晡，邦模切。）病先发于膀胱，五日而之肾，一日而之小肠，一日而之心，二日不已死，冬鸡鸣，夏下晡。（此亦水火二脏自表，而里之相传也。冬之鸡鸣在丑，阴之极也。夏之下晡在未，水所畏也。膀胱为水府，故其盛极衰极皆能死。）诸病以次相传，如是者皆有死期，不可刺也；间一脏及二三四脏者，乃可刺也。（间脏义，详脉色类十二。七传义，详藏象类二十四。）

夫病传者，心病先心痛（《素问·标本病传论》），此下皆详明病传之见证也，故病发于心者，其证必先为心痛。）一日而咳，（心病传肺也。上文病传论所谓一日而之肺者，即其义也。余脏准此。）三日胁支痛，（肺复传肝，故胁支痛，即所谓三日而之肝也。）五日闭塞不通，身痛体重，（所谓五日之脾也。脾病，则不能运化，故闭塞不通。）三日不已死，（再三日不已，则脾又传肾，五脏俱伤故死。）冬夜半，夏日中。（此子午时也。释义虽如上文，然少阴君火，主子午正对之化，心通其气，失守则死，亦一义也。）

肺病喘咳，（肺主息，故病为喘咳。）三日而胁支满痛，（三日而之肝也。）一日身重体痛，（一日而之脾也。）五日而胀，（五日而之胃，自脏传腑也。）十日不已死，（十日不已，则胃复传肾，而五行生成之数已极，故死。）冬日入，夏日出。

（此卯酉时也，属燥金之化，肺主气，失守则死，于义亦通。）

　　肝病头目眩、胁支满，（肝开窍于目，而经脉布于胁肋也。）三日体重身痛，（即三日而之脾也。）五日而胀，（即五日而之胃也。）三日腰脊少腹痛、胫酸，（即三日而之肾也。）三日不已死，（三日不已，则肾复传心，故死。）冬日入，夏早食。（卯酉时也，燥金主之，为木所畏，于义亦通。）

　　脾病身痛体重，（脾主肌肉也。）一日而胀，（即一日而之胃也。）二日少腹腰脊痛、胫酸，（即二日而之肾也。）三日背䐴筋痛、小便闭，（即三日而之脊膀胱也。䐴，脊同，音吕。）十日不已死，（十日不已，则复传于心，故死。）冬人定，夏晏食。（此已亥时也，司风木之化，脾病畏之也。）

　　肾病少腹腰脊痛、骱酸，（肾主下部，其经脉行于少腹腰脊骱骨之间也。骱音杭。）三日背䐴筋痛、小便闭，（即三日而之脊膀胱也。）三日腹胀，（即三日而之小肠也。）三日两胁支痛，（即三日而上之心也。手心主之正，别下渊腋三寸入胸中，故两胁支痛。）三日不已死，（复伤肺金也。）冬大晨，夏晏晡。（此辰戌时也。土王四季，为水所畏，故肾病患之。）

　　胃病胀满，（胃脉布于腹里也。）五日少腹腰脊痛、骱酸，（即五日而之肾也。）三日背䐴筋痛、小便闭，（即三日而之脊膀胱也。）五日身体重，（前《病传论》曰：五日而上之心。此云身体重者，疑误。）六日不已死，（心复传肺也。）冬夜半后，夏日昳。（丑未司湿土之化，气通于胃，失守则死，理之自然。）

　　膀胱病小便闭，（膀胱为津液之府也。）五日少腹胀、腰脊痛、骱酸，（即五日而之肾也。）一日腹胀，（即一日而之小肠也。）一日身体痛，（即一日而之心，腑传脏也。心主血脉，故为身体痛。）二日不已死，（心病不已，必又传金脏，故死。）冬鸡鸣，夏下晡。（丑未时也。土能克水，故膀胱之病畏之。）

　　诸病以次是相传，如是者，皆有死期，不可刺。（上文相传，死期各有远近，盖其脏有要害，气有虚实也。仓公曰：能谷者过期，不能谷者不及期。正此之谓。即有死征，不可刺矣。）间一脏止，及至三四脏者，乃可刺也。（间三四脏者，皆非以次相传者也，治之则愈，故可针刺之。）

九十五、阴阳气绝死期

（《灵枢·经脉篇》）

手太阴气绝则皮毛焦，太阴者行气温于皮毛者也，故气不荣则皮毛焦，皮毛焦则津液去皮节，津液去皮节者则爪枯毛折，毛折者则毛先死，丙笃丁死，火胜金也。（手太阴者，肺也。肺主皮毛，故其气绝，则津液去于皮节，而证在爪枯毛折也。肺金畏火，故危于丙丁。）

手少阴气绝则脉不通，脉不通则血不流，血不流则髦色不泽，故其面黑如漆柴者血先死，壬笃癸死，水胜火也。（手少阴者，心也。心主血脉，故心脉绝则血先死，其证在髦色不泽，而面黑如漆也。心火畏水，故危于壬癸。髦音毛，发也。）

足太阴气绝者则脉不荣肌肉，唇舌者肌肉之本也，脉不荣则肌肉软，肌肉软则舌萎、人中满，人中满则唇反，唇反者肉先死，甲笃乙死，木胜土也。（足太阴者，脾也。脾主肌肉，故脾气绝，则肉先死，其证在人中满，而舌萎唇反也。脾土畏木，故死于甲乙。萎音威，色蔫枯也。）

足少阴气绝则骨枯，少阴者冬脉也，伏行而濡骨髓者也，故骨不濡则肉不能着也，骨肉不相亲则肉软却，肉软却故齿长而垢、发无泽，发无泽者骨先死，戊笃己死，土胜水也。（足少阴者，肾也。肾属水，故为冬脉。肾主骨，故肾气绝则骨先死。其证在骨肉不相亲附，则齿长而垢，精髓不能濡润，则发枯无泽也。肾水畏土，故死于戊己。垢音苟。）

足厥阴气绝则筋绝，厥阴者肝脉也，肝者筋之合也，筋者聚于阴气，（当作器。）而脉络于舌本也，故脉弗荣则筋急，筋急则引舌与卵，故唇青舌卷卵缩，则筋先死，庚笃辛死，金胜木也。（肝气绝者筋先死，其证则唇青舌卷，而卵缩囊拳也。肝木畏金，故死于庚辛。）

五阴气俱绝则目系转，转则目运，目运者为志先死，志先死则远一日半死矣。（五脏之精皆上注于目。故五阴气绝，则目转而运，志先死矣。盖志藏于肾，阴之神也，真阴已竭，死在周日间耳。今有病剧，而忽尔目无所见者，正阴气竭绝之候。）

六阳气绝则阴与阳相离，离则膝理发泄，绝汗乃出，故旦占夕死，夕占旦死。（汗本阴精，固于阳气，阳气绝则阴阳相离，而膝理不闭，脱汗乃出，其死在顷刻间也。）

九十六、四时病死期

（《素问·阴阳类论》）

雷公曰：请问短期。黄帝曰：冬三月之病，病合于阳者，至春正月，脉有死征，皆归出春。（冬三月者，阴盛时也。病合于阳者，阳证阳脉也。出春，春尽夏初也。以水王之时，而病合于阳者，时气不足，病气有余也。及至孟春正月，阳气发生，则阳邪愈胜，阴气愈竭。若脉有死征，则出春交夏而阳盛阴衰俱已至极，无所逃矣。）冬三月之病，在理已尽，草与柳叶皆杀，（在理已尽，谓察其脉证之理，已无生意也。以冬月之病而得此，则凡草色之青，柳叶之见，阴阳气易，皆其死期，故云皆杀也。杀，少戒切。）春阴阳皆绝，期在孟春。（阴阳皆绝，谓阴中无阳，阳中无阴，彼此相绝，不交通也。病由冬月而春犹若此，是生气之竭也，短期当在孟春矣。）

春三月之病曰阳杀，（春月阳气方升，而病在阳者，故曰阳杀。杀者，衰也。）阴阳皆绝，期在草干。（以三春阳杀之病，而阴阳痞绝者，期在深秋草干之时，金气胜而病发于春者死矣。）夏三月之病，至阴不过十日，（脾肾皆为至阴，夏三月以阳盛之时而脾肾伤极，则真阴败绝，天干易气不能堪矣，故不过十日也。）阴阳交，期在濂水。（阴阳交者，阴脉见于阳，则阳气失守，阳脉见于阴，则阴气失守。若是者，虽无危证而脉象已逆，见于夏月，则危于仲秋濂水之时也。濂音敛，清也。）

秋三月之病，三阳俱起，不治自已，（秋时阳气渐衰，阴气渐长。虽三阳脉病俱起，而阳不胜阴，故自已也。）阴阳交合者，立不能坐，坐不能起，（秋气将敛未敛，故有阴阳交合为病者，则或精或气必有所伤，而致动止不利。盖阳胜阴，故立不能坐。阴胜阳，故坐不能起。）三阳独至，期在石水，（三阳独至即三阳并至，阳亢阴竭之候也。阴竭在冬，本无生意。而孤阳遇水，终为扑灭，故期在冰坚如石之时也。）二阴独至，期在盛水。（二阴全元起本作三阴。即所谓三阴并至，有阴无阳也。盛水者，正月雨水之候。孤阴难以独立，故遇阳胜之时，则不能保其存也。）

九十七、十二经终

（《素问·诊要经终论》）

帝曰：愿闻十二经脉之终奈何？（十二经脉，即十二脏之气也。终者，气尽之谓。）岐伯曰：太阳之脉，其终也，戴眼反折瘛疭，其色白，绝汗乃出，出则死矣。（戴者，戴于上也，谓目睛仰视而不能转也。反折，腰脊反张也。瘛者，筋之急也。疭者，筋之缓也。绝汗者，暴出如油，不能收也。足太阳之脉起于目内眦，上额交巅入络脑，下项夹脊抵腰中，下至足之小趾；手太阳之脉起于小趾之端，循臂上肩，其支者循颈上颊至目之外眦，故其为病如此。然太阳为三阳之表，故主色白汗出。《灵枢·终始篇》曰：其色白，绝皮乃绝汗，绝汗则终矣。亦主表之谓。瘛音炽。疭音纵。）少阳终者，耳聋百节皆纵，目𢠢绝系，绝系一日半死，其死也，色先青白乃死矣。（手足少阳之脉皆入于耳中，亦皆至于目锐，故为耳聋目𢠢也。𢠢者，直视如惊貌。因少阳之系绝，不能旋转，故如此也。胆者筋其应，少阳气绝，故百节皆纵也。木之色青，金之色白，金木相贼，则青白先见，此少阳之死候也。𢠢音琼。）阳明终者，口目动作，善惊妄言色黄，其上下经盛，不仁则终矣。（手足阳明之脉皆挟口入目，故为口目动作，而牵引歪斜也。闻木音则惕然而惊，是阳明善惊也。骂詈不避亲疏，是阳明妄言也。黄者，土色外见也。上下经盛，谓头颈手足阳明之脉，皆躁动而盛，是胃气之败也。不知疼痛，谓之不仁，是肌肉之败也。此皆阳明气竭之候。）少阴终者，面黑齿长而垢，腹胀闭，上下不通而终矣。（手少阴气绝则血败，足少阴气绝则色如，故面黑也。肾主骨，肾败则骨败，故齿根不固，长而垢也。手少阴之脉下膈络小肠，足少阴之脉络膀胱贯肝膈，故为腹胀闭。上下不通，则心肾隔绝，此少阴之终也。）太阴终者，腹胀闭，不得息，善噫善呕，呕则逆，逆则面赤，不逆则上下不通，不通则面黑皮毛焦而终矣。（足太阴脉入腹属脾，故为腹胀闭。手太阴脉上膈属肺而主呼吸，故为不得息。胀闭则升降难，不得息则气道滞，故为噫为呕。呕则气逆于上，故为面赤。不逆则痞塞于中，故为上下不通。脾气败则无以制水，故黑色见于面。肺气败则治节不行，故皮毛焦而终矣。噫音伊芳。）厥阴终者，中热嗌干，善溺心烦，甚则舌卷卵上缩而终矣。（手厥阴心主之脉，起于胸中，出属心包络，下膈历络三焦。足厥阴肝脉循喉咙之后上入颃颡，其下者循股阴入毛中过阴器，故为中热嗌干善溺心烦等病。又舌者心之官也，肝者筋之合也，筋者聚于阴器，而脉络于舌本，故甚则舌卷卵缩，而厥阴之气终矣。嗌音益。卷，上声。）此十二经之所败也。（手足六经各分表里，是十二经也。按：《灵枢·终始篇》文与此同者，俱不重载。）

十九卷　针刺类

一、九针之要

（《灵枢·九针十二原篇》）

黄帝问于岐伯曰：余子万民，养百姓，而收其租税。余哀其不给，而属有疾病。余欲勿使被毒药，无用砭石，欲以微针通其经脉，调其血气，营其逆顺出入之会。令可传于后世，必明为之法。令终而不灭，久而不绝，易用难忘，为之经纪。异其章，别其表里，为之终始。令各有形，先立针经。愿闻其情。（《灵枢》即名《针经》，义本诸此。）岐伯答曰：臣请推而次之，令有纲纪，始于一，终于九焉。（始于一，终于九，天地之全数也。针合三才而通万变，故数亦应之。）请言其道。小针之要，易陈而难入，粗守形，上守神。（小针，即上文微针之谓。易陈者，常法易言也。难入者，精微难及也。粗守形，粗工守形迹之见在也。上守神，上工察神气于冥冥也。不但用针，诸治皆然。）神乎神，客在门，未睹其疾，恶知其原？（神，正气也。客，邪气也。神乎神，言正气盛衰，当辨于疑似也。客在门，言邪之往来，当识其出入也。设未睹其疾之所在，又恶知其当治之原哉？恶音乌。）刺之微，在速迟，粗守关，上守机，（微，精微也。在速迟，知疾徐之宜也。粗守关，守四肢之关节也。上守机，察气至之动静也。）机之动，不离其空。（气机之至，随经皆有其处，可因之而知虚实也。空，孔同。）空中之机，清静而微，（言察宜详慎也。）其来不可逢，其往不可追。（来不可逢，勿补其实也。往不可追，勿泻其虚也。）知机之道者，不可挂以发，不知机道，叩之不发。（机之道者，一气而已，不可挂以发，极言其精不可乱也。叩之不发，用失其道，则气不至也。）知其往来，要与之期，（知气之往来，有逆顺衰盛之机，而取舍弗失其时也。要，平声，约也。）粗之暗乎，妙哉工独有之。（粗者暗而弗知，妙工独见之矣。）往者为逆，来者为顺，明知逆顺，正行无问。（往，气之去也，故为之逆。来，气之至也，故为之顺。知往来之逆顺，则正法行之，不必疑而更问也。下二句与《至真要大论》辞同用异，详标本类第二。）逆而夺之，恶得无虚？追而济之，恶得无实？（逆其气至而夺之，泻其实也，恶得无虚？随其气去而济之，补其虚也，恶得无实？故泻必因吸内针，补必因呼内针，此即迎来随去之义。）迎之随之，以意和之，针道毕矣。（用针之法，补泻而已。补泻之法，迎随而已。必得其和，则针道毕于是矣。）

《小针解》曰：所谓易陈者，易言也。难入者，难着于人也。（本篇即前篇之释义，故不详注。凡后篇有同者，皆仿此。）

粗守形者，守刺法也。上守神者，守人之血气有余不足，可补泻也。神客者，正邪共会也。（神，正也。客，邪也。邪正相干，故曰共会。）神者，正气也。客者，邪气也。在门者，邪循正气之所出入也。（出入所由，故谓之门。）未睹其疾者，先知邪正何经之疾也。恶知其原者，先知何经之病，所取之处也。（若不能先知，是为未睹其疾，故曰恶知其原。）刺之微在速迟者，徐疾之意也。粗守关者，守四肢而不知血气正邪之往来也。（手之两肘，足之两膝，谓之四关。）上守机者，知守气也。（往来逆顺，至与不至，皆气之机也。）机之动不离其空中者，知气之虚实，用针之徐疾也。空中之机清净以微者，针以得气，密意守气勿失也。其来不可逢者，气盛不可补也。其往不可追者，气虚不可泻也。不可挂以发者，言气易失也。（毫厘之差，即失其气之机也。）扣之不发者，言不知补泻之意也，血气已尽而气不下也。（补泻不得其法，虽竭尽血气，而病气不应也。）知其往来者，知气之逆顺盛虚也。要与之期者，知气之可取之时也。粗之暗者，冥冥不知气之微密也。妙哉工独有之者，尽知针意也。往者为逆者，言气之虚而小，小者逆也。（气去故脉虚而小。）来者为顺者，言形气之平，平者顺也。（气来故脉平而和。）明知逆顺正行无问者，言知所取之处也。迎而夺之者，泻也。追而济之者，补也。）

二、九针

（《灵枢·九针十二原篇》《九针论》）

岐伯曰：九针之名，各不同形（《灵枢·九针十二原篇》）。）

一曰镵针，长一寸六分。镵针者，头大末锐，去泻阳气。（九针详注见下文。镵音谗。）

二曰圆针，长一寸六分。圆针者，针如卵形，揩摩分间，不得伤肌肉，以泻分气。（揩，丘皆切。）

三曰锓针，长三寸半。锓针者，锋如黍粟之锐，主按脉勿陷，以致其气。（锓音低。）

四曰锋针，长一寸六分。锋针者，刃三隅，以发痼疾。

五曰铍针，长四寸，广二分半。铍针者，末如剑锋，以取大脓。（铍音披。）

六曰圆利针，长一寸六分。圆利针者，大如氂，且圆且锐，中身微大，以取暴气。（暴气，痹气之暴发也。氂，厘同，又音毛。）

七曰毫针，长三寸六分。毫针者，尖如蚊虻喙，静以徐往，微以久留之而养，以取痛痹。（喙音晦。）

八曰长针，长七寸。长针者，锋利身薄，可以取远痹。

九曰大针，长四寸。大针者，尖如挺，其锋微圆，以泻机关之水也。（挺，题顶、梯顶二切。）九针毕矣。

黄帝曰：余闻九针于夫子，众多博大矣，余犹不能寤，敢问九针焉生？何因而有名？（灵枢九针论。）岐伯曰：九针者，天地之大数也，始于一而终于九。（一九详义，又见脉色类五。）故曰：一以法天，二以法地，三以法人，四以法时，五以法音，六以法律，七以法星，八以法风，九以法野。黄帝曰：以针应九之数奈何？岐伯曰：夫圣人之起天地之数也，一而九之，故以立九野。九而九之，九九八十一，以起黄钟数焉，以针应数也。（自一至九，九九八十一而黄钟之数起焉。黄钟为万事之本，故针数亦应之而用变无穷也。黄钟详义见《附翼》二卷。）

一者天也，天者阳也，五脏之应天者肺，肺者五脏六腑之盖也，皮者肺之合也，人之阳也。故为之治针，必以大其头而锐其末，令无得深入而阳气出。（此下皆详明九针之义。一者法天，法于阳也。人之五脏，惟肺最高，而复于脏腑之上，其象应天，其合皮毛，亦属乎阳。故治镵针，必大其头、锋其末，盖所用在浅，但欲出其阳邪耳。）

二者地也，人之所以应土者肉也。故为之治针，必筩其身而圆其末，令无得伤肉分，伤则气得竭。（二者法地，地之应人者在肉。故治圆针，必筩其身、圆其末，针如卵形，以利导于分肉间。盖恐过伤肌肉以竭脾气，故用不在锐，而主治分间之邪气也。筩音筒。）

三者人也，人之所以成生者血脉也。故为之治针，必大其身而圆其末，令可按脉勿陷，以致其气，令邪气独出。（三者法人，人之生成在于血脉。故治鍉针，必大其身、圆其末，用在按脉致气以出其邪，而不欲其过深，陷于血脉之分也。）

四者时也，时者四时八风之客于经络之中，为瘤病者也。故为之治针，必筩其身而锋其末，令可以泻热出血而瘤病竭。

（四者法时，应在时气瘤邪而为病也。瘤者，留也。故治针必筒其身、锋其末，因其直壮而锐，故可以泻热出血，而取雍瘤之疾。）

五者音也，音者冬夏之分，分于子午，阴与阳别，寒与热争，两气相抟，合为痈脓者也。故为之治针，必令其末如剑锋，可以取大脓。（五以法音，音者合五行而应天干，故有冬夏子午之分。治以铍针，必令其末如剑锋，用在治寒热，取大脓，以平阴阳之气也。）

六者律也，律者调阴阳四时而合十二经脉，虚邪客于经络而为暴痹者也。故为之治针，必令尖如，且圆且锐，中身微大，以取暴气。（六以法律，律应四时十二支而合于人之十二经脉。今虚邪客于经络而为暴痹者，治以圆利针，必令尖如犛，且圆且锐，中身微大，其用在利，故可以取诸经暴痹之气。痹义详疾病六十七。）

七者星也，星者人之七窍，邪之所客于经，而为痛痹，舍于经络者也。故为之治针，令尖如蚊虻喙，静以徐往，微以久留，正气因之，真邪俱往，出针而养者也。（七以法星，而合于人之七窍。举七窍之大者言，则通身空窍皆所主也。治以毫针，令尖如蚊虻喙。盖用在微细徐缓，渐散其邪，以养真气，故可以取寒热痛痹，浮浅之在络者。）

八者风也，风者人之股肱八节也，八正之虚风，八风伤人，内舍于骨解腰脊节腠理之间为深痹也。故为之治针，必长其身、锋其末，可以取深邪远痹。（八以法风，而合于人之股肱八节，言八节则通身骨节，皆其属也。凡虚风之深人者，必内舍于骨解腰脊节凑之间。故欲取深邪远痹者，必为大针以治之也。）

九者野也，野者人之节解皮肤之间也，淫邪流溢于身，如风水之状，而溜不能过于机关大节者也。故为之治针，令尖如挺，其锋微圆，以取大气之不能过于关节者也。（九以法野，野以应人之周身。凡淫邪流溢于肌体，为风为水，不能过于关节而壅滞为病者，必用大针以利机关之大气，大气通则淫邪行矣。尖如挺者，言其粗且巨也。身形应九野，详经络类三十

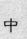

五，仍有图在《图翼》四卷。）

黄帝曰：针之长短有数乎？（此下复明九针大小之数也。）岐伯曰：一曰镵针者，取法于巾针，去末寸半卒锐之，长一寸六分，主热在头身也。（镵，锐也。卒，尾也。此针身大，其近末约寸半许而渐锐之，共长一寸六分，主泻去阳气，故治热在头身。按：巾针、絮针、綦针等制，必古针名也，未详其议。）

二曰圆针，取法于絮针，筒其身而卵其锋，长一寸六分，主治分间气。（筒，如竹筒也。卵，圆如卵锐也。此针直其身、圆其末，故但治分间之气，而不使伤其肌肉也。）

三曰锓针，取法于黍粟之锐，长三寸半，主按脉取气令邪出。（黍粟之锐，圆而微尖也。此云按脉取气，前文曰按脉勿陷以致其气，盖利于用补者也。）

四曰锋针，取法于絮针，筒其身，锋其末，长一寸六分，主痈热出血。（上文《九针十二原》篇云：刃三隅，以发痼疾。盖三棱者也。本篇言筒其身者，似或有误。）

五曰铍针，取法于剑锋，广二分半，长四寸，主大痈脓、两热争者也。（取法剑锋，言阔大也。两热争者，言寒热不调，两气相搏也。）

六曰圆利针，取法于氂针，微大其末，反小其身，令可深内也，长一寸六分，主取痈痹者也。（毛之强者曰氂，取法于者，用其细健，可稍深也。）

七曰毫针，取法于毫毛，长一寸六分，主寒热痛痹在络者也。

八曰长针，取法于綦针，长七寸，主取深邪远痹者也。

九曰大针，取法于锋针，其锋微圆，长四寸，主取大气不出关节者也。（以上九针，有图在《图翼》四卷。）针形毕矣，此九针大小长短法也。（按以上九针之用，凡所取者，皆言有余之实邪，则针不宜于治虚也，从可知矣。）

三、九针之义应天人

（《素问·针解篇》）

帝曰：余闻九针，上应天地四时阴阳，愿闻其方，令可传于后世以为常也。岐伯曰：夫一天二地三人四时五音六律七星八风九野，身形亦应之，针各有所宜，故曰九针。（九针之法，各有所宜也。）人皮应天，（包复万物，天之象也。）

人肉应地，（浓静藏物，地之象也。）人脉应人，（动静有期，盛衰有变，位于天地之中，人之象也。）人筋应时，（时主周岁，筋束周身，应其象也。）人声应音，（音以声生，备五行也。）人阴阳合气应律，（人有六阴六阳以合天气，律之象也。）

人齿面目应星，（森罗布列，星之象也。）人出入气应风，（呼吸出入，风之象也。）人九窍三百六十五络应野。（形体周遍，野之象也。）故一针皮，二针肉，三针脉，四针筋，五针骨，六针调阴阳，七针益精，八针除风，九针通九窍，除三百六十五节气，此之谓各有所主也。（此结上文九针之用，各有所宜也。）人心意应八风，（此下复明上文不尽之义也。人之心意多变，天之八风无常，故相应也。）人气应天，（气属阳而营运不息，故应天。）人发、齿、耳、目五声应五音六律，（发之多，齿之列，耳之聪，目之明，五声之抑扬清浊，皆纷纭不乱，各有条理，故应五音六律。）人阴阳脉血气应地。（人阴阳脉血气之行于肉中，亦犹经水之在土也，故应于地。）人肝目应之九。九窍三百六十五。人一以观动静，天二以候五色，七星应之，以候发母泽，五音一以候宫商角征羽，六律有余不足，应之二地一以候高下有余，九野一节俞应之以候闭节，三人变一分人候齿泄多血少，十分角之变，五分以候缓急，六分不足，三分寒关节，第九分四时人寒温燥湿四时一应之，以候相反一，四方各作解。（此一百二十九字，古经蠹简，义理残缺，必有遗误，不敢强解。）

四、九针之宜各有所为

（《灵枢·官针篇》）

凡刺之要，官针最妙。（官，法也，公也。制有法而公于人，故曰官针。）九针之宜，各有所为，长短大小，各有所施也。不得其用，病弗能移。（用不得法，则不能去病。）疾浅针深，内伤良肉，皮肤为痛；（内伤良肉，则血流于内，而溃于外，故皮肤为痛。）病深针浅，病气不泻，支为大脓。（病气不泻而伤其支络，故为大脓。凡病有沉浮，刺分深浅，过之则内伤，不及则外壅，邪反从之，后生大病。）病小针大，气泻太甚，疾必为害；（气泻太甚，元气伤也，故必为害。）病大针小，气不泄泻，亦复为败。（针不及病，则病气不泄，而刺失其宜，故亦为败。）失针之宜，大者泻，小者不移。（当小而大则泻伤正气，当大而小则病不能移，皆失针之宜也。）已言其过，请言其所施。（上文言其过失，下文言其所施。）

病在皮肤无常处者，取以镵针于病所，肤白勿取。（病在皮肤无常处者，火之游行也。用镵针者，主泻阳气也。肤白则无火可知，故不宜刺。）病在分肉间，取以圆针于病所。病在经络痼痹者，取以锋针。病在脉气少当补之者，取之鍉针于井荥分输。（此针宜于用补。分输，言各经也。）病为大脓者，取以铍针。病痹气暴发者，取以圆利针。病痹气痛而不去者，取以毫针。病在中者，取以长针。（中者，言其远也。）病水肿不能通关节者，取以大针。病在五脏固居者，取以锋针，泻于井荥分输，取以四时。（四时义详后十八。）

五、九变十二节

（《灵枢·官针篇》）

凡刺有九，以应九变。一曰输刺，输刺者，刺诸经荥输脏腧也。（诸经荥输，凡井荥经合之类皆腧也。脏腧，背间之脏腑腧也。本经输、腧、俞三字皆通用。）二曰远道刺，远道刺者，病在上，取之下，刺腑腧也。（腑腧，谓足太阳膀胱经、足阳明胃经、足少阳胆经。十二经中，惟此三经最远，可以因下取上，故曰远道刺。）三曰经刺，经刺者，刺大经之结络经分也。（刺结络者，因其结聚而直取之，所谓解结也。）四曰络刺，络刺者，刺小络之血脉也。（《调经论》曰：病在血，调之络。《经脉篇》曰：诸刺络脉者，必刺其结上，甚血者虽无结，急取之以泻其邪而出其血，留之发为痹也。）五曰分刺，分刺者，刺分肉之间也。（刺分肉者，泄肌肉之邪也。）六曰大泻刺，大泻刺者，刺大脓以铍针也。（治痈疡也。）七曰毛刺，毛刺者，刺浮痹皮肤也。（其治在浅也。）八曰巨刺，巨刺者，左取右，右取左。（邪客于经而有移易者，以巨刺治之。详见后三十。）九曰焠刺，焠刺者，刺燔针则取痹也。（谓烧针而刺也，即后世火针之属，取寒痹者用之，以上谓之九变。焠音翠。燔音凡。）

凡刺有十二节，以应十二经。一曰偶刺，偶刺者，以手直心若背，直痛所，一刺前，一刺后，以治心痹，刺此者旁针之也。（偶，两也。前后各一，故曰偶刺。直，当也。以手直心若背，谓前心后心，当其痛所，各用一针治之。然须斜针以刺其旁，恐中心则死也。）二曰报刺，报刺者，刺痛无常处也，上下行者，直内无拔针，以左手随病所按之，乃出针复刺之也。（报刺，重刺也。痛无常处，则或上或下，随病所在，即直内其针，留而勿拔，乃以左手按之，再得痛处，乃出前针而复刺之也。）三曰恢刺，恢刺者，刺旁之，举之前后，恢筋急以治筋痹也。（恢，恢廓也。筋急者，不刺筋而刺其旁，必数举其针或前或后以恢其气，则筋痹可舒也。）四曰齐刺，齐刺者，直入一，旁入二，以治寒气小深者；或曰三刺，三刺者，治痹气小深者也。（齐者，三针齐用也，故又曰三刺。以一针直入其中，二针夹入其旁，治寒痹稍深之法也。）

五曰扬刺，扬刺者，正内一，旁内四，而浮之，以治寒气之博大者也。（扬，散也。中外共五针，而用在浮泛，故能祛散博大之寒气。）六曰直针刺，直针刺者，引皮乃刺之，以治寒气之浅者也。（直者，直入无避也。引起其皮而刺之，则所用不深，故但治寒气之浅者。）七曰输刺，输刺者，直入直出，稀发针而深之，以治气盛而热者也。（输，委输也，言能输泻其邪，非上文荥输之谓。直入直出，用其锐也。稀发针，留之久也。久而且深，故可以去盛热之气。）八曰短刺，短刺者，刺骨痹，稍摇而深之，致针骨所，以上下摩骨也。（短者，入之渐也。故稍摇而深，致针骨所，以摩骨痹。摩，迫切也。）九曰浮刺，浮刺者，旁入而浮之，以治肌急而寒者也。（浮，轻浮也。旁入其针，而浮举之，故可治肌肤之寒。此与上文毛刺义大同。）十曰阴刺，阴刺者，左右率刺之，以治寒厥，中寒厥，足踝后少阴也。（阴刺者，刺阴寒也。率，统也。言治寒厥者，于足踝后少阴经左右皆刺之。）十一曰旁针刺，旁针刺者，直刺旁刺各一，以治留痹久居者也。（旁针刺者，一正一旁也。正者刺其经，旁者刺其络，故可以刺久居之留痹。）十二曰赞刺，赞刺者，直入直出，数发针而浅之出血，是谓治痈肿也。（赞，助也。数发针而浅之，以后助前，故可使之出血，而治痈肿。）

六、三刺浅深五刺五脏

（《灵枢·官针篇》）

脉之所居深不见者，刺之微内针而久留之，以致其空脉气也。（刺深脉者，亦必微内其针，盖恐太过，反伤正气。故但久留而引致之，使其空中之脉气上行也。）脉浅者勿刺，按绝其脉乃刺之，无令精出，独出其邪气耳。（脉浅者最易泄气，故必先按绝其脉，而后入针，则精气无所伤，独取其邪矣。）所谓三刺则谷气出者，（自此至下文谷气，皆释终始篇之义。详见后十六。）先浅刺绝皮，以出阳邪；（绝，透也。浅刺皮腠，故出阳邪。）再刺则阴邪出者，少益深，绝皮致肌肉，未入分肉间也；（绝皮及肌，邪气稍深，故曰阴邪。大肉深处，各有分理，是谓分肉间也。）已入分肉之间，则谷气出。（谷气即正气，亦曰神气。出，至也。《终始篇》曰：所谓谷气至者，已补而实，已泻而虚，故以知谷气至也。）故刺法曰：始刺浅之，以逐邪气而来血气；后刺深之，以致阴气之邪；最后刺极深之，以下谷气。此之谓也。（凡刺之浅深，其法有三：先刺绝皮，取卫中之阳邪也。再刺稍深，取营中之阴邪也。三刺最深，及于分肉之间，则谷气始下。下，言见也。按终始篇之义，与此互有发明。）故用针者，不知年之所加，气之盛衰，虚实之所起，不可以为工也。（年之所加，如天元纪、至真要等论是也。气之盛衰，如八正神明论、阴阳系日月等篇是也。知天地之气候，则人有五虚五实，皆可因而知矣。此数句又见六节藏象论，详运气类第一。）

凡刺有五，以应五脏。一曰半刺，半刺者，浅内而疾发针，无针伤肉，如拔毛状，以取皮气，此肺之应也。（此即前章毛刺之义，浅入而疾发，故可取皮分以应肺。）二曰豹文刺，豹文刺者，左右前后针之，中脉为故，以取经络之血者，此心之应也。（豹文者，言其多也，主取血脉，所以应心。）三曰关刺，关刺者，直刺左右，尽筋上，以取筋痹，慎无出血，此肝之应也。或曰渊刺，一曰岂刺。（关，关节也。左右，四肢也。尽筋，即关节之处也。慎无出血，血以养筋也。肝主筋，刺筋所以应肝，渊刺、岂刺，皆古名也。）四曰合谷刺，合谷刺者，左右鸡足，针于分肉之间，以取肌痹，此脾之应也。（合谷刺者，言三四攒合，如鸡足也。邪在肉间，其气广大，非合刺不可。脾主肌肉，故取肌痹者，所以应脾。）五曰输刺，输刺者，直入直出，深内之至骨，以取骨痹，此肾之应也。（输刺义见前章。肾主骨，刺深至骨，所以应肾。）

七、用针虚实补泻

（《灵枢·九针十二原篇》《小针解》《素问·宝命全角论》）

凡用针者，虚则实之，满则泄之（《灵枢·九针十二原篇》。此篇言用针之要，全凭虚实以为补泻，实即补也，泄即泻也。）宛陈则除之，邪胜则虚之。（宛，郁同。陈，积也。除之去其滞，虚之泄其邪也。）《大要》曰：徐而疾则实，疾而徐则虚，（徐出针而疾按之为补，故虚者可实。疾出针而徐按之为泻，故实者可虚。）言实与虚，若有若无，（实之与虚，在有气无气耳。气本无形，故若有若无。善察之者，神悟于有无之间也。）察后与先，若存若亡，（察后与先，求病所急，而治分先后也。若存若亡，察气之行与不行，以为针之去留也。）为虚为实，若得若失，（欲虚而虚，欲实而实，是得法也。粗工妄为，则失之矣。）虚实之要，九针最妙，（各有所宜之要也。）补泻之时，以针为之。（当补当泻，用有其时，在气会之顷。详如下文。）泻曰必持内之，放而出之，排阳得针，邪气得泄，（凡用泻者，必持内之，谓持之坚而入之锐也。放而出之，谓因其气来，出之疾而按之徐也。故可排开阳道以泄邪气。）按而引针，是谓内温，血不得散，气不得出也。（凡用补者，必按其穴，而引退其针，是谓内温，故血不散、气不出而虚者实矣。）补曰随之，随之意若妄之，若行若按，若蚊虻止，（此下皆言补法也。随者，因其气去，追而济之也。妄，虚妄也。意若妄之，言意会于有无之间也。若行若按，言行其气按其处也。若蚊虻止，言当轻巧无迹，而用得其精也。）如留如还，去如弦绝，（留，留针也。还，出针也。去如弦绝，轻且捷也，故无损而能补。）令左属右，其气故止，外门已闭，中气乃实，（右手出针，左手随而按扪之，是令左属右也。故门户闭于外，中气实于内。）必无留血，急取诛之。（凡取血络者，不可使有留血，宜急去之也。）持针之道，坚者为宝，正指直刺，无针左右，（坚而有力，则直达病所。正而不斜，则必中气穴。）神在秋毫，属意病者，审视血脉者，刺之无殆。（医之神见，在悉秋毫，必精必确，加意病者，详审血脉，然后刺之，庶无危殆。）方刺之时，必在悬阳，及与两卫，（悬，犹言举也。阳，神气也。凡刺之时，必先举神气为主，故曰悬阳。两卫者，卫气在阳，肌表之卫也。脾气在阴，脏腑之卫也。二者皆神气所居，不可伤犯，凡用针者，首宜顾此，故曰两卫。师传篇曰：脾者主为卫。详藏象类二十九。）神属勿去，知病存亡。（此即悬阳之义，故存亡系之。）血脉者，在腧横居，视之独澄，切之独坚。（上文言神气之所居，此言血脉之所在也。视之独澄者，必欲索其隐。切之独坚者，必欲拔其本也。）

帝曰：何如而虚？何如而实（《素问·宝命全角论》。此下言虚实之治，并及诸所当慎也。）岐伯曰：刺虚者须其实，刺实者须其虚，经气已至，慎守勿失，深浅在志，远近若一，如临深渊，手如握虎，神无营于众物。（此节详注见下文。）

《小针解》曰：所谓虚则实之者，气口虚而当补之也。满则泄之者，气口盛而当泻之也。（此与下文针解篇皆释前篇之义。但此以气口言虚实，彼以针下气至言虚实，义虽若异，然互有发明，皆当察也。）宛陈则除之者，去血脉也。邪盛则虚之者，言诸经有盛者，皆泻其邪也。（此云泻其邪，与下文出针勿按义同。）徐而疾则实者，言徐内而疾出也。疾而徐则虚者，言疾内而徐出也。（此二句释义其用似反，当以下文针解篇者为得。）言实与虚若有若无者，言实者有气，虚者无气也。察后与先若亡若存者，言气之虚实，补泻之先后也，察其气之已下与常存也。（已下，言已退也。）为虚与实若得若失者，言补者必然若有得也，泻则恍然若有失也。（此释与下编不同，其义皆通。怳音诲。）

《针解篇》：黄帝问曰：愿闻九针之解，虚实之道。（自此至下文补泻之时，九针之名者，皆释前九针十二原篇之义。）

岐伯对曰：刺虚则实之者，针下热也，气实乃热也。满而泄之者，针下寒也，气虚乃寒也。（针下热者，自寒而热也，热则正气至，而虚者实矣，故为补。针下寒者，自热而寒也，寒则邪气去，而实者虚矣，故为泻。此释当与上解者参阅。）宛陈则除之者，出恶血也。邪盛则虚之者，出针勿按。（出针勿按，即泻其邪也。本经宛、菀皆通用，通作郁。）徐而疾则实者，徐出针而疾按之。疾而徐则虚者，疾出针而徐按之。（针下得气已盛而徐出之，则经脉无伤，疾按之则真气不泄，此补法也，故能实。若针已及病而疾出之，徐按之，则菀滞行，邪气去，此泻法也，故能虚。）言实与虚者，寒温气多少也。（寒为虚，温为实。气少为虚，气多为实。）若无若有者，疾不可知也。（气至之有无，针下之虚实，诚不易知也。疾不可知故若无，明能察之故若有。）察后与先者，知病先后也。（病有标本，先者为本，后者为标。）为虚与实者，工勿失其法。若得若失者，离其法也。（虚当补，实当泻，法不可失也。若有得若有失者，粗工妄为，离其法耳。）虚实之要九针最妙者，为其各有所宜也。（九针之用，各有所宜。详见前二章。）补泻之时者，与气开阖相合也。（气至应时谓之开，已过未至谓之阖。补泻之时者，凡诸经脉气昼夜周行五十度，各有所至之时，如经络类营气卫气营运之次二章者是也。故《卫气行篇》曰：谨候其气之所在而刺之，是谓逢时。此所谓补泻之时也。又若针下气来谓之开，可以迎而泻之。针下气去谓之阖，可以随而补之。此皆针与气开阖相合之义。）九针之名各不同形者，针穷其所当补泻也。（各不同形，故补泻各有所用。）

刺实须其虚者，留针，阴气隆至，乃去针也。刺虚须其实者，阳气隆至，针下热，乃去针也。（自此至下文神无营于众物者，皆释前宝命全角论之义。阴气隆至，针下寒也，阳邪已退，实者虚矣。阳气隆至，针下热也，元气已复，虚者实矣。故皆可去针也。）经气已至慎守勿失者，勿更改也。（慎守勿失勿更改者，戒其主持不定，多生惑乱，不惟无益，反招损也。）浅深在志者，知病之内外也。（内宜刺深，外宜刺浅，最当在意，不可忽也。）近远如一者，深浅其候等也。（深者取气远，浅者取气近，远近虽不同，以得气为候则如一也。）如临深渊者，不敢堕也。（言行针之际，当敬慎若此也。）手如握虎者，欲其壮也。（持针如握虎，欲其坚而有力也。）神无营于众物者，静志观病患，无左右视也。（神志不定，先从目始。目静则神静，神静则志专，病以静观，方无失也，故无左右视。）义无邪下者，欲端以正也。（此即前篇正指直刺、无针左右之义。）必正其神者，欲瞻病患目，制其神，令气易行也。（目者神之窍，欲正病者之神，必瞻其目，制彼精神，令无散越，则气为神使，脉道易行也。）

所谓三里者，下膝三寸也。（三里有二，此言足三里，足阳明经穴也。按：此下言取穴之法，非本篇上下之义，意必他篇之文脱误于此者。）所谓跗之者，举膝分易见也。（跗之当作跗上，即足阳明冲阳穴也。盖三里冲阳，一脉相贯，举膝下三里而重按之，则冲阳之脉不动矣，故举其膝分，则易见也。）巨虚者，跷足骱独陷者。（巨虚有二，上廉、下廉也。跷，举也。此言巨虚上廉当跷足取之，在骱骨外侧独陷者之中也。）下廉者，陷下者也。（此言巨虚下廉，又在独陷者之下，盖上廉、下廉相去三寸耳。）

八、阴阳虚实补泻先后

（《灵枢·终始篇》）

阴盛而阳虚，先补其阳，后泻其阴而和之；阴虚而阳盛，先补其阴，后泻其阳而和之。（此以脉口人迎言阴阳也。脉口盛者，阴经盛而阳经虚也。当先补其阳、后泻其阴而和之。人迎盛者，阳经盛而阴经虚也。当先补其阴、后泻其阳而和之。何也？以治病者皆宜先顾正气，后治邪气。盖攻实无难，伐虚当畏，于此节之义可见。用针用药，其道皆然。）三脉动于足大趾之间，必审其实虚。虚而泻之，是谓重虚，重虚病益甚。（三脉动者，阳明起于大趾次趾之间，自厉兑以至冲阳皆是也；厥阴起于大趾之间，自大敦以至太冲皆是也。少阴起于足心，自涌泉以上太溪皆是也。三者皆在大趾之后，故曰动于足大趾之间也。虚而泻之，故病益甚。）凡刺此者，以指按之，脉动而实且疾者疾泻之，虚而徐者则补之，反此者病益甚。（泻虚补实，是为反也。）其动也，阳明在上，厥阴在中，少阴在下。（阳明行足跗之上，厥阴行足跗之内，而在二经之中，少阴行足跗之下也。）

补须一方实，深取之，稀按其痏，以极出其邪气；（同前《终始篇》。补当作刺。刺法虽多，其要惟二，则补泻而已。一者因其方实，故当深取之，勿按其，欲以出其邪气，此泻法也。痏，委、伟二音，针瘢也。）一方虚，浅刺之，以养其脉，疾按其，无使邪气得入。（一者因其方虚，故当浅刺之以养其血脉，疾按其穴以拒其邪气，此补法也。）邪气来也紧而疾，谷气来也徐而和。（邪气，病气也。谷气，元气也，即胃气也。此虽以针下之气为言，然脉气之至亦如此。）

脉实者，深刺之，以泄其气；脉虚者，浅刺之，使精气无得出，以养其脉，独出其邪气。（诸篇皆言虚实，而未详虚实之辨。此言脉实则实，脉虚则虚。实则深刺之以泄其气，虚则浅刺之无伤精气，以养其脉，而独出其邪气，庶补泻知其要矣。）

九、宝命全角必先治神五虚勿近五实勿远

（《素问·宝命全角论》）

黄帝问曰：天复地载，万物悉备，莫贵于人，人以天地之气生，四时之法成。（天地之间，唯人为贵。干称乎父，坤称乎母，故以天地之气生。春应肝而养生、夏应心而养长、长夏

中華藏書

《类经》

应脾而养化、秋应肺而养收、冬应肾而养藏，故以四时之法成。）君王众庶，尽欲全角，（好生恶死，人情同也。）形之疾病，莫知其情，留淫日深，着于骨髓，心私虑之，余欲针除其疾病，为之奈何？（病在皮毛，浅而未甚，不早治之，则留淫日深，内着骨髓，故可虑也。）岐伯对曰：夫盐之味咸者，其气令器津泄；（盐味咸，水之化也。其性浸淫透物，久在器中则津液外泄，而器无固者，喻言人之肾气有损，则二阴不守也。）弦绝者，其音嘶败；（凡琴瑟之弦将损绝者，音必嘶败，喻言人之肺气有损，则声音不清也。嘶音西，破声曰嘶。）木敷者，其叶发；（敷，内清也。发，飘堕也。木敷于外者，凋残之兆也。喻言人之肝脾已损，则色夭肉枯也。按：太素云木陈者其叶落，于义尤切。）病深者，其声哕。（哕，呃逆也。按口问篇曰：哕出于胃。又曰：肺主为哕。夫胃为五脏之本，肺为主气之脏，今以上文三证，而复加声哕者，肺亏胃竭，病必危矣。哕，于决切。）人有此三者，是谓坏腑，（腑，犹宫府也。人之伤残日久，则形体损败如此，故谓之坏腑。）毒药无治，短针无取，此皆绝皮伤肉，血气争黑。（中腑既坏，则毒药不能治其内，短针不能取其外，病不可为而强施针药，徒致绝皮伤肉以败其形，血气争黑以变其色。此皆因循已久，不为早治，故无济也。官能篇曰：上工之取气，乃救其萌芽。下工守其已成，因败其形。正此之谓。）

帝曰：余念其痛，心为之乱惑，反甚其病，不可更代，百姓闻之，以为残贼，为之奈何？（针药罔效，适甚其病，欲施他治，无法可更。故百姓闻之，必反谓残贼而害之也。）岐伯曰：夫人生于地，悬命于天，天地合气，命之曰人。（形以地成，故生于地。命唯天赋，故悬于天。天，阳也。地，阴也。阴精阳气，合而成人，故人位乎中而为三才之一。）人能应四时者，天地为之父母。（人能合于阴阳，调于四时，处天地之和以养生者，天必育之寿之，故为父母。《四气调神论》曰：夫四时阴阳者，万物之根本也。所以圣人春夏养阳，秋冬养阴，以从其根，故与万物沉浮于生长之门。此之谓也。设有逆天之道，失时之和，以妄为常者，虽以天地为之父母，亦焉得而芷之哉？）知万物者，谓之天子。（知周万物，则能参天地，赞化育，以寿国寿民，是谓天之子也。）天有阴阳，人有十二节；（天有六阴六阳，人亦有六阴六阳，皆相应也。）天有寒暑，人有虚实。（阳进则物盛，阴进则物衰，此天地之虚实也。阳固则神全，阴强则鬼见，此人之虚实也。）

能经天地阴阳之化者，不失四时；知十二节之理者，圣智不能欺也。（如上文天地万物四时、十二节、寒暑、虚实等义，只阴阳二字包罗尽之。能经天地阴阳之化者，圣智之道无遗蕴矣，又何有能欺之者？）能存八动之变，五胜更立；能达虚实之数者，独出独入，呿吟至微，秋毫在目。（存，存于心也。八动之变，八风之动变也。五胜更立，五行之衰王也。独出独入，独得其妙用也。呿，开口而欠也。凡此者，皆天地阴阳之化，知乎此则无所不知，故虽呿吟之声至微，秋毫之形至细，无不在吾目中矣。此上之对，盖谓知之真，见之切，则病之浅深，治之可否，发无不中，又何有心之乱惑、百姓以为残贼之虑哉？呿音区。）

帝曰：人生有形，不离阴阳，天地合气，别为九野，分为四时，月有小大，日有短长，万物并至，不可胜量，虚实呿吟，敢问其方？（此详求针治之方也。）岐伯曰：木得金而伐，火得水而灭，土得水而达，金得火而缺，水得土而绝，万物尽然，不可胜竭。（天地阴阳之用，五行尽之，万物虽多，不能外此五者，知五行相制之道，则针法可约而知矣。）故针有悬布天下者五，黔首共余食，莫知之也。（悬布天下，言示人之广也。五义如下文。黔首，黎民也。共，皆也。余食，犹食之弃余，皆不相顾也。黔音钳。）一曰治神，（医必以神，乃见无形，病必以神，血气乃行，故针以治神为首务。汤液醪醴论曰：形弊血尽，而功不立者，神不使也。正此之谓。）二曰知养身，（不知养身，置针于无用之地，针家不可不知。如终始篇云新刺勿内，已刺勿醉，已刺勿怒，已刺勿劳，已刺勿饱、已刺勿饥、已刺勿渴之类皆是也。）三曰知毒药为真，（治病之道，针药各有所宜，若真知非药不可，而妄用针者，必反害之。如邪气脏腑病形篇曰：诸小者，阴阳形气俱不足，勿取以针而调以甘药也。根结篇曰：形气不足，病气不足，此阴阳气俱不足也，不可刺之。此即病传论所谓：守一勿失万物毕者之义。）四曰制砭石小大，（古者以砭石为针，用为外治之法，自黄帝始造九针以代石，故不曰九针而曰砭石。然制有小大，必随病所宜，各适其用也。）五曰知腑脏血气之诊。（不知腑脏，则阴阳表里不明，不知血气，则经络虚实不辨，皆不足以言针。）五法俱立，各有所先。（针治未施，法应预立，五者之用，当知所先。）今末世之刺也，虚者实之，满者泄之，此皆众工所共知也。（言浅近易知也。）若夫法天则地，随应而动，和之者若响，随之者若影，道无鬼神，独来独往。（法天则地，超乎凡矣。随应而动，通乎变矣。故能如附应声，如影随形，得心应手，取效若神。所谓神者，神在吾道，无谓鬼神。既无鬼神，则其来其往，独惟我耳。）

帝曰：愿闻其道。岐伯曰：凡刺之真，必先治神，（此以病者之神为言。神者，正气也。得神者昌，失神者亡，故刺之真要，必先以正气为主。）五脏已定，九候已备，后乃存针。（再定五脏之属，悉九候之诊，得其虚实所在，然后存意于针而用之。）众脉不见，众凶弗闻，外内相得，无以形先，（众脉众凶，言其多也，泛求其多，则不得其要。故见众脉者不见脉之真，闻众凶者弗闻凶之本，必因脉以合外。因证以合内，表里相参，庶乎无失，是外内相得也。不察其迹而察其所以迹，是无以形先也。所谓知其要者一言而终，不知其要流散无穷，其义即此。）可玩往来，乃施于人。（玩谓精熟，犹玩弄也。往言既往，来言将来，原始反终，惟穷理者能之。必能若是，乃可施治于人。）人有虚实，五虚勿近，五实勿远。（五虚五实，如调经论云神、气、血、形、志，各有有余不足，凡此十者，其气不等也。《玉机真藏论》曰：脉盛，皮热，腹胀，前后不通，闷瞀，此谓五实。脉细，皮寒，气少，泄利前后，饮食不入，此谓五虚也。虚病不利于针，故五虚勿近。实邪最所当用，故五实勿远。盖针道难补而易泻耳。）至其当发，间不容瞚，（发，出针也。瞚，瞬同。言针发有期，或迟或速，在气机之顷，不可以瞬息误也。）手动若务，针耀而匀，（动，用针也。务，专其务而心无二也。耀，精洁也。匀，举措从容也。）静意视义，观适之变，（适，至也。变，虚实之变也。观之以静，察变之道也。）是谓冥冥，莫知其形，（冥冥，幽隐也。莫知其形，言血气之变不形于外，惟明者能察有于无，即所谓观于冥冥焉。）见其乌乌，见其稷稷，从见其飞，不知其谁，（此形容用针之象有如此者。乌乌，言气至如乌之集也。稷稷，言气盛如稷之繁也。从见其飞，言气之或往或来，如鸟之飞也。然此皆无中之有，莫测其孰为之主，故曰不知其谁。）伏如横弩，起如发机。（血气未应，针则伏如横弩，欲其强锐也。血气既应，针则退如发机，欲其迅速也。前第七章帝曰：何如而虚、何如而实一节，原在此末，今类附于彼，当与此连阅。）

十、九针推论

（《灵枢·官能篇》）

黄帝问于岐伯曰：余闻九针于夫子，众多矣不可胜数，余推而论之，以为一纪。余司诵之，子听其理，非则语余，请正其道，令可久传，后世无患，得其人乃传，非其人勿言。岐伯稽首再拜曰：请听圣王之道。（一纪者，汇言也。）黄帝曰：用针之理，必知形气之所在，左右上下，（义如脉色类三十二三。）阴阳表里，血气多少，（详经络类二十。）行之逆顺，（阴气从足上行至头，而下行循臂，阳气从手上行至头而下行至足。故阳病者上行极而下，阴病者下行极而上，反者皆谓之逆。）出入之合，谋伐有过。（经气自内而出，自外而入，俞有不同。详经络类十四十六二章。知其出入，则可因过而伐之也。合字一本作会。）知解结，（详本类后三十五。）知补虚泻实，上下气门，（补虚泻实义见前。上下气门，即经络类诸经标本气街之义。一曰手经为上，足经为下，气脉必由之处，是为门户。亦通。）明通于四海，（人之四海，详经络类三十二。）审其所在，寒热淋露，以输异处，（淋于雨，露于风，邪感异处，当审其经也。淋露义又见运气类三十五。）审于调气，明于经隧，左右肢络，尽知其会。（调气者，察其虚实往来，而调和之也。经隧支别及各经脉会之义，详经络类二。）

寒与热争，能合而调之；（合阴阳而调其平也。）虚与实邻，知决而通之；（邻，近也。近则易疑，疑则以似为是，冰炭相反矣，故当知决而通之。）左右不调，把而行之。（邪客大络者，左注右，右注左。把而行之，即缪刺也。详后三十。把字一本作犯。）明于逆顺，乃知可治；（顺者可治，逆者不可治，如脉色疾病类之死证死期，及本类之刺禁刺害，皆逆也。）阴阳不奇，故知起时。（奇，不遇也。不奇则和矣，故知起时。奇音基。）审于本末，察其寒热，得邪所在，万刺不殆，知官九针，刺道毕矣。（本末，标本也。寒热，阴阳也。所在，三部九候之病脉处也。官，任也。九针不同，各有所宜，能知以上之法，而任用之，则刺道毕矣。）明于五输，徐疾所在，屈伸出入，皆有条理，（此下复详明针论也。五输，井荥俞经合也。徐疾，针法也。屈伸出入，经脉往来也。）言阴与阳，合于五行，五脏六腑，亦有所藏，（阴阳之化，是为五行，脏腑所藏，亦惟此耳。）四时八风，尽有阴阳，（天道之阴阳五行也。）各得其位，合于明堂，各处色部，五脏六腑，察其所痛，左右上下，知其寒温，何经所在，（邪在于中，色形于外，察之面部，疾可知也。出五色篇，详脉色类三十二。）审皮肤之寒温滑涩，知其所苦，（寒者多阴，温者多阳。滑者多实，涩者多虚。）膈有上下，知其气所在。（膈之上，膻中也，为上气海，心肺所居。膈之下，脾肝肾所居，丹田为下气海也。）先得其道，稀而疏之，稍深以留，故能徐入之。（此下兼言针灸法也。先得其经络之道，然后可以用针。稀而疏之，贵精少也。稍深以留，欲徐入也。）

大热在上，推而下之，（推而逐之，抑其高也。）从下上者，引而去之，（引而去之，泄于下也。）视前痛者，常先取之。（先取其本也。）大寒在外，留而补之，入于中者，从合泻之。（大寒在外，补中气可以拒之。泻合穴可以除之。）针所不为，灸之所宜。（凡不宜于针者，当灸以治之。）上气不足，推而扬之，下气不足，积而从之。（推而扬之，引致其气以补上也。积而从之，留针随气以实下也。）阴阳皆虚，火自当之，厥而寒甚，骨廉陷下，寒过于膝，下陵三里。（火自当之，宜

中華藏書

黄帝内经·最新整理珍藏版

中国书房

于灸也。若厥而寒甚，阳气大虚，当灸下陵，即阳明经三里穴也。）阴络所过，得之留止，寒入于中，推而行之。（寒留于络而入于经，当用针推散而行之。）经陷下者，火则当之，结络坚紧，火所治之。（寒气凝聚，或陷于经，或结于络，皆当以火逐之。）不知所苦，两蹻之下，男阴女阳，良工所禁，针论毕矣。（寒邪在肌肉血脉之间，有不痛不仁不知所苦者，当灸两蹻之下，即足太阳申脉、足少阴照海二穴也。然男子数阳，女子数阴，若男阴女阳，则反用矣，故为良工之所禁。《调经论》亦曰：病不知所痛，两蹻为上。与此法同。）用针之服，必有法则，上视天光，下司八正，（此下言当知天忌也。天光八正义俱见下章。）以辟奇邪，而观百姓，（兼人己而言也。辟，避同。）审于虚实，无犯其邪。（虚风实风，皆能伤人，故无犯其邪。）是得天之露，遇岁之虚，救而不胜，反受其殃，（天之风雨不时者，皆谓之露。《岁露论》曰：故诸逢其风，而遇其雨者，命曰遇岁露焉。岁之虚者，乘年之衰，逢月之空，失时之和，因为贼风所伤，是谓三虚。详运气类三十六。）故曰必知天忌，乃言针意。（天忌详义见下章。）法于往古，验于来今，观于窈冥，通于无穷，粗之所不见，良工之所贵，莫知其形，若神仿佛。（此下皆言针法也。凡下文无注者，详义俱见下章。）邪气之中人也，洒淅动形。正邪之中人也微，先见于色，不知于其身，若有若无，若亡若存，有形无形，莫知其情。（邪气，言虚邪也。虚邪之中人也甚，故洒淅动形。正邪之中人也微，故但先见于色，而不知于身，此节与下章互有发明，所当参阅。此数句与《邪气脏腑病形论》同，详疾病类三。）是故上工之取气，乃救其萌芽；下工守其已成，因败其形。是故工之用针也，知气之所在，而守其门户，明于调气，补泻所在，徐疾之意，所取之处。（因败其形者，不知其难，而反伤之也。所在，即三部九候之义。）

泻必用圆，切而转之，其气乃行，疾而徐出，邪气乃出，伸而迎之，遥大其穴，气出乃疾。（圆，流利也。切，直迫病所也。迎，夺也。遥，摇同。用针圆活而迎夺之，则气出乃疾，故可以泻。）补必用方，外引其皮，令当其门，左引其枢，右推其肤，微旋而徐推之，必端以正，安以静，坚心无解，欲微以留，气下而疾出之，推其皮，盖其外门，真气乃存，用针之要，无忘其神。（方，即端正安静之谓。外引其皮令当其门，察穴于肌表也。左引其枢，右推其肤，微旋而徐推之，用针之枢要也。必端以正，安以静，坚心无懈，候气之诚确也。欲微以留，气下而疾出之，推其皮，盖其外门，出针之防护也。真气得存，故可以补。用针之要无忘其神者，总结前篇而言，义详下章。按：补泻方圆义，与后章《八正神明论》之文似乎相反。然详求其意，各有发明，不可谓其误而忽也。）

十一、官能

（《灵枢·官能篇》连前章）

雷公问于黄帝曰：针论曰：得其人乃传，非其人勿言。何以知其可传？（针论，即指前章也。）黄帝曰：各得其人，任之其能，故能明其事。（任之其能，因才而器使也。）雷公曰：愿闻官能奈何？黄帝曰：明目者，可使视色。（俱视独见，明目者也。）聪耳者，可使听音。（俱听独闻，聪耳者也。）捷疾辞语者，可使传论。（如开导劝戒解疑辩正之属，皆所谓传论也。）语徐而安静，手巧而心审谛者，可使行针艾，理血气而调诸逆顺，察阴阳而兼诸方。（语徐者不苟，安静者不乱，手巧者轻重疾徐有妙，心审谛者精思详察无遗，故可胜是任。谛音帝。）缓节柔筋而心和调者，可使导引行气。（导引者，但欲营运血气，而不欲有所伤也。故惟缓节柔筋而心和调者，乃胜是任，其义可知。今见按摩之流，不知利害，专用刚强手法，极力困人，开人关节，走人元气，莫此为甚。病者亦以谓法所当然，即有不堪，勉强忍受，多见强者致弱，弱者不起，非惟不能去病，而适以增害，用若辈者，不可不为知慎。）疾毒言语轻人者，可使唾痈咒病。（人之恶口毒舌者，亦由禀赋，诸无所利，而独利于唾咒疾病。）爪苦手毒，为事善伤者，可使按积抑痹。（按：积抑痹，亦上文导引行气之属。然积坚痹固，非爪苦手毒者不能破，术若相类，而用有轻重也。）各得其能，方可乃行，其名乃彰。不得其人，其功不成，其师无名。故曰得其人乃言，非其人勿传，此之谓也。（《气交变大论》曰：得其人不教，是谓失道，传非其人，慢泄天宝。详运气类十。）手毒者，可使试按龟，置龟于器下而按其上，五十日而死矣；手甘者，复生如故也。（龟能运任脉，其息以耳而导引伏气。所以灵而多寿，不易于死，故可用此以验人之手毒与否。手甘者非以味言，即不毒之谓。）

十二、内外揣

（《灵枢·外揣篇》全）

黄帝曰：余闻九针九篇，余亲授其调，颇得其意。（调，法度也。言颇得其详也。）夫九针者，始于一而终于九，然未得其要道也。夫九针者，小之则无内，大之则无外，深不可为下，高不可为盖，恍惚无穷，流溢无极，余知其合于天道人事四时之变也，然余愿杂之毫毛，浑束为一可乎？（始于一终于九者，尽天地之大数也。针数应之，故小则无内，大则无外，深则无下，高则无上。其于天道人事四时之变无所不合，故散之则杂如毫毛，约之则浑束为一。一者，欲得其要也。）岐伯曰：明乎哉问也。非独针道焉，夫治国亦然。黄帝曰：余愿闻针道，非国事也。岐伯曰：夫治国者，夫惟道焉，非道，何可小大深浅杂合，而为一乎？（至大至小，至浅至深，无不有道存焉！故治国有道，治针亦有道。必知乎道，乃可合万变而为一矣！）黄帝曰：愿卒闻之。岐伯曰：日与月焉，水与镜焉，鼓与响焉。夫日月之明，不失其影，水镜之察，不失其形，鼓响之应，不后其声，动摇则应和尽得其情。（道本无形，何从察之？在明其理，得其情耳。故如日月之于影，水镜之于形，鼓之于声，有动则有应，有应则可知，惟其至明，故能尽得其情。）

黄帝曰：窘乎哉！昭昭之明不可蔽。其不可蔽，不失阴阳也。（道者一也，一生二，阴阳而已。不失阴阳，则昭昭之明不可蔽矣。）合而察之，切而验之，见而得之，若清水明镜之不失其形也。（合而察之，参合阴阳而详察也。切而验之，从其切要而辨证也。故可见可得，如清水明镜之无所失也。）五

音不彰，五色不明，五脏波荡，若是则内外相袭，若鼓之应
桴，响之应声，影之似形。（五音五色见于外，因脏气而彰明
也。五脏之气藏于内，因形声而发露也。外之不彰不明者，知
内之波荡也。即如鼓非桴也，得桴而后鸣。响非声也，得声而
后应；影非形也，得形而后见，是皆内外相袭而然。袭，因
也。桴音孚。）故远者司外揣内，近者司内揣外。（揣，推测
也。司，主也。远者主外，近者主内，察其远能知其近，察其
内能知其外。病变虽多，莫能蔽吾之明矣。揣，杵水切。）是
谓阴阳之极，天地之盖，请脏之灵兰之室，弗敢使泄也。（内
外远近无所不知，以其明之至也，阴阳之道尽于此矣！天地虽
大，又安能出于是哉？）

十三、八正神明泻方补圆

（《素问·八正神明论》全）

黄帝问曰：用针之服，必有法则焉，今何法何则？（服，
事也。法，方法。则，准则也。）岐伯对曰：法天则地，合以
天光。（天有星辰，人有俞穴，地有道里，人有尺寸，无不合
乎天运。天之明在日月，是谓天光。）帝曰：愿卒闻之。

岐伯曰：凡刺之法，必候日月星辰、四时八正之气，气定
乃刺之。（候，察也。日月星辰、四时八正之气，义如下文，
及当考经络二十五。）是故天温日明，则人血淖液而卫气浮，
故血易泻，气易行；天寒日阴，则人血凝泣而卫气沉。（淖，
濡润也。天温日明，阳盛阴衰也，人之血气亦应之。故血淖液
而易泻，卫气浮而易行。天寒日阴，阳衰阴胜也。故人血凝泣
而卫气沉，凝则难泻，沉则难行矣。淖，乃豹切。泣，涩同。）
月始生则血气始精，卫气始行；月郭满则血气实，肌肉坚；月
郭空则肌肉减，经络虚，卫气去，形独居，是以因天时而调血
气也。（精，正也，流利也。月属阴，水之精也，故潮汐之消
长应月。人之形体属阴，血脉属水。故其虚实浮沉，亦应于
月。）是以天寒无刺，（营卫凝泣也。）天温无凝，（血气易行
也。）月生无泻，（恐伐其生气也。）月满无补，（恐助其邪
也。）月郭空无治，（阴气不充也。）是谓得时而调之。（合乎

天也。）因天之序，盛虚之时，移光定位，正立而待之。（日月之光移，则岁时之位定。南面正立，待而察之，则气候可得也。）故日月生而泻，是谓脏虚；（虚其虚也。日当作曰。）月满而补，血气扬溢，络有留血，命曰重实；（实其实也。）月郭空而治，是谓乱经，阴阳相错，真邪不别，沉以留止，外虚内乱，淫邪乃起。（月郭空时，血气方弱，正不胜邪，则邪气沉留不去。于此用针，故致阴阳错乱，真邪不辨，而淫邪反起矣。）

帝曰：星辰八正何候？岐伯曰：星辰者，所以制日月之行也。（此下皆言天忌也。制，节制也。察寒温者在于日色，察盛衰者在于月光，察日月之盈虚往来。则在于星辰之宫度，故曰星辰者所以制日月之行也。天以日月为阴阳，人以营卫为阴阳，故用针者必察日月星辰之气度，以取营卫之虚实。）八正者，所以候八风之虚邪以时至者也。（八正者，八方之正位也。八方之气以时而至，谓之八风。从所居之乡来者为实风，从所冲之方来者为虚风。实风主生长，虚风主杀害。察八正之位，则邪之伤人，虚实可知矣。八正八风三虚义，详运气类三十五、六。正气正风义，详疾病类四。）四时者，所以分春秋冬夏之气所在，以时调之也，八正之虚邪而避之勿犯也。（四时之气所在，如春气在经脉，夏气在孙络，长夏气在肌肉，秋气在皮肤，冬气在骨髓中。又如正二月人气在肝，三四月人气在脾，五六月人气在头，七八月人气在肺，九十月人气在心，十一二月人气在肾，此皆气在人身也。至于天气所在，则八正之风，随时而至者是也。人身之气宜调于内，天地之气宜调于外。故圣人曰避虚邪之道，如避矢石然，盖恐因外而伤其内也。）以身之虚而逢天之虚，两虚相感，其气至骨，入则伤五脏。（身之虚，血气虚也。天之虚，八正之虚邪气及三虚也。以虚感虚，故邪气深入至骨，而伤于五脏。）工候救之，弗能伤也，故曰天忌不可不知也。（工能知而勿犯，犯而能救，故可弗伤。凡太乙所居之乡，气有邪正虚实，出乎天道，所当避忌，故曰天忌。又《九针论》以身形九野时日之应，亦曰天忌。详经络类三十五，并有图在《图翼》四卷。）

帝曰：善。其法星辰者，余闻之矣，愿闻法往古者。岐伯曰：法往古者，先知针经也。（此下诸义皆释针经之文，即前九针推论章也。法往古者，取法于既往也。此云针经为古法，可见是书之传。其来最远，似犹有出轩岐之前者。）验于来今者，先知日之寒温，月之虚盛，以候气之浮沉而调之于身，观其立有验也。（验于来今，察见在也，观日月之气候而调之于身。以古证今，以今合古，知往知来，其用安有不验？五色篇亦曰积神于心，以知往今，见脉色类三十二。）观其冥冥者，言形气荣卫之不形于外，而工独知之；以日之寒温，月之虚盛，四时气之浮沉，参伍相合而调之，工常先见之；然而不形于外，故曰观于冥冥焉。（形气营卫，不形于外，故曰冥冥。而工独知之者，以知日月四时之变化，则天地阴阳之道尽。知参伍相合之妙用，则人身调治之法尽。若是者，不求其神，而神无不在，故见于冥冥焉。）通于无穷者，可以传于后世也。是故工之所以异也，然而不形见于外，故俱不能见也，视之无形，尝之无味，故谓冥冥，若神仿佛。（通于无穷者，无方无体也，故可传于万世。其所以异于人者，以人俱不能见，而我独见之，明察秋毫，在于若无若有之际，故谓冥冥，若神仿佛。佛音弗。）

虚邪者，八正之虚邪气也。（义如上文。）正邪者，身形若用力，汗出腠理开，逢虚风，其中人也微，故莫知其情，莫见其形。（正邪，即八方之正风也。盖正风之大者为实风，微者即正风。从其冲后来者为虚风。刺节真邪篇曰：正气者，正风也，从一方来，非实风，又非虚风也。邪气者，虚风之贼伤人也。贼风篇曰：其有热则汗出，汗出则受风。虽不遇贼风邪气，必有因加而发焉。是皆正风之谓。虽为正风，亦能伤人，故曰正邪，亦曰虚风耳。第其中人也微，不若虚邪贼风之甚，故莫知其情形而人不之觉也。）上工救其萌牙，必先见三部九候之气，尽调不败而救之，故曰上工。下工救其已成，救其已败。救其已成者，言不知三部九候之相失，因病而败之也。（救其萌牙，治之早也。救其已成，治之迟也。早者易，功收万全。迟者难，反因病以败其形，在知与不知之间耳，所以有上工下工之异。三部九候义，详后十五。）知其所在者，知诊三部九候之病脉处而治之，故曰守其门户焉，莫知其情而见其形也。（知其所在者，知病脉之处也。三部九候，即病脉由行出入之所，故曰门户。情有不可知，而形有可见者在乎此，得其形则情可察矣。）帝曰：余闻补泻，未得其意。岐伯曰：泻必用方，方者，以气方盛也，以月方满也，以日方温也，以身方定也，以息方吸而内针，乃复候其方吸而转针，乃复候其方呼而徐引针，故曰泻必用方，其气易行焉。（方，正也，当其正盛正满之谓也。方吸内针，气之来也，迎而夺之，恶得无虚，即此之谓，故可以泻。按：《官能篇》曰：泻必用圆，补必用方。与此相反，义见前第十。）补必用圆，圆者行也，行者移也，刺必中其荣，复以吸排针也。（圆，圆活也。行者行其气，移者导其滞。凡正气不足，则营卫不行，血气留滞，故必用圆以行之补之。荣，血脉也。排，除去也，即候吸引针之谓。呼吸补泻，详见下章。）故圆与方，非针也。（非针之形，言针之用也。）故养神者，必知形之肥瘦，荣卫血气之盛衰。血气者人之神，不可不谨养。（形者神之体，神者形之用。无神则形不可活，无形则神无以生。故形之肥瘦，营卫血气之盛衰，皆人神之所赖也。故欲养神者，不可不谨养其形。）帝曰：妙乎哉论也！合人形于阴阳四时虚实之应，冥冥之期，其非夫子，孰能通之？然夫子数言形与神，何谓形？何谓神？愿卒闻之。（形可见，神不可见。易曰形乃谓之器，利用出入，民咸用之谓之神。）岐伯曰：请言形，形乎形，目冥冥，（形乎形，见乎外也。目冥冥，见粗者不见其精也。）

问其所病，索之于经，慧然在前，按之不得，不知其情，故曰形。（所病有因，可问而知，所在有经，可索而察，则似乎慧然在前矣。然仍按之不得者，在见其形而不知其情耳。形者，迹也。）帝曰：何谓神？岐伯曰：请言神，神乎神，耳不闻，（神乎神，二而一也。耳不闻，听于无声也。）目明心开而志先，（目着明，心藏神，心窍开则志慧出，而神明见。）慧然独悟，口弗能言，俱视独见，（口弗能言，妙不可以言传也。故与众俱视，惟吾独见。）适若昏，昭然独明，（观于冥冥，适若昏也。无所见而见之，昭然明也。）若风吹云，故曰神。（若风吹云，宇宙清而光明见也。豁然了悟，人则在心，至哉莫测，故谓之神。）三部九候为之原，九针之论不必存也。（以三部九候为之本原，则神悟可得矣。九针之论，特具其形迹耳。既得其神，奚借于迹？虽不存之，亦无不可。）

十四、经脉应天地呼吸分补泻

（《素问·离合真邪论》）

黄帝问曰：余闻九针九篇，夫子乃因而九之，九九八十一篇，余尽通其意矣。（针经之数，共八十一篇也。）经言气之盛衰，左右倾移，以上调下，以左调右，有余不足，补泻于荣输，余知之矣。此皆荣卫之倾移，虚实之所生，非邪气从外入于经也。（荣卫倾移，谓阴阳偏胜。则虚实内生而为病，非邪气在经之谓也。）余愿闻邪气之在经也，其病患何如？取之奈何？

岐伯对曰：夫圣人之起度数，必应于天地，故天有宿度，地有经水，人有经脉。（宿，谓二十八宿。度，谓三百六十五度。经水，谓清渭海湖汝渑淮漯江河济漳，以合人之三阴三阳、十二经脉也。）天地温和则经水安静，天寒地冻则经水凝泣，天暑地热则经水沸溢，卒风暴起则经水波涌而陇起。（人气与天地相通，故温和、寒冷、暑热、卒风暴至，而经脉之应，必随时为变，邪之中人亦然也，详如下文。泣，涩同。陇，隆同。）夫邪之入于脉也，寒则血凝泣，暑则气淖泽，虚邪因而入客，亦如经水之得风也，经之动脉，其至也亦时陇起，其行于脉中循循然。（邪气之自外而入者，或为凝泣，或为淖泽，皆由于寒热之变。其入客于经，亦如经水之得风，即血脉之得气也。故致经脉亦时陇起。盖邪在脉中，无非随正气往来以为之动静耳。循循，随顺貌。淖，乃豹切。）至其寸口中手也，时大时小，大则邪至，小则平，其行无常处。（邪气随脉，必至寸口。有邪则陇起而大，无邪则平和而小，随其所在而为形见，故行无常处。）在阴与阳，不可为度。（随阳经则入阳分，随阴经则入阴分。）从而察之，三部九候，卒然逢之，早遏其路，（见邪所在，则当遏之。遏者，制也。早绝其路，庶无深大之害。三部九候，详脉色类五。）

吸则内针，无令气忤，（此下言呼吸补泻之法也。吸则内针，泻其实也。盖吸则气至而盛，迎而夺之，其气可泄。所谓刺实者，刺其来也。去其逆气，故令无忤。）静以久留，无令邪布，（前气未除，后气将至，故当静留其针，俟而泻之，无令邪气复布也。）吸则转针，以得气为故，（邪气未泄，候病者再吸，乃转其针。转，搓转也，谓之催气。得气为故，以针下得气之故为度也。）候呼引针，呼尽乃去，大气皆出，故命曰泻。（入气曰吸，出气曰呼。引，引退也。去，出针也。候呼引至其门，则气去不能复聚；呼尽乃离其穴，则大邪之气随泄而散，经气以平，故谓之泻。《调经论》曰：泻实者气盛乃内针，针与气俱内，以开其门，如利其户，针与气俱出，精气不伤，邪气乃下，外门不闭，以出其疾，摇大其道，如利其路，是谓大泻，必切而出，大气乃屈。）

帝曰：不足者补之奈何？岐伯曰：必先扪而循之，（先以手扪摸其处，欲令血气温舒也。扪，音门。）切而散之，（次以指切捺其穴，欲其气之行散也。）推而按之，（再以指揉按其肌肤，欲针道之流利也。）弹而怒之，（以指弹其穴，欲其意有所注则气必随之，故脉络瘀满如怒起也。）抓而下之，（用法如前，然后以左手爪甲掐其正穴，而右手方下针也。抓，爪同，又平、去二声。）通而取之，（下针之后，必候气通以取其疾，如下文者。）外引其门，以闭其神，（门，穴门也。此得气出针之法，详下文。）呼尽内针，静以久留，以气至为故，（此详言用补之法也。呼尽则气出，气出内针，追而济之也，故虚者可实，所谓刺虚者刺其去也。气至义见后，为故义如前。）

如待所贵，不知日暮，（静以久留，以候气至，如待贵人，毋厌毋忽也。）其气以至，适而自护，（以，已同。适，调适也。护，爱护也。《宝命全角论》曰：经气已至，慎守勿失。即此谓也。义如下文。）候吸引针，气不得出，各在其处，推阖其门，令神气存，大气留止，故命曰补。（候吸引针，则气充于内，推阖其门，则气固于外，神存气留故谓之补。《调经论》曰：补虚者，持针勿置，以定其意，候呼内针，气出针入，针空四塞，精无从去，方实而疾出针，气入针出，热不得还，闭塞其门，邪气布散，精气乃得存，动气候时，近气不失，远气乃来，是谓追之。愚按：近代用针撮要，凡足以发明本经、开导后人等法，有不可不知者。如用针之道，以气为主，知虚知实，方可无误。虚则脉虚，而为痒为麻，实则脉实，而为肿为痛。虚则补之，气至则实。实则泻之，气去则虚。故用补用泻，必于呼吸之际，随气下针，则其要也。下针之法，先以左手扪摸其处，随用大指爪重按切掐其穴，右手置针于穴上。凡用补者，令病患咳嗽一声，随嗽下针，气出针入。初刺入皮，天之分也。少停进针，次至肉中，人之分也。又停进针，至于筋骨之间，地之分也。然深浅随宜，各有所用。针入之后，将针摇动搓弹，谓之催气。觉针下沉紧，倒针朝病，向内搓转，用法补之。或针下气热，是气至足矣，令病者吸气一口，退针至人之分，候吸出针，急以指按其穴，此补法也。凡用泻者，令其吸气，随吸入针，针与气俱内。初至天分，少停进针，直至于地，亦深浅随宜而用。却细细摇动，进退搓捻其针，如手颤之状，以催其气。约行五六次，觉针下气紧，即倒针迎气，向外搓转以用泻法。停之良久，退至人分，随嗽出针，不闭其穴，此为泻法。故曰欲补先呼后吸，欲泻先吸后呼，即此法也。所谓转针者，搓转其针，如搓线之状，慢慢转之，勿令太紧，泻左则左转，泻右则右转。故曰掐针向外泻之方，掐针向内补之诀也。所谓候气者，必使患者精神已潮，而后可入针。针既入矣，又必使患者精神宁定，而后可行气。若气不潮针，则轻滑不知疼痛，如插豆腐，未可刺也。必候神气既至，针下紧涩，便可根据法施用。入针后轻浮虚滑迟慢，如闲居静室、寂然无闻者，乃气之未到。入针后沉重涩滞紧实，如鱼吞钓、或沉或浮而动者，乃气之已来。虚则推内进搓以补其气，实在循掐弹怒以引其气。气未至则以手循摄，以爪切，以针摇动，进掐搓弹，其气必至。气既至，必审寒热而施治。刺热须其寒者，必留针候其阴气隆至也，刺寒须其热者，必留针候其阳气隆至也，然后可以出针。然气至速者，效亦速而病易痊。气至迟者，效亦迟而病难愈。生者涩而死者虚，候气不至，必死无疑，此因气可知吉凶也。所谓出针者，病势既退，针气必松。病未退者，针气固涩，推之不动，转之不移，此为邪气吸拔其针。真气未至，不可出而出之，其病即复，必须再施补泻以待其气，直候微松，方可出针豆许，摇而少停，补者候吸，徐出针而急按其穴。泻者候呼，疾出针而不闭其穴。故曰下针贵迟，太急伤血；出针贵缓，太急伤气也。所谓迎随者，如手之三阴，从脏走手。手之三阳，从手走头。足之三阳，从头走足。足之三阴，从足走腹。逆其气为迎为泻，顺其气为随为补也。所谓血气多少者，如阳明多血多气，刺之者出血气。太阳厥阴多血少气，刺之者出血恶气。少阳少阴太阴多气少血，刺之者出气恶血也。所谓子母补泻者，济母益其不足，夺子平其有余。如心病虚者补其肝木，心病实者泻其脾土，故曰虚则补其母，实则泻其子。然本经亦有补泻，心虚者取少海之水，所以伐其胜也。心实者取少府之火，所以泄其实也。又如贵贱之体有不同者，贱者硬而贵者脆也。男女之取法有异者，男子之气，早在上而晚在下，女子之气早在下而晚在上。午前为早属阳，午后为晚属阴。男女上下，其分在腰，足不过膝，手不过肘，补泻之宜，各有其时也。又如阴阳经穴取各有法者，凡阳部阳经多在筋骨之侧，必取之骨旁陷下者，为真。如合谷、三里、阳陵泉之类是也。凡阴部阴经，必取于　隙之间动脉应手者为真，如箕门、五里、太冲之类是也。至于针制有九，所以应阳九之数也。针义有五，所以合五行之用也。古人以砭石，后人代以九针，其体则金也。长短小大各随所宜，其劲直象木也。川原壅塞，可决于江河，血气凝滞，可疏于经络，其流通象水也。将欲行针，先摸其穴，含针于口，然后刺之，借我之阳气，资彼之虚寒，其气温象火也。入针以按，出针以扪，按者镇其气道，扪者闭其气门，其填补象土也。诸如此类，皆针家之要，所不可不知者。）

十五、候气察三部九候

（《素问·离合真邪论》）

帝曰：候气奈何？（此欲候其邪气也，非针下气至之谓。）岐伯曰：夫邪去络入于经也，舍于血脉之中，（邪气由浅而深，故必自络，然后入经。舍，居也。）其寒温未相得，如涌波之起也，时来时去，故不常在。（邪气寒，正气温，故不相得。血气本静而邪扰之，亦犹水本静而风扰之，故如涌波之起也。邪气之至，善行数变，或往或来，故无常处。）故曰方其来也，必按而止之，止而取之，（方其来也，邪气尚微。故可按其处而止之，取而泻之，早遏其势，则大邪可散，无深害矣。）无逢其冲而泻之，（不为早治，其邪必甚。邪气虽盛，恐其气未必实。故宜详审，不可因逢其冲辄泻之也。）

真气者经气也，经气太虚，故曰其来不可逢，此之谓也。（真气不实，迎而泻之，邪气虽去，真气必太虚矣，故曰其来不可逢也。按：《小针解》曰：其来不可逢者，气盛不可补也。彼言补，此言泻，文若相反，各有深义，当两察之。）故曰候邪不审，大气已过，泻之则真气脱，脱则不复，邪气复至而病益蓄，（过，往也。不能审察虚实，而泻其已去之邪，反伤真气，邪必乘虚复至而益甚矣。）故曰其往不可追，此之谓也。（《小针解》曰：其往不可追者，气虚不可泻也。）不可挂以发者，待邪之至而发针泻矣，若先若后者，血气已尽，其病不可下，（发针泻者，施泻法也。欲泻其邪，在气至之顷。不可挂以发者，言丝毫之不可失也。若先若后者，先之则邪未至，后之则大气已过，徒有伐尽其血气，而病不可下。下者，降服之谓。）故曰知其可取如发机，不知其取如扣椎，故曰知机道者不可挂以发，不知机者扣之不发，此之谓也。（机，弩机也。椎，木椎也。知而取之，必随拨而应，如发机之易。不知而攻之，则顽钝莫入，如扣椎之难也。按：上文诸义俱见前第一、第七，二章。）帝曰：补泻奈何？（此承上文，而问邪方去络入于经也，将先固正气而补之，或先攻邪气而泻之也。）岐伯曰：此攻邪也，疾出以去盛血而复其真气。（言既中于邪，即当攻邪，但治之宜早，必使疾出其邪以去盛血。则真气自复，此泻中亦有补也。）此邪新客，溶溶未有定处也，推之则前，引之则止，逆而刺之温血也，刺出其血，其病立已。（溶溶，流动貌。邪之新客于人者，其浅在络，未有定处，故推之则可前，引之则可止，言取之甚易也。凡取络者，必取其血，刺出温血，邪必随之而去矣，故病可立已。温血，热血也。）

帝曰：善。然真邪以合，波陇不起，候之奈何？（真邪以合，邪正初相犯也。波陇不起，病形未见也。察此不真，最易惑乱。）岐伯曰：审扪循三部九候之盛虚而调之，（但审察三部九候之脉，则盛虚可得，而调治可施矣。）察其左右上下相失及相减者，审其病脏以期之。（相失者，如七诊之类，失其常体，不相应也。相减者，形气虚脱也。察三部九候之左右上下，则知其病之所在，脏之所属，阴阳气候皆可期矣。三部九候相失相减等义，见脉色类五及二十五。）不知三部者，阴阳不别，天地不分。（阴阳不别，则不知脏腑逆顺。天地不分，则不知升降浮沉。）地以候地，天以候天，人以候人，调之中府，以定三部。（知三部者，可以候上中下之病。中府，藏气也。凡三部九候脉证皆以藏气为主，气顺则吉，气逆则凶，故调之中府，可以定三部。）故曰刺不知三部九候，病脉之处，虽有大过且至，工不能禁也。（大过，大邪之过也。）诛罚无过，命曰大惑，反乱大经，真不可复，用实为虚，以邪为真，用针无义，反为气贼，夺人正气，以从为逆，荣卫散乱，真气已失，邪独内着，绝人长命，予人夭殃，不知三部九候，故不能久长。（不知邪正虚实，而妄施攻击，是谓诛伐无过，夺人真元，杀人于冥冥之中，莫此为甚，欲遗阴德于子孙者，当以此为切戒。）因不知合之四时五行，因加相胜，释邪攻正，绝人长命。（不知合之四时五行，因加相胜，失天和也。释邪攻正，不当伐而伐也，故绝人长命。）邪之新客来也，未有定处，推之则前，引之则止，逢而泻之，其病立已。（此重言之者，深示人以治病宜早也。）

十六、候气

（《灵枢·九针十二原篇》《小针解篇》《四时气篇》《终始篇》）

刺之而气不至，无问其数（《灵枢·九针十二原篇》）；无问其数者，必以气至为度也。即如待贵人，不知日暮之谓。）刺之而气至，乃去之，勿复针。（气至勿复针，恐其真气脱也。候气详义，有按在前十四。）针各有所宜，各不同形，各任其所为。（皮肉筋骨，病各有处，用针各有所宜也。）刺之要，气至而有效，效之信，若风之吹云，明乎若见苍天，刺之道毕矣。（刺以气为要，以效为信，得其要则效，故如风之吹云。邪气去则正气见，故明乎若见苍天也。）睹其色，察其目，知其散复；一其形，听其动静，知其邪正。（详义具见下文。）右主推之，左持而御之，气至而去之。（右主推之，所以入针也。左持而御之，所以护持也。邪气去而谷气至，然后可以出针。）

《小针解》曰：睹其色、察其目、知其散复、一其形、听其动静者，言上工知相五色，于目有知，调尺寸小大缓急滑涩，以言所病也。（察形色于外，可以知其散复。察脉于内，可以知其动静。）知其邪正者，知论虚邪与正邪之风也。右主推之、左持而御之者，言持针而出入也。气至而去之者，言补泻气调而去之也。（补不足，泻有余，必得其平，是气调也，方可去针。）调气在于终始。一者持心也。（终始，本经篇名，见下文。一者持心也，释前文一其形。听其动静、知其邪正者，皆主持于心也。）节之交三百六十五会者，络脉之渗灌诸节者也。（此一句，详经络类十四。）所以察其目者，五脏使五色循明，循明则声章，声章者，则言声与平生异也。（五脏六腑之精气，皆上注于目，而为之精，故能使五色循明。盖色明于外者，由气盛于内，故其声音亦必章大，与平生异矣。）

《四时气篇》曰：睹其色、察其目、以知其散复者，视其目色，以知病之存亡也。（神完则气复，神失则气散。故察其目色，即可知病之存亡也。）一其形、听其动静者，持气口人迎，以视其脉坚且盛且滑者病日进，脉软者病将下，（脉坚而

中華藏書

黄帝内经·

最新整理珍藏版

中国书店

且盛且滑者，邪气之炽也，故病日进。脉软而和者，元气之来也，故病将下。下，退也。）诸经实者病三日已。（凡邪气未解者，最忌脉弱无力，如《平人气象论》曰：病在中脉虚。《玉机真藏论》曰：病在外脉不实坚者，皆难治。《邪客篇》曰：虚而细者久以持。皆不实之谓也。若病在诸经，而脉实有力者，邪将外达也，故可三日而已矣。）气口候阴，人迎候阳也。（气口在手，太阴肺脉也，气口独为五脏主，故以候阴。人迎在头，阳明胃脉也，胃为六腑之大源，故以候阳。人迎气口详议，见藏象类十一。）

凡刺之道，气调而止（《灵枢·终始篇》）。）补阴泻阳，音气益彰，耳目聪明，反此者血气不行。（此阴阳以表里言。凡正气在中，所当补也，故曰补阴。邪自外入，所当泻也，故曰泻阳。阳邪去而真阴复，故音气益彰、耳目聪明也。）所谓气至而有效者，泻则益虚，虚者脉大如其故而不坚也，坚如其故者，适虽言故，病未去也。（凡气至之效，泻者欲其虚也，既泻之后。虽其脉大如旧，但得和软不坚，即其效也。若脉坚如旧者，虽欲文其故，而病实未除也。）补则益实，实者脉大如其故而益坚也，夫如其故而不坚者，适虽言快，病未去也。（补者欲其实，实则脉必坚。既补之后，而脉之大小不坚如旧者，不可言快，病未除也。二节云大者，乃概指脉体进退而言也，非洪大之谓。）故补则实，泻则虚，痛虽不随针，病必衰去。（补则实者，其脉必坚。泻则虚者，其脉必不坚。若或有痛，虽未随针即愈，亦必以渐而去矣。）必先通十二经脉之所生病，而后可得传于终始矣。（十二经脉各有左右上下，其受病之处亦有先后，必治其病所从生，而后可得终始之义。终始，本篇名，即本末之谓。）故阴阳不相移，虚实不相倾，取之其经。（移，移易也。倾，相伤也。或阴或阳，无所改易，不相移也。虚者自虚，实者自实，不相倾也。此则无所从生，而各病其病，但求其经而取之。）凡刺之属，三刺至谷气，邪辟妄合，阴阳易居，逆顺相反，沉浮异处，四时不得，稽留淫，须针而去。（三刺义如下文。邪辟妄合等六句，详言病变也。凡此者皆须用针，治以三刺之法，则诸病可去也。）故一刺则阳邪出，（初刺之，在于浅近，故可出阳分之邪。）再刺则阴邪出，（再刺之，在于深远，故可出阴分之邪。）三刺则谷气至，谷气至而止。所谓谷气至者，已补而实，已泻而虚，故以知谷气至也。（三刺之，在候谷气。谷气者，元气也。止，出针也。盖邪气来也紧而疾，谷气来也徐而和，必邪气去而后谷气至。故已补而实则虚者坚，已泻而虚则坚者软，是以知谷气之至也。）邪气独去者，阴与阳未能调，而病知愈也。

故曰补则实，泻则虚，痛虽不随针，病必衰去矣。（谷气至者，知邪气之去也。虽阴阳经气未见即调，而病则已愈。故上文曰补则实，泻则虚，病必衰去矣。）

二十卷　针刺类（续1）

十七、五变五输刺应五时

（《灵枢·顺气一日分为四时篇》）

黄帝曰：余闻刺有五变，以主五输，愿闻其数。岐伯曰：人有五脏，五脏有五变，五变有五输，故五五二十五输，以应五时。黄帝曰：愿闻五变。岐伯曰：肝为牡脏，其色青，其时春，其音角，其味酸，其日甲乙。（肝属木，为阴中之少阳，故曰牡脏。）心为牡脏，其色赤，其时夏，其日丙丁，其音征，其味苦。（心属火，为阳中之太阳，故曰牡脏。）脾为牝脏，其色黄，其时长夏，其日戊己，其音宫，其味甘。（脾属土，为阴中之至阴，故曰牝脏。）肺为牝脏，其色白，其音商，其时秋，其日庚辛，其味辛。（肺属金，为阳中之少阴，故曰牝脏。）肾为牝脏，其色黑，其时冬，其日壬癸，其音羽，其味咸，是为五变。（肾属水，为阴中之太阴，故曰牝脏。按：五脏配合五行，而惟肝心为牡脏，脾肺肾皆为牝脏，盖木火为阳，土金水皆为阴也。）

黄帝曰：以主五输奈何？（此言五输之主五时也。本节缺岐伯曰三字。）藏主冬，冬刺井；（五脏主藏，其气应冬，井之气深，亦应乎冬。故凡病之在藏者，当取各经之井穴也。）色主春，春刺荥；（五色蕃华，其气应春，荥穴气微，亦应乎春。故凡病见于色者，当取各经之荥也。）时主夏，夏刺输；（五时长养，其气应夏，输穴气盛，亦应乎夏。故凡病之时作时止者，当取各经之输也。）音主长夏，长夏刺经；（五音繁盛，气应长夏，经穴正盛，亦应长夏。故凡病在声音者，当取各经之经也。）味主秋，秋刺合。（三味成熟，以养五脏，其气应秋，合穴气敛，亦应乎秋。故凡经满而血者、病在胃及因饮食内伤者，当取各经之合也。按：本篇五时之刺以应五输，谓冬刺井、春刺荥、夏刺输、长夏刺经、秋刺合者，以井应冬、荥应春、输应夏、经应长夏、合应秋也。如本输、四时气、水热穴等论所载皆同，不可易者。考之六十五难曰：井者东方春，合者北方冬也。七十四难曰：经言春刺井，夏刺荥，季夏刺俞，秋刺经，冬刺合。皆与本经不合，必难经之误也，当以本经为正，不可不辨。）是谓五变，以主五输。（五变各应五输，是谓五五二十五输。）

黄帝曰：诸原安合以致六输？（五脏五输之外，六腑尚有原穴，是为六输，故问其所合之义。）岐伯曰：原独不应五时，以经合之，以应其数，故六六三十六输。（上文止言五脏、五输以应五时，而不及六腑之原者，盖原合于经，不复应时，如长夏之刺经，则原在其中，应其数矣，是即六腑之六输也。按：《本输篇》所载六腑之原，在《九针十二原篇》即谓之，故六十六难曰以腧为原也。后世针灸诸书宗之，皆言阳经之腧即为原，故治腧即所以治原。阴经之腧并于原，故治原即所以治腧。今此节云以经合之，以应其数，然则经原腧三穴相邻，经亦可以代原矣。详义见经络类十五、十六章及《图翼》四卷十二原解中。）黄帝曰：何谓藏主冬，时主夏，音主长夏，味主秋，色主春？愿闻其故。岐伯曰：病在脏者，取之井；病变于色者，取之荥；病时间时甚者，取之输；病变于音者，取之经；经满而血者，病在胃及以饮食不节得病者，取之于合，故命曰味主合。是谓五病也。（此申明上文之义也。注如前。）

十八、四时之刺

（《灵枢·本输篇》《四时气篇》《素问·水热穴论》《灵枢·寒热病篇》《终始篇》）

春取络脉诸荥，大经分肉之间，甚者深取之，间者浅取之（《灵枢·本输篇》）。此下言经络浅深兼诸输，而分主四时也。络脉者，十二经之大络，如手太阳列缺之类是也。诸荥者，十二经之荥穴，如手太阴鱼际之类是也。络浅荥微，皆应春气。春以少阳之令，将升未升，其气在中。故刺之者在络在荥，皆中取于大经分肉之间，因其间甚，而可深可浅也。）夏取诸腧孙络，肌肉皮肤之上。（诸腧者，十二经之腧穴，如手太阴经太渊之类是也。络之小者为孙络，皆应夏气。夏以老阳之令，阳盛于外，故宜浅刺于诸腧孙络及肌肉皮肤之上也。）秋取诸合，余如春法。（诸合者，十二经之合穴，如手太阳尺泽之类是也。诸合应秋，故宜取之。秋以少阴之令，将降未降，气亦在中。故余如春法，谓亦宜中取于大经分肉之间，而可浅可深也。）冬取诸井诸腧之分，欲深而留之。（诸井者，十二经之井穴，如手太阴少商之类是也。诸腧者，脏腑之腧，如肺腧心之类是也，非上文五腧之谓。诸井诸藏，皆主冬气。冬以老阴之令，阳气伏藏，故宜取井，欲其深而久留之也。）此四时之序，气之所处，病之所舍，脏之所宜。（处，上声，谓气之所居也。）

黄帝问于岐伯曰：夫四时之气，各不同形，百病之起，皆有所生，灸刺之道，何者为定？（《灵枢·四时气篇》。定，一本作宝。）岐伯答曰：四时之气，各有所在，灸刺之道，得气穴为定。（时气所在，即气穴也。）故春取经，血脉分肉之间，甚者深刺之，间者浅刺之。（春取经，即前篇大经分肉之间也。甚者深，间者浅，义俱如前。）夏取盛经孙络，取分间，绝皮肤。（盛经孙络，皆阳分也。）秋取经，邪在腑，取之合。冬取井荥，必深以留之。（邪在腑，谓秋阴未盛，阳邪犹在阳分也。本篇详义见下文。）

帝曰：春取络脉分肉何也？（《素问·水热穴论》。本论之义，即所以释前篇也。）岐伯曰：春者木始治，肝气始生，肝气急，其风疾，经脉常深，其气少，不能深入，故取络脉分肉间。（春属木，木应肝，肝主风。春刺络者，刺肝邪也。风木之邪虽为急疾，然春风本柔，将达于外，经脉常深，邪非深入。故当取络脉之穴如前篇，及分肉间也。）

帝曰：夏取盛经分腠何也？岐伯曰：夏者火始治，心气始长，脉瘦气弱，阳气流溢，热熏分腠，内至于经，故取盛经分腠，绝肤而病去者，邪居浅也。（夏属火、火应心、心主热。夏令阳浮于外，热熏分腠，气在盛经孙络之间。故夏取盛经分腠者，治在阳分，所以去心邪也。）所谓盛经者，阳脉也。（谓手足三阳及十二经之经穴，如手太阴经渠之类。凡夏气所在者，即阳脉也。）

帝曰：秋取经俞何也？岐伯曰：秋者金始治，肺将收杀，金将胜火，阳气在合，阴气初胜，湿气及体，（经俞者，诸经之经穴俞穴也。俞应夏，经应长夏，皆阳分之穴。秋属金，金应肺，令主收杀。其时金将胜火，阳气尚在诸经之合。阳气初衰，阴气初胜，故寒湿之气及体。）阴气未盛，未能深入，故取俞以泻阴邪，取合以虚阳邪，阳气始衰，故取于合。（阴气未深，犹在阳分，故取经俞以泻阴邪。阳气始衰，邪将收敛，故取合穴以虚阳邪也。皇甫士安云：是谓始秋之治变。）

帝曰：冬取井荥何也？岐伯曰：冬者水始治，肾方闭，阳气衰，少阴气坚盛。巨阳伏沉，阳脉乃去，（井应冬，荥应春也。冬属水，水主肾，水王于冬，其气闭藏也。少阴，肾也。巨阳，膀胱也。二经表里，阴气方盛，所以阳脉衰去。）故取井以下阴逆，取荥以实阳气。（取井以下阴逆，抑有余也；取荥以实阳气，扶不足也。）故曰冬取井荥，春不鼽衄。此之谓也。（皇甫士安云：是为初冬之治变。鼽音求。）

春取络脉，夏取分腠，秋取气口，冬取经输，（《灵枢·寒热病篇》。春夏之取，与前《四时气篇》、《水热穴论》皆同。秋取气口者，手太阴肺脉应秋金也。冬取经输者，经穴通藏气，藏主冬也。）凡此四时，各以时为齐。（齐义见下文。）络脉治皮肤，分腠治肌肉，气口治筋脉，经输治骨髓。（络脉浮浅，故治皮肤。分腠有理，故治肌肉。气口者脉之大会，故治筋脉。经输连脏，故治骨髓。按：此言经输者，总言经穴也，非上文经俞之谓。盖彼以五输言，故云秋取经俞，冬取井荥。此以内外言，故云络脉治皮肤，经输治骨髓也。当解其意。）

　　春气在毛，夏气在皮肤，秋气在分肉，冬气在筋骨，（《灵枢·终始篇》）。此言病气之中人，随时气而为深浅也。按：《四时刺逆从论》曰：春气在经脉，夏气在孙络，长夏气在肌肉，秋气在皮肤，冬气在骨髓中。与本篇若异者何也？盖本篇言病邪之应时令，有表有里。《四时刺逆从论》言人气之合天地，有升有降。义本不同，非矛盾也。详见下章。）刺此病者，各以其时为齐。（齐，剂同，药曰药剂，针曰砭剂也。春夏阳气在上，故取毫毛皮肤，则浅其针。秋冬阳气在下，故取分肉筋骨，则深其针，是以时为齐也。）故刺肥人者，以秋冬之齐；刺瘦人者，以春夏之齐。（此又于四时之中，而言肥瘦之异也。肥人肉浓，浅之则不及，故宜秋冬之齐。瘦人肉薄，深之则太过，故宜春夏之齐也。）

十九、刺分四时逆则为害

　　（《素问·诊要经终论》《四时刺逆从论》）

　　黄帝问曰：诊要何如？（《素问·诊要经终篇》）岐伯对曰：正月二月，天气始方，地气始发，人气在肝。（方，谓气方升也，岁方首也，人事方与也。发，万物发生也。肝属木，气应春，故人气在肝。）三月四月，天气正方，地气定发，人气在脾。（正方，谓时气正升，岁事正新也。定发，专于发生也。此时天地之气，自下而升，土居升降之中，而脾应之，故人气在脾。）五月六月，天气盛，地气高，人气在头。（盛夏阳升之极，故人气应之在头。）七月八月，阴气始杀，人气在肺。（气升则物生，气降则物死。此时天气渐降，清秋当令，阴气始杀，万物人气自头而降，肺金应之，故人气在肺。）九月十月，阴气始冰，地气始闭，人气在心。（自秋入冬，阴气始凝，心气始闭，阳气在中，故人气在心。）十一月十二月，冰复，地气合，人气在肾。（复言其重，寒凝之甚也。斯时阳气深伏于下，故人气在肾。）

故春刺散俞，及与分理，血出而止，甚者传气，间者环也。（按：《四时刺逆从论》曰：春气在经脉。此散俞者，即诸经之散穴也，义如下文。分理，肌肉分理也。春宜疏达，故欲血出而止。传，布散也。环，周也。病甚者针宜久留，故必待其传气。病稍间者，但候其气行一周于身，约二刻许，可止针也。）夏刺络俞，见血而止，尽气闭环，痛病必下。（络俞，谓诸经浮络之穴，以夏气在孙络也。夏宜宣泄，故必见血而止。尽气，尽去其邪血邪气也。闭环，谓去针闭穴，须气行一周之顷也。凡有痛病，必退下矣。）秋刺皮肤循理，上下同法，神变而止。（循理，循分肉之理也。上言手经，下言足经，刺皆同法。秋气在皮肤，邪犹未深。故但察其神气变易，异于未刺之前，可止针矣。）冬刺俞窍于分理，甚者直下，间在散下。（孔穴之深者曰窍。冬气在骨髓中，故当深取俞窍于分理间也。甚者直下，察邪所在，而直取其深处也。间者散下，或左右上下，散布其针而稍宜缓也。）春夏秋冬，各有所刺，法其所在。（上文十二月言气之升降，此四季言气之深浅，故各有所刺，法其所在。）

春刺夏分，脉乱气微，入淫骨髓，病不能愈，令人不嗜食，又且少气；（此下言四时之误刺也。春刺孙络，是春刺夏分也。夏应心，心主脉，故脉乱气微。肾水受气于夏，肾主骨，故入淫于骨髓。心火微，则胃土失其所养，故不嗜食。不嗜食，故少气也。）春刺秋分，筋挛逆气，环为咳嗽，病不愈，令人时惊，又且哭；（春刺皮肤，是刺秋分也。肝木受气于秋，肝主筋，故筋挛也。逆气者，肝气上逆也。环，周也。秋应肺，故气周及肺，为咳嗽也。肝主惊，故时惊。肺主悲忧，故又且哭。）春刺冬分，邪气着藏，令人胀病不愈，又且欲言语。（春刺骨髓，是春刺冬分也。冬应肾，肾伤，则邪气内侵而着藏，故令人胀。火受气于冬，心属火而主言，故且欲言语也。）夏刺春分，病不愈，令人解惰；（夏刺经俞，是夏刺春分也。肝应春，其主筋，伤其肝气，故令人筋力解惰。）夏刺秋分，病不愈，令人心中欲无言，惕惕如人将捕之；（夏刺秋分，伤其肺也，肺气不足，故令人欲无言。惕惕如人将捕之者，恐也。恐为肾之志，肺金受伤，病及其子，故亦虚而恐也。）夏刺冬分，病不愈，令人少气，时欲怒。（夏伤其肾，则精虚不能化气，故令人少气。水亏则木失所养，而肝气强急，故时欲怒也。）秋刺春分，病不已，令人惕然欲有所为，起而忘之；（秋刺春分，伤肝气也。心失其母则神有不足，故令人惕然，且善忘也。）秋刺夏分，病不已，令人益嗜卧，又且善寐；（秋刺夏分，则心气少而脾气孤。脾虚，则倦而嗜卧，心虚，则神不安而善梦。）秋刺冬分，病不已，令人洒洒时寒。（秋刺冬分，误伤肾阴，则精气耗散，故令人洒洒寒栗也。）冬刺春分，病不已，令人欲卧不能眠，眠而有见；（肝藏魂，肝气受伤，则神魂散乱，故令人欲卧不能眠，或眠而有见，谓怪异等物也。）冬刺夏分，病不愈，气上，发为诸痹；（心应夏，其主血脉，脉伤则邪气乘虚客之，故发为诸痹。）冬刺秋分，病不已，令人善渴。（刺伤肺金，必亏肾水，故令人善渴。）

凡刺胸腹者，必避五脏。（此下言刺害也。五脏伤则五神去，神去则死矣，故凡刺胸腹者，必避五脏。）中心者环死，中脾者五日死，中肾者七日死，中肺者五日死。（环，周一日也。此节止言四脏，独不及肝，必脱简耳。按：《刺禁论》所言五脏死期，尤为详悉，但与本节稍有不同，见本类后六十四。）中膈者皆为伤中，其病虽愈，不过一岁必死。（膈膜，前齐鸠尾，后齐十一椎。心肺居于膈上，肝肾居于膈下，脾居在下，近于膈间。膈者，所以隔清浊、分上下而限五脏也。五脏之气，分主四季，若伤其膈。则脏气阴阳相乱，是为伤中，故不出一年死。）刺避五脏者，知逆从也。所谓从者，膈与脾肾之处，不知者反之。（膈连胸胁四周，脾居于中，肾着于脊，知而避之者为从，不知者为逆，是谓反也。）刺胸腹者，必以布憿着之，乃从单布上刺，（此下言刺法也。胸腹虚浅近脏，故必以布憿着之而后刺，所以护心腹，慎风寒也。憿音皎，布也。着音灼，被服也。）刺之不愈复刺。（以平为期也。）刺针必肃，（敬谨毋忽也。）刺肿摇针，（摇大其窍，泻之速也。）经刺勿摇，（恐泄其气也。）此刺之道也。是故春气在经脉，夏气在孙络，长夏气在肌肉，秋气在皮肤，冬气在骨髓中（《素问·四时刺逆从论》）。

帝曰：余愿闻其故。岐伯曰：春者，天气始开，地气始泄，冻解冰释，水行经通，故人气在脉。（春时天地气动，水泉流行，故人气亦在经脉。）夏者经满气溢，入孙络受血，皮肤充实。（夏时气盛，故溢入孙络，而充皮肤，所以人气在孙络。）长夏者，经络皆盛，内溢肌中。（六月建未，是为长夏土胜之时，经络皆盛，所以人气在肌肉中。）秋者，天气始收，腠理闭塞，皮肤引急。（秋气始收，腠理始闭，所以人气在皮肤。）冬者盖藏，血气在中，内着骨髓，通于五脏。（冬气伏藏，内通五脏，所以人气在骨髓中。）是故邪气者，常随四时之气血而入客也，至其变化，不可为度，然必从其经气，辟除其邪，除其邪则乱气不生。（时气迁变，病必随之。察病气，从经气，以辟除其邪，邪去气调，故不致生乱矣。）

帝曰：逆四时而生乱气奈何？（此下言刺逆四时也。）岐伯曰：春刺络脉，血气外溢，令人少气；（此春刺夏分也。夏气未至，先夺于外，故令血气外溢，而少气血。）春刺肌肉，血气环逆，令人上气；（此春刺长夏也。春时木王，土气本虚，复刺肌肉，重伤脾元，血气环周皆逆，不相营运，故为喘满上气。按：本篇与前《诊要经终论》者义同文异，但彼分四时，此分五时，故有刺肌肉之谓。然本篇春夏冬三时，皆关刺秋分皮肤等义。意者以长夏近秋，故取肌肉，即所以刺秋分也。后仿此。）春刺筋骨，血气内着，令人腹胀。（此春刺冬分也。春气发越，而复深取筋骨以伤其阴。故血气内着，令人腹胀。）夏刺经脉，血气乃竭，令人解㑊；（误刺经脉，所以血气内竭。解㑊者，形迹困倦，莫可名之之谓。㑊音迹。）

夏刺肌肉，血气内却，令人善恐；（长夏未至而先夺其气，所以血气却弱，故令人善恐。）夏刺筋骨，血气上逆，令人善怒。（夏刺冬分，则阴虚于内，阳胜于外，故令人血气逆而善怒。）秋刺经脉，血气上逆，令人善忘；（心主脉，误刺经脉则心气虚，故令人善忘。）秋刺络脉，气不卫外，令人卧不欲动；（秋时收敛，气已去络而复刺之，则气虚不能卫外。气属阳，阳虚故卧不欲动。）秋刺筋骨，血气内散，令人寒栗。（秋气未至筋骨而深刺之，则血气内散，而中气虚，所以寒栗。）冬刺经脉，血气皆脱，令人目不明；（诸脉者皆属于目，冬刺经脉，预夺之也。故令人血气脱而目不明。）冬刺络脉，内气外泄，留为大痹；（当阳气伏藏之时，而刺其阳分，则阳气外泄。阳虚阴胜，故留为大痹。）冬刺肌肉，阳气竭绝，令人善忘。（冬时刺其夏之气，故阳气竭绝。阳气者精则养神，阳虚则神衰，所以善忘。）凡此四时刺者，大逆之病，不可不从也，反之则生乱气，相淫病焉。（刺失四时，是为大逆，此时气之不可不从也。若反而为之，必生乱气，故相淫为病。）

凡刺不知四时之经，病之所生，以从为逆，正气内乱，与精相搏，必审九候，正气不乱，精气不转。（薄，邪正相迫也。九候各有其部，必审明病之所在，从而刺之，庶正气不乱，精气不致转变矣。）

帝曰：善。刺五脏，中心一日死，其动为噫；中肝五日死，其动为语；中肺三日死，其动为咳；中肾六日死，其动为嚏欠；中脾十日死，其动为吞。（此节义与《刺禁论》同，但多一欠字，详见本类后六十四。）刺伤人五脏必死，其动则根据其脏之所变候，知其死也。（动，变动也。见其变动之候，则识其伤在某脏，故可知其死期。）

二十、肥瘦婴壮逆顺之刺

（《灵枢·逆顺肥瘦篇》全）

黄帝问于岐伯曰：余闻针道于夫子众多毕悉矣，夫子之道，应若失而据未有坚然者也，夫子之问学熟乎？将审察于物而心生之乎？（应若失而据未有坚然者，言随应而解，若无坚据之难破者也。）岐伯曰：圣人之为道者，上合于天，下合于地，中合于人事，必有明法，以起度数法式检押，乃后可传焉。故匠人不能释尺寸而意短长，废绳墨而起平水也；工人不能置规而为圆，去矩而为方。知用此者，固自然之物，易用之，逆顺之常也。（检押，规则也。有法有则以防其错乱，乃可传于后世焉。物之平者，莫过于水，故曰平水。此言圣人之

中華藏書

黄帝内经·最新整理珍藏版

中国书店

二三二

道，合于三才，工匠之巧，成于规矩，固皆出于自然之理。知自然之妙者，是谓易用之，逆顺之常也。）黄帝曰：愿闻自然奈何？岐伯曰：临深决水，不用功力，而水可竭也，循掘决冲而经可通也，此言气之滑涩，血之清浊，行之逆顺也。（水有通塞，气有滑涩，血有清浊，行有逆顺。决水通经，皆因其势而利导之耳。宜通宜塞，必顺其宜，是得自然之道也。）

黄帝曰：愿闻人之白黑肥瘦小长，各有数乎？（人之形质不同，刺法亦有异也。）岐伯曰：年质壮大，血气充盈，肤革坚固，因加以邪，刺此者深而留之，此肥人也。（年大者气血正盛，故与肥壮之人同其法。）广肩腋项，肉薄浓皮而黑色，唇临临然，其血黑以浊，其气涩以迟，其为人也，贪于取与，刺此者深而留之，多益其数也。（临临，下垂貌，唇浓质浊之谓。多益其数，即久留也。）黄帝曰：刺瘦人奈何？岐伯曰：瘦人者皮薄色少，肉廉廉然，薄唇轻言，其血清气滑，易脱于气，易损于血，刺此者浅而疾之。（廉，薄也。薄唇轻言，肉瘦气少也。若此者，刺不宜过，恐其脱损气血。故必浅入其针而速去之也。）黄帝曰：刺常人奈何？

岐伯曰：视其白黑，各为调之。其端正敦浓者，其血气和调，刺此者无失常数也。（常人者，不瘦不肥之人也。视其白黑者，白色多清，宜同瘦人，黑色多浊，宜同肥人，而调其数也。其端正敦浓者，是即常人之度，当调以常数。《经水篇》曰：足阳明刺深六分，留十呼。足太阳深五分，留七呼。足少阳深四分，留五呼。足太阴深三分，留四呼。足少阴深二分，留三呼。足厥阴深一分，留二呼。手之阴阳，其受气之道近，其气之来疾，其刺深者皆无过二分，其留皆无过一呼。其少长大小肥瘦，以心撩之。此即常数之谓，而用当酌其宜也。）黄帝曰：刺壮士真骨者奈何？岐伯曰：刺壮士真骨，坚肉缓节监监然。此人重则气涩血浊，刺此者深而留之，多益其数；劲则气滑血清，刺此者浅而疾之。（壮士之骨多坚刚，故曰真骨。监监，坚固貌。壮士之辨有二：若坚肉缓节不好动而安重者，必气涩血浊，此宜深刺久留，同肥人之数也；若劲急易发者，必气滑血清，此宜浅刺疾去之，同瘦人之数也。）

黄帝曰：刺婴儿奈何？岐伯曰：婴儿者，其肉脆血少气弱，刺此者以毫针，浅刺而疾发针，日再可也。（婴儿血少气弱，故但宜毫针。以浅而速，若邪有未尽，宁日加再刺，不可深而久也。）黄帝曰：临深决水奈何？岐伯曰：血清气浊，疾泻之则气竭焉。（浊当作滑。血清气滑者，犹临深决水，泄之最易，宜从缓治可也。若疾泻之，必致真气皆竭矣。）黄帝曰：循掘决冲奈何？岐伯曰：血浊气涩，疾泻之则经可通也。（血浊气涩者，犹循掘决冲，必借人力。但疾泻之，其经可通也。）黄帝曰：脉行之逆顺奈何？岐伯曰：手之三阴，从脏走手；手之三阳，从手走头。足之三阳，从头走足；足之三阴，从足走腹。（手之三阴从脏走手者，太阴肺经，从脏出中腑，而走大指之少商。少阴心经，从脏出极泉，而走小指之少冲。厥阴心主经，从脏出天池，而走中指之中冲也。手之三阳从手走头者，阳明大肠经，从次指商阳而走头之迎香。太阳小肠经，从小指少泽而走头之听宫。少阳三焦经，从名指关冲而走头之丝竹空也。足之三阳从头走足者，太阳膀胱经，从头之睛明而走足小趾之至阴。阳明胃经，从头之承泣而走足次趾之厉兑。少阳胆经，从头之瞳子　而走足四趾之窍阴也。足之三阴从足走腹者，太阴脾经，从大趾隐白走腹而上于大包。少阴肾经，从足心涌泉走腹而上于俞府；厥阴肝经，从足大趾大敦而走腹之期门也。凡手之三阴，自脏走手为顺，自手而脏则逆。手之三阳，自手走头为顺，自头而手则逆。足之三阴，自足走腹为顺，自腹而足则逆。足之三阳，自头走足为顺，自足而头则逆。此经之所以有逆顺，而刺之所以有迎随也。）黄帝曰：少阴之脉独下行何也？（足之三阴，从足走腹，皆自下而上。独少阴之脉若有下行者，乃冲脉也。详如下文。）岐伯曰：不然。夫冲脉者，五脏六腑之海也，五脏六腑皆禀焉。其上者，出于颃颡，渗诸阳，灌诸精。（冲脉起于胞中，为十二经精血之海，故五脏六腑皆禀焉。其上行者，输在于大抒，足太阳经也，故出于颃颡，主渗灌诸阳之精。）其下者，注少阴之大络，出于气街，循阴股内廉，入腘中，伏行骭骨内，下至内踝之后属而别，其下者并于少阴之经渗三阴；（其下行者，并少阴之大络，出阳明之气街，由股入足，至内踝之后属。其别而下者，自少阴以渗及肝脾二经，是为三阴，此其所以下行也。骱音干，胫骨也。）其前者伏行出跗属下，循跗入大趾间，渗诸络而温肌肉。（跗属，足掌属也。渗诸络而温肌肉，动输篇作注诸络以温足胫。上三节与动输篇大同，详经络类十三。）故别络结则跗上不动，不动则厥，厥则寒矣。（冲脉为十二经之海，故能温肌肉，温足胫，皆冲脉之气也。若冲脉之络因邪而结，则跗上之经不动，而为厥为寒者，亦冲脉之所致也。）

黄帝曰：何以明之？岐伯曰：以言导之，切而验之，其非必动，然后乃可明逆顺之行也。（何以明者，恐人因厥而疑畏也。故必先导以言，次切其脉，其有素所必动，而今则非者，如冲阳太溪太冲等脉，当动不动，乃可知其不动者为逆，动者为顺，而其厥逆微甚可以明矣。）黄帝曰：窘乎哉圣人之为道也！明于日月，微于毫厘，其非夫子，孰能道之也？

二十一、血络之刺其应有异

（《灵枢·血络论》全）

黄帝曰：愿闻其奇邪而不在经者。岐伯曰：血络是也。（奇邪，即缪刺论所谓奇病也。在络不在经，行无常处，故曰奇邪。）黄帝曰：刺血络而仆者何也？血出而射者何也？血少黑而浊者何也？血出清而半为汁者何也？发针而肿者何也？血出若多若少而面色苍苍者，何也？发针而面色不变而烦悗者，何也？多出血而不动摇者，何也？愿闻其故。（悗，母本切，闷乱也。）岐伯曰：脉气盛而血虚者，刺之则脱气，脱气则仆。（气虽盛而血则虚者，若泻其气，则阴阳俱脱，故为仆倒。）

血气俱盛而阴气多者，其血滑，刺之则射。（血出而能射者，阴中之气使之也，故曰血气俱盛。）阳气蓄积，久留而不泻者，其血黑以浊，故不能射。（阳气久留不泻，则阳邪日盛，阴血日枯。故血黑以浊，所出不多，不能射也。）新饮而液渗于络，而未合和于血也，故血出而汁别焉。（新饮入胃，未及变化而渗于络，故血汁相半。）其不新饮者，身中有水，久则为肿，阴气积于阳，其气因于络，故刺之血未出而气先行，故肿。（水在肌表而因于络，阴气积于阳分也。刺之血未出而气先行，阴滞于阳而不易散也，所以为肿。）阴阳之气，其新相得而未和合，因而泻之，则阴阳俱脱，表里相离，故脱色而苍苍然。（新相得而未和合者，言血气初调，营卫甫定也。当此之时，根本未固，而妄施以泻。则阴阳表里俱致脱离，而衰危之色故见于面也。）刺之血出多、色不变而烦悗者，刺络而虚经，虚经之属于阴者阴脱，故烦悗。（取血者，刺其络也。若出血过多，必虚及于经。经之属阴者主脏，脏虚则阴脱，故为烦悗。）阴阳相得而合为痹者，此为内溢于经，外注于络，如是者阴阳俱有余，虽多出血而弗能虚也。（阴阳相得，言表里之邪相合也。经络之病俱有余，虽多出血，皆邪气耳，故弗能虚。）

黄帝曰：相之奈何？岐伯曰：血脉者，盛坚横以赤，上下无常处，小者如针，大者如筋，则而泻之万全也，故无失数矣；失数而反，各如其度。（相，视也。视其血络盛，而且坚及横以赤者，或上或下、或小或大者，皆当因其微甚则而泻之，泻有则度。故可万全无失于刺络之术数矣。若失其数而反其法，则为仆为脱为虚为肿等证，各如刺度以相应也。）黄帝曰：针入而肉着者何也？岐伯曰：热气因于针则针热，热则肉着于针，故坚焉。（肉着者，吸着于针也。针入而热，肉必附之，故紧涩难转，而坚不可拔也。）

二十二、行针血气六不同

（《灵枢·行针篇》全）

黄帝问于岐伯曰：余闻九针于夫子，而行之于百姓，百姓之血气各不同形，或神动而气先针行，或气与针相逢，或针已出气独行，或数刺乃知，或发针而气逆，或数刺病益剧，凡此六者，各不同形，愿闻其方。（言受针之人，有此六者之异。）岐伯曰：重阳之人，其神易动，其气易往也。黄帝曰：何谓重阳之人？岐伯曰：重阳之人，熇熇高高，言语善疾，举足善高，心肺之脏气有余，阳气滑盛而扬，故神动而气先行。（重阳之人，阳胜者也。熇熇，明盛貌。高高，不屈之谓。心肺为二阳之脏，阳气滑盛而扬，故神易于动，气先针而行也。熇，郝、枵二音，又呼木切。)

黄帝曰：重阳之人而神不先行者何也？岐伯曰：此人颇有阴者也。黄帝曰：何以知其颇有阴也？岐伯曰：多阳者多喜，多阴者多怒，数怒者易解，故曰颇有阴，其阴阳之离合难，故其神不能先行也。（光明爽朗，阳之德也。沉滞抑郁，阴之性也。故多阳则多喜，多阴则多怒。然数怒者，颇有阴也。易解者，本乎阳也。阳中有阴，未免阳为阴累，故其离合难，而神不能先行也。）黄帝曰：其气与针相逢奈何？岐伯曰：阴阳和调而血气淖泽滑利，故针入而气出，疾而相逢也。（相逢者，针入气即至，言其应之速也。淖，乃到切。）黄帝曰：针已出而气独行者，何气使然？岐伯曰：其阴气多而阳气少，阴气沉而阳气浮者内藏，故针已出，气乃随其后，故独行也。（阴性迟缓，其气内藏。故阴多于阳者，其针已出，气乃随后而独行也。）黄帝曰：数刺乃知，何气使然？岐伯曰：此人之多阴而少阳，其气沉而气往难，故数刺乃知也。（此亦阴滞，故气往为难。往，至也。较之上节，则此为更甚耳。）黄帝曰：针入而气逆者，何气使然？岐伯曰：其气逆与其数刺病益甚者，非阴阳之气浮沉之势也，此皆粗之所败，工之所失，其形气无过焉。（逆从弗失，何至气逆？补泻得宜，何以病益甚？凡若此者，乃医之所败所失，非阴阳表里形气之过也。）

二十三、持针纵舍屈折少阴无俞

（《灵枢·邪客篇》）

黄帝问于岐伯曰：余愿闻持针之数，内针之理，纵舍之意，扪皮开腠理奈何？脉之屈折出入之处，焉至而出？焉至而止？焉至而徐？焉至而疾？焉至而入？六腑之输于身者，余愿尽闻。少叙别离之处，离而入阴，别而入阳，此何道而从行？愿尽闻其方。岐伯曰：帝之所问，针道毕矣。黄帝曰：愿卒闻之。（出、止、徐、疾、入，即五输之义。别离之处，言经络之支别离合也。扪音旱。）岐伯曰：手太阴之脉，出于大指之端，内屈循白肉际，至本节之后太渊留以澹，外屈上于本节之下，内屈与阴诸络会于鱼际，数脉并注，其气滑利，伏行壅骨之下，外屈出于寸口而行，上至于肘内廉，入于大筋之下，内屈上行臑阴，入腋下，内屈走肺，此顺行逆数之屈折也。（此下二节，皆言五臑之屈折也。大指之端，少商井也。内屈循白肉际至本节之后，太渊臑也。凡人身经脉阴阳，以紫白肉际为界，紫者在外属阳分，白者在内属阴分，大概皆然。澹，水摇貌。脉至太渊而动，故曰留以澹也。从此外屈上于本节之下，内屈与诸阴络会于鱼际荥也。诸阴皆会于此，故数脉并注。其气滑利，伏行掌后高骨之下，外屈出寸口而行经渠经也。上至肘内廉，入于大筋之下，尺泽合也。乃由此内屈臑阴，入腋走肺。然肺经之脉从脏走手为顺，此则从手数至脏，故为顺行逆数之屈折。）心主之脉，出于中指之端，内屈循中指内廉以上留于掌中，伏行两骨之间，外屈出两筋之间，骨肉之际，其气滑利，上二寸外屈出行两筋之间，上至肘内廉，入于小筋之下，留两骨之会，上入于胸中，内络于心脉。（中指之端，中冲井也。内屈循中指以上掌中，劳宫荥也。伏行两骨之间，外屈出两筋之间，骨肉之际，大陵臑也。其气滑利，上二寸外屈出行两筋之间，间使经也。上至肘内廉，入于小筋之下，留两骨之会者，曲泽合也。由此上入胸中，内络于心脉，乃手厥阴经顺行逆数之屈折。按：本篇于十二经之屈折，独言手太阴、心主二经者，盖欲引正下文少阴无腧之义，故单以膈上二经为言耳。诸经屈折详义，已具经脉、本输等篇，故此不必再详也。）黄帝曰：手少阴之脉独无腧，何也？岐伯曰：少阴心脉也，心者五脏六腑之大主也，精神之所舍也，其脏坚固，邪弗能容也，容之则心伤，心伤则神去，神去则死矣。故诸邪之在于心者，皆在于心之包络，包络者心主之脉也，故独无腧焉。（手少阴，心经也。手厥阴，心包络经也。经虽分二，脏实一原，但包络在外，为心之卫。心为五脏六腑之大主，乃精神之所居，其脏坚固，邪不可伤，伤及于心，无不死者。故凡诸邪之在心者，皆在心外之包络耳。然心为君主之官，而包络亦心所主，故称为心主。凡治病者，但治包络之腧，即所以治心也，故少阴一经所以独无腧焉。详义出《本输篇》，见经络类十六。)

黄帝曰：少阴独无腧者，不病乎？岐伯曰：其外经病而脏不病，故独取其经于掌后锐骨之端。其余脉出入屈折，其行之徐疾，皆如手少阴心主之脉行也。故本腧者，皆因其气之虚实徐疾以取之。是谓因冲而泻，因衰而补，如是者，邪气得去，真气坚固，是谓因天之序。（凡脏腑经络，有是脏则有是经，脏居于内，经行于外。心脏坚固居内，邪弗能容，而经则不能无病，故少阴经病者，当取掌后锐骨之端，即神门腧也。其余脉之出入屈折徐疾，皆如手少阴心主之脉行者，言少阴心主之腧，其行相似，故曰本腧者，言少阴本经之，非上文皆在心包之谓也。然则邪在心包藏者，当治心主之腧；邪在少阴经者，当治本经之腧。因其虚实以取之，则邪气去而真气固，乃不失诸经天界之序也。按：《本输篇》所载五脏五腧，六腑六腧，独手少阴经无，故此篇特以为问，正欲明心为大主、无容邪伤之义。然既曰无腧，而此节复言取其经于掌后锐骨之端，及如心主脉行本腧等义。可见心脏无病，则治脏无腧；少阴经有病，则治经有腧。故《甲乙经》备载少阴之腧，云少冲为井，少府为荥，神门为腧，灵道为经，少海为合，于十二经之腧始全，其义盖本诸此。）

黄帝曰：持针纵舍奈何？（纵言从缓，舍言弗用也。）岐伯曰：必先明知十二经脉之本末，皮肤之寒热，脉之盛衰滑涩。（明此数者，则针之当用不当用，其纵舍可知矣。）其脉滑而盛者病日进，虚而细者久以持，大以涩者为痛痹，（此言病气之盛及元气之虚者，皆难取速效，当从缓治以渐除之者也。）阴阳如一者病难治，（表里俱伤、血气皆败者，是为阴阳如一，刺之必反甚，当舍而勿针也。）其本末尚热者病尚在，（胸腹脏腑为本，经络四肢为末，尚热者，余邪未尽也，宜从缓治。）其热以衰者其病亦去矣。（可舍针也。）持其尺，察其肉之坚脆大小滑涩寒温燥湿，因视目之五色，以知五脏而决死生。视其血脉，察其色，以知其寒热痛痹。（持尺视目义，俱详脉色类。轻重死生于此可决，皆纵舍之道也。）

黄帝曰：持针纵舍，余未得其意也。（不惟病形轻重有纵舍，而持针之际，其进止退留亦有纵舍。未得其详，因而复问。）岐伯曰：持针之道，欲端以正，安以静，先知虚实而行疾徐，左手执骨，右手循之，无与肉果，泻欲端以正，补必闭肤，辅针导气，邪得淫泆，真气得居。（持针之道，宜审而慎，必从和缓从容，庶可无误。故欲端以正，安以静，先知病之虚实，以施疾徐之法，左手执之，右手循之，必中其穴，无中其肉而与肉果。果即裹也。泻者欲端以正，补去必闭其肤，以手辅针，导引其气，必使邪气溃决而散，真气得复而居，然后可以去针，此持针纵舍之道也。）黄帝曰：扞皮开腠理奈何？（扞，说文：扷也。谓恐刺伤其皮而开腠理，则奈之何也。）岐伯曰：因其分肉，左别其肤，微内而徐端之，适神不散，邪气得去。（凡用针者，必因其分肉之理。左手循别其肌肤，右手微内而徐端之，则自然从容中泆，神不散而邪气去，皮腠亦无伤也。）

二十四、六腑之病取之于合

（《灵枢·邪气脏腑病形篇》）

黄帝曰：余闻五脏六腑之气，荥输所入为合，令何道从入？入安连过？愿闻其故。（五脏六腑皆有五，五之所入为合，即各经之合穴也。然手之三阳，复有连属上下、气脉相通者，亦谓之合，故此以入安连过为问。）岐伯答曰：此阳脉之别入于内，属于腑者也。（此下言六阳之经，内属于腑，因以明手之三阳，下合在足也。）黄帝曰：荥输与合，各有名乎？岐伯答曰：荥输治外经，合治内腑。（荥腧气脉浮浅，故可治外经之病。合则气脉深入，故可治内腑之病。）黄帝曰：治内腑奈何？岐伯曰：取之于合。黄帝曰：合各有名乎？岐伯答曰：胃合于三里，（胃，足阳明也。三里，本经所入为合也。）大肠合入于巨虚上廉，（大肠，手阳明也。本经之合在曲池，其下腧则合于足阳明之巨虚上廉。）小肠合入于巨虚下廉，（小肠，手太阳也。本经之合在小海，其下腧则合于足阳明之巨虚下廉。）三焦合入于委阳，（三焦，手少阳也。本经之合在天井，其下腧则合于足太阳之委阳穴。按：大肠小肠三焦，皆手三阳之经。然大小肠为下焦之腑，连属于胃，其经虽在上。而气脉不离于下，故合于足阳明之巨虚上下廉。三焦为孤独之腑，其于三部九候无所不统。故经之在上者属手，腧之在下者居足。所以十二经中，惟此手之三阳，乃有下腧。故《本输篇》曰：大肠小肠，皆属于胃。三焦下腧，在于足小趾之前，少阳之后，出于　中外廉，名曰委阳。即此谓也。详经络类十六。）膀胱合入于委中央，（膀胱，足太阳也。委中，即本经之合。）胆合入于阳陵泉。（胆，足少阳也。阳陵泉，即本经之合。）

　　黄帝曰：取之奈何？岐伯答曰：取之三里者，低跗取之；巨虚者，举足取之；委阳者，屈伸而索之；（委阳在承扶下六寸。屈伸索之者，屈其股以察承扶之阴纹，伸其足以度委阳之分寸也。）委中者，屈而取之；阳陵泉者，正竖膝予之齐，下至委阳之阳取之；（正竖膝予之齐，谓正身蹲坐，使两膝齐也。委阳之阳，当作委中之阳，盖委中之外廉，即阳陵泉之次也。竖，上主切，又去声。）取诸外经者，揄申而从之。（揄，引也。申，明也。取外经者在荥输，然亦必引正详明，方可从而治也。揄音余。）黄帝曰：愿闻六腑之病。岐伯答曰：面热者足阳明病，鱼络血者手阳明病，两跗之上脉竖陷者足阳明病，此胃脉也。（足阳明之脉行于面，故为面热。手阳明之脉，行于手鱼之表，故为鱼络血。足面为跗，两跗之上脉，即冲阳也。竖者坚而实，陷者弱而虚，皆足阳明胃脉之病。观下文云大肠病者与胃同候，则此胃脉也，盖兼手阳明而言。）大肠病者，肠中切痛而鸣濯濯，冬日重感于寒即泄，当脐而痛，不能久立，与胃同候，取巨虚上廉。（日当作月。大肠属胃，故与胃同候。巨虚上廉，大肠合也，故当取之。）胃病者，腹䐜胀，胃脘当心而痛，上支两胁，膈咽不通，饮食不下，取之三里也。（三里乃阳明之合，故胃病者当取之。䐜音嗔。）小肠病者，小腹痛，腰脊控睾而痛，时窘之后，当耳前热，若寒甚，若独肩上热甚，及手小指次指之间热，若脉陷者，此其候也，手太阳病也，取之巨虚下廉。（小肠气化于小腹，后附腰脊，下引睾丸，故为诸痛及不得大小便，而时窘之后，盖即疝之属也。耳前、肩上、小指次指之间，皆手太阳之经，故其病如此。其候则脉有陷者。巨虚下廉，小肠合也，故当取之。睾音高，阴丸也。）三焦病者，腹气满，小腹尤坚，不得小便，窘急，溢则水留即为胀，候在足太阳之外大络，大络在太阳少阳之间，亦见于脉，取委阳。（三焦受病，则决渎之官失其职，水道不利。故为腹坚满，为小便窘急，为溢则水留而胀也。委阳为三焦下腧，故当取而治之。）膀胱病者，小便偏肿而痛，以手按之，即欲小便而不得，肩上热若脉陷，及足小趾外廉及胫踝后皆热若脉陷，取委中央。（此皆膀胱之腑病。取委中央者，足太阳经之合也。）胆病者，善太息，口苦呕宿汁，心下澹澹，恐人将捕之，嗌中吤吤然数唾，在足少阳之本末，亦视其脉之陷下者灸之，其寒热者取阳陵泉。（澹澹，失意貌。吤吤然，有声也。本末者，在腑为本，在经为末也。其脉之陷下者为不足，故宜灸。其寒热者为有邪，故宜取之阳陵泉，即足少阳经之合也。嗌音益。吤音介。）

黄帝曰：刺之有道乎？岐伯答曰：刺此者必中气穴，无中肉节，中气穴则针染于巷，中肉节即皮肤痛。（经气所至，是谓气穴。肉有节界，是谓肉节。染，着也。巷，道也。中其气穴则针着脉道而经络通，失其气穴，则徒伤肉节而反为痛害矣。染，一本作游。）补泻反则病益笃。中筋则筋缓，邪气不出，与其真相搏乱而不去，反还内着，用针不审，以顺为逆也。（补泻反用，病必益甚。不中邪而中筋，邪必乘虚反与真气相乱，还着于内。皆以不审逆顺，用针者之罪也。）

二十五、邪在五脏之刺

（《灵枢·五邪篇》全）

邪在肺，则病皮肤痛，寒热，上气喘，汗出，咳动肩背。（皮肤痛而寒热者，皮毛为肺之合也。气喘汗出者，肺主气而腠理疏也。肺为脏腑之华盖，居于膈上，故咳则动及肩背。）取之膺中外腧，（膺中之外腧，云门、中府也，手太阴本经穴。但云门忌深，能令人逆息。）背三节五节之旁，以手疾按之，快然乃刺之，（三椎之旁，肺腧也。五椎之旁，心腧也。皆足太阳经穴。以手疾按其处，觉快爽者，即其真穴，乃可刺之。）取之缺盆中以越之。（缺盆，足阳明经穴也。手太阴之脉上出于此，故当取之以散越肺邪。但忌太深，令人逆息。）

邪在肝，则两胁中痛，寒中，恶血在内，行善掣节，时脚肿。（两胁中痛，肝之经也。寒中，木乘脾胃也。恶血在内，肝所主也。行善牵掣其关节，肝主筋而邪居之也。肝经自足大趾上内联踝，故时为脚肿。）取之行间以引胁下，（行间，足厥阴本经之荥。故可以引去肝邪，而止胁痛。）补三里以温胃中，（三里，足阳明经穴，补以温胃，可去寒中。）取血脉以散恶血，（取肝经血络外见者，可以散在内之恶血。）取耳间青脉以去其掣。（足少阳经循耳前后，足厥阴主诸筋，而与少阳为表里。故取耳间青脉，可以去掣节。）

邪在脾胃，则病肌肉痛。阳气有余，阴气不足，则热中善饥；阳气不足，阴气有余，则寒中肠鸣腹痛；阴阳俱有余，若俱不足，则有寒有热。（邪在脾胃则肌肉痛，脾主肌肉也。阳有余则阴不足，阳邪入腑，病在阳明，故为热中善饥。阳不足则阴有余，阴邪入脏，病在太阴，故为寒中肠鸣腹痛。若脾胃之邪气皆盛，阴阳俱有余也。脾胃之正气皆虚，阴阳俱不足也。故有寒有热，随之而见。）皆调于三里。（此足阳明之合，可兼治脾胃之病。）

邪在肾，则病骨痛阴痹。阴痹者，按之而不得，腹胀腰痛，大便难，肩背颈项痛，时眩。（肾属少阴而主骨，故其病为骨痛阴痹。又《至真要大论》阴痹义更详，见运气类二十五。）取之涌泉、昆仑，视有血者尽取之。（涌泉为足少阴之井，昆仑为足太阳之经。按《经脉篇》：以腰脊肩背颈项痛为足太阳病，故当取昆仑。余为少阴病，故当取涌泉。二经表里，凡有血络者皆当取之。）

邪在心，则病心痛喜悲，时眩仆，视有余不足而调之其输也。（邪在心者，皆在心之包络，其应补应泻，皆当取手厥阴心主之输。）

中華藏書

《类经》

中国书房

二十六、卫气失常皮肉气血筋骨之刺

（《灵枢·卫气失常篇》）

黄帝曰：卫气之留于腹中，搐积不行，苑蕴不得常所，使人肢胁胃中满、喘呼逆息者，何以去之？（卫气者，水谷之悍气也。其气循皮肤之中，分肉之间，熏于肓膜，散于胸腹，此卫气之常也。失其常，则随邪内陷，留于腹中，搐积不行而苑蕴为病，故《禁服篇》曰：卫气为百病母也。苑，郁同。）伯高曰：其气积于胸中者上取之，积于腹中者下取之，上下皆满者旁取之。黄帝曰：取之奈何？伯高对曰：积于上，泻人迎、天突、喉中；（积于上者为喘呼逆息，故当泻之于上。人迎，足阳明经穴。天突、喉中，俱任脉穴。喉中，即廉泉也。）积于下者，泻三里与气街；（积于腹中者，当泻其下。三里、气街，俱足阳明经穴。）上下皆满者，上下取之，与季胁之下一寸，重者鸡足取之。（上下皆病，则上下俱当取之，如以上五穴是也。季胁之下一寸，当是足厥阴经章门穴。病之重者，仍当鸡足取之，谓攒而刺之也，即《官针篇》合谷刺之谓，详见前六。一本云季胁之下深一寸。）诊视其脉大而弦急，及绝不至者，及腹皮急甚者，不可刺也。黄帝曰：善。（脉大而弦急，阴虚而真脏见也。绝不至者，营气脱也。腹皮急甚者，中和气绝而脾元败也。不宜刺矣。）

黄帝问于伯高曰：何以知皮肉气血筋骨之病也？伯高曰：色起两眉薄泽者，病在皮。（两眉者，阙中也。其应主肺，故病在皮。）唇色青黄赤白黑者，病在肌肉。（脾气通于唇，故病在肌肉。）营气濡然者，病在血气。（濡，湿也。营本无形，若肤腠之汗，肌肉之胀，二便之泄利，皆濡然之谓。其病在营，则气血也。）目色青黄赤白黑者，病在筋。（目为肝之窍，肝主筋也。）耳焦枯受尘垢，病在骨。（耳为肾之窍，肾主骨也。）黄帝曰：病形何如？取之奈何？伯高曰：夫百病变化，不可胜数，然皮有部，肉有柱，血气有输，骨有属。

黄帝曰：愿闻其故。伯高曰：皮之部，输于四末。（病在皮者，在阳分也。阳受气于四末，以其皮浅气浮也，故皮之部

黄帝内经·最新整理珍藏版

输于四末。）肉之柱，在臂胫诸阳分肉之间，与足少阴分间。（病在肌肉，当治其柱。柱者，之属也。坚浓之肉，多在手足三阳分肉间，以肉主于脾，而脾主四肢也。足少阴之经，自足心，循内踝后，入足跟，以上内，出内廉，上股内后廉，会于尻臀，贯脊，其肉俱浓，故亦为肉之柱。）血气之输，输于诸络，气血留居，则盛而起。（病在血气，当治其输。输于诸络，谓诸经之络穴也。气血留居，则经络壅盛，故当取之。）筋部无阴无阳，无左无右，候病所在。（病在筋者，不必分其阴阳左右，但当随病所在而治之。）骨之属者，骨空之所以受益而益脑髓者也。（病在骨之属者，当治骨空以益其髓。髓者骨之充也，故益髓即所以治骨。骨空义详经络类十九。）

黄帝曰：取之奈何？伯高曰：夫病变化浮沉深浅，不可胜穷，各在其处，病间者浅之，甚者深之，间者小之，甚者众之，随变而调气，故曰上工。（间者病轻，故用针宜浅宜小。甚者病重，故用针宜深宜众。病变无穷，能随其变，而调治得宜者，故曰上工。）

二十七、五乱之刺

（《灵枢·五乱篇》全）

黄帝曰：经脉十二者，别为五行，分为四时，何失而乱？何得而治？岐伯曰：五行有序，四时有分，相顺则治，相逆则乱。黄帝曰：何谓相顺？岐伯曰：经脉十二者，以应十二月；十二月者，分为四时；四时者，春秋冬夏，其气各异。营卫相随，阴阳已和，清浊不相干，如是则顺之而治。（此下言一时血气之错乱，非宿疾有因之谓。气本五行，故曰五乱。）

黄帝曰：何谓逆而乱？岐伯曰：清气在阴，浊气在阳，营气顺脉，卫气逆行，清浊相干，乱于胸中，是谓大悗。（清气属阳而升，在阴则乱。浊气属阴而降，在阳则乱。营气阴性精专，行常顺脉。卫气阳性慓悍，昼当行阳，夜当行阴。若卫气逆行，则阴阳相犯，表里相干，乱于胸中而为悗闷，总由卫气之为乱耳。悗，母本切。）故气乱于心，则烦心密嘿，俯首静伏；乱于肺则俯仰喘喝，接手以呼；乱于肠胃，则为霍乱；

（气乱于内者，上则在心肺，下则在肠胃也。嘿，默同。）乱于臂胫，则为四厥；乱于头，则为厥逆，头重眩仆。（气乱于外者，下在于四肢，上在于头也。）

黄帝曰：五乱者，刺之有道乎？岐伯曰：有道以来，有道以去，审知其道，是谓身宝。（道，言所由也。邪之来去，必有其道，知其道则取病甚易，是谓保身之宝也。按：此四句，虽以针刺为言，然实治法之要领，不可不知也。大凡疾病之生，必有所自，是有道以来也。知其所自而径拔之，是有道以去也。能审其道，则自外而入者，自表而逐之。自内而生者，自里而除之。自上来者可越之，自下来者可竭之。自热来者不远寒，自寒来者不远热。自虚而实者，先顾其虚，无实则已。自实而虚者，先去其实，无虚则已。皆来去之道也。俗云来处来，去处去。此言虽浅，殊有深味，诚足为斯道之法。）

黄帝曰：善。愿闻其道。岐伯曰：气在于心者，取之手少阴、心主之输。（手少阴之输，神门也。心主之输，手厥阴大陵也。）气在于肺者，取之手太阴荥、足少阴输。（手太阴之荥，鱼际也。足少阴之输，太溪也。气在肺而取肾者，以少阴脉贯肾络肺也。）气在于肠胃者，取之足太阴、阳明，不下者取之三里。（取足太阴之输，太白也。足阳明之输，陷谷也。三里亦足阳明穴。）气在于头者，取之天柱、大杼；不知，取足太阳荥、输。（天柱、大杼，俱足太阳经穴。不知，不应也。当复取其荥、输二穴，通谷、束骨也。）气在于臂足，取之先去血脉，后取其阳明、少阳之荥、输。（臂足之络有血者，必先去其血。在手者取手，在足者取足。手阳明之荥输，二间、三间也。手少阳之荥输、液门、中渚也。足阳明之荥、输，内庭、陷谷也。足少阳之荥、输，侠溪、临泣也。）黄帝曰：补泻奈何？岐伯曰：徐入徐出，谓之导气。补泻无形，谓之同精。（凡行针补泻，皆贵和缓。故当徐入徐出，在导气复元而已。然补者导其正气，泻者导其邪气，总在保其精气耳。故曰补泻无形，谓之同精。）是非有余不足也，乱气之相逆也。（言本篇之法，非为有余不足而设，特以乱气相逆，但宜导治之如是耳。此因帝问补泻，故复及之以明其义也。）黄帝曰：允乎哉道，明乎哉论，请着之玉版，命曰治乱也。

二十八、四盛关格之刺

（《灵枢·终始篇》）

凡刺之道，毕于终始，明知终始，五脏为纪，阴阳定矣。（终始，本篇名，详载阴阳针刺之道，今散类各章。）阴者主脏，阳者主腑；（手足三阴，俱主五脏。手足三阳，俱主六腑。）阳受气于四末，阴受气于五脏。（阳主外，故受气于四末。阴主内，故受气于五脏。四末，手足末也。）故泻者迎之，补者随之，知迎知随，气可令和。（迎者，迎其来而夺之。随者，随其去而济之。）和气之方，必通阴阳，五脏为阴，六腑为阳。传之后世，以血为盟，敬之者昌，慢之者亡，无道行私，必得天殃。（不明至道，而强不知以为知，即无道行私也。伐人长命，殃必及之，天道不爽，当知所畏。）谨奉天道，请言终始，终始者经脉为纪。（天道阴阳，有十二辰次为之纪。人身血气，有十二经脉为之纪。循环无端，终而复始，故曰终始。）持其脉口人迎，以知阴阳有余不足、平与不平，天道毕矣。（脉口在手，太阴脉也，可候五脏之阴。人迎在颈，阳明脉也，可候六腑之阳。人之血气经脉，所以应天地阴阳之盛衰者，毕露于此，故曰天道毕矣。）

所谓平人者不病，不病者脉口人迎应四时也，上下相应而俱往来也，六经之脉不结动也，本末之寒温之相守司也，形肉血气必相称也，是谓平人。（春夏人迎微大，秋冬寸口微大，应四时也。上谓人迎，下谓脉口，相应往来，即如下编所谓俱往俱来，若引绳大小齐等也。结涩则不足，动疾则有余，皆非平脉也。脏气为本，肌体为末，表里寒温，司守不致相失。故必外之形肉、内之血气皆相称者，谓之平人。）少气者，脉口人迎俱少而不称尺寸也；如是者，则阴阳俱不足，补阳则阴竭，泻阴则阳脱；如是者，可将以甘药，不可饮以至剂；如此者弗灸，不已者因而泻之，则五脏气坏矣。（少气者，元气虚也，兼阴阳而言。故上之人迎，下之脉口，必皆衰少无力，而两手之尺寸亦不相称也。凡阴阳气俱不足者，不可刺，若刺而补阳则阴竭，泻阴则阳脱。如是者但可将以甘药。甘药之谓，最有深意，盖欲补虚羸，非甘纯不可也。至剂，刚毒之剂也。正气衰者不可攻，故不宜用也。非惟不可攻，而灸之亦不可，以火能伤阴也。临此证者，不可忘此节之义。）人迎一盛，病在足少阳，一盛而躁，病在手少阳。人迎二盛，病在足太阳，二盛而躁，病在手太阳。人迎三盛，病在足阳明，三盛而躁，病在手阳明。（人迎，足阳明脉也。一盛二盛，谓大于气口一倍二倍也。阳明主表而行气于三阳，故人迎一盛，病在足经之少阳。若大一倍而加以躁动，则为阳中之阳，而上在手经之少阳矣。凡二盛三盛，病皆在足而躁则皆在手也。下仿此。）

　　人迎四盛，且大且数，名曰溢阳，溢阳为外格。（人迎盛至四倍，且大且数者，乃六阳偏盛之极，盈溢于府，格拒六阴，是为外格。按下文曰：溢阴为内关，内关不通死不治。则此外格者，亦死无疑。又关格详按，见脉色类二十二，所当互阅。）脉口一盛，病在足厥阴，一盛而躁，在手心主。脉口二盛，病在足少阴，二盛而躁，在手少阴。脉口三盛，病在足太阴，三盛而躁，在手太阴。（脉口，手太阴脉也。太阴主里，而行气于三阴，故脉口一盛，病在足经之厥阴。若加以躁，则为阴中之阳而上在手厥阴心主矣。凡二盛三盛皆在足，而躁则皆在手也。）脉口四盛，且大且数者，名曰溢阴，溢阴为内关，内关不通死不治。（脉口四盛、且大且数者，乃六阴偏盛，盈溢于脏，表里隔绝，是为内关，主死不治。）人迎与太阴脉口，俱盛四倍以上，命曰关格，关格者与之短期。（人迎主阳，脉口主阴。若俱盛至四倍以上，则各盛其盛，阴阳不交。故曰关格，可与言死期也。）人迎一盛，泻足少阳而补足厥阴，二泻一补，日一取之，必切而验之，疏取之，上气和乃止。（人迎主腑，故其一盛病在胆经，肝胆相为表里，阳实而阴虚。故当泻足少阳之腑，补足厥阴之脏也。泻者二，补者一，泻倍于补也。疏取之者，欲其从容，不宜急也。上气，言气之至也。气至而和，谷气至矣，故可止针。下仿此。）

　　人迎二盛，泻足太阳，补足少阴，二泻一补，二日一取之，必切而验之，疏取之，上气和乃止。（人迎二盛，病在膀胱经，膀胱与肾为表里，表实而里虚，故当泻足太阳、补足少阴也。二泻一补义见后。疏取上气义同前。）人迎三盛，泻足阳明而补足太阴，二泻一补，日二取之，必切而验之，疏取之，上气和乃止。（人迎三盛，病在胃经，胃与脾为表里，胃实脾虚。故当泻足阳明，补足少阴。以上三阳盛者，俱二泻一补。）脉口一盛，泻足厥阴而补足少阳，二补一泻，日一取之，必切而验之，疏而取，上气和乃止。（脉口主藏，故其一盛病在肝经。肝实胆虚，当泻足厥阴、补足少阳也。补泻义见后。上气义同前。）脉口二盛，泻足少阴而补足太阳，二补一泻，二日一取之，必切而验之，疏取之，上气和乃止。（脉口二盛，病在肾经，肾经实，膀胱虚。故当泻足少阴、补足太阳也。）脉口三盛，泻足太阴而补足阳明，二补一泻，日二取之，必切而验之，疏而取之，上气和乃止。（脉口三盛，病在脾经，脾实胃虚，故当泻太阴、补阳明也。）所以日二取之者，太阳主胃，大富于谷气，故可日二取之也。（此释上文脾胃二经之治也。太言太阴，阳言阳明，脾与胃为表里，故曰太阳主胃。二经皆富于谷气，较他脏为盛，故可日二取之。按：上文人迎之治，治三阳也，皆曰二泻一补。气口之治，治三阴也，皆曰二补一泻。盖以三阳主表，病在表者，宜泻倍于补也。三阴在里，病在里者，宜补倍于泻也。皆以脏气为重，惟恐其或伤耳。又如厥阴少阳，肝胆木脏也。东方多实，或可日二取之。太阴阳明，脾与胃也，脾胃大富于谷气，故可日二取之。惟少阴太阳则二日一取之，盖肾与膀胱为天一之脏，真阴之原，故宜保重如此。圣人之顾根本，岂惟针刺为然哉？）人迎与脉口俱盛三倍以上，命曰阴阳俱溢，如是者不开，则血脉闭塞，气无所行，流淫于中，五脏内伤。如此者，因而灸之，则变易而为他病矣。（俱盛三倍以上，即四盛也。阴阳俱溢，即溢阴溢阳也。不开，即外关内格也。如此者，血气闭塞无所行，五脏真阴伤于内，刺之已不可，灸之则愈亡其阴，而变生他病，必至不能治也。）

二十九、约方关格之刺

（《灵枢·禁服篇》全）

雷公问于黄帝曰：细子得受业，通于九针六十篇，旦暮勤服之，近者编绝，久者简垢，然尚讽诵弗置，未尽解于意矣。外揣言浑束为一，未知所谓也。夫大则无外，小则无内，大小无极，高下无度，束之奈何？士之才力或有浓薄，智虑褊浅，不能博大深奥，自强于学若细子，细子恐其散于后世，绝于子孙，敢问约之奈何？（六十篇，古经数也。今失其传。编绝简垢，即韦编三绝之谓。垢，尘污也。盖古时无纸，书于竹简，以熟皮编之，故曰韦编。外揣，本经篇名。所言浑束为一大，则无外等义，见前十二。）黄帝曰：善乎哉问也。此先师之所禁，坐私传之也，割臂歃血之盟也，子若欲得之，何不斋乎？雷公再拜而起曰：请闻命于是也。乃斋宿三日而请曰：敢问今日正阳，细子愿以受盟。黄帝乃与俱入斋室，割臂歃血。黄帝亲祝曰：今日正阳，歃血传方，有敢背此言者，反受其殃。雷公再拜曰：细子受之。黄帝乃左握其手，右授之书曰：慎之慎之，吾为子言之。（盟者以血涂口旁曰歃血。歃音霎。）凡刺之理，经脉为始，营其所行，知其度量，内刺五脏，外刺六腑，（经脉为始，必先明经络也。营其所行，营行有终始也。知其度量，脉度有短长也。内刺五脏，外刺六腑，分表里出入也。此六句与经脉篇略同，详经络类首章。）审察卫气，为百病母，（卫气者，阳气也，卫外而为固者也。阳气不固，则卫气失常。而邪从卫入，乃生疾病，故为百病母。义详本类前二十六及疾病类四。）调其虚实，虚实乃止，泻其血络，血尽不殆矣。（泻实则虚，补虚则实，故虚实乃止。病在血者调之络，邪血去尽，则不殆矣。）

雷公曰：此皆细子之所以通，未知其所约也。黄帝曰：夫约方者，犹约囊也，囊满而弗约则输泄，方成弗约则神与弗俱，（约者，要也。约方约囊，其道同也。囊满弗约，则输泄而倾，方成弗约，则不切于用，盖杂则不精也。易曰：精义入神，以致用也。不得其精，焉能入神？有方无约，即无神也，故曰神与弗俱。所谓约者，即前外揣篇浑束为一之义。）雷公曰：愿为下材者弗满而约之。（满言欲博，约言欲精，弗满而约之，谓亦有不由博学，而可得其快捷方式者，否也，故曰愿为下材。）

黄帝曰：未满而知约之以为工，不可以为天下师。（因满而约，约之善也。由博而精，精之至也。未满而知约，何约之有？未博而言精，何精之有？若是者谓之为工，安足为天下师？是以言约者非满不可，言精者非博不可也。）雷公曰：愿闻为工。黄帝曰：寸口主中，人迎主外，两者相应，俱往俱来，若引绳大小齐等，春夏人迎微大，秋冬寸口微大，如是者名曰平人。（太阴行气于脏，故寸口主中。阳明行气于腑，故人迎主外。人迎寸口，一表一里也。故往来相应，欲其大小齐等若引绳之匀者，是为和调之脉。然人迎主阳，故必于春夏微大，寸口主阴，故必于秋冬微大，乃谓之平人也。）人迎大一倍于寸口，病在足少阳，一倍而躁，在手少阳。人迎二倍，病在足太阳，二倍而躁，病在手太阳。人迎三倍，病在足阳明，三倍而躁，病在手阳明。（义见前章。）盛则为热，虚则为寒，紧则为痛痹，代则乍甚乍间。（此言人迎脉也。乍甚乍间，即下文乍痛乍止之谓。）盛则泻之，虚则补之，紧痛则取之分肉，代则取血络且饮药，陷下则灸之，不盛不虚，以经取之，名曰经刺。（紧则为痛痹，故当取分肉。代因血气不调，故当取血络，且饮调和之药。脉陷下不起者，有寒滞，故宜灸之。若不因血气之盛虚，而病有留于经络者，则当随经所在，或饮药，或灸刺以取之也。经刺义见前第五。）人迎四倍者，且大且数，名曰溢阳，溢阳为外格，死不治。必审按其本末，察其寒热，以验其脏腑之病。（脉之偏盛至于四倍者，乃为关格不治之证。若一倍、二倍、三倍，不过为病，而但有轻重之分耳，故当审其致病之本末，察其寒热脏腑，而施之治也。）

寸口大于人迎一倍，病在足厥阴，一倍而躁，在手心主。寸口二倍，病在足少阴，二倍而躁，在手少阴。寸口三倍，病在足太阴，三倍而躁，在手太阴。（人迎寸口，相为表里。故上文云人迎一倍，病在足少阳，此云寸口一倍，病在足厥阴，胆与肝为表里也。一倍而躁，人迎在手少阳，寸口在手心主，三焦包络为表里也。凡后二倍三倍表里皆然。）盛则胀满、寒中、食不化，虚则热中、出糜、少气、溺色变，紧则痛痹，代则乍痛乍止。（此言寸口脉也。盛则外实中虚，故为胀满、寒中、食不化。虚则真阴不足。故为热中、出糜、少气、溺色变。糜，谓泄泻糜烂之物。）盛则泻之，虚则补之，紧则先刺而后灸之，代则取血络而后调之，陷下则徒灸之。陷下者，脉血结于中，中有着血，血寒，故宜灸之。不盛不虚，以经取之。（紧则为寒，故宜先刺后灸，欲其经易通，寒易去也。脉陷下者，以寒着于血，而血结为滞，故宜灸之也。代则取血络及不盛、不虚义见上文。）寸口四倍者，名曰内关，内关者且大且数，死不治。必审察其本末之寒温，以验其脏腑之病，（义同前人迎四倍者。）通其营输，乃可传于大数。大数曰盛则徒泻之，虚则徒补之，紧则灸刺且饮药，陷下则徒灸之，不盛不虚以经取之。所谓经治者，饮药，亦曰灸刺。脉急则引，脉大以弱，则欲安静，用力无劳也。（营，经脉也。输，荥输也。大数，大法也，即经脉、本输、终始、禁服等篇之义。徒，但也。陷下，义见上文。经取之，即所谓经治者，或饮药、或灸刺，皆可随经所宜而治也。脉急者，邪盛也，宜设法引去之。脉大以弱者，阴不足也，宜安静以养阴，用力无劳也。凡此皆大数大法也。故确知其盛，则但泻之。确知其虚，则但补之。确知其宜灸刺，则以灸刺。宜药饵，则以药饵。然必资学力，庶能无惑，是即约方之要，浑束为一之义也。若未满而云约者，必不学无术之下材耳，焉得为工？尚敢曰人之师哉？学人于此，必不可自欺以欺人也。）

三十、缪刺巨刺

（《素问·缪刺论》全）

黄帝问曰：余闻缪刺，未得其意，何谓缪刺？（缪，异也。左病刺右，右病刺左，刺异其处，故曰缪刺，治奇邪之在络者也。）岐伯对曰：夫邪之客于形也，必先舍于皮毛，留而不去，入舍于孙脉，留而不去，入舍于络脉，留而不去，入舍于经脉，内连五脏，散于肠胃，阴阳俱感，五脏乃伤，此邪之从皮毛而入，极于五脏之次也，如此则治其经焉。（邪气自浅入深，而极于五脏之次者，当治其经。治经者，十二经穴之正刺也，尚非缪刺之谓。）今邪客于皮毛，入舍于孙络，留而不去，闭塞不通，不得入于经，流溢于大络而生奇病也。（大络者，十二经支别之络也。病在支络，行不由经，故曰奇邪。）夫邪客大络者，左注右，右注左，上下左右与经相干，而布于四末，其气无常处，不入于经俞，命曰缪刺。（支而横者为络，邪客于大络，故左注右，右注左。布于四末而气无常处，故当治以缪刺。）

帝曰：愿闻缪刺以左取右、以右取左奈何？其与巨刺何以别之？岐伯曰：邪客于经，左盛则右病，右盛则左病，亦有移易者，左痛未已而右脉先病，如此者必巨刺之，必中其经，非络脉也。（缪刺之法以左取右，以右取左，巨刺亦然。但巨刺者，刺大经者也，故曰巨刺。缪刺者，刺其大络，异于经者也。故曰缪刺，皆以治病之左右移易者。巨刺义出前第五章。）故络病者，其痛与经脉缪处，故命曰缪刺。（络浅经深，络横经直，故其病缪处也。）

帝曰：愿闻缪刺奈何？取之何如？岐伯曰：邪客于足少阴之络，令人卒心痛暴胀，胸胁支满。（足少阴别络，并本经上肾，从肾上贯肝膈，走于心包，故病如此。）无积者，刺然骨之前出血，如食顷而已；（疾虽如上，而内无积聚者，刺然骨之前，即足少阴之荥，然谷穴也。食顷，一饭顷也。后仿此。王氏曰：刺此多出血，令人立饥欲食。）不已，左取右，右取左。（如病不已，在左者取右然谷，在右者取左然谷。此即缪刺之法也，余准此。）病新发者，取五日已。（病新发者，邪未深也，虽不即愈，亦不过五日而已矣。）

邪客于手少阳之络，令人喉痹舌卷，口干心烦，臂外廉痛，手不及头。（手少阳之支别，上出缺盆，上项，注胸中，合心主。其经出臂外两骨之间，贯肘上肩，故病如此。）刺手中指次指爪甲上，去端如韭叶各一痏，（中指当作小指，谓手少阳之井，关冲穴也。左右皆刺，故言各一。痏，委、伟二音，刺瘵也。）壮者立已，老者有顷已，左取右，右取左，此新病数日已。（上言左右各一痏，以左右俱病也。此言左取右、右取左，以病有偏着也。皆缪刺之法，后准此。新病数日已，盖言有不即已者，若系新病，亦不出数日而已也。）

邪客于足厥阴之络，令人卒疝暴痛。（足厥阴之别，循胫上睾结于茎，故为疝痛。）刺足大趾爪甲上，与肉交者各一，（此足厥阴之井，大敦穴也。）男子立已，女子有顷已，左取右，右取左。（男阳女阴，阳气至速，阴气至迟也。）

邪客于足太阳之络，令人头项肩痛。（足太阳支者，从巅下行，还出别下项，循肩膊内，故为是病。）刺足小趾爪甲上，与肉交者各一痏，立已；（足太阳之井，至阴穴也。）不已，刺外踝下三痏，左取右，右取左，如食顷已。（外踝下足太阳之，金门穴也。三痏，三刺也。一日一刺，得效乃已。食顷义见前。）

邪客于手阳明之络，令人气满胸中，喘息而支胠，胸中热。（手阳明之脉，下入缺盆，络肺下膈，其支者从缺盆上颈，故为此病。）刺手大指次指爪甲上，去端如韭叶各一胠，左取右，右取左，如食顷已。（手阳明之井，商阳穴也。）

邪客于臂掌之间，不可得屈。刺其踝后，（邪客于臂掌之间，手厥阴经也。踝后者，以两踝言，踝中之后，则内关也。内关为手厥阴之络，故当取之。）先以指按之痛乃刺之。以月死生为数，月生一日一痏，二日二痏，十五日十五痏，十六日十四痏。（月之死生，随日盈缩以为数也。故自初一至十五，月日以盈，为之生数，当日增一痏，一痏即一刺也，至十五日，渐增至十五痏矣。自十六至三十日，月日以缩，为之死数，当日减一刺，故十六日止十四痏，减至月终，唯一刺矣。盖每日一刺，以朔望为进止也。）

邪客于足阳跷之脉，令人目痛从内眦始。（阴阳跷脉，俱起于足跟，其气上行，皆属于目内眦，故病如此。）刺外踝之下半寸所各二痏，左刺右，右刺左，如行十里顷而已。（外踝之下半寸所，足太阳申脉也，阳跷所生，故宜刺之。）

人有所堕坠，恶血留内，腹中满胀，不得前后。先饮利药，此上伤厥阴之脉，下伤少阴之络，刺足内踝之下、然骨之前血脉出血，（先饮利药，逐留内之瘀血也。凡堕坠者，必病在筋骨，故上伤厥阴之脉，肝主筋也。下伤少阴之络，肾主骨也。刺然骨之前出血，即少阴络也。）刺足跗上动脉；（足厥阴之腧，太冲穴也。按：王氏谓为阳明之冲阳，似与此无涉。）不已，刺三毛上各一痏，见血立已，左刺右，右刺左。（足厥阴之井，大敦穴也。）善悲惊不乐，刺如右方。（堕跌伤阴，神气散失，故善悲惊不乐。）

邪客于手阳明之络，令人耳聋，时不闻音。（手阳明之别者入耳，故为耳聋。）刺手大指次指爪甲上，去端如韭叶各一，立闻；（手阳明之井，商阳穴也。）不已，刺中指爪甲上与肉交者，立闻。（中指爪甲上，手厥阴之井，中冲穴也。以心主之脉出耳后，合少阳完骨之下，故宜取之。）其不时闻者，不可刺也。（时或有闻者，尚为可治。其不闻者，络气已绝，刺亦无益，故不可刺也。）耳中生风者，亦刺之如此数，左刺右，右刺左。（耳中如风声者，虽聋犹有所闻，故宜刺如前数，当左右缪取之。）

凡痹往来，行无常处者，在分肉间痛而刺之。以月死生为数，用针者随气盛衰以为数，针过其日数则脱气，不及日数则气不泻，左刺右，右刺左，病已止；不已，复刺之如法。（在分肉间痛，而刺之，谓随痛所在。求其络，而缪刺之也。）

月生一日一痏，二日二痏，渐多之，十五日十五痏；十六日十四痏，渐少之。（此即月死生之数，义如前。按：本篇以月死生为数，如上节曰：用针者随气盛衰以为痏数，针过其日数则脱气，不及日数则气不泻。此气候之刺数也。观前二十九章曰：厥阴少阳，日一取之。太阴阳明，日二取之。少阴太阳，二日一取之。此又诸经亦有刺数。当与此参酌为用，而别其盛衰，庶乎尽善。）

邪客于足阳明之络，令人鼽衄上齿寒。（足阳明之脉，起于鼻之交频中，下循鼻外入上齿，故络病如此。）刺足中趾次趾爪甲上，与肉交者各一，左刺右，右刺左。（中趾次趾，皆足阳明所出之经，即厉兑穴次也。）

邪客于足少阳之络，令人胁痛不得息，咳而汗出。（足少阳支者下胸中，贯膈循胁肋，故为此病。）刺足小趾次趾爪甲上，与肉交者各一，（足少阳之井窍阴穴也。）不得息立已，汗出立止，咳者温衣饮食一日已，左刺右，右刺左，病立已；不已，复刺如法。（温衣饮食，言饮食俱宜暖也。）

邪客于足少阴之络，令人嗌痛不可内食，无故善怒，气上走贲上。（足少阴之脉循喉咙，故嗌痛不可内食。其别者并经上走于心包，故善怒而气上走于贲门之上。盖邪在少阴，肾水必虚，阴火上炽，故为嗌痛善怒等病。内，纳同。贲，奔、秘二音。）刺足下中央之脉各三，凡六刺，立已，左刺右，右刺左。（足下中央，少阴之井，涌泉穴也。左右俱痛者，各刺三痏。痛在一边者，缪刺之。）嗌中肿，不能内唾，时不能出唾者，刺然骨之前出血，立已，左刺右，右刺左。（然骨之前，足少阴之荥，然谷穴也。）

邪客于足太阴之络，令人腰痛，引少腹控眇，不可以仰息。（足太阴之脉络，上入腹，布胸胁而筋着于脊，故为病如此。控，引也。眇，季胁下也。）刺腰尻之解，两胂之上是腰俞，以月死生为　数，发针立已，左刺右，右刺左。（腰尻骨解两胂之上者，督脉腰俞之旁也。以月死生为　数，义如前。腰俞止一穴居中，本无左右，此言左取右、右取左者，必腰俞左右，即足太阳之下　穴也。腰尻两胂义，详本类后四十九。胂音申。）

邪客于足太阳之络，令人拘挛背急，引胁而痛。（足太阳经挟脊抵腰中，故拘挛背急。其筋从腋后入腋下，故引胁而痛。）刺之从项始，数脊椎，侠脊疾按之，应手如痛，刺之旁三痏，立已。（此刺不拘俞穴，但自项大椎为始，从下数其脊椎，或开一寸半，或开三寸，侠脊处疾按之，应手而痛，即刺处也。脊之两旁各刺三痏，病当自已。）

邪客于足少阳之络，令人留于枢中痛，髀不可举。（枢中，髀枢也，足少阳脉所由行者。）刺枢中以毫针，寒则久留针，以月死生为数，立已。（髀枢中，足少阳环跳穴也。若寒者，须久留针，则寒邪乃去，故以月死生为数。）

治诸经刺之所过者不病，则缪刺之。（诸经所过者不病，言病不在经而在络也，故缪刺之。若病刺在经，则谓之巨刺矣。）耳聋，刺手阳明；不已，刺其通脉出耳前者。（此复言手阳明之耳聋，当刺商阳如前也。刺其通脉出耳前者，手阳明脉，正当足少阳听会之分也。）齿龋，刺手阳明；不已，刺其脉入齿中者，立已。（龋，齿痛也。手阳明之脉贯颊入下齿中，故当刺大肠经之商阳也。如不已，则刺其痛脉之入齿中者。按：《甲乙经》注手阳明脉，商阳、二间、三间、合谷、阳溪、偏历、温溜，七穴皆主齿痛。龋，丘禹切。）

邪客于五脏之间，其病也，脉引而痛，时来时止。视其病，缪刺之于手足爪甲上。（邪客于五脏之间，必各引其经而痛，但视病处，各取其井而缪刺之。）视其脉，出其血，间日一刺；一刺不已，五刺已。（有血络者，当刺去其血亦如数。）

缪传引上齿，齿唇寒痛。视其手背脉血者去之，（缪传者，病在下齿而引及上齿也。上齿属足阳明，下齿属手阳明。今上下引痛者，当视手阳明之络，有血者先去之。）足阳明中指爪甲上一痏，手大指次指爪甲上各一痏，立已，左取右，右取左。（足阳明中指爪甲上，谓厉兑穴也。手大指次指爪甲上，手阳明商阳穴也。）

邪客于手足少阴太阴足阳明之络，此五络皆会于耳中，上络左角，（手少阴，心也。足少阴，肾也。手太阴，肺也。足太阴，脾也。足阳明，胃也。五络皆会于耳中，上络左额之角。）五络俱竭，令人身脉皆动而形无知也，其状若尸，或曰尸厥。（五络俱竭，阴阳离散也。身脉皆动，筋惕肉 也。上下离竭，厥逆气乱，昏愦无知，故名尸厥。）刺其足大趾内侧爪甲上，去端如韭叶，（足太阴之井，隐白穴也。）后刺足心，（足少阴之井，涌泉穴也。）后刺足中趾爪甲上各一，（足阳明之井，厉兑穴也。）后刺手大指内侧，去端如韭叶，（手太阴之井，少商穴也。）后刺手心主，（手厥阴之井，中冲穴也。凡邪之在心者，皆在于心之包络，故取之。）少阴锐骨之端各一痏，立已；（谓神门穴，手少阴之痏也。）不已，以竹管吹其两耳，（以小竹管纳对耳孔，用力吹之，勿令气泄，所以温助五络，气可复通也。新校正云：按陶隐居谓吹其左耳极三度，复吹其右耳三度也。）其左角之发方一寸，燔治，饮以美酒一杯，不能饮者灌之，立已。（发，剃同。左角之发，五络之血余也。燔治，烧制为末也。饮以美酒，助药力行血气也。补以其类，故可使尸厥立已。

凡刺之数，先视其经脉，切而从之，审其虚实而调之，不调者经刺之，（病在经者，治从其经，但审其虚实而调之。调者，如汤液导引之类皆是也。调之而不调，然后刺其经脉，是谓经刺，亦曰巨刺。）有痛而经不病者缪刺之，（有痛而经不病者，病在大络也，故当缪刺之。）因视其皮部有血络者尽取之，此缪刺之数也。（皮部有血络者，邪在皮肤孙络也，故当尽取其血。凡此刺经者，刺大络者，刺皮部血络者，各有其治，所以辨缪刺之术数也。）

二十一卷　针刺类（续2）

三十一、阴阳形气外内易难

（《灵枢·寿夭刚柔篇》）

黄帝问于少师曰："余闻人之生也，有刚有柔，有弱有强，有短有长，有阴有阳，愿闻其方。少师答曰：阴中有阴，阳中有阳，审知阴阳，刺之有方，（刚柔强弱短长，无非阴阳之化。然曰阴曰阳，人皆知之，至若阴中复有阴，阳中复有阳，则人所不知也。故当详审阴阳，则刺得其方矣。）得病所始，刺之有理，谨度病端，与时相应，内合于五脏六腑，外合于筋骨皮肤。（得病所始者，谓知其或始于阴，或始于阳，故刺之有理也。谨度病端者，谓察其风因木化，热因火化，湿因土化，燥因金化，寒因水化，故与时相应也。内而五脏六腑，外而筋骨皮肤，莫非此理。合而求之，得其病之原矣。）

是故内有阴阳，外亦有阴阳。在内者五脏为阴，六腑为阳；在外者筋骨为阴，皮肤为阳。（内为阴，外为阳，理之常也。然内有阴阳，外亦有阴阳。故在内者五脏为阴，脏属里也。六腑为阳，腑属表也。在外者筋骨深而为阴，皮肤浅而为阳。所以阴阳之中，复有阴阳。即如五脏皆有血气，六腑亦有血气。血在六腑则阳中之阴，气则阳中之阳也。气在五脏则阴中之阳，血则阴中之阴也。皮肤筋骨，无不皆然。故《天元纪大论》曰：天有阴阳，地亦有阴阳。其义即此。由此观之，可见阴阳合一之道，则无往不在。）故曰病在阴之阴者，刺阴之荥输；（阴之阴者，阴病在阴分也，当刺其荥输。以诸经荥输气微，亦阴之类，如手太阴经鱼际为荥、太渊为输者是也。）病在阳之阳者，刺阳之合；（阳之阳者，阳病在阳分也，当刺其合穴。盖所入为合，犹在阳分，刺此以防深入，如手阳明经曲池之类是也。）病在阳之阴者，刺阴之经；（阳之阴者，阳病在阴也，当刺阴之经穴。盖所行为经，其气正盛，即阴中之阳，如手太阴经渠之类是也。）病在阴之阳者，刺络脉。（阴之阳者，阴病在阳也，当刺诸络脉。盖络脉浮浅，皆在阳分，如手阳明经偏历之类，是也。）故曰病在阳者命曰风，病在阴者命曰痹病，阴阳俱病命曰风痹。（阳受风气，故在阳者命曰风。邪入于阴则痹，故在阴者命曰痹。）病有形而不痛者，阳之类也；（病浅在外也。）无形而痛者，阴之类也。（病深在内也。）无形而痛者，其阳完而阴伤之也，急治其阴，无攻其阳；有形而不痛者，其阴完而阳伤之也，急治其阳，无攻其阴。（完，固也。病在阴者勿攻其阳，病在阳者勿攻其阴，凡表里虚实，其治皆然。）阴阳俱动，乍有形，乍无形，加以烦心，命曰阴胜其阳，此谓不表不里，其形不久。（阴阳俱动，表里皆病也。乍有形、乍无形，往来不常也。加以烦心，阴病甚于阳也。大凡治病必求于本，若求其在表，而里亦病，求其在里而表亦病，此以阴阳并伤。故曰不表不里，治之为难，形将不久矣。）

黄帝问于伯高曰：余闻形气病之先后，外内之应奈何？（形见于外，气运于中。病伤形气，则或先或后，必各有所应。）伯高答曰：风寒伤形，忧恐忿怒伤气。气伤脏，乃病脏；寒伤形，乃应形；风伤筋脉，筋脉乃应。此形气外内之相应也。（风寒外袭，故伤于形。情欲内劳，故伤于气。内伤则病在脏腑，外伤则应于皮毛。若风伤筋脉，则居于外内之间，故应于筋脉。此形气表里之有辨也。）黄帝曰：刺之奈何？伯高答曰：病九日者，三刺而已；病一月者，十刺而已。多少远近，以此衰之。（大约病三日者，可一刺而已，故九日者当三刺，一月者当十刺。凡病之多少远近，当推此以衰去之，是刺之大法也。）久痹不去身者，视其血络，尽出其血。（久痹不去身者，其身不能往来，以阴邪在于血脉，故当视其血络而尽去之。）

黄帝曰：外内之病，难易之治奈何？（上文言久近之难易，故此复问外内之难易。）伯高答曰：形先病而未入脏者，刺之半其日；（外病而内不病者其病浅，故当半其日，谓减于前法日数之半，如病一月者，可五刺而已也。）脏先病而形乃应者，刺之倍其日。此月内难易之应也。（内病而应于外者其病深，故当倍其日，如浅者一月五刺，重者一月十刺也。病有浅深，故治有难易耳。）

三十二、刺有三变营卫寒痹

（《灵枢·寿夭刚柔篇》）

黄帝曰：余闻刺有三变，何谓三变？伯高答曰：有刺营者，有刺卫者，有刺寒痹之留经者。（刺营者刺其阴，刺卫者刺其阳，刺寒痹者温其经，三刺不同，故曰三变。）黄帝曰：刺三变者奈何？伯高答曰：刺营者出血，刺卫者出气，刺寒痹者内热。（《调经论》亦曰：取血于营，取气于卫。内热义如下文。）黄帝曰：营卫寒痹之为病奈何？伯高答曰：营之生病也，寒热少气，血上下行。（营主血，阴气也，病在阴分则阳胜之，故为寒热往来。阴病则阴虚，阴虚则无气，故为少气。邪在血，故为上下妄行。所以刺营者当刺其血分。）卫之生病也，气痛时来时去，怫忾贲响，风寒客于肠胃之中。（卫属阳，为水谷之悍气，病在阳分，故为气痛。气无定形，故时来时去。怫，郁怒也。忾，大息也。贲响，腹鸣如奔也。皆气分之病。风寒外袭，而客于肠胃之间，以六腑属表，而阳邪归之，故病亦生于卫气。怫音佛。忾音戏。）寒痹之为病也，留而不去，时痛而皮不仁。（寒痹久留不去，则血脉不行，或凝滞而为痛，或皮肤不知痛痒而为不仁。）

黄帝曰：刺寒痹内热奈何？伯高答曰：刺布衣者以火焠之，刺大人者以药熨之。（内热，谓温其经也。布衣血气涩浊，故当以火焠之，即近世所用雷火针及艾蒜蒸灸之类。焠音翠，灼也。）黄帝曰：药熨奈何？伯高答曰：用淳酒二十升，蜀椒一升，干姜一斤，桂心一斤，凡四种，皆㕮咀，渍酒中。用绵絮一斤，细白布四丈，并内酒中。置酒马矢慁中，盖封涂勿使泄。五日五夜，出布绵絮曝干之，干复渍以尽其汁。每渍必晬其日乃出干，干并用滓与绵絮，复布为复巾，长六七尺，为六七巾。则用之生桑炭灸巾，以熨寒痹所刺之处，令热入至于病所，寒复灸巾以熨之，三十遍而止。汗出以巾拭身，亦三十遍而止。（咀，古人以口嚼药，碎如豆粒而用之。后世虽用刀切，而犹称㕮咀者，其义本此。渍，浸也。马矢慁中者，燃干马屎，而煨之也，此西北方所常用者。涂，盐泥封固也。晬，周日也。复布为复巾者，重布为巾，如今之夹袋，所以盛贮绵絮药滓也。滓，粗也。灸巾以生桑炭者，桑能利关节，除风寒湿痹诸痛也。大人血气清滑，故当于未刺之先，及既刺之后。但以药熨，则经通汗出，而寒痹可除矣。内，纳同。矢，屎同。慁音悃。晬音醉，滓音子。复音福。）起步内中，无见风。

每刺必熨，如此病已矣，此所谓内热也。（刺后起步于密室内中，欲其血气行而慎避风寒也。凡此者皆所谓内热之法。）

三十三、刺有五节

（《灵枢·刺节真邪篇》）

黄帝问于岐伯曰：余闻刺有五节奈何？岐伯曰：固有五节：一曰振埃，二曰发蒙，三曰去爪，四曰彻衣，五曰解惑。黄帝曰：夫子言五节，余未知其意。岐伯曰：振埃者，刺外经，去阳病也。发蒙者，刺腑输，去腑病也。去爪者，刺关节肢络也。彻衣者，尽刺诸阳之奇输也。解惑者，尽知调阴阳，补泻有余不足，相倾移也。（振埃者，犹振落尘埃，故取其外经，可以去阳病也。发蒙者，犹开发蒙。故刺其腑输，可以治腑病也。去爪者，犹脱去余爪。故取关节肢络，可以治血道不通之病也。彻衣者，犹彻去衣服，故当尽刺诸阳之奇输也。解惑者，犹解其迷惑，故在尽知阴阳，调其虚实，可以移易其病也。）

　　黄帝曰：刺节言振埃，夫子乃言刺外经、去阳病，余不知其所谓也，愿卒闻之。岐伯曰：振埃者，阳气大逆，上满于胸中，愤瞋肩息，大气逆上，喘喝坐伏，病恶埃烟，饲不得息，请言振埃，尚疾于振埃。（阳邪在上，故满于胸中，为愤瞋肩息、气逆喘喝、如埃如烟、饲不得息等证。治在上者，尚疾于振埃，谓其疾如拂尘也。瞋，昌真切。饲，古噎字，食不下也。）黄帝曰：善。取之何如？岐伯曰：取之天容。（天容，手太阳经穴。）黄帝曰：其咳上气穷　胸痛者，取之奈何？岐伯曰：取之廉泉。（廉泉，任脉穴。音屈，不伸也。）黄帝曰：取之有数乎？岐伯曰：取天容者无过一里，取廉泉者血变而止。帝曰：善哉。　（无过一里，如人行一里许也。血变，血色变也。）

　　黄帝曰：刺节言发蒙，余不得其意。夫发蒙者，耳无所闻，目无所见。夫子乃言刺腑输、去腑病，何输使然？愿闻其故。（耳无所闻、目无所见者，刺腑输可愈，故曰发蒙。）岐伯曰：妙乎哉问也！此刺之大约，针之极也，神明之类也，口说书卷，犹不能及也，请言发蒙耳，尚疾于发蒙也。（疾于发蒙，取效之速也。）黄帝曰：善。愿卒闻之。岐伯曰：刺此者，必于日中，刺其听宫，中其眸子，声闻于耳，此其输也。（日中，阳王气行之时也。听宫，手太阳腑输也。其脉与目相通，故能中其眸子。刺之而声应于耳，乃其穴也。）黄帝曰：善。何谓声闻于耳？岐伯曰：刺邪以手坚按其两鼻窍而疾偃，其声必应于针也。（此验声之法也。刺其穴，以手坚按鼻孔，而疾为偃卧，其声则应于针也。）黄帝曰：善。此所谓弗见为之，而无目视，见而取之，神明相得者也，（谓病无形见，有不必相见而取者，真有神明相得之妙也。）

　　黄帝曰：刺节言去爪，夫子乃言刺关节肢络，愿卒闻之。岐伯曰：腰脊者，身之大关节也。肢胫者，人之管以趋翔者。茎垂者，身中之机，阴精之候，津液之道也。（腰脊所以立身，故为身之大关节。肢胫所以趋翔，故为人之管。管，键也。茎垂者，前阴宗筋也。命门元气盛衰，具见于此，故为身中之机。精由此泄，故可以候阴精，而为津液之道。）故饮食不节，喜怒不时，津液内溢，乃下留于睾，血道不通，日大不休，俯仰不便，趋翔不能，此病荥然有水，不上不下，铍石所取，形不可匿，常不得蔽，故命曰去爪。帝曰：善。（饮食不节，病在太阴、阳明。喜怒不时，病在少阴、厥阴。故其津液内溢，则下留于睾，为日大不休、不可蔽匿等证，盖即颓疝之类，治之者当察在何经，以取其关节肢络，故命曰去爪者，犹去其赘疣也。睾音高，阴丸也。铍音披，义见前。）

黄帝曰：刺节言彻衣，夫子乃言尽刺诸阳之奇输夫有常处也，愿卒闻之。岐伯曰：是阳气有余而阴气不足，阴气不足则内热，阳气有余则外热，内热相搏，热于怀炭，外畏绵帛近，不可近身，又不可近席，腠理闭塞则汗不出，舌焦唇槁，腊干嗌燥，饮食不让美恶。（阳气有余，阴气不足，阳邪盛，而真阴衰也。热于怀炭，热之甚也。外畏绵帛近，不欲衣也。不可近身，畏人气也。不可近席，憎寒也。腊干，肌肉干燥也。饮食不让美恶，滋味不能辨也。腊音昔。）黄帝曰：善。取之奈何？岐伯曰：取之于其天府、大杼三，又刺中膂以去其热，补足手太阴以出其汗，热去汗稀，疾于彻衣。

黄帝曰：善。（天府，手太阴经穴。大杼、中膂俞，俱足太阳经穴。刺此皆可以去热。又补足太阴脾经、手太阴肺经以出其汗，热去汗止而病除，其速有如彻衣，此盖伤寒邪热之类也。）黄帝曰：刺节言解惑，夫子乃言尽知调阴阳、补泻有余不足、相倾移也，惑何以解之？岐伯曰：大风在身，血脉偏虚，虚者不足，实者有余，轻重不得，倾侧宛伏，不知东西，不知南北，乍上乍下，乍反乍复，颠倒无常，甚于迷惑。（风邪在身，血脉必虚，正不胜邪，故为轻重倾侧等病。以其颠倒无常，故曰甚于迷惑，此即中风之类。）黄帝曰：善。取之奈何？岐伯曰：泻其有余，补其不足，阴阳平复，用针若此，疾于解惑。黄帝曰：善。请藏之灵兰之室，不敢妄出也。（尽知阴阳，平其虚实。用针若此，疾无不瘳矣，故曰疾于解惑。）

三十四、五邪之刺

（《灵枢·刺节真邪篇》）

黄帝曰：余闻刺有五邪，何谓五邪？岐伯曰：病有持痈者，有容大者，有狭小者，有热者，有寒者，是谓五邪。黄帝曰：刺五邪奈何？岐伯曰：凡刺五邪之方，不过五章，痹热消灭，肿聚散亡，寒痹益温，小者益阳，大者必去，请道其方。（五章，五条也。详如下文。）

凡刺痈邪无迎陇，易俗移性，（陇，盛也。《营卫生会篇》曰：日中而阳陇。生气通天论作隆，盖陇、隆通用也。无迎陇者，痈邪之来锐，所当避也。易俗移性，谓宜从缓调和。如移易俗性，不宜欲速。此释上文肿聚散亡也。陇音笼。）不得脓，脆道更行，（脆，柔脆溃坚之谓。凡痈毒不化则不得脓。故或托其内，或温其外，或刺以针，或灸以艾，务化其毒，皆脆道更行也。）去其乡，不安处所乃散亡，诸阴阳过痈者，取之其输泻之。（乡，向也。安，留聚也。去其毒气所向，不使安留处所，乃自消散矣。故于诸阴经阳经，但察其过于壅滞者，皆当取输穴以泻其锐气，是即所谓去其乡也。）

凡刺大邪日以小，泄夺其有余乃益虚，（大邪，实邪也。邪气盛大，难以顿除。日促小之，自可渐去。去其有余，实者虚矣。此释上文大者必去也。）剽其通，针其邪，（剽，砭刺也。通，病气所由之道也。针无妄用，务中其邪。剽音票。）肌肉亲视之，毋有反其真，（言邪正脉色，必当亲切审视。若以小作大，则反其真矣。）刺诸阳分肉间。（盛大实邪，多在三阳，故宜刺诸阳分肉间。）

凡刺小邪日以大，补其不足乃无害，（小邪，虚邪也。虚邪补之，则正气日大，而邪自退也。不足而补，乃可无害。若泻其虚，斯不免矣。此释上文小者益阳也。）视其所在迎之界，远近尽至，其不得外侵而行之乃自费，刺分肉间。（迎之界者，迎其气行之所也。先补不足之经，后泻有余之经，邪去正复，则远近之真气尽至。邪气不得外侵，则必费散无留矣。小邪随在可刺，故但取分肉间也。）

凡刺热邪越而苍，出游不归乃无病，（越，发扬也。苍，卒疾也。出游，行散也。归，还也。凡刺热邪者，贵于速散，散而不复，乃无病矣。此释上文痹热消灭也。）为开通辟门户，使邪得出病乃已。（开通壅滞，辟其门户，以热邪之宜泻也。）

凡刺寒邪日以温，徐往徐来致其神，（温者，温其正气也。徐往徐来，欲和缓也。致其神者，致其阳气则寒邪自除。此释上文寒痹益温也。）门户已闭气不分，虚实得调其气存也。（补其虚，则门户闭而气不泄。故虚实可调，真气可存，此寒邪之宜温也。）

黄帝曰：官针奈何？岐伯曰：刺痈者用铍针，刺大者用锋针，刺小者用圆利针，刺热者用　针，刺寒者用毫针也。（五邪之刺，官针各有所宜，不可不辨。九针详义，见本类前二。）

三十五、解结推引

（《灵枢·刺节真邪篇》）

请言解论，与天地相应，与四时相副，人参天地，故可为解。（解论，解结之论也。人与天地相参应，必知其道，斯可与言解结矣。）下有渐洳，上生苇蒲，此所以知形气之多少也。（渐洳，伏泉也。下有渐洳，则上生苇蒲，内外之应，理所皆然，人之表里，可察盛衰，亦犹是也。渐，平声。洳音如。）阴阳者，寒暑也。热则滋雨而在上，根荄少汁，人气在外，皮肤缓，腠理开，血气减，汗大泄，皮淖泽。（暑热则地气蒸为滋雨而气在上，故草木之气亦在枝叶，而根荄少汁也。其于人气，热则阳浮在表，故血气减、汗大泄，然热则易行，故宜于用针。荄音该。淖，乃豹切。）寒则地冻水冰，人气在中，皮肤致，腠理闭，汗不出，血气强，肉坚涩。当是之时，善行水者不能往冰，善穿地者不能凿冻，善用针者亦不能取四厥；血脉凝结，坚搏不往来者，亦未可即柔。故行水者，必待天温冰释冻解，而水可行、地可穿也，人脉犹是也。（寒则地气坚凝，人气结聚而经脉难行。即善用针者，亦不能取四肢之厥逆。故必待天温冰释，阳气营运，而后人气流通，乃可用针矣。）治厥者，必先熨调和其经，掌与腋、肘与脚、项与脊以调之，火气已通，血脉乃行，然后视其病脉淖泽者刺而平之，坚紧者破而散之，气下乃止，此所谓以解结者也。（此治厥之法。倘天时未温，而必欲用针，则必借火气以熨调其经，凡掌腋肘脚项脊之间，皆溪谷大节之交会，故当熨之温之，则火气通而血脉行。然后视其病脉淖泽者，卫气浮也，故可刺而平之。坚紧者，邪气实也，故当破而散之。厥逆除而宗气下，乃可止针矣。结者，邪之所聚，刺去其邪，即解结之谓也。）用针之类，在于调气，气积于胃，以通营卫，各行其道，宗气留于海，其下者注于气街，其上者走于息道。（凡用针者，必在调气，人受气于谷，故气积于胃。然气义有三：曰营气，曰卫气，曰宗气。清者为营，营在脉中，浊者为卫，卫在脉外，故各行其道也。宗气，大气也。大气者，留止于上下之气海。其下者蓄于丹田，注足阳明之气街，而下行于足。其上者积于胸中，出于息道而为呼吸。凡此三者，皆所谓气，当各求其属而调之者也。按：气街义，如卫气篇曰：知六腑之气街者，能知解结契绍于门户。当与此参阅，详经络类十二。）

故厥在于足，宗气不下，脉中之血，凝而留止，弗之火调，弗能取之。（厥者，逆也，阴寒之气也。厥逆在足，则阳道不行。故宗气不下而血脉凝滞，不以火温，不能取也。）用针者，必先察其经络之实虚，切而循之，按而弹之，视其应动者，乃后取之而下之。（凡察虚实，所验在气。故必循之弹之，视其气之应手而动者，其微其甚，则虚实可知，然后用法取之，而气自下矣。）六经调者，谓之不病，虽病，谓自已也。（经脉调者，虽病亦微，故必自已。）一经上实下虚而不通者，此必有横络盛加于大经，令之不通，视而泻之，此所谓解结也。（一经之脉本相流贯，而横络盛加于大经，则经有不通者矣。视而泻之，其经则调，亦所谓解结也。）上寒下热，先刺其项太阳，久留之，已刺则熨项与肩胛令热，下合乃止，此所谓推而上之者也。（上寒下热者，阳虚于上而实于下也。当先刺项间足太阳经大杼、天柱等穴，久留其针而补之，仍温熨肩项之间候其气至，上热与下相合，乃止其针。此所谓推其下者，而使之上也。）上热下寒，视其虚脉而陷之于经络者取之，气下乃止，此所谓引而下之者也。（上热下寒者，阳实于上，而虚于下也。故当视其在下虚陷之经，取而补之，必使其阳气下行而后止，此引而下之之谓也。按：此二节言上下寒热者，非若前节所谓一经上实下虚而不通者，必有横络加于大经之比，盖彼言中有所隔。此言本末盛衰也，证自不同，不可混看。）大热遍身，狂而妄见、妄闻、妄言，视足阳明及大络取之，虚者补之，血而实者泻之。因其偃卧，居其头前，以两手四指挟按颈动脉，久持之，卷而切推，下至缺盆中而复止如前，热去乃止，此所谓推而散之者也。（上文言上下之寒热，所治不同。此言遍身之大热，当取足之阳明也。盖阳明经多气多血，为五脏六腑之海，故但察其在经在络或虚或实而取之，则遍身之热可除也。然又当因病患之偃卧，医者居其头之前，以两手大食四指，挟其颈中动脉于人迎、大迎等处，自上而下按而久持之，卷而切推之，下至缺盆，止复如前，候其热去乃已。盖三阳在头，故可独取人迎，而推散其热也。）

三十六、刺诸风

（《素问·骨空论》《长刺节论》《灵枢四时气论》《热病论》）

黄帝问曰：余闻风者百病之始也，以针治之奈何？（《素问·骨空论》。风之中人，必先皮毛而后及于经络脏腑。由浅入深，自微而甚，善行数变，所以为百病之始。故圣人之避风，如避矢石者，正以防其微也。）岐伯对曰：风从外入，令人振寒，汗出头痛，身重恶寒，（风邪外袭，阳气内拒，邪正分争，故振寒。风伤卫，故汗出。邪客三阳，故头痛身重。卫伤则表怯，故恶寒。）治在风府，调其阴阳，不足则补，有余则泻。（风府，督脉穴。察其正气不足则补之，邪气有余则泻之。）大风颈项痛，刺风府，风府在上椎。（上椎，谓项骨椎上，入际一寸也。）大风汗出，灸譩嘻，譩嘻在背下侠脊旁三寸所，厌之令病者呼譩嘻，譩嘻应手。（譩嘻，足太阳经穴。厌之，以指按其穴也。乃令病患呼譩嘻之声，则应手而动，故即以为名。）从风憎风，刺眉头。（病由于风则憎风。刺眉头者，足太阳之攒竹穴也。憎，早登切。）

病风且寒且热，炅汗出，一日数过，先刺诸分理络脉；（《素问·长刺节论》。《风论》曰：风之伤人也，或为寒热，或为热中，或为寒中，或为疠风，或为偏枯，或为风也。即此之谓。炅汗，热汗也。刺诸分理络脉者，贵乎多也。炅，居永切。）汗出且寒且热，三日一刺，百日而已。（既汗而复寒热者，邪盛患深，非可以旦夕除也，故当三日一刺，百日始已。）

病大风，骨节重，须眉堕，名曰大风，刺肌肉为故，汗出百日，（大风，即风论及四时气篇之所谓疠也。其浅者遍腠理，故当刺肌肉为故，所以泄阳分之毒，风从汗散也。）刺骨髓，汗出百日，（刺深者，须取骨髓，所以泄阴分之风毒也。）

凡二百日，须眉生而止针。（风毒去尽，然后营卫气复，眉发重生，是病已愈，方可止针矣。）

疠风者，素刺其肿上，已刺，以锐针针其处，按出其恶气，肿尽乃止，（《灵枢·四时气篇》。疠，大风也。风论曰：疠者，有营气热，其气不清，故使鼻柱坏而色败，皮肤疡溃，风寒客于脉而不去，名曰疠风也。其治法，当于常素刺其肿上，已刺之后，又必数以锐针针其患处，仍用手按出其恶毒之气，必待肿尽，乃可止针。盖毒深气甚，非多刺不可也。疠，癩同，又音利。）常食方食，无食他食。（食得其法，谓之方食。无食他食，忌动风发毒等物也。）

偏枯，身偏不用而痛，言不变，志不乱，病在分腠之间，巨针取之，益其不足，损其有余，乃可复也（《灵枢·热病篇》。偏枯者，半身不随，风之类也，其身偏不用而痛。若言不变、志不乱，则病不在脏，而在于分肉腠理之间，可用巨针取之，即第九针也。察其虚实以施补泻，其元可复矣。）

痱之为病也，身无痛者，四肢不收，（痱亦风属，犹言废也。上节言身偏不用而痛，此言身不知痛而四肢不收，是偏枯痱病之辨也。痱，肥、沸二音。）智乱不甚，其言微知，可治，甚则不能言，不可治也。（智乱不甚，其言微有知者，神气未为全去，犹可治也；神失，则无能为矣。）病先起于阳，后入于阴者，先取其阳，后取其阴，浮而取之。（此治必先其本也。

病先起于阳分，故当先刺其表，浮而取之，而后取其阴。此下不言先起于阴者，盖病始于阴，直中脏也，多不可治，故不复言之。）

风痉，身反折，先取足太阳及　中及血络出血；中有寒，取三里。（痉，强直也。身反折，反张向后也。此风证之在膀胱经者，故当取足太阳经穴。中，委中穴也。血络，浮浅之络也。皆当刺出其血。若中气有寒，仍当取足阳明之三里，温补胃气，而风寒可除也。痉，求影切，中原韵音敬。）

三十七、刺灸癫狂

（《灵枢·癫狂篇》《素问·长刺节论》《通评虚实论》）

目眦外决于面者为锐眦，在内近鼻者为内眦；上为外眦，下为内眦。（《灵枢·癫狂篇》。目眦，眼角也。目之外角曰锐眦，目之内角曰内眦，此以中外言也。若以上下言之，则目之上网亦曰外眦，目之下网亦曰内眦。按：本篇所论，眦癫狂厥逆之病，而此节所言目眦若不相涉者何也？盖以癫狂等疾，须察神气，欲察其神，当从目始。且内眦外眦、上网下网，各有分属，病在何经，于此可验，故首及之，示人以知所先也。眦音渍。）癫疾始生，先不乐，头重痛，视举目赤，甚作极已而烦心，候之于颜，取手太阳、阳明、太阴，血变而止。（先不乐，神志将乱也。头重痛、视举目赤，厥气上行也。甚作极已而烦心，躁急不宁也。此皆癫疾将作之兆。颜，天庭也。候之于颜，邪色必见于此也。当取手太阳支正、小海，手阳明偏历、温溜，手太阴太渊、列缺等穴，泻去邪血，必待其血色变而后止针也。）癫疾始作而引口啼呼喘悸者，候之手阳明、太阳，左强者攻其右，右强者攻其左，血变而止。（引口者，牵引歪斜也。或为啼呼，或为喘悸，当候于手阳明太阳二经，察病所在而刺之，穴如前。强，坚强也。左右牵引，病多在络，故左强者当攻右，右强者当攻左，必候其血变而止，此缪刺之法也。悸音匮，心动也。）癫疾始作，先反僵，因而脊痛，候之足太阳、阳明、太阴、手太阳，血变而止。（反僵，反张，僵仆也。足太阳之委阳、飞阳、仆参、金门，足阳明三里、解溪，足太阴隐白、公孙等穴皆主之。手阳明经穴同前。僵音姜。）治癫疾者，常与之居，察其所当取之处。病至，视之有过者泻之，置其血于瓠壶之中，至其发时，血独动矣，不动，灸穷骨二十壮，穷骨者，骶骨也。（凡治癫疾者，须常与之居，庶得察其病在何经，及当取之处，不致谬误也。故必于病至之时，视其有过之所，刺出其血，以验其可灸与否。瓠壶，瓠卢也。若前病发而瓠中之血不动者，乃可灸之。骶骨，即督脉之长强穴。瓠音户。骶音氐。）骨癫疾者，顑齿诸腧分肉皆满，而骨居汗出烦悗。呕多沃沫，气下泄，不治。（骨癫疾者，病深在骨也。其顑齿诸穴分肉之间，皆邪气壅闭，故为胀满。形则□羸，唯骨独居，汗出于外，烦闷于内，已为危证；若呕多沃沫，气泄于下者，尤为脾肾俱败，必不可治。顑音坎，又海敢切，义详经络类十三。悗，美本切，又音瞒。）筋癫疾者，身倦挛，急大，刺项大经之大杼脉。呕多沃沫，气下泄，不治。（筋癫疾者，病在筋也。其身倦急拘挛，其脉急大，当刺项下足太阳经之大杼穴。若上而呕沫，下而泄气，亦不治之证。）脉癫疾者，暴仆，四肢之脉皆胀而纵。脉满，尽刺之出血；不满，灸之挟项太阳，灸带脉于腰相去三寸，诸分肉本输。呕多沃沫，气下泄，不治。（脉癫疾者，病在血脉也。暴仆，猝倒也。纵，弛纵也。治此者，如脉胀满，则尽刺之以出其血。如脉不满，则灸足太阳经挟项之天柱、大杼穴，又灸足少阳经之带脉穴，此穴相去于腰计三寸许。诸分肉本输，谓诸经分肉之间及四肢之输，凡胀纵之所，皆当取也。若呕沫泄气者，亦不必治。）癫疾者，疾发如狂者，死不治。（癫病发于阴，狂病发于阳。故二十难曰：重阳者狂，重阴者癫也。然阳多有余，故狂发无时，其状疾而暴；阴多不足，故癫发有期，其状静而徐。此癫狂之辨也。今以癫疾而如狂者，阳邪盛极，而阴之竭也，故死不治。）

狂始生，先自悲也，喜忘苦怒善恐者，得之忧饥，治之取手太阴、阳明，血变而止，及取足太阴、阳明。（此下六节，皆言狂病也。神不足则悲，魂伤，则狂忘不精，志伤，则善忘其前言，肝乘脾则苦怒，血不足则善恐，皆得之忧而且饥，致

中華藏書

《类经》

中国书房

二三六九

伤脏气也。取手太阴之太渊、列缺，手阳明之偏历、温溜，足太阴之隐白、公孙，足阳明之三里、解溪等穴，并可治之，必俟其血色变而止针也。）狂始发，少卧不饥，自高贤也，自辩智也，自尊贵也，善骂詈，日夜不休，治之取手阳明、太阳、太阴、舌下、少阴，视之盛者皆取之，不盛释之也。（上节言始生，病生之初也。此节言始发，病成而发也。其为少卧不饥等候，狂病之发，大概如此。手阳明、太阳、太阴经穴俱如前。舌下者，任脉之廉泉也。少阴者，心经之神门、少冲也。于此诸经，必视其盛者皆取之，若其不盛，则当释之无论也。诸治皆然。）狂言、惊、善笑、好歌乐、妄行不休者，得之大恐，治之取手阳明、太阳、太阴。（恐伤志，故为惊为笑为歌，乐妄行也。手阳明、太阳、太阴穴，俱见前第二节。）

狂，目妄见、耳妄闻、善呼者，少气之所生也，治之取手太阳、太阴、阳明、足太阴、头两颥。（气衰则神怯，所以妄见妄闻，而惊呼也。手太阳、太阴、阳明、足太阴经穴，俱见前二节四节。头两颥，义亦如前。）狂者多食，善见鬼神，善笑而不发于外者，得之有所大喜，治之取足太阴、太阳、阳明，后取手太阴、太阳、阳明。（多食见鬼善暗笑者，以大喜伤神所致。《难经》曰：脱阳者见鬼，脱阴者目盲也。足太阴、太阳、阳明穴，如前四节。手太阴、太阳、阳明穴，如前二节。）狂而新发，未应如此者，先取曲泉左右动脉，及盛者见血，有顷已，不已以法取之，灸骨骶二十壮。（未应如此者，谓狂病新起，未有如上文五节之见证也。宜先取足厥阴肝经之曲泉穴，左右皆刺之，及诸经之脉有盛者，皆出其血，有顷病当自已，如不已，则当照前五节求法以取之，仍灸督脉之长强穴二十壮。）

病在诸阳脉，且寒且热，诸分且寒且热，名曰狂（《素问·长刺节论》。阳胜则为狂病，凡病在诸阳分，而经脉分肉之间且寒且热者，皆阳邪乱其血气，热极则生寒也，故病为狂。）刺之虚脉，视分尽热病已止。（刺之虚脉，谓泻其盛者使之虚也。然必视针下诸分尽热，则气至邪退，其病已而止针也。）病初发，岁一发不治，月一发不治，月四五发名曰癫病。（阴胜则为癫病。岁一发、月一发者，气深道远，有宿本也，故不易治。月四五发者，暴疾耳，其来速其去亦速，此为可治者也。）刺诸分诸脉，其无寒者，以针调之，病已止。（诸分诸脉，刺法如前。若其无寒者，则癫疾亦有阳邪，或泻或补，当用针调之也。按：《甲乙经》曰：刺诸分其脉尤寒者，以针补之。是仍言为阴证。）

刺痫惊脉五（《素问·通评虚实论》。五脉如下文。痫音闲，癫病。）针手太阴各五刺经，（刺手太阴之经，经渠穴也。各五，以左右手各五 也。下亦然。）太阳五，（亦以手太阳经穴言，当是阳谷穴也。）刺手少阴经络旁者一，（手少阴之经穴，灵台也，在络穴通里之旁，故曰络旁者一。）足阳明一，（亦言经穴解溪也。）上踝五寸刺三针。（足少阳胆经之络，光明穴也。三针，即三。）

三十八、肾主水水俞五十七穴

（《素问·水热穴论》《灵枢·四时气篇》）

黄帝问曰：少阴何以主肾？肾何以主水？岐伯对曰：肾者至阴也，至阴者盛水也，肺者太阴也，少阴者冬脉也。故其本在肾，其末在肺，皆积水也。（《素问·水热穴论》。肾应北方之气，其脏居下，故曰至阴也。水王于冬，而肾主之，故曰盛水也。肺为手太阴经，其脏属金。肾为足少阴经，其脏属水。少阴脉从肾上贯肝膈入肺中，所以肾邪上逆，则水客于肺。故凡病水者，其本在肾，其末在肺，亦以金水相生，母子同气，故皆能积水。）帝曰：肾何以能聚水而生病？岐伯曰：肾者胃之关也，关门不利，故聚水而从其类也。（关者，门户要会之处，所以司启闭出入也。肾主下焦，开窍于二阴，水谷入胃，清者由前阴而出，浊者由后阴而出，肾气化，则二阴通，肾气不化，则二阴闭，肾气壮，则二阴调，肾气虚，则二阴不禁，故曰肾者胃之关也。关闭则气停，气停则水积，水之不行，气从乎肾，所谓从其类也。愚按：本节云关门不利、则聚水而从其类者，言关之不通也。《脉要精微论》曰：仓廪不藏，是门户不要也。水泉不止，是膀胱不藏也。得守者生，失守者死。

言关之不固也。不通则癃闭而胕肿，不固则滑泄而脱元，职此之由，总因肾败。夫胃为五脏六腑之海，而关则在肾，关之为义，操北门锁钥之柄，凡一身元气消长，约束攸赖。故许知可云：补脾不若补肾者，谓救本之道，莫先乎此也。诚万古不易之良法。）

上下溢于皮肤，故为胕肿。胕肿者，聚水而生病也。（肌肤浮肿曰胕肿。脾主肌肉，足太阴也，寒水侮之，故反聚水而生病。）帝曰：诸水皆生于肾乎？岐伯曰：肾者牝脏也，地气上者，属于肾而生水液也，故曰至阴。（牝，阴也。地气上者，阴气升也。以阴从阴而生水液，故曰至阴。）勇而劳甚则肾汗出，肾汗出逢于风，内不得入于脏腑，外不得越于皮肤，客于玄府，行于皮里，传为 肿，本之于肾，名曰风水。（勇而劳甚者，汗自阴分深处而发，故曰肾汗。汗出逢风，则腠理闭，内已离于脏腑，外不得泄于皮肤，故客于玄府而为胕肿。此则因水因风，故名风水。）所谓玄府者，汗空也。（汗属水，水色玄，汗之所居，故曰玄府。从孔而出，故曰汗空。然汗由气化，出乎玄微，是亦玄府之义。空，孔同。）帝曰：水俞五十七处者，是何主也？岐伯曰：肾俞五十七穴，积阴之所聚也，水所从出入也。（凡此五十七穴者，皆积阴之所聚，水所从出入者也。肾主水，故皆曰肾俞。）尻上五行、行五者，此肾俞。（尻上五行者，中行督脉也。旁四行，足太阳膀胱经脉也。行五者，中行五穴：长强、腰俞、命门、悬枢、脊中也。次二行各五穴：白环俞、中膂内俞、膀胱俞、小肠俞、大肠俞也。又次二行各五穴：秩边、胞肓、志室、肓门、胃仓也。五行共二十五穴，皆在下焦而主水，故皆曰肾俞。）故水病，下为胕肿大腹，上为喘呼不得卧者，标本俱病。（水之本在肾，标在肺，标本俱病，故在下则为胕肿大腹，在上则为喘呼不得卧。）故肺为喘呼，肾为水肿，肺为逆，不得卧。（肺主气，水在上则气不化，故肺为喘呼。肾主水，水在下则湿不分，故肾为水肿。然病水者必自下而升，上及于肺，其病剧矣，故肺为逆不得卧也。）分为相输俱受者，水气之所留也。（言水能分行诸气，相为输应而俱受病者，正以水气同类，水病则气应，气病则水应，留而不行，俱为病也。）伏菟上各二行、行五者，此肾之街也。（伏菟，足阳明经穴。伏菟之上，即腹部也。腹部之脉，任居中行，左右各二，夹脐旁两行者，足少阴并冲脉气所发，行各五穴，则横骨、大赫、气穴、四满、中注是也。次外二行者，足阳明经所行，行各五穴，则气冲、归来、水道、大巨、五陵是也。左右共二十穴，此皆水气往来之道路，故为肾之街也。）三阴之所交，结于脚也，踝上各一行，行六穴，此肾脉之下行也，名曰太冲。（三阴，肝脾肾三经也。三阴所交俱结于脚，故足太阴有三阴交穴。踝上各一行，独指足少阴肾经而言。行六穴，则大钟、照海、复溜、交信、筑宾、阴谷是也，左右共十二穴。肾之大络，并冲脉下行于足，合而盛大，故曰太冲。）凡五十七穴者，皆脏之阴络，水之所客也。（右共五十七穴。皆藏之阴络，为阴气之所行，故治水者，当察而取之。）

风疢肤胀，为五十七痏，取皮肤之血者，尽取之。（《灵枢·四时气篇》。疢，水同。风水肤胀、五十七，义俱如前。若皮肤之有血络者，亦当尽取去之。）

徒疢，先取环谷下三寸，以铍针针之，已刺而筩之而内之，入而复之，以尽其痏，必坚，来缓则烦，来急则安静，间日一刺之，尽乃止。（此泄水之法也。徒，但也。有水无风，故曰徒水。环谷，义无所考，或即足少阳之环跳穴。其下三寸许，垂手着股，中指尽处，惟奇穴中有风市一穴，或者即此，明者察之。铍针，第五针也。筩，箭室也。已刺而筩之而内之，入而复之，以尽其筩，谓用针如箭之归筩，出入频复，开通其道，以尽其疢也。然在肤中，其候必坚。若针后水来迟缓，则必烦闷；若来急速，则必安静矣。仍须间日一刺，以水尽而止。按：《针要》曰：凡水气惟得针水沟，若针余穴，水尽即死。是又不可不知也。铍音披。筩音勇。）饮闭药，方刺之时徒饮之，（凡患水病者，小便多不利，既已刺治如前，仍须饮通闭之药以拔其本，即方刺之时，亦但饮无碍也。）方饮无食，方食无饮，（药食不宜相混，混则难于取效。）无食他食，百三十五日。（水肿既消，当忌伤脾发湿等物，至一百三十五日之外，方保其不复矣。）

三十九、热病五十九俞

（《素问·水热穴论》）

帝曰：夫子言治热病五十九俞，余论其意，未能领别其处，愿闻其处，因闻其意。（治热之法，本有不同，故欲并闻其意。）岐伯曰：头上五行、行五者，以越诸阳之热逆也。（头上五行者，督脉在中，旁四行，足太阳经也。中行五穴：上星、囟会、前项、百会、后顶也。次两旁二行各五穴：五处、承光、通天、络却、玉枕也。又次两旁二行各五穴：临泣、目窗、正营、承灵、脑空也。五行共二十五穴，俱在巅顶之上，故可散越诸阳热气之逆于上者。）大杼、膺俞、缺盆、背俞，此八者，以泻胸中之热也。（大杼，足太阳经穴。膺俞，中府也，手太阴经穴。缺盆，足阳明经穴。背俞，风门也，一名热府。此八穴皆在胸之前后，故可泻胸中之热。）气街、三里、巨虚上下廉，此八者，以泻胃中之热也。（气冲、三里、巨虚上廉、下廉，此八者俱足阳明经穴，故可泻胃中之热。）云门、骨、委中、髓空，此八者，以泻四肢之热也。（云门，手太阴经穴。骨即肩，手阳明经穴。委中，足太阳经穴。髓空，即腰俞，督脉穴。云门、骨连手，委中、髓空连足，故此八穴可泻四肢之热。）空，孔同。五脏俞旁五，此十者，以泻五脏之热也。（五脏俞旁五穴：肺俞之旁，魄户也；心俞之旁，神堂也；肝俞之旁，魂门也；脾俞之旁，意舍也；肾俞之旁，志室也。皆足太阳经穴。凡五脏之系，咸附于背，故此十者，可泻五脏之热。）凡此五十九穴者，皆热之左右也。（又五十九穴，详后篇。）帝曰：人伤于寒而传为热，何也？岐伯曰：夫寒盛则生热也。（寒邪外束，则阳气内郁，故传而为热，所以寒盛则生热也。然则外感发热者，因伤于寒也，散其寒，则阳气泄而热自除矣。今有不知标本者，但见发热，辄用苦寒。夫阴寒沉滞，焉能解表？表不解则热愈甚，所以轻者致重，重者致危，是不知热无犯热，寒无犯寒之戒也。详义见运气类二十，并当详究。）

四十、诸热病死生刺法

（《灵枢·热病篇》）

热病三日而气口静、人迎躁者，取之诸阳五十九刺，以泻其热而出其汗，实其阴以补其不足者。（此下所言热病，即伤寒时疫也。热病三日，邪犹居表，若气口静而人迎躁者，正病在三阳，而未入阴分，故当取诸阳经为五十九刺，以泻阳邪之实，仍补三阴之不足也。五十九刺法如下文。人迎脉口一盛二盛三盛，当补当泻详义，出终始篇，见本类前二十八。）

身热甚、阴阳皆静者，勿刺也；其可刺者急取之，不汗出则泄。所谓勿刺者，有死征也。（身热甚而阴阳之脉皆静者，阳证得阴脉也，故不宜刺。若察其可刺者，当急取之，虽不汗出，则邪亦从而泄矣。此言勿刺者，以其脉证相反，有死征也。下文皆然。）热病七日八日，脉口动喘而弦者，急刺之，汗且自出，浅刺手大指间。（热病七八日，邪必深至阴分，故脉口之脉当动疾如喘而且弦，宜急刺手太阴肺经，则汗自出而邪可散矣。然刺此者宜浅。手大指间，即少商穴也。弦，一本作短。）热病七日八日，脉微小，病者溲血，口中干，一日半而死，脉代者一日死。（热病七八日，脉微小者，正气虚也。溲血口中干者，伤其阴也。皆为死证。若脉来变乱失常，是为代脉，其死尤促。）热病已得汗出，而脉尚躁，喘且复热，勿刺肤，喘甚者死。（热病已得汗，邪当退矣；若脉尚躁，气尚喘，身复热者，是谓不为汗衰，乃反证也，故勿刺其肤。刺而重伤其气，若喘甚者，则必死也。）热病七日八日，脉不躁，躁不散数，后三日中有汗；三日不汗，四日死。未曾汗者，勿腠刺之。（凡热病七日之后，邪欲解散者，脉必躁盛，乃为将汗之兆。今热病七日八日而脉犹不躁，则阴之类也；即有躁意，而力不散大，至不数疾，皆正气衰微，不能鼓动，亦阴之类也。必且未能解散，故当再俟三日，庶得有汗。若三日不汗，又逾四日，则病在旬日外矣，阴阳不应，期当死也。凡若此者，既不能汗，其气必虚，故勿为肤腠之刺。）

热病，先肤痛窒鼻充面，取之皮，以第一针，五十九，苟轸鼻，索皮于肺，不得，索之火，火者心也。（热病先肤痛、窒塞于鼻、充浮于面者，邪在肤腠，肺经病也。刺宜浅取皮分，故当用第一针曰镵针者，以刺五十九穴之皮部也。苛，深也。轸，车上前后两端横木也。言鼻窒之甚，内外不通，亦犹轸之横塞也。皆属于肺，肺属金，其合在皮，故但求之于皮，即所以求于肺也。如刺此而不得效，则当求之于火，火者心也，补心之脉，益阳气以制金邪，则肺热当自退耳。窒音只。）

热病先身涩，倚而热，烦悗，干唇口嗌，取之脉，以第一针，五十九，肤胀、口干、寒汗出，索脉于心，不得，索之水，水者，肾也。（涩，燥涩也。倚，身无力也。兼之热而烦闷，唇口与嗌俱干者，邪在血脉，心经病也。故当用针之第一曰镵针者，以取五十九穴之脉分也。肤胀口干寒汗出，亦皆脉之为病。心属火，其合在脉，故但求之于脉，即所以求于心也。若求于脉而不得效，则当求之于水，水者肾也，补肾气于骨则水王，足以制火，而心热自退矣。悗，母本切。）热病嗌干多饮，善惊，卧不能起，取之肤肉，以第六针，五十九，目眦青，索肉于脾，不得，索之木，木者肝也。（热病嗌干多饮、善惊悸、肢体倦怠、卧不能起者，邪在肤肉，脾经病也。当用第六针曰圆利针者，以取五十九穴之肉分也。若目眦青者，正以木气乘土，亦为脾病。脾属土，其合在肉，故但求之于肉，即所以求于脾也。若求脾而不得效者，则当求之于木，木者肝也，补肝筋之气，则木能胜土，而脾热当自平矣。嗌音益。）热病面青脑痛，手足躁，取之筋间，以第四针于四逆，筋目浸，索筋于肝，不得，索之金，金者肺也。（热病面青，肝色见也。脑痛，厥阴肝经与督脉会于巅也。手足躁者，肝之荣在爪，木病在四末也。皆肝经之病，故当取之筋结之间，用第四针曰锋针者，以泻其四逆等证。四逆者，肝邪盛而四肢厥也。筋躄者，足不能行也。目浸者，泪出不收也。皆为肝病，肝属木，其合在筋，故但求之于筋，即所以求于肝也。若求肝不得其效，则当求之于金，金者肺也，补肺之气，则金能胜木，而肝热可平矣。躄音壁。）热病数惊，螈而狂，取之脉，以第四针，急泻有余者，癫疾毛发去，索血于心，不得，索之水，水者，肾也。（热病数惊，心邪盛也。瘛者，热极生风，阴血伤也。狂则热之甚矣。皆心经病也，故当取之于脉，用第四针曰锋针者，急泻其有余之邪。若阳极阴虚而病癫疾，发为血余，故毛发亦去。病主乎心，心属火，其合在血脉，故但求之于血，即所以求于心也。若求心而不得其效，则当求之于水，水者，肾也，补肾之水，可以制火，真阴自复矣。瘛，炽、寄、系三音。）热病身重骨痛，耳聋而好瞑，取之骨，以第四针，五十九刺骨，病不食，啮齿耳青，索骨于肾，不得，索之土，土者，脾也。（身重骨痛，耳聋好瞑，皆肾经之病，病在阴则目瞑，故当取之于骨，用第四针曰锋针者，以刺五十九穴之骨分也。其不食者，阴邪盛也。啮齿者，齿为骨之余也。耳青者，肾之窍也。皆为肾病，肾属水，其合在骨，故但求之于骨，即所以求于肾也。若求肾而不得效者，则当求之于土，土者，脾也，补脾气之肉分，则土能胜水，而肾邪可平矣。啮音孽，咬也。）热病不知所痛，耳聋，不能自收，口干，阳热甚，阴颇有寒者，热在髓，死不可治。（凡热病有痛而不得其所，耳聋寂无所闻，体重不能收持，口液干涸，值阳胜之时则热甚，阴胜之时颇有寒者，此以邪居阴分，热深在髓，乃死证也。）热病头痛，颞颥目瘛脉痛，善衄，厥热病也，取之以第三针，视有余不足，寒热痔。（颞颥，即足少阳脑空穴，一曰鬓骨也。目瘛脉痛，目脉抽掣而痛也。衄，鼻血也。厥热病，热逆于上也。取以第三针，鍉针也。视有余不足，察所病之经脉虚实而为补泻也。寒热痔三字，于上下文义不相续，似为衍文。颞，柔涉切。颥音如。瘛音翅。衄，女六切。）热病体重肠中热，取之以第四针，于其腧及下诸指间，索气于胃胳得气也。（脾主肌肉四肢，邪在脾故体重。大肠小肠皆属于胃，邪在胃，则肠中热。故当用第四针曰锋针者，取脾胃二经之，曰太白、曰陷谷也。及下诸指间者，谓在足诸腧也。下文曰五指间各一、凡八、足亦如是者，其义即此。索气于胃胳得气者，阳明之络曰丰隆，别走太阴，故取此可以得脾气。胳当作络。）热病挟脐急痛，胸胁满，取之涌泉与阴陵泉，取以第四针，针嗌里。（挟脐急痛，足少阴肾经所行也。胸胁满，足太阴脾经所行也。故在少阴，则取涌泉，在太阴，则取阴陵泉，用第四针曰锋针者刺之。针嗌里者，以少阴太阴之脉俱上络咽嗌，即下文所谓廉泉也。）热病而汗且出，及脉顺可汗者，取之鱼际、太渊、大都、太白，泻之则热去，补之则汗出，汗出大甚，取内踝上横脉以止之。（热病阳气外达、脉躁盛者，汗且出也。阳证得阳脉者，脉之顺也。皆为可汗，当取手太阴之鱼际、太渊，足太阴之大都、太白，泻之则热可去，补之则汗可出也。若汗出太甚，则当取内踝上横脉，即脾经之三阴交也，泻之则汗自止矣。上三节所言胃脘、涌泉、阴陵泉、鱼际、太渊、大都、内踝上横脉，凡十四穴，皆不在下文五十九穴之数内者，故特表见于此也。

按：《寒热病篇》曰：病始手臂者，先取手阳明、太阴而汗出；病始头首者，先取项太阳而汗出；病始足胫者，先取足阳明而汗出。臂太阴可汗出，足阳明可汗出。故取阴而汗出甚者，止之于阳；取阳而汗出甚者，止之于阴。其义尤精，虽彼为刺痛之法，然与此节有相须之用，所当参阅。详本类后五十四。）

热病已得汗而脉尚躁盛，此阴脉之极也，死；其得汗而脉静者，生。（热病已得汗，则邪当退、脉当静矣。若汗后脉尚躁盛者，孤阳不敛也，此以阴脉之虚极，有阳无阴耳，乃为逆证。若汗后即脉静者，邪去正复也，乃为顺证。得逆者死，得顺者生。）热病者脉尚盛躁而不得汗者，此阳脉之极也，死；脉盛躁得汗静者，生。（热病脉尚躁盛者，必当邪解汗出也。若脉虽盛而汗不得出，以阳脉之亢极，而阴虚不能外达也，故死。若得汗而静，则为顺证，故生。）

（按：此二节，一曰阴极，一曰阳极，义若有二。然脉之躁盛者，皆阳胜之候也。汗者液之所化，其发在阳，其原在阴也。若既得汗而脉犹躁盛者，以阳无所归，由阴虚也；脉躁盛而汗不得出者，以阴竭于中，亦阴虚也。故脉之盛与不盛，当责之阳；汗之出与不出，当责之阴。观《本神篇》曰：阴虚则无气，无气则死矣。其所重者，正此阴字。阴为生气之本，无根则气脱，故必死也。）

热病不可刺者有九：一曰，汗不出，大颧发赤，哕者死。（不可刺者，以其有死征也。汗不得出，阴无力也。大颧发赤，谓之戴阳，面戴阳者，阴不足也。哕者，邪犯阳明，胃虚甚也。本原亏极，难乎免矣。哕，于决切，又音晦。）二曰，泄而腹满甚者，死。（泄则不当胀满，况其满甚，以邪伤太阴，脾气败也，故死。）三曰，目不明，热不已者死。（五脏六腑之精气，皆上注于目而为之精，目不明者，脏腑之精气竭也。热不已者，表里之阴气竭也。故死。）四曰，老人婴儿，热而腹满者死。（热而腹满，邪伤脾脏也。老人婴儿，尤以脾气为本，故犯之者死。）五曰汗不出，呕下血者死。（汗不出者，阴之亏也。再或呕而下血，阴伤尤甚，故死。）六曰，舌本烂，热不已者死。（心肝脾肾之脉皆系于舌本，舌本烂，加之热不已者，三阴俱损也，故不免于死。）七曰，咳而衄，汗不出，出不至足者死。（咳而且衄，邪在肺经，动阴血也。汗不出或出不至足，尤为真阴溃竭，故死。）八曰，髓热者死。（髓者，至阴之精，骨之充也。邪入最深，乃为髓热，肾气败竭，故死。）九曰，热而痉者死，腰折瘛疭，齿噤齘也。（痉，风强病也。凡脊背反张，曰腰折，肢体抽掣，曰瘛，牙关不开，曰噤，切齿曰齘，即皆痉之谓也。此以热极生风，大伤阴血而然。既热且痉，乃为死证。痉音敬。瘛，翅、寄、系三音。疭音纵。噤，求禁切。齘音械。）凡此九者，不可刺也。（刺之无益，必反招嫌，故皆不可刺也。）

所谓五十九刺者，两手外内侧各三，凡十二痏；（此下详明五十九刺之穴也。两手外内侧，即太阳之少泽，少阳之关冲，阳明之商阳也。三阴俱在内侧，即太阴之少商，厥阴之中冲，少阴之少冲也。左右共十二穴。痏，刺疮也。有刺必有瘢，故即以痏为数。痏，委、伟二音。）五指间各一，凡八痏；足亦如是；（五指间者，总言手五指也。各一者，本节之后各一穴也。观上文第十五节云：取之于其　及下诸指间。正谓此也。盖诸经痏穴，皆在指之本节后，如手经则太阳之后溪，少阳之中渚，阳明之三间；独少阴之在本节后者，则少府之荥也。手之六经，惟太阴、厥阴则本节后俱无穴，故左右四经凡八痏也。其在足经之痏，则太阳曰束骨，少阳曰临泣，阳明曰陷谷，太阴曰太白，皆在本节之后。其少阴之脉不行于指，厥阴之脉，则本节后亦无穴。左右四经止共八穴，故曰足亦如是。）头入发一寸旁三分各三，凡六痏；头入发一寸，即督脉上星之次。其旁穴分而为三，则足太阳之五处、承光、通天也。左右各三，故凡六痏。更入发三寸边五，凡十痏；（更入发者，自上星之次向后也。三寸边五者，去中行三寸许，两边各五也。即足少阳之临泣、目窗、正营、承灵、脑空，左右二行凡十痏。）耳前后口下者各一，项中一，凡六；（耳前者，听会也，耳后者，完骨也，俱足少阳经穴，各二。口下者，任脉之承浆也，一穴。项中者，督脉之门也，一穴。共凡六痏。）巅上一，（百会也，督脉穴。）囟会一，（督脉穴。）发际一，（前发际，神庭也，后发际，风府也，俱督脉穴，凡二。）廉泉一，（任脉穴。）风池二，天柱二。（风池，足少阳经穴。天柱，足太阳经穴。按：本篇所载者，热病五十九俞也。前篇《水热穴论》所载者，亦热病五十九俞也。考二篇之异同，则惟百会、囟会、五处、承光、通天、临泣、目窗、正营、承灵、脑空等十八穴相合，其余皆异。然观本篇所言者，多在四肢，盖以泻热之本也。《水热穴论》所言者，多随邪之所在，盖以泻热之标也。义自不同，各有取用。且《本经》《灵枢》在前，《素问》在后，后者所以补前之略耳，故皆谓之热病五十九俞，非谬异也。今总计二篇之数，再加以上文所言胃脘、涌泉等穴，原不在五十九数之内者，凡十四穴，仍除去重复十八穴，则总得一百一十四穴，皆热俞也，均不可废。凡刺热者，当总求二篇之义，各随其宜而取用之，庶乎尽刺热之善矣。）

四十一、刺寒热

（《灵枢·寒热病篇》《素问·长刺节论》）

皮寒热者，不可附席，毛发焦，鼻槁腊，不得汗，取三阳之络，以补手太阴（《灵枢·寒热病篇》。肺主皮毛，开窍于鼻，皮寒热者邪在外，故畏于近席，而毛发焦、鼻槁腊也。如不得汗，当泻足太阳之络穴飞阳，补手太阴之鱼际、太渊。盖太阳即三阳，主在表之热，而臂之太阴可以取汗也。腊音昔，干也。）肌寒热者，肌痛，毛发焦而唇槁腊，不得汗，取三阳于下以去其血者，补足太阴以出其汗。（脾主肌肉，其荣在唇。肌寒热者邪在脾，故当肌痛、毛发焦而唇槁腊也。取三阳法，如上文。补足太阴之大都、太白，可以出汗。义见前章。）骨寒热者，病无所安，汗注不休。齿未槁，取其少阴于阴股之络；齿已槁，死不治。骨厥亦然。（肾主骨，骨寒热者，邪在至阴也，阴虚者必躁，故无所安也。阴伤则液脱，故汗注不休也。齿者骨之余，若齿未槁者，阴气尚充，犹为可治，当取足少阴之络穴大钟以刺之。若齿有枯色，则阴气竭矣，其死无疑。近以愚见，则不独在齿，凡爪枯者，亦危候也，骨寒而厥者皆然。）

阴刺，入一，旁四处，治寒热，（《素问·长刺节论》。阴刺疑误。按：《官针篇》云：五曰扬刺，扬刺者，正内一，旁内四，以治寒气之博大者也。十曰阴刺，阴刺者，左右率刺之，以治寒厥。此云阴刺者当是扬刺。详本类前五。）深专者，刺大脏。（深专者，邪气深而专在一脏也，治当求其大脏而直取之，凡五脏皆为大脏。）迫脏刺背，背俞也，（欲迫取其大脏之气，当刺其背，以五脏之俞在于背也。）刺之迫脏，脏会，（刺背俞而能迫脏者，为脏气之所会也。）腹中寒热去而止，（刺背俞者，无问其数，必使腹中寒热去而后止针。）与刺之要，发针而浅出血。（言凡与刺脏俞者，不宜出血太多，其要在发针浅而少出其血也。）

四十二、灸寒热

（《素问·骨空论》）

灸寒热之法，先灸项大椎，以年为壮数，（此下灸寒热之法，多以虚劳为言，然当因病随经而取之也。大椎，督脉穴，灸如患者之年数。）次灸橛骨，以年为壮数，（尾尽之穴，曰橛骨，任脉穴也。橛音厥。）视背俞陷者灸之，（背俞，皆足太阳经穴。陷下之处，即经气之不足者，故当灸之。）举臂肩上陷者灸之，两季胁之间灸之，（足少阳京门穴也。）外踝上绝骨之端灸之，（足少阳阳辅穴也。踝，胡寡切。）足小趾次趾间灸之，（足少阳侠溪穴也。）腨下陷脉灸之，（足太阳承山穴也。腨音篆。）外踝后灸之，（足太阳昆仑穴也。）缺盆骨上切之坚动如筋者灸之，（此结聚也，但随其所有而灸之，不必拘于俞穴。）膺中陷骨间灸之，（任脉之天突穴也。）掌束骨下灸之，（手少阳阳池穴也。）齐下关元三寸灸之，（任脉之关元穴在齐下三寸。）毛际动脉灸之，（足阳明气冲穴也。）膝下三寸分间灸之，（足阳明三里穴也。）

足阳明跗上动脉灸之，（冲阳穴也。）巅上一灸之，（督脉之百会穴也。）犬所啮之处灸之三壮，即以犬伤病法灸之，（犬伤令人寒热者，古有灸法如此，故云然也。啮，尼结切。）凡当灸二十九处。（自犬啮之上，共计二十九处。犬伤者无定所，故不在数内。）伤食灸之。（伤食而发寒热者，如上法求阳明经穴灸之。）不已者，必视其经之过于阳者，数刺其俞而药之。（过于阳者，阳邪之盛者也。刺，可泻其阳，药，可泻其阴，灸之不已，当变其治法如此。）

四十三、刺头痛

（《灵枢·厥病篇》）

厥头痛，面若肿起而烦心，取之足阳明、太阴。（厥，逆也。邪逆于经，上干头脑而为痛者，曰厥头痛也。下仿此。足阳明之脉上行于面，其悍气上冲头者，循眼系入络脑，足太阴支者注心中，故以头痛而兼面肿烦心者，当取足之阳明、太阴也。）厥头痛，头脉痛，心悲善泣，视头动脉反盛者，刺尽去血，后调足厥阴。（头脉痛者，痛在皮肉血脉之间也。心悲善泣者，气逆在肝也。故当先视头脉之动而盛者，刺去其血，以泄其邪，然后取足厥阴肝经而调补之，以肝脉会于巅也。）厥头痛，贞贞头重而痛，泻头上五行、行五，先取手少阴，后取足少阴。（贞贞，坚固貌，其痛不移也。头上五行、行五，即前篇热病五十九俞之穴，所以散诸阳之热逆也。先取手少阴心经，泻南方以去火也。后取足少阴肾经，补北方以壮水也。）厥头痛，意善忘，按之不得，取头面左右动脉，后取足太阴。

（脾藏意，意伤则善忘。阳邪在头而无定所，则按之不得。故当先取头面左右动脉，以泄其邪，后取足太阴经，以补脾气也。）厥头痛，项先痛，腰脊为应，先取天柱，后取足太阳。（项先痛，腰脊为应，皆足太阳经也。故当先取天柱，后及本经之下腧。）厥头痛，头痛甚，耳前后脉涌有热，泻出其血，后取足少阳。（耳之前后，足少阳经也。其脉涌而热者，当泻出热血，仍取本经之穴。有热，一本云有动脉。）

真头痛，头痛甚，脑尽痛，手足寒至节，死不治。（头痛有二：上文言厥头痛者可治，此言真头痛者不可治。盖头为诸阳之会，四肢为诸阳之本，若头痛甚而遍尽于脑、手足寒至节者，以元阳败竭，阴邪直中髓海，故最为凶兆。）头痛不可取于者，有所击堕，恶血在于内，若肉伤痛未已，可则刺，不可远取也。（头痛因于击堕者，多以恶血在脉络之内，故伤痛未已，若可刺者，但当刺去其痛处之血，不可远取荥腧，徒伤正气，盖此非大经之病也。）头痛不可刺者，大痹为恶，日作者，可令少愈，不可已。（痹之甚者，谓之大痹。其证则风寒湿三气杂至，合成恶患，令人头痛，不可刺也。若日作者，则犹有间止，故刺之可令少愈，终亦不能全已也。）头半寒痛，先取手少阳、阳明，后取足少阳、阳明。（头半寒痛者，偏头冷痛也。手足少阳阳明之脉，皆循耳上行头角，故当先取手经，以去其标，后取足经以去其本也。）

四十四、刺头项七窍病

（《素问·长刺节论》《骨空论》《灵枢·寒热病篇》《热病篇》《厥病篇》《杂病篇》《终始篇》）

刺家不诊，听病者言。（《素问·长刺节论》。善刺者不必待诊，但听病者之言，则发无不中，此以得针之神者为言，非谓刺家概不必诊也。今后世之士，针既不精，又不能诊，则虚实补泻，焉得无误？故《九针十二原篇》又曰：凡将用针，必先诊脉，视气之剧易，乃可以治。其义为可知矣。）在头头疾痛，为藏针之，（藏针之，藏言里也，即深入其针之谓。）刺至骨病已，上无伤骨肉及皮，皮者道也。（头疾痛者其病深，故当刺至骨分，则病已。然既刺至骨，何得上无伤骨肉及皮乎？盖谓无得妄施补泻，谬伤骨肉皮分之气也，不过借皮肉为入针之道耳。）

颈侧之动脉，人迎。人迎，足阳明也，在婴筋之前。（《灵枢·寒热病篇》。颈前中行，任脉也。二行动脉，即足阳明之人迎穴。说文曰：婴，颈饰也。故颈侧之筋曰婴筋。）婴筋之后，手阳明也，名曰扶突。（在颈之第三行。）次脉，足少阳脉也，名曰天牖。（在颈之第六行，手少阳脉也。足字疑误。牖音有。）次脉，足太阳也，名曰天柱。（在颈之第七行。）腋下动脉，臂太阴也，名曰天府。（臂太阴，即手太阴也。以上五穴，本输篇言之尤详，见经络类第十，即所以治下文之病者也。）阳迎头痛，胸满不得息，取之人迎。（迎，逆也。阳邪逆于阳经而为头痛胸满者，当取之人迎也。）暴喑气硬，取扶突与舌本出血。（喑，声哑不能言也。气硬，喉舌强硬也。当取手阳明之扶突穴，及出其舌本之血。凡言暴者，皆一时之气逆，非宿病也，故宜取此诸穴以治其标。喑音音。）暴聋气蒙，耳目不明，取天牖。（经气蒙蔽而耳目暴有不明者，当取天牖，如上文也。）暴挛痫眩，足不任身，取天柱。（挛，拘挛也。痫，癫痫也。眩，眩运也。）合三证而足弱不能任身者，当取天柱，如上文也。（痫音闲。）

暴瘅内逆，肝肺相搏，血溢鼻口，取天府。（瘅，热病也。暴热内逆，则肝肺之气相搏而血溢口鼻，当取天府如上文也。瘅音丹，又上、去二声。）此为天牖五部。（此总结上文五穴为天牖五部者，以天牖居中，统前后上下而言也。）

臂阳明有入頄遍齿者，名曰大迎，下齿龋取之，臂恶寒补之，不恶寒泻之。（手阳明脉有入頄遍齿者，其道出于足阳明之大迎，凡下齿龋痛者当取之，如商阳、二间、三间皆主齿痛。但臂恶寒者多虚，故宜补；不恶寒者多实，故宜泻。音求，頄也。龋，曲主切。）

足太阳有入頄遍齿者，名曰角孙，上齿龋取之，在鼻与頄前，方病之时其脉盛，盛则泻之，虚则补之。（足太阳脉亦有入頄遍齿者，其道出于手少阳之角孙，凡上齿龋痛者当取之。

又如鼻与頞前者，乃足阳明地仓、巨髎等穴，亦主齿痛，以足阳明入上齿中也。但当于方病之时，察其盛衰而补泻之。）一曰取之出鼻外。（谓手阳明禾髎、迎香等穴。）

足阳明有挟鼻入面者，名曰悬颅，属口对入击目本，视有过者取之，损有余，益不足，反者益其。（其当作甚。足阳明之脉有挟鼻入于面者，道出于足少阳之悬颅，其下行者属于口，其上行者对口入系目本。或目或口，凡有过者，皆可取之。然必察其有余，不足以施补泻，若反用之，病必益甚。）

足太阳有通项入于脑者，正属目本，名曰眼系，头目苦痛取之，在项中两筋间。（足太阳之脉有通项入于脑者，即项中两筋间玉枕穴也，头目痛者当取之。）入脑乃别，阴跷阳跷，阴阳相交，阳入阴，阴出阳，交于目锐眦，阳气盛则瞋目，阴气盛则瞑目。（太阳经自项入脑，乃别属阴跷阳跷，而交合于目内眦之睛明穴，阳跷气盛，则阴气不荣，故目张如瞋而不得合。阴跷气盛，则阳气不荣，故目瞑而不能开也。按：脉度篇言跷脉属目内眦，合于太阳。下文热病篇曰：目中赤痛，从内眦始，取之阴跷。然则此云锐眦者，当作内眦也。详经络类二十八。跷有五音，跷、皎、乔、脚，又极虐切。音噎。瞑音明。又上声。）

其上气有音者，治其喉中央，在缺盆中者（《素问·骨空论》。谓气喘急而喉中有声也。喉中央者，两缺盆之中，任脉之天突穴也。）其病上冲喉者治其渐，渐者上侠颐也。（气喘满而上冲于喉者，当治足阳明经侠颐之大迎穴。阳明之脉，由此渐上颐面，故名侠颐为渐也。）

失枕在肩上横骨间，（失枕者，风入颈项，疼痛不利，不能就枕也。刺在肩上横骨间，当是后肩骨上，手太阳之肩外俞也。或为足少阳之肩井穴，亦主颈项之痛。若王氏云缺盆者，其脉皆行于前，恐不可以治失枕。）折使揄臂齐肘，正灸脊中。（折，痛如折也。揄当作揄，引也。谓使病者引臂，下齐肘端以度脊中，乃其当灸之处，盖即督脉之阳关穴也。）

喉痹舌卷，口中干，烦心心痛，臂内廉痛，不可及头，取手小指次指爪甲下去端如韭叶。（《灵枢·热病篇》。小指次指

中華藏書

黄帝内经·最新整理珍藏版

中国书房

二三八六

端，手少阳之关冲也。）

目中赤痛，从内眦始，取之阴跷。（阴跷之脉属于目内眦，足少阴之照海，即阴跷之所生也，故当刺之。）耳聋无闻取耳中（《灵枢·厥病篇》。耳中，手太阳之听宫也。）

耳鸣，取耳前动脉。（耳前动脉，手少阳之耳门也。）

耳痛不可刺者，耳中有脓，若有干耵聍，耳无闻也。（耵聍，耳垢也。若耳中有脓及有干耵聍而或痛或无闻者，皆不可刺之，脓垢去，而耳自愈矣。耵音顶。聍音宁，又去声。）

耳聋，取手小指次指爪甲上与肉交者，先取手，后取足。（手小指次指爪甲上者，手少阳之关冲也。后取足者，亦言小指次指，足少阳之窍阴也。）

耳鸣，取手中指爪甲上，左取右，右取左，先取手，后取足。（手中指爪甲上，手厥阴之中冲也。左鸣者，取其右，右鸣者，取其左。）

聋而不痛者，取足少阳；聋而痛者，取手阳明（《灵枢·杂病篇》。足少阳之脉下耳后，支耳中，出耳前，手阳明之别者入耳，故当分痛与不痛而补泻之。）

嗌干，口中热如胶，取足少阴。（足少阴之脉，循喉咙系舌本。嗌干口热如胶者，阴不足也，故当取而补之。嗌音益。）

喉痹不能言，取足阳明；能言，取手阳明。（手足阳明之脉，皆循喉咙。能言者轻，但取之上；不能言者重，当泻其下也。）

齿痛不恶清饮，取足阳明；恶清饮，取手阳明。（手足阳明之脉皆入齿中，然胃经多实热，故不畏寒饮者，当泻足阳明；大肠经多虚寒，故畏寒饮者，当补手阳明也。此与上文臂阳明节义有所关，当互求之。音倩。）

衄而不止，衃血流，取足太阳；血，取手太阳，不已，刺宛骨下，不已，刺腘中出血。（鼻中出血曰衄，败血凝聚色紫黑者曰衃。衃血成流，其去多也。下云衃血，其聚而不流者也。血去多者，当取足太阳。去少者，当取手太阳。宛骨下，即手太阳之腕骨穴。腘中出血，即足太阳之委中穴也。衄，女六切。衃，普杯切。）

颔痛，刺手阳明与颃之盛脉出血。（颃，鬓前两太阳也。手阳明之别者入耳合于宗脉，正出两颃之间，故当刺之。与之盛脉出血，即鬓前之血络。音坎，又海敢切。）颃痛，刺足阳明曲周动脉，见血立已，不已，按人迎于经立已。（足阳明之脉，循颊车上耳前，过客主人，循发际至额颅，故颃痛者当刺曲周，即颊车也。以其周绕曲颊，故曰曲周。见血立已，如不已，当按人迎于本经，而浅刺之，可立已也。）

项痛不可俯仰，刺足太阳；不可以顾，刺手太阳也。（不可俯仰者，痛在项后，故当刺足太阳经。不可以顾者，痛在颈侧，故当刺手太阳经也。）

重舌，刺舌柱，以铍针也。（《灵枢·终始篇》。舌下生小舌，谓之重舌。舌柱，即舌下之筋如柱者也，当用第五针曰铍针者刺之。铍音披。）

四十五、卒然失音之刺

（《灵枢·忧恚无言篇》全）

黄帝问于少师曰：人之卒然忧恚而言无音者，何道之塞，何气出行，使音不彰？愿闻其方。（恚，慧、畏二音，恨怒也。）少师答曰：咽喉者，水谷之道也。喉咙者，气之所以上下者也。（人有二喉，一软一硬。软者居后，是谓咽喉，乃水谷之道，通于六腑者也。硬者居前，是谓喉咙，为宗气出入之道，所以行呼吸，通于五脏者也。其在太阴阳明论，则单以软者为咽，硬者为喉，故曰喉主天气，咽主地气。硬，硬同。）会厌者，音声之户也。（会厌者，喉间之薄膜也，周围会合，上连悬雍，咽喉食息之道得以不乱者，赖其遮厌，故谓之会厌。能开能阖，声由以出，故谓之户。）口唇者，音声之扇也。（唇启则声扬，故谓之扇。）舌者，音声之机也。（舌动则音生，故谓之机。）悬雍垂者，音声之关也。（悬雍垂者，悬而下垂，俗谓之小舌，当气道之冲，为喉间要会，故谓之关。）颃颡者，分气之所泄也。（颃，颈也。颃颡，即颈中之喉颡，当咽喉之上，悬雍之后，张口可见者也。颡前有窍，息通于鼻，故为分气之所泄。颃，何朗切，又去声。颡，思朗切。）横骨者，神气所使，主发舌者也。（横骨，即喉上之软骨也。下连心肺，故为神气所使。上连舌本，故主举发舌机。）故人之鼻洞涕出不收者，颃颡不开，分气失也。（鼻洞者，涕液流泄于鼻也。颃颡之窍不开，则清气不行，清气不行，则浊液聚而下出，由于分气之失职也。）是故厌小而疾薄，则发气疾，其开阖利，其出气易；其厌大而浓，则开阖难，其气出迟，故重言也。（疾，速也。重言，言语蹇涩之谓。）人卒然无音者，寒气客于厌，则厌不能发，发不能下，至其开阖不致，故无音。（不致，不能也。寒气客于会厌，则气道不利，既不能发扬而高，又不能低抑而下，开阖俱有不便，故卒然失音。）

黄帝曰：刺之奈何？岐伯曰：足之少阴，上系于舌，络于横骨，终于会厌，两泻其血脉，浊气乃辟。（两泻者，两足俱刺也。足少阴之血脉，即太溪也。然人有虚劳失音者，观此节之义，则亦无非属乎肾经；但其所致有渐，与此卒然者不同，其治当分补泻耳。辟，开也。）会厌之脉，上络任脉，取之天突，其厌乃发也。（天突为阴维任脉之会，取之能治暴喑。）

四十六、刺心痛并虫瘕蛟

（《灵枢·厥病篇》《杂病篇》）

厥心痛与背相控，善瘈，如从后触其心，伛偻者，肾心痛也，先取京骨、昆仑，发针不已，取然谷（《灵枢·厥病篇》。五脏逆气，上干于心而为痛者，谓之厥心痛。下仿此。控，引也。善瘈，拘急如风也。伛偻，背曲不伸也。足少阴之经，由股内后廉贯脊属肾，其直者，从肾上贯肝膈入肺中。凡疼痛如从脊后触其心而伛偻者，以肾邪干心，是为肾心痛也。肾与膀胱，为表里，故当先取足太阳之京骨、昆仑。如痛不已，仍当取肾经之然谷。控，苦贡切。伛，雍主切。偻，吕、娄二音。）厥心痛，腹胀胸满，心尤痛甚，胃心痛也，取之大都、太白。（足阳明之经，由缺盆下膈属胃络脾，其支者下循腹里。凡腹胀胸满而为痛者，以胃邪干心，是为胃心痛也。胃与脾，为表里，故当取足太阴之大都、太白二穴。）厥心痛，痛如以锥针刺其心，心痛甚者，脾心痛也，取之然谷、太溪。（脾之支脉，注于心中。若脾不能运而逆气攻心，其痛必甚，有如锥刺者，是为脾心痛也。但然谷、太溪，皆足少阴之穴，取此治脾，其义何居？盖湿因寒滞，则相挟乘心，须泄肾邪，当刺此也。）厥心痛，色苍苍如死状，终日不得太息，肝心痛也，取之行间、太冲。（苍苍，肝色也。如死状，肝气逆也。终日不得太息，肝系急，气道约而不利也。是皆肝邪上逆，所谓肝心痛也。行间、太冲，皆足厥阴经穴，故当取以治之。）厥心痛，卧若徒居，心痛间动作，痛益甚，色不变，肺心痛也，取之鱼际、太渊。（徒，空也。卧若徒居，无倚傍也。间或动作则益甚者，气逆不舒，畏于动也。色不变，不在血也。是皆病在气分，故曰肺心痛也。鱼际、太渊，皆手太阴经穴，故宜取之。）真心痛，手足青至节，心痛甚，旦发夕死，夕发旦死。（真心痛者，邪气直犯心主也。毒深阴甚，故手足之青至节，其死之速如此。）

（愚按：本篇所言五脏之滞，皆为心痛，刺治分经，理甚明悉，至若舍针用药，尤宜察此详义。盖肾心痛者，多由阴邪上冲，故善如从后触其心。胃心痛者，多由停滞，故胸腹胀满。脾心痛者，多由寒逆中焦，故其病甚。肝心痛者，多由木火之郁，病在血分，故色苍苍如死状。肺心痛者，多由上焦不清，病在气分，故动作则病益甚。若知其在气则顺之，在血则行之，郁则开之，滞则逐之，火多实，则或散或清之，寒多虚，则或温或补之，必真心痛者乃不可治，否则但得其本，则必随手而应，其易如探囊也。青音倩，寒冷也。）心痛不可刺者，中有盛聚，不可取于腧。（中有盛聚，谓有形之症，或积或血，停聚于中，病在脏而不在经，故不可取于腧穴，当从内以调治之也。）肠中有虫瘕及蛟蛕，皆不可取以小针，心肠者，作痛，肿聚，往来上下行，痛有休止，腹热喜渴，涎出者，是蛟蛕也。（此言虫瘕在肠胃中，亦为心腹痛也。瘕，结聚也。蛟，即蛕属。蛕，蛔也。不可取以小针，谓其力小，不能制也。虫瘕之证，其痛则懊憹难忍，或肚腹肿起而结聚于内，或往来上下而行无定处，或虫动则痛、静则不痛而有时休止，或腹热喜渴而口涎出者，是皆蛟蛕之为患也。瘕，加、驾二音。

蛔音回。㥄，乃包切。）以手聚按而坚持之，无令得移，以大针刺之，久持之，虫不动，乃出针也。（此即治虫瘕蛟蛔之法。大针，第九针也。久持之而虫不动，中其虫矣，故可出针也。）惹腹焫痛，形中上者。（惹，满也。此重言证之如此，其形自中自上而渐升者，即当以虫治之也。焫，并同，音烹。））

心痛引腰脊，欲呕，取足少阴（《灵枢·杂病篇》。心痛而后引腰脊、前则欲呕者，此肾邪上逆也，故当取足少阴经以刺之。）心痛腹胀，啬啬然大便不利，取足太阴。（啬啬，涩滞貌。此病在脾，故当取足太阴经，以刺之。啬音色。）心痛引背不得息，刺足少阴；不已，取手少阳。（足少阴之脉贯脊，故痛引于背。手少阳之脉布膻中，故不得息。宜刺此二经也。）心痛引小腹满，上下无常处，便溲难，刺足厥阴。（足厥阴之脉抵小腹结于阴器，凡心痛而下引小腹者，当刺之也。）

心痛，但短气不足以息，刺手太阴。（肺主气，故短气者当刺手太阴。）心痛当九节刺之，按已刺，按之立已；不已，上下求之，得之立已。（此总言刺心痛之法也。九节，即督脉之筋缩穴。宜先按之，按已而刺，刺后复按之，其痛当立已。如不已，则上而手经，下而足经，求得其故而刺之，则立已矣。）

二十二卷　针刺类（续3）

四十七、刺胸背腹病

（《素问·气穴论》《长刺节论》《通评虚实论》《灵枢·热病篇》《杂病篇》《四时气篇》《九针十二原篇》）

背与心相控而痛，所治天突与十椎及上纪。（《素问·气穴论》。天突，任脉穴。十椎，督脉之中枢也。此穴诸书不载，惟气府论督脉气所发条下，王氏注曰：中枢，在第十椎节下间。与此相合，可无疑也。上纪如下文。）上纪者，胃脘也。下纪者，关元也。（胃脘，即中脘，胃之募也，为手太阳少阳足阳明所生，任脉之会；关元，小肠募也，为足三阴任脉之会，故曰上纪下纪。）背胸邪系阴阳左右如此，其病前后痛涩，胸胁痛而不得息、不得卧，上气短气偏痛，脉满起，斜出尻脉，络胸胁，支心贯膈，上肩加天突，斜下肩交十椎下。（此详言上文背与心相控而痛者，悉由任督二脉之为病也。盖任在前，督在后，背为阳，腹为阴，故为前后痛涩等病。其在下者，斜出尻脉，在上者，络胸胁，支心贯膈，上肩加天突，左右斜下肩，交十椎下，所以当刺天突、中枢、胃脘、关元等穴。）

病在少腹有积，刺皮䯏，以下至少腹而止，（《素问·长刺节论》。䯏字，编考韵篇皆无。全元起本作髓字、于义亦未为得。新校正云当作皮骺，䯏字误也，其说近理，释义云：骺，骨端也。此言皮以下者，盖谓足厥阴之章门、期门二穴，皆在横皮肋骨之端也。及下至小腹而止者，如足阳明之天枢、归来，足太阴之府舍、冲门，足少阴之气穴、四满，皆主奔豚积聚等病。骺音括。）刺侠脊两旁四椎间，（此足太阳之厥阴俞，手心主脉气所及也。按：《脉要精微论》曰：心为牡脏，小肠为之使，故曰少腹当有形也。然则厥阴俞能主少腹之疾无疑。）刺两髂髎、季胁肋间，导腹中气，热下已。（腰骨曰髂。两髂髎者，谓腰骨两旁之居也。季胁肋间，京门也。皆足少阳经穴。导，引也。导引腹中热气，下入少腹，则病已矣。髂音格，又丘亚切。）

病在少腹，腹痛不得大小便，病名曰疝，得之寒，刺少腹、两股间，刺腰髁骨间，刺而多之，尽炅病已。（小腹间痛而二便不行者，为疝病，乃寒气之所致。当刺少腹者，去肝肾之寒也。刺两股间者，去阳明、太阴之邪也。刺腰髁间者，凡腰中在后在侧之成片大骨，皆曰髁骨。在后者，足太阳之所行。在侧者，足少阳之所行。凡此诸经，皆非寒疝，但察邪之所在者，多取其穴而刺之，俟其少腹尽热，则病已矣。髁，苦瓦切。炅，居永切，热也。）

气满胸中喘息，取足太阴大趾之端，去爪甲如薤叶，（《灵枢·热病篇》。足大趾之端，隐白穴也。薤音械，似韭而无实。）寒则留之，热则疾之，气下乃止。（内寒者气至迟，故宜久留其针。内热者气至速，故宜疾去其针。总候其气下不喘，乃可止针也。）

心疝暴痛，取足太阴、厥阴，尽刺去其血络。（心疝者，如《脉要精微论》曰：诊得心脉而急，病名心疝，少腹当有形也。取足太阴、厥阴，尽刺去其血络者，以二经皆聚于少腹，去其络血，即所以散其邪也。）

中热而喘，取足少阴、中血络。（《灵枢·杂病篇》。中热而喘，热在中上二焦也。取足少阴者，壮水以制火也。中血络，即足太阳委中穴，取之可以泻火。）

小腹满大，上走胃至心，淅淅身时寒热，小便不利，取足厥阴。（淅淅，寒肃貌。肝经之脉抵小腹挟胃，其支者从肝别贯膈，故为病如此，当取足厥阴经以刺之。淅音昔。）

腹满，大便不利，腹大亦上走胸嗌，喘息喝喝然，取足少阴。（肾开窍于二阴，其经脉从肾上贯肝膈入肺中，循喉咙，故其为病如此，当取足少阴经以刺之。喝喝，喘急貌。嗌音益。）

腹满，食不化，腹响响然，不能大便，取足太阴。（脾失其职，则食不能化，腹满而鸣，气滞于中，大便不调，当取足太阴经以刺之。）

气逆上，刺膺中陷者与下胸动脉。（膺中陷者，足阳明之屋翳也。下胸动脉，手太阴之中府也。盖在中曰胸，胸之旁，即谓之下耳。）

腹痛刺脐左右动脉，已刺按之，立已；不已刺气街，已刺按之，立已。（脐之左右动脉，如足少阴之肓俞，足阳明之天枢，皆主腹痛。气街，即足阳明之气冲也。）

肠中不便，取三里，盛泻之，虚补之。（《灵枢·四时气篇》。小肠不便者，不能化物，大肠不便者，不能传道，大肠小肠皆属于胃，故当取足阳明之三里穴，邪气盛则泻之，正气虚则补之。）

腹中常鸣，气上冲胸，喘不能久立，邪在大肠，刺肓之原、巨虚上廉、三里。（《九针十二原篇》曰：肓之原出于脖。即任脉之下气海也。巨虚上廉、三里，皆足阳明经穴。按：

《本输篇》曰：大肠属上廉。此以邪在大肠，故当刺巨虚上廉；若下文之邪在小肠者，则当取巨虚下廉也。）

小腹控睾、引腰脊，上冲心，邪在小肠者，连睾系，属于脊，贯肝肺，络心系。气盛则厥逆，上冲肠胃，熏肝，散于肓，结于脐。（控，引也。睾，阴丸也。小肠连于小腹，若其邪盛，则厥逆自下上冲心肺，熏于肝胃、引于腰脊，下及肓脐睾系之间也。肓义详疾病类六十七。睾音高。）故取之肓原以散之，刺太阴以予之，取厥阴以下之，取巨虚下廉以去之，按其所过之经以调之。（取肓原以散之，散脐腹之结也。刺太阴以予之，补肺经之虚也。取厥阴以下之，泻肝经之实也。取巨虚下廉以去之，求小肠之所属也。按其所过之经，谓察其邪之所在，以调之也。）

善呕，呕有苦，长太息，心中憺憺，恐人将捕之，邪在胆，逆在胃，胆液泄，则口苦，胃气逆，则呕苦，故曰呕胆。（憺憺，心虚貌。邪在胆、逆在胃，木乘土也。胆液泄则苦，胃气逆则呕，故呕苦者谓之呕胆。）取三里以下胃气逆，则刺少阳血络以闭胆逆，却调其虚实以去其邪。（三里，足阳明经穴，故可下胃气之逆。又刺足少阳血络以平其木，则胆液不泄，故曰以闭胆逆。然必调其虚实，或补或泻，皆可以去其邪也。）

饮食不下，膈塞不通，邪在胃脘，在上脘，则刺抑而下之，在下脘，则散而去之。（上脘下脘，俱任脉穴，即胃脘也。刺抑而下之，谓刺上脘以泻其至高之食气。散而去之，谓温下脘以散其停积之寒滞也。针药皆然。）

小腹痛肿，不得小便，邪在三焦约，取之太阳大络，视其络脉与厥阴小络结而血者；肿上及胃脘，取三里。（邪在三焦约者，三焦下输出于委阳，并足太阳之正，入络膀胱，约下焦也。太阳大络，飞阳穴也。又必视其别络及厥阴小络结而血者，尽取去之，以足厥阴之经，亦抵小腹也。若小腹肿痛上及胃脘者，又当取足阳明之三里穴。）

飱泄，补三阴之上，补阴陵泉，皆久留之，热行乃止。（三阴之上，谓三阴交穴，脾肝肾之会也。阴陵泉，足太阴脾经穴，补而久留之，则阳气至而热行，热行则泄止矣。）

胀取三阳，飧泄取三阴。（《灵枢·九针十二原篇》）。胀，腹胀也。飧泄，完谷不化也。病胀者当取足之三阳，即胃、胆、膀胱三经也。飧泄者当取足之三阴，即脾、肝、肾三经也。飧音孙。）

腹暴满，按之不下，取太阳经络者，胃之募也（《素问·通评虚实论》。太阳经络，谓手太阳经之络，即任脉之中脘，胃之募也。中脘为手太阳、少阳、足阳明脉所生，故云太阳经络者。募音暮。）少阴俞，去脊椎三寸旁五，用圆利针。（少阴俞，即肾俞也。肾为胃关，故亦当取之。系足太阳经穴，去脊两旁各一寸五分，共为三寸，两旁各五腧也。刺当用第六之圆利针。）

霍乱，刺俞旁五，（邪在中焦，则既吐且泻，脏气反复，神志撩乱，故曰霍乱。俞旁，即上文少阴俞之旁，志室穴也。亦各刺五。）足阳明及上旁三腧。（足阳明，言胃俞也。再及其上之旁，乃脾俞之外，则意舍也。当各刺三腧。）

四十八、上膈下膈虫痈之刺

（《灵枢·上膈篇》全　附：膈证治按）

黄帝曰：气为上膈者，食饮入而还出，余已知之矣。虫为下膈，下膈者，食晬时乃出，余未得其意，愿卒闻之。（此言膈证有上下之分，而复有因气因虫之异也。因于气则病在上，故食饮一入，实时还出；因于虫则病在下，故食入晬时而复出。晬时，周时也。愚按：上膈下膈，即膈食证也。此在本经，自有正条，奈何后世俱以脉之关格，认为膈证，既不知有上下之辨，亦不知有虫气之分，其谬甚矣。晬音醉。）岐伯曰：喜怒不适，食饮不节，寒温不时，则寒汁流于肠中，流于肠中，则虫寒，虫寒则积聚，守于下管，则肠胃充郭，卫气不营，邪气居之。（凡伤胃气，则阳虚而寒汁流于肠中，虫寒不行，则聚于下管而肠胃充满也。卫气，脾气也。脾气不能营运，故邪得聚而居之。管，脘同。郭，廓同。）人食则虫上食，虫上食，则下管虚，下管虚，则邪气胜之，积聚以留，留则痈成，痈成则下管约。（虫寒闻食，则喜而上求之，上则邪气居之而乘虚留聚，以致痈于下脘，要约不行，故食入晬时复出也。痈，壅同。如《论疾诊尺篇》曰目窠微痈者，义亦犹此。）其痈在管内者，即而痛深；其痈在外者，则痈外而痛浮，痈上皮热。（管之内外，即言下脘也。邪伏于中，故热见于皮肉之上。）

黄帝曰：刺之奈何？岐伯曰：微按其痈，视气所行，（察其气所必由以刺之也。）先浅刺其旁，稍内益深，还而刺之，毋过三行。（先浅刺其旁气所及之处，稍纳其针而渐深之，以泄其流行之邪，然后还刺其所病之正穴，以拔其积聚之本；但宜至再至三而止，不可过也。）察其沉浮，以为深浅，已刺必熨，令热入中，日使热内，邪气益衰，大痈乃溃。（邪沉者深刺之，邪浮者浅刺之，刺后必熨以火而日使之热，则气温于内而邪自溃散也。溃音会。）伍以参禁，以除其内，恬憺无为，乃能行气，（三相为参，五相伍为伍。凡食息起居，必参伍宜否，守其禁以除内之再伤。又必恬憺无为，以养其气，则正气乃行，而邪气庶乎可散。盖膈证最为难愈，故当切戒如此。恬音甜。憺音淡。）后以咸苦化，谷乃下矣。（咸从水化，可以润下软坚，苦从火化，可以温胃，故皆能下谷也。苦味详按，见运气类十七，少阴司天条下。愚按：上文云气为上膈者，食饮入而还出。夫气有虚实，实而气壅，则食无所容，虚而气寒，则食不得化，皆令食入即出也。至若虫为下膈者，虫上食，则下脘虚，其寒汁流于肠中，而后致痈滞不行，则亦因阳气之虚于下，故食入周时复出也。然余尝治一中年之妇患此证者，因怒因劳，皆能举发，发时必在黄昏，既痛且吐，先吐清涎，乃及午食，午食尽，乃及早食，循次而尽，方得稍息，日日如是，百药不效。乃相延视，则脉弦而大。余曰：此下膈证也。夫弦为中虚，大为阴不足。盖其命门气衰，则食至下焦，不能传化，故直至日夕阳衰之时，则逆而还出耳。乃用八味参杞之属，大补阴中之阳，随手而应。自后随触随发，用辄随效，乃嘱其加意慎重，调至年余始愈。可见下膈一证，有食入周日复出而不止时者，有不因虫痈而下焦不通者矣。此篇特言虫痈者，盖亦下膈之一证耳，学人当因是而推展之。）

四十九、刺腰痛

（《素问·刺腰痛论》全《骨空论》《灵枢·杂病篇》）

足太阳脉令人腰痛，引项脊尻背如重状，（《素问·刺腰痛篇》全。足太阳之脉，下项循肩内，挟脊抵腰中，故令人腰痛引项脊尻背如重状也。尻，开高切，臀也。）刺其郄中、太阳正经出血，春无见血。（郄中，委中也，一名血。太阳正经，昆仑也。太阳合肾水，水王于冬而衰于春，故刺太阳经者，春无见血。郄，隙同。）

少阳令人腰痛，如以针刺其皮中，循循然不可以俯仰，不可以顾，（少阳之气应风木，阳分受之，故如以针刺其皮中。循循然，迟滞貌，谓其举动不便也。足少阳之脉起于目锐眦，上抵头角，下耳后，循颈下胸中，循胁里下行身足之侧，故身不可以俯仰，头不可以回顾。俯，俯同。）刺少阳成骨之端出血，成骨在膝外廉之骨独起者，夏无见血。（膝外侧之高骨独起者，乃□骨之上端，所以成立其身，故曰成骨。其端则阳关穴也。少阳合肝木，木王于春而衰于夏，故刺少阳经者，夏无见血。）

阳明令人腰痛不可以顾，顾如有见者，善悲，（足阳明之筋，上循胁属脊；足阳明之脉，循颐后下廉出大迎，其支别者下人迎，循喉咙入缺盆，下循腹里至气街中而合，以下髀关，故令人腰痛不可以顾。顾如有见者，见鬼怪之谓也。善悲者，神不足，则悲也。阳明气衰，而阴邪侮之，故证见如此。）刺阳明于胻前三痏，上下和之出血，秋无见血。（胻前三痏，即三里也。上下和之，兼上下巨虚而言也。秋时胃土退气，故刺阳明者，秋无见血。胻音杭，又形敬切。痏音委。）

足少阴令人腰痛，痛引脊内廉，（足少阴之脉，贯脊内属肾也。按：此前少足太阴腰痛一证，必古文之脱简也。）刺少阴于内踝上二，春无见血，出血太多，不可复也。（内踝上二，足少阴之复溜也。春时木旺水衰，故刺足少阴者，春无见血。若出血太多，则肾气不可复也。）

厥阴之脉令人腰痛，腰中如张弓弩弦，（王氏曰：足厥阴之支者，与太阴少阳之脉，同结于腰踝下中□下□之间，故令人腰痛。肝主筋，肝病则筋急，故令腰中如张弓弩弦。）刺厥阴之脉，在腨踵鱼腹之外，循之累累然乃刺之，（腨，腿肚也。踵，足跟也。鱼腹，腨之形如鱼腹也。腨踵之间，鱼腹之外，循之累累然者，即足厥阴之络，蠡沟穴也。腨音篆。）

其病令人善言默默然，不慧，刺之三痏。（善言默默然者，善于言语默默也，即不能发声之谓。肝病从风，人多昏冒，故不爽慧。三痏，三刺其处也。）

解脉令人腰痛，痛而引肩，目䀮䀮然，时遗溲，刺解脉，在膝筋肉分间郄外廉之横脉出血，血变而止。（解脉，足太阳经之散行脉也。其脉循肩，故痛而引肩。其起在目内眦，故目䀮䀮然。其属膀胱，故令遗溲。当刺解脉之在膝后者，即郄中横文两筋间，弩肉高起之处，则郄中之分，此足太阳之血郄也。若郄之外廉，有血络横见，盛满而紫黑者，刺之当见黑血。必候其血色变赤，乃止其针，此亦足太阳经之腰痛也。䀮音荒。郄，隙同。）

解脉令人腰痛如引带，常如折腰状，善恐，刺解脉，在郄中结络如黍米，刺之血射以黑，见赤血而已。（复言解脉者，谓太阳支脉，从腰中下挟脊，贯臀入郄中者也，故其痛如引带、如折腰也。太阳之脉络肾，肾志恐，故善恐。郄中，即委中穴也。上文言郄外廉之横脉，此言郄中结络，治稍不同耳。已，止针也。）

同阴之脉令人腰痛，痛如小锤居其中，怫然肿，（足少阳之别，络于厥阴，并经下络足跗，故曰同阴之脉。如小锤居其中，痛而重也。怫然，怒意，言肿突如怒也。锤音槌。怫音佛。）刺同阴之脉，在外踝上绝骨之端，为三痏。（即足少阳阳辅穴也。）阳维之脉令人腰痛，痛上怫然肿，（阳维，奇经之一也，阳脉相维交会之脉，故曰阳维，）刺阳维之脉，脉与太阳合腨下间，去地一尺所。（阳维脉气所发，别于金门而上行，故与足太阳合于腨下间，去地一尺所，即承山穴也。）

衡络之脉令人腰痛，不可以俯仰，仰则恐仆，得之举重伤腰，衡络绝，恶血归之，（衡，横也。足太阳之外络，自腰中横出髀外后廉，而下合于腘中，故曰衡络。若举重伤腰，则横络阻绝而恶血归之，乃为腰痛。）刺之在郄阳，筋之间，上数寸，衡居，为二痏，出血。（郄阳，即足太阳之委阳穴，在血郄上外廉两筋间，故云上数寸。衡居，并居也，即殷门穴。二穴皆当出血。）

会阴之脉令人腰痛，痛上漯漯然汗出，汗干令人欲饮，饮已欲走，（会阴，任脉穴也，在大便前，小便后，任、冲、督三脉所会，故曰会阴。任由此行腹，督由此行背，故令人腰痛。邪在阴分，故漯漯然汗出。汗干而液亡，故令人欲饮。饮多则阴气下溢，故欲走也。漯音磊。）刺直阳之脉上三痏，在跷上郄下，五寸横居，视其盛者出血。（直阳，谓足太阳正经之脉，侠脊贯臀，下至郄中，循侕过外踝之后，径直而行者，故曰直阳。跷为阳跷，即申脉也。郄，即委中也。此脉上之穴，在跷之上，郄之下，相去约五寸而横居其中，则承筋穴也。或左或右，视其血络之盛者，刺出其血。）

飞阳之脉，令人腰痛，痛上怫怫然，甚则悲以恐，（飞阳，足太阳之络穴，别走少阴者也，故为腰痛。痛上怫怫然，言痛状如嗔愤也。足太阳之脉络肾，其别者当心入散，故甚则悲以恐，悲生于心，恐生于肾也。）刺飞阳之脉，在内踝上五寸，少阴之前，与阴维之会。（在内踝上五寸、少阴之前者，即阴维之会，筑宾穴也。亦同治飞阳之腰痛者。）昌阳之脉，令人腰痛，痛引膺，目䀮䀮然，甚则反折，舌卷不能言，（昌阳，即足少阴之复溜也。少阴属肾，故为腰痛。肾脉注胸中，故痛引于膺。肾之精为瞳子，故目䀮䀮然。少阴合于太阳，故反折。肾脉循喉咙，故舌卷不能言。）刺内筋为二痏，在内踝上，大筋前，太阴后，上踝二寸所。（内筋，筋之内也，即复溜穴，在足太阴经之后，内踝上二寸所，此阴跷之痏也。）

散脉令人腰痛而热，热甚生烦，腰下如有横木居其中，甚则遗溲，（散脉，足太阴之别也，散行而上，故以名焉。其脉循股入腹，结于腰髁下骨空中，故病则腰下如有横木居其中，甚乃遗溲也。）刺散脉在膝前，骨肉分间，络外廉，束脉为三痏。（膝前，膝内侧之前也。骨肉分间，谓膝内辅骨下廉，侕肉之两间也。络外廉者，太阴之络，色青而见者也。辅骨之下，后有大筋退出膝腘之骨，令其连属，取此系束之脉，三刺以去其病，故曰束脉为三痏，是即地机穴也。按：此节云膝前骨肉分间络外廉束脉，似指阳明经为散脉，而王氏释为太阴，若乎有疑；但本篇独缺太阴刺法，而下文有云上热刺足太阴者，若与此相照应，及考之地机穴，主治腰痛，故今从王氏之注。）

肉里之脉，令人腰痛，不可以咳，咳则筋急，（肉里，谓分肉之里，足少阳脉之所行，阳辅穴也，又名分肉。少阳者筋其应，咳则相引而痛，故不可以咳，咳则筋缩急也。）刺肉里之脉为二，在太阳之外，少阳绝骨之后。（太阳经之外，少阳绝骨穴之后，即阳辅穴也。）

腰痛侠脊而痛至头几几然，目䀮䀮，欲僵仆，刺足太阳郄中出血。（几几，凭伏貌。䀮䀮，目乱不明也。此皆太阳证，故当刺郄中出血，即委中穴也。）

腰痛上寒，刺足太阳、阳明；上热，刺足厥阴；（上寒上热，皆以上体言也。寒刺阳经，去阳分之阴邪；热刺厥阴，去阴中之风热也。）不可以俯仰，刺足少阳；（少阳脉行身之两侧，故俯仰不利者当刺之。）中热而喘，刺足少阴，刺郄中出血。（少阴主水，水病无以制火，故中热。少阴之脉贯肝膈入肺中，故喘。当刺足之少阴，涌泉、大钟悉主之。郄中义如前。）

腰痛上寒，不可顾，刺足阳明；上热，刺足太阴。（足阳明之脉挟喉咙，上络头项，足太阴合于阳明，上行结于咽，故皆不可左右顾。王氏曰：上寒，阴市主之。不可顾，三里主之。上热，地机主之。）中热而喘，刺足少阴。（重出。）大便难，刺足少阴。（肾开窍于二阴也。王氏曰：涌泉主之。）少腹满，刺足厥阴。（厥阴之脉抵少腹也。王氏曰：太冲主之。）

如折不可以俯仰，不可举，刺足太阳。（足太阳之脉，循腰背，故为此诸证。王氏曰：如折，束骨主之。不可以俯仰，京骨、昆仑悉主之。不可举，申脉、仆参悉主之。）引脊内廉，刺足少阴。（脊之内廉，肾脉之所行也，故当刺足少阴。王氏曰：复溜主之。）

腰痛引少腹控䏚，不可以仰，刺腰尻交者，两髁肿上，以月生死为痏数，发针立已，（此邪客太阴之络为腰痛也。控，引也。䏚，季胁下之空软处也。腰尻交者，按王氏云：即下髎穴，此足太阴、厥阴、少阳三脉，左右交结于中也。两髁肿，谓腰髁骨下坚肉也。盖腰髁下尻骨两旁有四骨空，左右凡八穴，为之八髎骨。此太阴腰痛者，当取第四空，即下髎也。以月死生为数，如《缪刺篇》曰：月生一日一痏，二日二痏，渐多之，十五日十五痏，十六日十四痏，渐少之也。按缪刺论曰：邪客于足太阴之络，令人腰痛引少腹控，不可以仰息。即此节之义，详本类前三十。䏚音秒。髁，苦瓦切。肿音申。）左取右，右取左。（因脉之左右交结，故宜缪刺如此也。）

腰痛不可以转摇，急引阴卵，刺八髎与痛上，八髎在腰尻分间。（《素问·骨空论》。八髎者，上髎、次髎、中髎、下髎，左右共八髎，俱足太阳经穴，在腰之下，尻之上，筋肉分间陷下处。髎音辽。）

腰痛，痛上寒，取足太阳、阳明；痛上热，取足厥阴；不可以俯仰，取足少阳。（《灵枢·杂病篇》。重出见上文。）

五十、刺厥痹

（《灵枢·终始篇》《癫狂篇》《杂病篇》《寒热病篇》《四时气篇》《素问·长刺节论》）

刺热厥者，留针反为寒；刺寒厥者，留针反为热。（《灵枢·终始篇》。厥论曰：阳气衰于下，则为寒厥；阴气衰于下，则为热厥。凡刺热厥者，久留其针，则热气去，故可反为寒。刺寒厥者，久留其针，则寒气去，故可反为热。）刺热厥者，二阴一阳；刺寒厥者，二阳一阴。所谓二阴者，二刺阴也；一阳者，一刺阳也。（二刺阴、一刺阳者，谓补其阴经二次，泻其阳经一次，则阴气盛而阳邪退，故可以治热厥。其二阳一阴者，亦犹是也，故可以治寒厥。）

风逆，暴四肢肿，身漯漯，唏然时寒，饥则烦，饱则善变，取手太阴表里，足少阴、阳明之经，肉清取荥，骨清取井、经也。（《灵枢·癫狂篇》。风感于外，厥气内逆，是为风逆。身漯漯，皮毛寒栗也。唏然时寒，气咽抽息而噤也。饥则烦，饱则变动不宁，风邪逆于内也。手太阴表里，肺与大肠也。足少阴，肾也。足阳明，胃也。清，寒冷也。取荥取井取经，即指四经诸穴为言。漯音磊。唏音希。清音倩。）厥逆为病也，足暴清，胸若将裂，肠若将以刀切之，烦而不能食，脉大小皆涩，暖取足少阴，清取足阳明，清则补之，温则泻之。（足暴清，暴冷也。胸若将裂，肠若刀切，懊憹痛楚也。烦不能食，气逆于中也。脉大小皆涩，邪逆于经也。如身体温暖，则当取足少阴以泻之。身体清冷，则当取足阳明以补之。按足少阴则涌泉、然谷，足阳明则厉兑、内庭、解溪、丰隆，皆主厥逆。）厥逆，腹胀满，肠鸣，胸满不得息，取之下胸二胁咳而动手者，与背腧以手按之立快者是也。（下胸二胁，谓胸之下，左右二胁之间也。盖即足厥阴之章门、期门，令病患咳，其脉动而应手者，是其穴也。又当取之背，以手按之，其病立快者，乃其当刺之处，盖足太阳经肺、膈之间也。）内闭不得溲，刺足少阴、太阳与骶上以长针。（此下四节，皆言厥逆兼证也。内闭不得溲者，病在水脏，故当刺足少阴经之涌泉，筑宾，足太阳经之委阳、飞阳、仆参、金门等穴。骶上，即督脉尾骨之上，穴名长强。刺以长针，第八针也。溲音搜。骶音氐。）气逆，则取其太阴、阳明、厥阴，甚取少阴、阳明动者之经也。（太阴脾经，取隐白、公孙。阳明胃经，取三里、解溪。厥阴肝经，取章门、期门。甚则兼少阴、阳明而取之。动者之经，谓察其所病之经，而刺之也。）少气，身漯漯也，言吸吸也，骨酸体重，懈惰不能动，补足少阴。（身漯漯，寒栗也。言吸吸，气怯也。此皆精虚不能化气，故当补足少阴肾经。）短气，息短不属，动作气索，补足少阴，去血络也。（此亦气虚也，故宜补肾。但察有血络，则当去之。按：此二节皆属气虚，不补手太阴而补足少阴者，阳根于阴，气化于精也。治必求本，于此可见，用针用药，其道皆然。）

　　厥，挟脊而痛者，至顶，头沉沉然，目眈眈然，腰脊强，取足太阴腘中血络。（《灵枢·杂病篇》。厥在头顶腰脊者，膀胱经病也，故当取腘中血络，即足太阳之委中穴。䏚音荒。）厥，胸满面肿，唇漯漯然，暴言难，甚则不能言，取足阳明。（唇漯漯，肿起貌。病而在面在胸及不能言者，以胃脉行于颊，挟口环唇，循喉咙下胸膈也，故当取足阳明经穴以治之。）厥气走喉而不能言，手足清，大便不利，取足少阴。（厥气走喉而不能言者，肾脉循喉咙系舌本也。手足清者，肾主水，阴邪盛也。大便不利者，阴气不化也。故当取足少阴经穴。）厥而腹向向然，多寒气，腹中榖榖，便溲难，取足太阴。（腹向向然，寒气滞于脾也。又榖榖然，水谷不分之声也。便溲难，脾脉聚于阴器也。故当取足太阴经穴。榖音斛。）

痿厥为四末束悗，乃疾解之，日二，不仁者十日而知，无休，病已止。（同前篇。四末，四肢也。束悗，挛束悗乱也。当刺四肢之穴，疾速解之，每日取之必二次。甚至有不仁而痛痒无觉者，解之十日，必渐有知。此法行之无休，待其病已而后可止针。悗，美本切。）

热厥，取足太阴、少阳，皆留之；寒厥，取足阳明、少阴于足，皆留之。（《灵枢·寒热病篇》。热厥者，阳邪有余，阴气不足也，故当取足太阴而补之，足少阳而泻之。寒厥者，阴邪有余，阳气不足也，故当取足阳明而补之，足少阴而泻之。补者，补脾胃二经，以实四肢；泻者，泻水火二经，以泄邪气。然必皆久留其针，则泻者可去，补者乃至矣。此当与上文首节二节终始篇义相参为用。）舌纵涎下烦，取足少阴。（此下三节，皆兼寒热二厥而言也。舌纵不收及涎下烦闷者，肾阴不足，不能收摄也，故当取足少阴经而补之。）振寒洒洒，鼓颔不得汗出，腹胀烦，取手太阴。（鼓颔，振寒鼓腮也。凡此诸证，皆阳气不足之候，故当取手太阴肺经而补之。颔，何敢切。）

刺虚者，刺其去也；刺实者，刺其来也。（刺其去，追而济之也。刺其来，迎而夺之也。卫气行篇亦有此二句，详经络类二十五。）

厥痹者，厥气上及腹，取阴阳之络，视主病也，泻阳补阴经也。（同前篇。厥必起于四肢，厥而兼痹，其气上及于腹者，当取足太阴之络穴公孙，足阳明之络穴丰隆，以腹与四肢治在脾胃也。然必视其主病者，或阴或阳而取之。阳明多实，故宜泻，太阴多虚，故宜补。）

病在筋，筋挛节痛，不可以行，名曰筋痹，刺筋上为故，刺分肉间，不可中骨也，病起筋炅病已止（《素问·长刺节论》。筋上为故，病在筋上之故也。刺分肉间，刺其痛处筋肉分理之间也，刺筋者不可中骨。筋热则气至，故病已而止针。炅，居永切，热气也。）病在肌肤，肌肤尽痛，名曰肌痹，伤于寒湿，刺大分小分，多发针而深之，以热为故，无伤筋骨，伤筋骨痈发若变，诸分尽热病已止。（肌痹者，痹在肉也。大分小分，大肉小肉之间也，即气穴论肉之大会为谷、小会为溪之义。病在肌肉，其气散漫，故必多发针而深刺之也。无伤筋骨者，恐其太深，致生他变。如《终始篇》曰：病浅针深，内伤良肉，皮肤为痈。正此之谓。诸分尽热者，阳气至而阴邪退也，故可已病而止针。）病在骨，骨重不可举，骨髓酸痛，寒气至，名曰骨痹，深者刺无伤脉肉为故，其道大分小分，骨热病已止。（无伤脉肉为故，其故在勿伤脉肉也。盖骨痹之邪最深，当直取之，无于脉分肉分妄泄其真气。但针入之道，由大分小分之间耳。必使骨间气热，则止针也。）

骨痹，举节不用而痛，汗注烦心，取三阴之经补之。（《灵枢·寒热病篇》。骨痹者，病在阴分也。支节不用而痛、汗注烦心者，亦病在阴分也。真阴不足，则邪气得留于其间，故当取三阴之经，察病所在而补之也。按：五邪篇曰：邪在肾，则病骨痛阴痹，取之涌泉、昆仑，视有血者尽取之。与此互有发明，所当参阅，详本类前二十五。）

着痹不去，久寒不已，卒取三里（《灵枢·四时气篇》。痹论曰：湿气胜者为着痹。谓其重着难动，故云不去。若寒湿相搏，久而不已，当猝取足阳明之三里穴，温补胃气，则寒湿散而痹可愈也。）

五十一、刺四肢病

（《素问·骨空论》《灵枢·厥病篇》《杂病篇》《四时气

中华藏书

黄帝内经·最新整理珍藏版

篇》《终始篇》《本输篇》）

膺腧中膺，背腧中背，肩膊虚者取之上。（《灵枢·终始篇》。胸之两旁高处，曰膺。凡肩膊之虚软而痛者，病有阴经阳经之异。阴经在膺，故治阴病者，当取膺，而必中其膺。阳经在背，故治阳病者，当取背腧，而必中其背。病在手经，故取之上，上者手也。如手太阴之中府、云门，手厥阴之天池，皆膺腧也。手少阳之肩腧、天腧，手太阳之天宗、曲垣、肩外俞，皆背腧也。咸主肩膊虚痛等病。）

手屈而不伸者，其病在筋；伸而不屈者，其病在骨。在骨守骨，在筋守筋。（屈而不伸者，筋之拘挛也，故治当守筋，不可误求于骨。伸而不屈者，骨之废弛也，故治当守骨，不可误求于筋也。）

蹇膝伸不屈，治其楗。（《素问·骨空论》。蹇膝，膝痛而举动艰难也。伸不屈，能伸不能屈也。股骨曰楗。治其楗者，谓治其膝辅骨之上，前阴横骨之下，盖指股中足阳明髀关等穴也。此下楗、机、关、等义，见经络类十九。楗音健。）坐而膝痛，治其机。（侠臀两旁骨缝之动处，曰机，即足少阳之环跳穴也。）立而暑解，治其骸关。（因立暑中而肢体散解不收者，当治其骸关，谓足少阳之阳关穴也。骸音鞋。）膝痛，痛及拇指，治其腘。（拇指，小拇趾也，足太阳经所出，故当治其腘，即委中穴也。拇音母。腘音国。）坐而膝痛如物隐者，治其关。（上为关，关者膝后之骨解也。）膝痛不可屈伸，治其背内。（背内，足太阳经之大杼穴也。）连䯒若折，治阳明中俞髎。（髎，足胫骨也。膝痛不可屈伸，连䯒若折者，治在阳明之中俞，王氏注为三里，愚谓指阳明俞穴，当是陷谷耳。䯒音杭，又形敬切。髎音辽。）若别治，巨阳、少阴荥。（若再别求治法，则足太阳之荥穴通谷，足少阴之荥穴然谷，皆可以治前证。）淫泺胫酸，不能久立，治少阳之维，在外上五寸。（淫泺，滑精遗沥也。如《本神篇》曰：精伤则骨酸痿厥，精时自下。即此节之谓。维，络也。足少阳之络穴光明，在外踝上五寸。泺音禄。胫，形景切，又去声。酸，苏端切。）

足髀不可举，侧而取之，在枢合中，以圆利针，大针不可

二三〇四

刺。(《灵枢·厥病篇》。髀，足股也。侧，侧卧也。枢合中，髀枢中也，即足少阳经之环跳穴。宜治以圆利针，第六针也，忌用大针。髀，比、婢二音。)

膝中痛，取犊鼻，以圆利针，发而间之，针大如氂，刺膝无疑。(《灵枢·杂病篇》。犊鼻，足阳明经穴。发而间之，谓刺而又刺，非一次可已也。圆利针义如前，刺膝用之无疑也。氂，厘同，又音毛。)

转筋于阳治其阳，转筋于阴治其阴，皆卒刺之。(《灵枢·四时气篇》。凡四肢外廉皆属三阳，内廉皆属三阴。转筋者，卒病也，故不必拘于时日，但随其病而卒刺之。)

转筋者，立而取之，可令遂已。痿厥者，张而刺之，可令立快也。(《灵枢·本输篇》。转筋者必拘挛，立而取之，故筋可舒也。痿厥者，必体废，张其四肢而取之，故血气可令立快也。)

五十二、久病可刺

(《灵枢·九针十二原篇》《终始篇》)

今夫五脏之有疾也，譬犹刺也，犹污也，犹结也，犹闭也。(《灵枢·九针十二原篇》。闭，闭同。)刺虽久，犹可拔也；污虽久，犹可雪也；结虽久，犹可解也；闭虽久，犹可决也。或言久疾之不可取者，非其说也。夫善用针者，取其疾也，犹拔刺也，犹雪污也，犹解结也，犹决闭也。疾虽久，犹可毕也。言不可治者，未得其术也。(此详言疾虽久而血气未败者，犹可以针治之。故善用针者，犹拔刺也，去刺于肤，贵轻捷也。犹雪污也，污染营卫，贵净涤也。犹解结也，结留关节，贵释散也。犹决闭也，闭塞道路，贵开通也。四者之用，各有精妙，要在轻摘其邪，而勿使略伤其正气耳，故特举此为谕。若能效而用之，则疾虽久，未有不愈者也。)

久病者，邪气入深，刺此病者，深内而久留之，(《灵枢·终始篇》。久远之疾，其气必深，针不深，则隐伏之病不能及，留不久，则固结之邪不得散也。)间日而复刺之，必先调其左右，去其血脉，刺道毕矣。(一刺未尽，故当间日复刺之。再

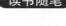

刺未尽，故再间日而又刺之，必至病除而后已。然当先察其在经在络，在经者直刺其经，在络者缪刺其络，是谓调其左右，去其血脉也。义详本类前三十。）

五十三、刺诸病诸痛

（《灵枢·九针十二原篇》《寒热病篇》《热病篇》《厥病篇》《杂病篇》《终始篇》《素问·骨空论》）

刺诸热者，如以手探汤；（《灵枢·九针十二原篇》。此以下皆言刺治诸病之法也。如以手探汤者，用在轻扬。热属阳，阳主于外，故治宜如此。）刺寒清者，如人不欲行。（如人不欲行者，有留恋之意也。阴寒凝滞，得气不易，故宜留针若此。）阴有阳疾者，取之下陵三里，正往无殆，气下乃止，不下复始也。（阴有阳疾者，热在阴分也。下陵，即三里，足阳明经穴。殆，怠同。气下，邪气退也。如不退，当复刺之。）疾高而内者，取之阴之陵泉；疾高而外者，取之阳之陵泉也。（疾高者，在上者也，当下取之。然高而内者属脏，故当取足太阴之阴陵泉。高而外者属腑，故当取足少阳之阳陵泉也。）

身有所伤，血出多，及中风寒，若有所堕坠，四肢懈惰不收，名曰体惰，（《灵枢·寒热病篇》。身有所伤，血出多而中风寒者，破伤风之属也。或因堕坠，不必血出，而四肢懈惰不收者，皆名体惰也。）取其小腹脐下三结交。三结交者，阳明、太阴也，脐下三寸关元也。（关元，任脉穴，又足阳明太阴之脉，皆结于此，故为三结交也。）

癃，取之阴蹻及三毛上，及血络出血。（《灵枢·热病篇》。小便不通曰癃，当取足少阴之照海穴，乃阴蹻之所生也。及三毛上者，足厥阴之大敦也。盖肾与膀胱为表里，肝经行于少腹，故当取此二经以治之。若其有血络者，仍当刺之出血。癃，良中切。蹻音乔。）

男子如蛊，女子如怚，身体腰脊如解，不欲饮食，先取涌泉见血，视跗上盛者，尽见血也。（蛊，如犯蛊毒胀闷也。当作胎。如蛊如胎，无是病而形相似也。身体腰膝如解，倦散不收也。涌泉，足少阴经穴。跗上，足面也，以阳明经为言，凡其盛者，皆当刺出其血也。，将预切。）

病注下血，取曲泉。（《灵枢·厥病篇》。病注下血，肝不能内也，故当取足厥阴经之曲泉穴。）

疟不渴，间日而作，取足阳明；渴而日作，取手阳明。（《灵枢·杂病篇》。《刺疟论》曰：疟不渴，间日而作，刺足太阳；渴而间日作，刺足少阳。详疾病类五十。）

喜怒而不欲食，言益小，刺足太阴；怒而多言，刺足少阳。（善怒而不欲食，言益小者，伤其脾也，故当刺足太阴而补之。怒而多言者，肝胆邪实也，故当刺足少阳，而泻之。）

哕，以草刺鼻，嚏，嚏而已；无息而疾迎引之，立已；大惊之，亦可已。（哕，呃逆也。治之之法，用草刺鼻则嚏，嚏则气达，而哕可已，此一法也。或闭口鼻之气，使之无息，乃迎其气而引散之，勿令上逆，乃可立已，此二法也。又或以他事惊之，则亦可已，此治哕之三法也。愚按：内经诸篇，并无呃逆一证，观此节治哕三法，皆所以治呃逆者，是古之所谓哕者，即呃逆无疑也。如《口问篇》曰：谷入于胃，胃气上注于肺，今有故寒气与新谷气俱还入于胃，新故相乱，真邪相攻，气并相逆，复出于胃，故为哕。又曰：肺主为哕。仲景曰：阳明病不能食，攻其热必哕。所以然者，胃中虚冷故也。以其人本虚，故攻其热必哕。又曰：若胃中虚冷不能食者，饮水则哕。成无己曰：若哕则吃吃然有声者是也。此哕为呃逆，而由于阳明、太阴之虚寒，又可知也。奈何自东垣以下，谓哕属少阳，无物有声，乃气病也。丹溪曰：有声有物谓之呕吐，有声无物谓之哕。是皆以干呕为哕也。及陈无择则又以哕为咳逆。夫干呕者呕也，咳逆者嗽也，皆何涉于哕？诸说不同，皆未之深察耳。哕，于决切，又音诲。）

络季胁引少腹而痛胀，刺譩譆。（《素问·骨空论》。季胁下软处曰䏚中。譩譆音衣希。）刺诸痛者，其脉皆实。（《灵枢·终始篇》此言痛而可刺者，脉必皆实者也。然则脉虚者，其不宜刺可知矣。）故曰：从腰以上者，手太阴、阳明皆主之；从腰以下者，足太阴、阳明皆主之。（此近取之法也。腰以上者，天之气也，故当取肺与大肠二经，盖肺经自胸行手，大肠经自手上头也。腰以下者，地之气也，故当取脾胃二经，盖脾经自足入腹，胃经自头下足也。病之在阴在阳，各察其所主而刺之。）病在上者下取之，病在下者高取之，病在头者取之足，病在腰者取之腘。（此远取之法也。有病在上而脉通于下者，当取于下。病在下而脉通于上者，当取于上。故在头者取之足，在腰者取之腘。盖疏其源而流自通，故诸经皆有井荥俞原经合之辨。）病生于头者头重，生于手者臂重，生于足者足重，治病者，先刺其病所从生者也。（先刺所从生，必求其本也。）

病痛者，阴也，（同前篇。凡病痛者，多由寒邪滞逆于经，及深居筋骨之间，凝聚不散，故病痛者为阴也。）痛而以手按之不得者阴也，深刺之。（按之不得者，隐藏深处也，是为阴邪，故刺亦宜深。然则痛在浮浅者，有属阳邪可知也，但诸痛属阴者多耳。）病在上者阳也，病在下者阴也。痒者阳也，浅刺之。（阳主升，故在上者为阳。阴主降，故在下者为阴。痒者，散动于肤腠，故为阳。凡病在阳者，皆宜浅刺之。其在下者，自当深刺无疑也。）病先起阴者，先治其阴，而后治其阳；病先起阳者，先治其阳，而后治其阴。（此以经络部位言阴阳也。病之在阴在阳，起有先后。先者病之本，后者病之标。治必先其本，即上文所谓先刺其病所从生之义。）

五十四、刺痈疽

（《灵枢·寒热病篇》《素问·骨空论》《长刺节论》）

五脏身有五部。（《灵枢·寒热病篇》：五脏在内而要害系于外者，有五部，如下文。）伏兔一，（在膝上六寸起肉间，足阳明胃经之要害也。）腓二，腓者腨也，（即小腿肚也。足太阳、少阴及三焦下腨之所系者。腓音肥。腨音篆。）背三，（中行督脉，旁四行足太阳经，皆脏气所系之要害也。）五脏之四，（肺俞、心俞、肝俞、脾俞、肾俞，五脏之所系也。）项五。此五部有痈疽者死。（项中为督脉阳维之会，统诸阳之纲领也。凡上五部，皆要会之所，忌生痈疽，生者多死。）病始手臂者，先取手阳明、太阴而汗出；病始头首者，先取项太阳而汗出；病始足胫者，先取足阳明而汗出。（刺痈疽者法当取汗，则邪从汗散，而痛自愈；然必察其始病之经，而刺有先后也。此节义当与刺热篇参看，详疾病类四十四。）臂太阴可汗出，足阳明可汗出。（臂太阴，肺经也。足阳明，胃经也。按《热病篇》曰：脉顺可汗者，取之鱼际、太渊、大都、太白，泻之则热去，补之则汗出。按以上四穴，皆手足太阴经之荣、俞也。此言臂太阴者，即鱼际、太渊二穴。然则足阳明者，亦当取之荣、俞，则内庭、陷谷是也。详义见本类前四十。）故取阴而汗出甚者，止之于阳；取阳而汗出甚者，止之于阴。（补太阴而汗出甚者，阴之胜也，当补阳明可以止之。泻太阴而汗出甚者，阳之胜也，当泻阳明可以止之。盖以阴阳平而汗自止也。取阳而汗出甚者，其止法亦然。）凡刺之害，中而不去则精泄，不中而去则致气；精泄则病甚而恇，致气则生为痈疽也。（针已中病，即当去针；若中而不去，则精气反泄，故病必益甚而 羸也。针未中病，自当留针；若不中而去，则病未除，而气已致，故结聚而为痈疽。皆刺之害也。此节与九针十二原篇同，见后六十。恇音匡。）

鼠瘘寒热，还刺寒府，寒府在附膝外解营。（《素问·骨空论》。鼠瘘，瘰疬也。寒府在附膝外解营，谓在膝下外辅骨之骨解间也。凡寒气自下而上者，必聚于膝，是以膝膑最寒，故名寒府。营，窟也。当是足少阳经之阳关穴。盖鼠瘘在颈腋之间，病由肝胆，故当取此以治之。瘘音漏。）取膝上外者使之拜，取足心者使之跪。（拜则骨节显，故可以取膝穴。跪则深隙见，故可以取足心穴。）

治腐肿者，刺腐上，视痈小大深浅刺，（《素问·长刺节论》。腐肿，内腐外肿也。大为阳毒其患浅，小为阴毒其患深，故当察其小大而刺分深浅也。）刺大者多血，小者深之，必端内针为故止。（痈大患浅，但多泄其血，则毒可去。痈小患深，必端内其针而深取之也。为故止，言以此为则，而刺痈之法尽矣。）

五十五、冬月少针非痈疽之谓

（《素问·通评虚实论》）

中華藏書

《类经》

帝曰：春亟治经络，夏亟治经俞，秋亟治六腑，冬则闭塞。闭塞者，用药而少针石也。（亟，急也。凡用针取病者，春宜治各经之络穴；夏宜治各经之俞穴；秋气未深，宜治六腑阳经之穴；冬寒阳气闭塞，脉不易行，故当用药，而少施针石，此用针之大法也。亟音棘。塞，入声。）所谓少针石者，非痈疽之谓也，痈疽不得顷时回。（冬月气脉闭塞，宜少针石者，乃指他病而言，非谓痈疽亦然也。盖痈疽毒盛，不泄于外，必攻于内，故虽冬月，亦急宜针石泻之。不得顷时回者，谓不可使顷刻内回也，内回，则毒气攻脏，害不小矣。）痈不知所，按之不应手，乍来乍已，刺手太阴旁三痏与缨脉各二。（痈疽已生，未知的所，故按之不应手也。乍来乍已，痛无定处也。刺手太阴旁者，太阴之脉，自腋下出中府，中府之旁，乃足阳明气户、库房之次。刺瘢曰痏，三痏，三刺也。缨脉，结缨两旁之脉，亦足阳明颈中水突、气舍等穴。）掖痈大热，刺足少阳五，刺而热不止，刺手心主三，刺手太阴经络者，大骨之会各三。（刺足少阳五者，少阳近掖之穴，则渊腋、辄筋也。刺手心主三者，天池在腋下也。刺手太阴经络者，列缺也。大骨之会各三者，谓肩后骨解中，手太阳肩贞穴也。）暴痈筋软，随分而痛，魄汗不尽，胞气不足，治在经俞。（软，缩也。随分而痛，随各经之分也。魄汗，阴汗也。胞气不足，水道不利也。治在经俞，随痈所在，以治各经之俞穴，如手太阴之俞，太渊之类是也。）

五十六、贵贱逆顺

（《灵枢·根结篇》）

黄帝曰：逆顺五体者，言人骨节之小大，肉之坚脆，皮之浓薄，血之清浊，气之滑涩，脉之长短，血之多少，经络之数，余已知之矣，此皆布衣匹夫之士也。夫王公大人，血食之君，身体柔脆，肌肉软弱，血气慓悍滑利，其刺之徐疾浅深多少，可得同之乎？（五体者，五形之人也。故其骨节皮肉，血气经脉，禀有不齐，刺治亦异，所以有逆顺之变；至于贵贱之间，尤有不同，故欲辨其详也。脆音翠。慓音飘，急也。悍音旱。）

岐伯答曰：膏粱菽藿之味，何可同也？（膏，脂肥也。粱，粟类，谷之良者也。菽，豆也。藿，豆叶也。贵者之用膏粱，贱者之用菽藿，食味有浓薄，禀质所以不同也。）气滑即出疾，气涩则出迟，气悍则针小而入浅，气涩则针大而入深，深则欲留，浅则欲疾。（气滑者易行，故出宜疾。气涩者难致，故出宜迟。气悍者来必勇利，故针宜小而入宜浅。气涩者至必艰迟，故针宜大而入宜深。所以宜深者，则欲留，宜浅者，则欲疾也。）以此观之，刺布衣者深以留之，刺大人者微以徐之，此皆因气悍滑利也。（布衣气涩，故宜深宜留。大人气滑，故宜微宜徐。盖贵人之气，悍滑利，有异于布衣之士耳。）黄帝曰：形气之逆顺奈何？岐伯曰：形气不足，病气有余，是邪胜也，急泻之。（貌虽不足，而神气病气皆有余，此外似虚而内则实，邪气胜也，当急泻之。）

形气有余，病气不足，急补之。（形虽壮伟，而病气神气则不足，此外似实而内则虚，正气衰也，当急补之。）形气不足，病气不足，此阴阳气俱不足也，不可刺之，刺之则重不足，重不足，则阴阳俱竭，血气皆尽，五脏空虚，筋骨髓枯，老者绝灭，壮者不复矣。（阳主外，阴主内，若形气病气俱不足，此表里阴阳俱虚也，最不可刺。若再刺之，是重虚其虚，而血气尽，筋髓枯。老者益竭，故致绝灭。壮者必衰，故不能复其元矣。）形气有余，病气有余，此谓阴阳俱有余也，急泻其邪，调其虚实。（形气病气俱有余，邪之实也，故当急泻。既当急泻，其实无疑，何以又云调其虚实？盖未刺之前，防其假实，既刺之后，防其骤虚，故宜调之也。）故曰有余者泻之，不足者补之，此之谓也。（凡用针者，虚则实之，满则泄之，故曰虚实之要，九针最妙，补泻之时，以针为之。又曰虚则实之者，气口虚而当补之也。满则泄之者，气口盛，而当泻之也。此用针之大法，似乎诸虚可补矣；何上文云形气不足，病气不足，此阴阳气俱不足也，不可刺之？《宝命全形论》曰：人有虚实，五虚勿近，五实勿远。《五阅五使篇》曰：血气有余，肌肉坚致，故可苦以针。《奇病论》曰：所谓无损不足者，身羸瘦无用镵石也。《本神篇》曰：是故用针者，察观病患之态，以知精神魂魄之存亡得失之意，五者以伤，针不可以治之也。《小针解》曰：取五脉者死，言病在中，气不足，但用针尽大泻其诸阴之脉也。《脉度篇》曰：盛者泻之，虚者饮药以补之。《邪气脏腑病形篇》曰：诸小者阴阳形气俱不足，勿取以针，而调以甘药也。诸如此者，又皆言虚不宜针也。及详考本经诸篇，凡所言应刺之疾，必皆邪留经络，或气逆脏腑，大抵皆治实证，此针之利于泻，不利于补也明矣；然则诸言不足者补之，又何为其然也？盖人身血气之往来，经络之流贯，或补阴，可以配阳，或固此，可以攻彼，不过欲和其阴阳，调其血气，使无偏胜，欲得其平，是即所谓补泻也。设有不明本末，未解补虚之意，而凡营卫之亏损，形容之羸瘦，一切精虚气竭等证，概欲用针调补，反伤真元，未有不立败者也。故曰针有泻而无补，于此诸篇之论可知矣。凡用针者，不可不明此针家大义。）故曰刺不知逆顺，真邪相搏。（补泻反施，乃为之逆，不知逆顺，则真气与邪气相搏，病必甚也。）满而补之，则阴阳四溢，肠胃充郭，肝肺内，阴阳相错。（益其有余，故病如此。）虚而泻之，则经脉空虚，血气竭枯，肠胃慢辟，皮肤薄着，毛腠夭膲，予之死期。（损其不足，故病如此。慢，畏怯也。辟，邪僻不正也。薄着，瘦而涩也。夭，短折也。予，与同。慢，丑涉切。辟，僻同。膲，焦同。）故曰用针之要，在于知调阴与阳，调阴与阳，精气乃光，合形与气，使神内藏。故曰上工平气，中工乱脉，下工绝气危生。故曰下工不可不慎也。（上工，知阴阳虚实，故能平不平之气。中工，无的确之见，故每多淆乱经脉。下工，以假作真，以非作是，故绝人之气，危人之生也。）必审五脏变化之病，五脉之应，经络之实虚，皮之柔粗，而后取之也。（五脉，五脏之脉应也。）

五十七、刺有大约须明逆顺

（《灵枢·逆顺篇》全）

黄帝问于伯高曰：余闻气有逆顺，脉有盛衰，刺有大约，可得闻乎？伯高曰：气之逆顺者，所以应天地阴阳、四时五行也。（人与天地相参，与日月相应，其阴阳升降盛衰之气，当其位而和者，为顺，不当其位而乖者，为逆。）脉之盛衰者，所以候血气之虚实有余不足也。（脉之盛衰者，以有力无力言，故可以候血气之虚实。）刺之大约者，必明知病之可刺，与其未可刺，与其已不可刺也。（三刺义具如下文。又若明知病之可刺者，以其实邪在经也，如脉度篇所谓盛者泻之、虚者饮药以补之是也。与其未可刺者，谓有所避忌也，如终始篇所谓新内新劳、已饱已饿、大惊大恐者勿刺，及八正神明论所谓天忌，五禁篇所谓五禁之类皆是也。与其已不可刺者，言败坏无及也，如本神篇所谓五者已伤、针不可以治之也。凡此三者，皆本节切近之义。）

黄帝曰：候之奈何？伯高曰：兵法曰：无迎逢逢之气，无击堂堂之阵。（逢逢之气盛，堂堂之阵整，无迎无击，避其锐也。逢音蓬。）刺法曰：无刺熇熇之热，无刺漉漉之汗，无刺浑浑之脉，无刺病与脉相逆者。（熇熇，热之甚也。漉漉，汗之多也。浑浑，虚实未辨也。病与脉相逆，形证阴阳不合也。是皆未可刺者也。熇，郝、嚣二音。漉音鹿。）

黄帝曰：候其可刺奈何？伯高曰：上工刺其未生者也，其次刺其未盛者也，其次刺其已衰者也。（未生者，治其几也。未盛者，治其萌也。已衰者，知其有隙可乘也。是皆可刺者也。）下工刺其方袭者也，与其形之盛者也，与其病之与脉相逆者也。（刺其方袭者，不避来锐也。与其形之盛者，见其外不知其内也。病之与脉相逆者，逆有微甚，微逆者防有所伤，未可刺也；甚逆者，阴阳相离，形气相失，已不可刺也。医不达此，而强刺之，未有不偾事者矣，故曰下工。）故曰方其盛也，勿敢毁伤，刺其已衰，事必大昌。（盛邪当泻，何惧毁伤？正恐邪之所凑，其气必虚，攻邪未去，正气先夺耳，故曰方其盛也，勿敢毁伤。病既已衰，可无刺矣，不知邪气似平，病本方固，乘势拔之，易为力也，故曰刺其已衰，事必大昌。）故曰上工治未病，不治已病，此之谓也。（此与《四气调神论》同，见摄生类七。））

五十八、五禁五夺五过五逆九宜

（《灵枢·五禁篇》全）

黄帝问于岐伯曰：余闻刺有五禁，何谓五禁？岐伯曰：禁其不可刺也。黄帝曰：余闻刺有五夺。岐伯曰：无泻其不可夺者也。黄帝曰：余闻刺有五过。岐伯曰：补泻无过其度。黄帝曰：余闻刺有五逆。岐伯曰：病与脉相逆，命曰五逆。

黄帝曰：余闻刺有九宜。岐伯曰：明知九针之论，是谓九宜。（补之过度，资其邪气，泻之过度，竭其正气，是五过也。九宜义见本类前第四，余如下文。）黄帝曰：何谓五禁？愿闻其不可刺之时。岐伯曰：甲乙日自乘，无刺头，无发蒙于耳内。丙丁日自乘，无振埃于肩喉廉泉。戊己日自乘四季，无刺腹去爪泻水。庚辛日自乘，无刺关节于股膝。壬癸日自乘，无刺足胫。是谓五禁。（天干之合人身者，甲乙应头，丙丁应肩喉，戊己及四季应腹与四肢，庚辛应关节股膝，壬癸应足胫。日自乘者，言其日之所直也。皆不可刺，是谓五禁。发蒙、振埃义见本类前三十二。）

黄帝曰：何谓五夺？岐伯曰：形肉已夺，是一夺也；大夺血之后，是二夺也；大汗出之后，是三夺也；大泄之后，是四夺也；新产及大血之后，是五夺也。此皆不可泻。（此五夺者，皆元气之大虚者也，若再泻之，必置于殆，不惟用针，用药亦然。）

黄帝曰：何谓五逆？岐伯曰：热病脉静，汗已出，脉盛躁，是一逆也；病泄，脉洪大，是二逆也；着痹不移，䐃肉破，身热，脉偏绝，是三逆也；淫而夺形身热，色夭然白，及后下血衃，血衃笃重，是谓四逆也；寒热夺形，脉坚搏，是谓五逆也。（热病脉静，阳证得阴脉也。汗已出、脉躁盛，真阴败竭也。病泄脉宜静，而反洪大者，孤阳邪胜也。着痹破䐃身热而脉偏绝者，元有所脱也。淫而夺形身热下血衃者，精血去，而亡阴发热也。寒热夺形而脉坚搏者，脾阴大伤而真脏见也。凡此五逆者，皆阴虚之病。故《本神篇》曰：阴虚则无气，无气则死矣。是皆不可刺者也。䐃，渠允切。衃，普杯切。）

五十九、针分三气失宜为害

（《灵枢·九针十二原篇》《小针解篇》）

夫气之在脉也，邪气在上，浊气在中，清气在下。故针陷脉则邪气出，针中脉则浊气出，针大深则邪气反沉，病益（《灵枢·九针十二原篇》。邪气在上者，贼风邪气也。浊气在中者，水谷之气也。清气在下者，寒湿之气也。陷脉诸义，具如下文；但缺取清气在下之义，或有所失。）故曰皮肉筋脉各有所处，病各有所宜，各不同形，各以任其所宜。（经络疾病，各有所处，九针各不同形，故其任用，亦各有所宜也。）无实无虚，损不足而益有余，是谓甚病，病益甚。（无实者，无实实也。无虚者，无虚虚也。反而为之，不惟不治病，适所以增病。）取五脉者死，取三脉者恇，夺阴者死，夺阳者狂，针害毕矣。（五脉三脉，义如下文。恇音匡，衰残也。）

《小针解》曰：夫气之在脉也、邪气在上者，言邪气之中人也高，故邪气在上也。（此释上文之义也。伤于风者，上先受之，故凡八风寒邪之中人，其气必高而在上。）浊气在中者，言水谷皆入于胃，其精气上注于肺，浊溜于肠胃，言寒温不适，饮食不节，而病生于肠胃，故命曰浊气在中也。（水谷入胃，其清者化气，上归于肺，是为精气。若寒温失宜，饮食过度，不能运化，则必留滞肠胃之间而为病，此浊气在中也。）清气在下者，言清湿地气之中人也，必从足始，故曰清气在下也。（伤于湿者，下先受之，故凡清湿地气之中人，必在下而从足始。）针陷脉则邪气出者，取之上。（诸经孔穴，多在陷者之中，如刺禁论所谓刺缺盆中内陷之类是也。故凡欲去寒邪，须刺各经陷脉，则经气行，而邪气出，乃所以取阳邪之在上者。）针中脉则浊气出者，取之阳明合也。（阳明合穴，足三里也。刺之可以清肠胃，故能取浊气之在中者。）

针大深则邪气反沉者，言浅浮之病，不欲深刺也，深则邪气从之入，故曰反沉也。（反沉，病益深也。）皮肉筋脉各有所处者，言经络各有所主也。（皮肉筋脉，各有浅深，各有所主，以应四时之气也。）取五脉者死，言病在中，气不足，但用针尽大泻其诸阴之脉也。（五脉者，五脏五输也。病在中，气不足，而复尽泻其诸阴之脉，故必死。）取三阳之脉者，唯言尽泻三阳之气，令病患惟然不复也。（手足各有三阳，六腑脉也。六腑有六输。若不知虚实而尽泻之，令人惟然羸败，形气不可复也。）夺阴者死，言取尺之五里，五往者也。（夺阴者死，夺脏气也。尺之五里，尺泽后之五里也，手阳明经穴，禁刺者也。详见后六十一。）夺阳者狂，正言也。（正言，即如上文取三阳之谓。）

六十、用针先诊反治为害

（《灵枢·九针十二原篇》《小针解篇》）

凡将用针，必先诊脉，视气之剧易，乃可以治也。（《灵枢·九针十二原篇》）。病之虚实，不易识也，必察于脉，乃可知之。故凡将用针，必先诊脉，察知重轻，方可施治，否则未有不误而杀人者矣。）五脏之气已绝于内，而用针者反实其外，是谓重竭，重竭必死，其死也静，（脏气已绝于内，阴虚也。反实其外，误益阳也。益阳则愈损其阴，是重竭也。阴竭必死，死则静也。）治之者辄反其气，取腋与膺。（腋与膺，皆脏脉所出，气绝于内而复取之，则致气于外而阴愈竭矣。）五脏之气已绝于外，而用针者反实其内，是谓逆厥，逆厥则必死，其死也躁，（脏气已绝于外，阳虚也。反实其内，误补阴也。助阴则阳气愈竭，故致四逆而厥。逆厥必死，死必躁也。）治之者反取四末。（四末为诸阳之本，气绝于外而取其本，则阴气至而阳愈陷矣。）刺之害中而不去，则精泄，害中而去，则致气，精泄则病益甚而，致气则生为痈疡。（言中而不去，去针太迟也。不中而去，去针太早也。均足为害。此节与寒热病篇文同，但彼云不中而去则致气者是，此云害中者误也。详见前五十四。）

《小针解》曰：所谓五脏之气已绝于内者，脉口气内绝不至，（此释上文之义也。脉口浮虚，按之则无，是谓内绝不至，脏气之虚也。）反取其外之病处与阳经之合，有留针以致阳气，阳气至则内重竭，重竭则死矣，其死也无气以动，故静。（外者阳之分，阴气既虚，复留针于外以致阳气，则阴愈虚而气竭于内，无气以动，故其死也静。）所谓五脏之气已绝于外者，脉口气外绝不至，（脉口沉微，轻取则无，是谓外绝不至，阳之虚也。）反取其四末之输，有留针以致其阴气，阴气至则阳气反入，入则逆，逆则死矣，其死也阴气有余，故躁。（阳气既虚，复留针四末，以致阴气，则阳气愈竭，必病逆厥而死。阳并于阴，则阴气有余，故其死也躁。）

六十一、勿迎五里能杀生人

（《灵枢·玉版篇》《本输篇》）

黄帝曰：余以小针为细物也，夫子乃言上合之于天，下合之于地，中合之于人，余以为过针之意矣，愿闻其故（《灵枢·玉版篇》。过针之意，谓其言之若过也。）岐伯曰：何物大于天乎？夫大于针者，惟五兵者焉。五兵者，死之备也，非生之具。且夫人者，天地之镇也，其不可不参乎？夫治民者，亦唯针焉。夫针之与五兵，其孰小乎？（五兵即五刃，刀剑矛戟矢也。五兵虽大，但备杀戮之用，置之死者也。小针虽小，能疗万民之病，保其生者也。夫天地之间，唯人最重，故为天地之镇，而治人之生，则又唯针最先。盖针之为用，从阳，则上合乎天，从阴，则下合乎地，从中则变化其间而动合乎人，此针道之所以合乎三才，功非小补，较之五兵，其孰大孰小，为可知矣。）

黄帝曰：夫子之言针甚骏，以配天地，上数天文，下度地纪，内别五脏，外次六腑，经脉二十八会，尽有周纪，能杀生人不能起死者，子能反之乎？（同前篇。骏，大也。二十八会者，手足十二经左右共二十四脉，加以任督两跷，共二十八也。）岐伯曰：能杀生人，不能起死者也。黄帝曰：余闻之则为不仁，然愿闻其道，弗行于人。岐伯曰：是明道也，其必然也，其如刀剑之可以杀人，如饮酒使人醉也，虽勿诊，犹可知也。（言不善用针者，徒能杀生人，不能起死者，正如以刀剑加人则死，以酒饮人则醉，此理之必然，自不待诊，而可知者也。）黄帝曰：愿卒闻之。岐伯曰：人之所受气者谷也，谷之所注者胃也，胃者水谷气血之海也，海之所行云气者天下也，胃之所出气血者经隧也。经隧者，五脏六腑之大络也，迎而夺之而已矣。（人受气于谷，谷气自外而入，所以养胃气也。胃气由中而发，所以行谷气也。二者相根据，所归则一。故水谷入胃，化气化血，以行于经隧之中，是经隧为五脏六腑之大络也，若迎而夺之，则血气尽而胃气竭矣。隧音遂。）黄帝曰：上下有数乎？岐伯曰：迎之五里，中道而止，五至而已，五往而脏之气尽矣，故五五二十五而竭其输矣，此所谓夺其天气者也，（上下，问手足经也。五里，手阳明经穴。此节指手之五里，即经隧之要害，若迎而夺之，则脏气败绝，必致中道而止。且一脏之气，大约五至而已，针凡五往以迎之，则一脏之气已尽；若夺至二十五至，则五脏之输气，皆竭，乃杀生人，此所谓夺其天真之气也。《气穴论》曰：大禁二十五，在天府下五寸。即此之谓。）非能绝其命而倾其寿者也。（不知刺禁，所以杀人，针非绝人之命，倾人之寿者也。）黄帝曰：愿卒闻之。岐伯曰：窥门而刺之者，死于家中；入门而刺之者，死于堂上。（门，即《生气通天》等论所谓气门之门也。窥门而刺，言犹浅也，浅者害迟，故死于家中。入门而刺，言其深也，深则害速，故死于堂上。）黄帝曰：善乎方，明哉道，请着之玉版，以为重宝，传之后世，以为刺禁，令民勿敢犯也。（玉版义详脉色类十。）

阴尺动脉在五里，五输之禁也。（《灵枢·本输篇》。阴尺动脉，言阴气之所在也。《小针解》曰：夺阴者死，言取尺之五里。其义即此。五里五输之禁，详如上文。）

六十二、得气失气在十二禁

（《灵枢·终始篇》）

凡刺之法，必察其形气，形肉未脱，少气而脉又躁，躁厥者，必为缪刺之，散气可收，聚气可布。（病少气而形肉未脱，其脉躁急，其病躁而厥逆者，气虚于内，邪实于经也，当缪刺之，左病取右，右病取左。所刺在络，其用轻浅，则精气之散者，可收，邪气之聚者，可散也。）深居静处，占神往来，闭户塞牖，魂魄不散，专意一神，精气之分，毋闻人声，以收其精，必一其神，令志在针。（言刺此者，须必清必静，聚精会神，详察秋毫，令志在针，庶于虚实疑似之间，方保无误也。）浅而留之，微而浮之，以移其神，气至乃休。（用针之道，所重在气。上文言少气者，气之虚也。以气虚邪实之病而欲用针，故宜浅而留之，贵从缓也。微而浮之，惧伤内也。但欲从容以移其神耳。候其真气已至，乃止针也。）

男内女外，坚拒勿出，谨守勿内，是谓得气。（既刺之后，尤当戒慎，男子忌内，女子忌外。忌外者，坚拒勿出。忌内者，谨守勿内。则其邪气必去，正气必复，是谓得气。）凡刺之禁：新内勿刺，新刺勿内。已醉勿刺，已刺勿醉。新怒勿刺，已刺勿怒。新劳勿刺，已刺勿劳。已饱勿刺，已刺勿饱。已饥勿刺，已刺勿饥。已渴勿刺，已刺勿渴。大惊大恐，必定其气，乃刺之。乘车来者，卧而休之，如食顷乃刺之。出行来者，坐而休之，如行十里顷乃刺之。（以上连男内女外，共为十二禁。）凡此十二禁者，其脉乱气散，逆其营卫，经气不次，因而刺之，则阳病入于阴，阴病出为阳，则邪气复生，粗工勿察，是谓伐身，形体淫泆，乃消脑髓，津液不化，脱其五味，是谓失气也。（淫泆，荡散也。不知所禁，妄为刺之，则阴阳错乱，真气消亡，是谓失气也。泆音逸。）

六十三、刺禁

（《素问·刺要论》全《刺齐论》全）

黄帝问曰：愿闻刺要。（《素问·刺要论》全）。）岐伯对曰：病有浮沉，刺有浅深，各至其理，无过其道。（应浅不浅，应深不深，皆过其道也。）过之则内伤，不及则生外壅，壅则邪从之。（过于深，则伤气于内，失于浅，则致气于外，故为壅肿而邪反从之。）

浅深不得，反为大贼，内动五脏，后生大病。（贼，害也。动，伤动也。后生大病，详如下文。）故曰病有在毫毛腠理者，有在皮肤者，有在肌肉者，有在脉者，有在筋者，有在骨者，有在髓者。（此详言内外之浅深，以见用针者，当各有所取也。）

是故刺毫毛腠理无伤皮，皮伤则内动肺，肺动则秋病温疟，溯溯然寒栗。（刺毫毛腠理者，最浅者也。皮则稍深矣，皮为肺之合，皮伤则内动于肺。肺应秋，故秋病温疟，溯溯然寒栗也。溯音素。）刺皮无伤肉，肉伤则内动脾，脾动则七十二日四季之月，病腹胀烦不嗜食。（皮在外，肉在内。肉为脾之合，肉伤则内动于脾。脾土寄王于四季之末各一十八日，共为七十二日，脾气既伤，不能运化，故于辰戌丑未之月，当病胀烦不嗜食也。）刺肉无伤脉，脉伤则内动心，心动则夏病心痛。（脉在肉中，为心之合，脉伤则内动于心。心王于夏，外气伤，故夏为心痛。）刺脉无伤筋，筋伤则内动肝，肝动，则春病热而筋弛。（脉非筋也，筋合肝而王于春，筋伤，则肝气动，故于春阳发生之时，当病热证。热则筋缓，故为弛纵。）刺筋无伤骨，骨伤则内动肾，肾动则冬病胀腰痛。（筋在外，骨在内。骨合肾而王于冬，骨伤则内动于肾，故至冬时为病胀，为腰痛，以化元受伤，而腰为肾之府也。）刺骨无伤髓，髓伤，则销铄胻酸，体解㑊然不去矣。（髓为骨之充，精之属，最深者也。精髓受伤，故为干枯销铄胻酸等病。解㑊者，懈怠困弱之名，阴之虚也。阴虚则气虚，气虚则不能举动，是谓不去也。按：海论所言髓海不足者，病多类此，详经络类三十二。铄，式灼切。胻音杭。㑊音迹。）

黄帝问曰：愿闻刺浅深之分。（《素问·刺齐论》全）。岐伯对曰：刺骨者，无伤筋，刺筋者，无伤肉，刺肉者，无伤脉，刺脉者，无伤皮；刺皮者，无伤肉，刺肉者，无伤筋，刺筋者，无伤骨。（前四句言宜深者勿浅，后三句言宜浅者勿深也。义如下文。）帝曰：余未知其所谓，愿闻其解。岐伯曰：刺骨无伤筋者，针至筋而去，不及骨也。（病在骨者，直当刺骨，勿伤其筋；若针至筋分，索气而去，不及于骨，则病不在肝，攻非其过，是伤筋也。）刺筋无伤肉者，至肉而去，不及筋也。（病在筋者，直当刺筋；若针至肉分而去，不及于筋，则病不在脾，是伤肉也。）刺肉无伤脉者，至脉而去，不及肉也。（病在肉者，直宜刺肉；若刺至脉分而去，不及于肉，则病不在心，是伤脉也。）刺脉无伤皮者，至皮而去，不及脉也。
（病在脉者，直当刺脉；若针至皮分而去，不及于脉，则病不
在肺，是伤皮也。以上四节，言当深不深之为害也。）所谓刺
皮无伤肉者，病在皮中，针入皮中，无伤肉也。（刺皮过深而
中肉者，伤其脾气。）刺肉无伤筋者，过肉中筋也。（刺肉过深
而中筋者，伐其肝气。）刺筋无伤骨者，过筋中骨也。此谓之
反也。（刺筋过深而中骨者，伤其肾气。此上三节，言不当深
而深者之害，是皆所谓反也。）

六十四、刺害

（《素问·刺禁论》全）

黄帝问曰：愿闻禁数。岐伯对曰：脏有要害，不可不察，
（要害，言各有所要，亦各有所害，当详察也。）肝生于左，
（肝木王于东方，而主发生，故其气生于左。）肺藏于右，（肺
金王于西方而主收敛，故其气藏于右。）心部于表，（心火主阳
在上，故其气部于表。）肾治于里，（肾水主阴在下，故其气治
于里。）脾为之使，（脾土王于四季，主营运水谷以溉五脏，故
为之使。）胃为之市，（胃纳水谷，无物不容，故为之市。）膈
肓之上，中有父母，（膈，膈膜也。肓，心之下，膈之上也。
膈肓之上，心肺所居。心为阳中之阳，肺为阳中之阴，心主
血，肺主气，营卫于身，故称父母。）七节之旁，中有小心，
（人之脊骨共二十一节，自上而下当十四节之间，自下而上，
是为第七节。其两旁者，乃肾俞穴。其中，则命门外俞也。人
生以阳气为本，阳在上者谓之君火，君火在心，阳在下者谓之
相火，相火在命门，皆真阳之所在也，故曰七节之旁，中有小
心。）从之有福，逆之有咎。（从谓顺其气，逆谓丧其真也。上
文八者，皆人生神气之所在，顺之则福延，逆之则咎至，乃所
谓脏之要害也。）刺中心，一日死，其动为噫。（此下言刺害
也。心为五脏六腑之主，故中之者不出一日，其死最速。动，
变动也。心在气为噫，噫见，则心气绝矣。噫音伊芳。）刺中
肝，五日死，其动为语。（语，谓无故妄言也。肝在气，为语，
语见则肝绝矣。）刺中肾，六日死，其动为嚏。（《诊要经终

论》曰：中肾七日死。《四时刺逆从论》曰：其动为嚏为欠。见则肾气绝矣。）刺中肺，三日死，其动为咳。（肺在气，为咳，咳见，则肺气绝矣。《诊要经终论》曰：中肺者五日死。）刺中脾，十日死，其动为吞。（脾在气为吞，吞见则脾绝矣。《诊要经终论》曰：中脾者五日死。愚按：上文刺伤五脏，死期各有远近者，以阴阳要害之有缓急也。盖死生之道，惟阳为主，故伤于阳者，为急，伤于阴者，稍迟。心肺居于膈上，二阳脏也，心为阳中之阳，肺为阳中之阴，故心为最急而一日，肺次之而三日。肝脾肾居于膈下，三阴脏也，肝为阴中之阳，肾为阴中之阴，脾为阴中之至阴，故肝稍急而五日，肾次之而六日，脾又次之而十日。此缓急之义也。按：《诊要经终论》王氏以五行之数为注，脾言生数，肺言生数之余，肾言成数之余，心则不及言数，此其说若乎近理；然或此或彼，或言或不言，难以尽合，恐不能无勉强耳。《四时刺逆从论》之文，与本篇同，见前十九。）刺中胆，一日半死，其动为呕。（胆属少阳，乃生气所在，为六腑之一，然藏而不泻，又类乎脏，凡十一脏者，皆取决于胆，是谓中正之官，奇恒之腑，伤之者，其危极速，故本篇不及六腑，独言胆也。呕出于胃，而胆证忌之，木邪犯土，见则死矣。）刺跗上，中大脉，血出不止死。（跗上，足面也。大脉，足阳明冲阳穴，胃经之原也。胃为五脏六腑水谷气血之海，若刺之过伤，以致血出不止，则海竭气亡，必致死也。）刺面，中溜脉，不幸为盲。（溜，流也。凡血脉之通于目者，皆为溜脉。按《大惑论》曰：五脏六腑之精气，皆上注于目，而为之精。《论疾诊尺篇》曰：赤脉从上下者，太阳病；从下上者，阳明病；从外走内者，少阳病。此皆溜脉之义。刺面者不知溜脉，而误中之，伤其精气，故令人盲。）刺头，中脑户，入脑立死。（脑户，督脉穴，在枕骨上，通于脑中。脑为髓海，乃元阳精气之所聚，针入脑则真气泄，故立死。）刺舌下，中脉太过，血出不止为喑。（舌下脉者，任脉之廉泉穴，足少阴之标也。中脉太过，血出不止则伤肾，肾虚则无气，故令人喑。按《忧恚无言篇》曰：足之少阴，上系于舌，终于横骨，终于会厌。《脉解篇》曰：内夺而厥，则为喑俳，此肾虚也。然则喑本于肾，无所疑矣。）刺足下布络，中脉，血不出，为肿。（足下布络，足跗下浮浅散见之络也。邪在布络而刺中其脉，过于深矣。若血不出，气必随针而壅，故为肿也。）刺郄中大脉，令人仆，脱色。（郄，足太阳委中穴也。刺委中而中其大脉，伤阴气于阳经，故令人仆倒且脱色也。郄，隙同。仆音付。）刺气街，中脉，血不出为肿鼠仆。（气街即气冲，足阳明经穴。仆当作鼷。刺气街者，不中穴而旁中其脉，若血不出，当为肿于鼠鼷也。）刺脊间，中髓，为伛。（伛，伛偻也。刺脊太深误中髓者，伤腰背骨中之精气，故令人蜷曲不能伸也。伛，雍主切。）刺乳上，中乳房，为肿，根蚀。（乳之上下，皆足阳明脉也。乳房乃胸中气血交凑之室，故刺乳上之穴，而误中乳房，则气结不散，留而为肿，肿则必溃，且并乳根皆蚀，而难于愈也。蚀，食同。）刺缺盆，中内陷，气泄，令人喘、咳逆。（缺盆，在肩前横骨上陷者中，为五脏六腑之道。凡刺缺盆过深，中其内陷之脉，致伤脏气者，令人为喘为咳逆，盖五脏皆能动喘及为咳逆也。）刺手鱼腹，内陷，为肿。（鱼腹，手太阴经之脉。刺之太深内陷，必反致邪，而为肿也。）无刺大醉，令人气乱。（大醉，乱人气血，因而刺之，是益其乱。）无刺大怒，令人气逆。（怒本逆气，乘怒刺之，其逆益甚。）无刺大劳人，（大劳者气乏，刺之则气愈耗。）无刺新饱人，（新饱者谷气盛满，经气未定，刺之恐其易泄。）无刺大饥人，（饥人气虚，刺则愈伤其气。）无刺大渴人，（渴者液少，刺则愈亡其阴。）无刺大惊人。（惊者气怯，刺则气愈散矣。）刺阴股，中大脉，血出不止死。（阴股大脉，足太阴箕门、血海之间。血出不止，则脾气脱，故至于死。）刺客主人，内陷中脉，为内漏，为聋。（客主人，足少阳经穴。刺之太深，则内陷中脉。脓生耳底，是为内漏。伤其经气，故致聋也。）刺膝髌，出液，为跛。（髌，膝盖骨也。膝者筋之府，刺膝髌之下而出其液，则液泄筋枯，故令人跛。髌，频、牝二音。跛，补火切。）刺臂太阴脉，出血多，立死。（臂太阴，肺脉也。肺主气以行营卫，血出多而营卫绝，气散则死也。）刺足少阴脉，重虚出血，为舌难以言。（足少阴，肾脉也。少阴之脉循喉咙系舌本，肾既虚而复刺出血，是重虚也，故令舌难以言。）刺膺中，陷中肺，为喘逆仰息。（肺近膺中而误中之，则肺气上泄，故为喘为逆，仰首而息也。）刺肘中，内陷，气归之，为不屈伸。（肘中者，手太阴之尺泽、厥阴之曲泽皆是也。深刺内陷，必损其气，气泄于此，则气归之，故为不能屈伸。）刺阴股下三寸，内陷，令人遗溺。（阴股之脉，足三阴也，皆上聚于阴器；惟少阴之在股间者，有经无穴。其在气冲下三寸者，足厥阴之五里也，主治肠中热满不得溺。若刺深内陷，令人遗溺不禁，当是此穴。然厥阴之阴包，阳明之箕门，皆治遗溺；若刺之太深，则溺反不止矣。）

刺腋下胁间，内陷，令人咳。（腋下胁间，肺所居也。若刺深内陷，中其肺脏，故令人咳。）刺少腹，中膀胱溺出，令人少腹满。（刺中膀胱，则胞气泄，故溺出于外而为小腹满。）刺踹肠，内陷，为肿。（踹肠，足肚也。肉浓气深，不易行散，故刺而内陷则为肿。）刺匡上，陷骨中脉，为漏为盲。（匡，眼匡也。目者宗脉之所聚，刺匡上而深陷骨间，中其目系之脉，则流泪不止而为漏，视无所见而为盲也。）刺关节中，液出，不得屈伸。（腰脊者，身之大关节也。手肘足膝者，四肢之关节也。诸筋者皆属于节，液出则筋枯，故为不得屈伸。）

二十三卷　运气类

一、六六九九以正天度而岁气立

（《素问·六节藏象论》）

黄帝问曰：余闻天以六六之节，以成一岁，人以九九制会，计人亦有三百六十五节，以为天地久矣，不知其所谓也。（天有上下四方，是为六合，地有正隅中外，是为九宫，此乾坤合一之大数也，凡寰中物理，莫不由之。故节以六六，而成岁，人因九九，以制会。且人有三百六十五节，正以合天之度数，复有九岁以应地之九野，此其所以为天地人也。六六九九，义如下文。）

岐伯对曰：昭乎哉问也！请遂言之。夫六六之节、九九制会者，所以正天之度、气之数也。（六六之节，谓如天地合数则花甲生焉，花甲一周凡六十日，而所包天干各六，是一周之六六也。一岁之数三百六十日，而所包甲子凡六周，三阴三阳凡六气，是一岁之六六也。九九制会者，天有四方，方各九十度有奇而制其会。岁有四季，季各九十日有奇而制其会。以至地有九野，人有九藏，皆应此数。故黄钟之数生于九，而律度量衡准绳规矩之道，无不由之。夫有气则有度，有度则有数，天度由此而正，气数由此而定，而裁制其会通之妙者，则在乎人，其为功也亦大矣，故首节曰人以九九制会也。又一九义详脉色类五。）

天度者，所以制日月之行也。气数者，所以纪化生之用也。（制，节也，正也。纪，记也。太虚廖廓，本不可测；所可测者，赖列宿周旋，附于天体，有宿度则天道昭然，而七政之迟疾有节，是所以制日月之行也。气数无形，本不易察；所可察者，在阴阳往来，见于节序，有节序则时令相承，而万物之消长有期，乃所以纪化生之用也。）天为阳，地为阴；日为阳，月为阴。（天包地外，地居天中，天动地静，干健坤顺，故天为阳，地为阴。火之精为日，水之精为月，故日为阳，月为阴。）行有分纪，（凡天地日月之营运，各有所纪。天象正圆，周旋不息。天体倚北，北高南下，南北二极，居其两端，乃其枢轴不动之处也。天有黄赤二道。赤道者，当两极之中，横络天腰，中半之界也。赤道之北为内郭，北极居之；赤道之南为外郭，南极居之。日月循天营运，各有其道，日行之道，是为黄道。黄道之行，春分后行赤道之北，秋分后行赤道之南。月行之道有九，与日不同。九道者，黑道二，出黄道北；赤道二，出黄道南；白道二，出黄道西；青道二，出黄道东。故立春春分，月东从青道；立秋秋分，月西从白道；立冬冬至，月北从黑道；立夏夏至，月南从赤道。此亦云赤道者，以五方五色言，又非天腹赤道之谓也。凡此青黑白赤道各二，并黄道而为九。盖黄为土之正色，位居中央，亦曰中道。班固天文志曰：日之所由，谓之黄道是也。凡节序之分，以日为主，日则随天而行。邵子曰：夏则日随斗而北，冬则日随斗而南。太玄曰：一北而万物生，一南而万物死。刘昭曰：日行北陆谓冬，西陆谓春，南陆谓夏，东陆谓秋。夫以南北为夏冬者是也，以西陆为春、东陆为秋者，何也？盖天地之道，子午为经，卯酉为纬。一岁之气，始于冬至，一阳在子，为天日之会。由是斗建随天左旋以行于东方，日月挨宫右退以会于西宿。故仲冬斗建在子，则日月会于星纪，斗宿丑宫也。季冬斗建在丑，则日月会于玄枵，女宿子宫也。此所以日行北陆谓冬也。又由是则斗建自东北顺而南，日月自西北逆而南，故孟春斗建在寅，则日月会于娵訾，室宿亥宫也。仲春斗建在卯，则日月会于降娄，奎宿戌宫也。季春斗建在辰，则日月会于大梁，胃宿酉宫也。是皆以西纬东，此所以日行西陆谓春也。又由是则斗建自东南顺而西，日月自西南逆而东，故孟夏斗建在巳，则日月会于实沉，毕宿申宫也。仲夏斗建在午，则日月会于鹑首，井宿未宫也。季夏斗建在未，则日月会于鹑火，柳宿午宫也。此所以日行南陆谓夏也。又由是则斗建自西南顺而北，日月自东南逆而北，故孟秋斗建在申，则日月会于鹑尾，翼宿巳宫也。仲秋斗建在酉，则日月会于寿星，角宿辰宫也。季秋斗建在戌，则日月会于大火，房宿卯宫也。是皆以东纬西，此所以日行东陆谓秋也。以至孟冬斗建在亥，则日月会于析木，尾宿寅宫，而复交乎冬至。故春不在东，而在西，秋不在西，而在东也。由此观之，则天运本顺而左旋，日月似逆而右转，故星家以七政为右行。殊不知日月五星皆循天左行，其所以似右者，乃日不及天，月不及日，并五星之退度耳。故天之与日，正会于子半之中，是为一岁之首，即冬至节也。自子半之后，则天渐余而东，日渐缩而西，而时序节令从兹更改矣。五星之行，亦各有度。如木曰岁星，其行一年一宫，十二年一周天。火曰荧惑，其行六十一日有零过一宫，七百四十日一周天。土曰镇星，其行二十八月过一宫，二十八年一周天。金曰太白，其行一月一宫，一岁一周天。水曰辰星，常随太阳而行，然或前或后，不出三十度之外，亦一月一宫，一岁一周天。凡此五星，皆所以佐日月而循序如纬者也。此行有分纪之谓。)

　　周有道理。(按浑天说曰：天地之体，状如鸟卵，天包地外，犹壳裹黄，其形体混然，周旋无已，故曰混天。然则周天之度，何从考正？乃于日行之数，有以见之。日之行度，不及于天，故以每日所短之数，纪为一度，凡行三百六十五日又四分日之一，竟天一周，复会于旧宿之处，故纪天为三百六十五度又四分度之一，而周天二十八宿均此数焉。其行则自东而升，自西而降。安定胡氏曰：人一呼一吸为一息，一息之间，大约天行八十里。凡人昼夜呼吸，总计一万三千五百息，以八十里之数因之，共得一百八万里。考之洛书甄曜度及春秋考异邮，皆云周天一百七万一千里，其大概亦不相远，此周天围圆之数也。以三百六十五度四分度之一分之，则每度得二千九百三十二里，又千四百六十一分里之三百四十八。以围三径一言之，则周天上下四旁，直径三十五万七千里。地面去天，又减此之半，而三光出入乎其中，此周有道理之谓。)

　　日行一度，月行十三度而有奇焉，故大小月三百六十五日而成岁，(日行一度、月行十三度者，言日月之退度也。日月循天营运，俱自东而西，天行速，日行迟，月行又迟。天体至圆，绕地左旋，常一日一周而过日一度。日行迟，亦一日绕地一周，而比天少行一度。凡积三百六十五日又二十五刻，仍至旧处，而与天会，是为一岁，此日行之数也，故曰日行一度。月行又迟，亦一日绕地一周，而比天少十三度又十九分度之七，积二十七日半有奇而与天会，是为一月，此月行之数也，故曰月行十三度，而有奇焉。然于正度之外，阳气尚盈，阴气常缩，是为盈缩，气有盈缩，故月有大小。盈者气盈，天之数也。缩者朔虚，日月之数也。凡月有三十日，岁有十二月，是一岁之数，当以三百六十日为常。然天之气盈，每于过日一度之外，仍盈十三分七厘八丝三忽有奇，积三百六十日，共得四千九百三十五分，以日法九百四十分，为一日除之，合盈五日又二百三十五分，其合于刻数，则为二十五刻零。此一岁三百六十日之外，天行过日之数也。月之朔虚，一日常不及日十二度十九分度之七，积二十九日又九百四十分日之四百九十九，其合于刻数，则为五十三刻零，而与日会。是每月常虚四百四十一分，积十二个月，共得五千二百九十二分，以日法九百四十分为一日除之，则每岁合虚五日又五百九十二分，其合于刻数，则为六十三刻零，故一岁日数，止实得三百五十四日又三十七刻。以成数为言，则一岁约少六日，是当六大六小矣，此一岁月不及日之数也。故朱子曰：气言则三百六十五日，朔言则三百五十四日，举气盈朔虚之中数言，则三百六十日。尧典举成数言，故曰三百六十六日也。此大小月三百六十五日而成岁之谓。）

　　积气余而盈闰矣。（积气余者，岁气余分之积而成闰也。一岁之日，以三百六十为常数，而月少于日，故每年止三百五十四日又三十七刻，而十二晦朔尽矣。是周岁月不及日者，凡五日又六十三刻为朔虚。日又少于天，故周天之数，共三百六十五度四分度之一，是周岁天多于日者，凡五日又二十五刻为气盈。合气盈朔虚，共得十日零八十八刻，此一岁气余之数，而闰生焉。故以三岁而计，则得三十二日又六十四刻，是一闰而有余。以五岁而计，则得五十四日又四十刻，是再闰而不足。故以十九年而计，则得二百六日又七十二刻，以月法二十九日零五十三刻除之，正得七个月不差时刻。此所以十九年而七闰，则气朔分齐，是谓一章。大约三十二个月有奇置一闰，虽不尽同，亦不相远。故三年不置闰，则春之一月入于夏，子之一月入于丑。积之之久，至于三失闰则春季皆为夏，十二失闰则子年皆为丑，寒暑反易，岁时变乱，农桑庶务，全失其时矣。故以余日置闰于其间，然后岁气不差，四时得成，而众功皆立也。）

　　立端于始，（端，首也。始，初也。天地有气运，气运有元首，元首立而始终正矣。天有其端，北极是也。气有其端，子半是也。节有其端，冬至是也。故立天之端而宿度见，立气之端而辰次见，立节之端而时候见。如周正建子，为天统，商正建丑，为地统，夏正建寅，为人统，皆所以立岁首而授民以时也，即立端于始之义。）

　　表正于中，（表，识记也。正者，正其子午。中者，中其四方。盖天道玄远，窥测不易，虽立端以察其始，尚不足以探其微，故又立表以正其中也。如周公营洛置五表，颖川阳城居中表，其度景处，古迹犹存。中表南千里置一表，北千里置一表，东西亦然，此正日景以求地中也。考之周礼曰：大司空之职，立土圭之法，测土深，正日景，以求地中。日南则景短多暑，日北，则景长多寒，日东，则景夕多风，日西，则景朝多阴。此在郑康成固有注疏，但亦未甚明悉。朱子曰：今人都不识土圭，康成亦误。圭尺是量表景底尺，长一尺五寸，以玉为之是也。按古制土圭之长，尺有五寸，而测景之表，其长八尺。立表以测景，用圭以量景，而天地之中，气候之序，于斯乎正矣。详求其法，盖以天体混圆，半复地上，半在地下。其上下二端，谓之二极，北极出地三十六度，南极入地三十六度，两极相去一百八十二度半有奇。两极之中，横络天腰者，是为赤道，其去两极，各九十一度有奇。日行之道，是为黄道，由赤道内外周行各半。其入于赤道之内，最近者，日行于参九度之间，在赤道之北二十四度，其去北极六十七度少强，是为夏至日行之道，去极最近，其景最短，故立八尺之表，而景唯一尺五寸，此以地在日中之南，时当阳极，故曰日南则景短多暑也。斯时也，黄道在参宿度中，出寅末，入戌初。凡昼行地上者，二百一十九度强，故昼长；夜行地下一百四十六度强，故夜短也。其出于赤道之外，最远者，日行于箕四度之间，在赤道之南二十四度，其去北极一百一十五度有奇，是为冬至日行之道，去极最远，其景最长，故以八尺之表，而景长一丈三尺，此以地在日中之北，时当阴极，故曰日北则景长多寒也。斯时也，黄道在箕宿度中，出辰初，入申末。凡昼行地上者一百四十六度强，故昼短；夜行地下二百一十九度强，故夜长也。其黄道交行于赤道之间者，是为日行之中道。春分日黄赤二道交于西北壁三度，秋分日交于东南翼十七度，各去极九十一度有奇，此度在南北远近之中，故景居二至长短之半，而寒热匀也。斯时也，黄道出卯中，入酉中，日行地上地下各一百八十二度有奇，而昼夜平也。所谓日东则景夕多风者，言地在日中之东，则日甫中而景已如夕，是地偏于左而东方木气多风也。所谓日西则景朝多阴者，言地在日中之西，则日已中而景犹如朝，是地偏于右而西方金气多阴也。所谓日至之景、尺有五寸、谓之地中者，言夏至为一岁之中，日在中天，其景最短，故景唯一尺五寸与土圭之长正相合处，此便是地之中，亦所以见岁之中也。故嵩高正当天之中。极南五十五度，当嵩高之上。又其南十二度，为夏至之日道。又其南二十四度，为春秋分之日道，即赤道也。又其南二十四度，为冬至之日道，南下去地，三十一度而已。是夏至日去北极六十七度，春秋分日去北极九十一度，冬至日去北极一百一十五度，乃其大数。此天地之所合也，四时之所交也，风雨之所会也，阴阳之所和也。故邵子曰：天地之本，其起于中乎。天之中何在？曰：在辰极。地之中何在？曰：在嵩山。惟天以辰极为中，故可以起历数而推节候；惟地以嵩山为中，故可以定方隅，而均道里。子午其天地之中乎。冬至阳生子，夜半时加子，所以干始于坎而终于离，此南北二极独为天枢而不动也。夏至阴生午，天中日在午，所以坤始于离而终于坎，此冬夏二至，一在南，一在北，而不可移也。惟天地之中，一定不易，是以圣人者出，处玑衡以观大运，据会要以察方来，皆自此而得之，是所谓表正于中也。）

推余于终，而天度毕矣。（推余于终，即上文气余盈闰之义。盖欲求天道者，不立其端则纲领不得，不正其中则前后不明，不推其余则气候不正，凡此三者缺一不可，知乎此，则天度之道毕矣。推音吹。）

帝曰：余已闻天度矣，愿闻气数，何以合之？岐伯曰：天以六六为节，地以九九制会。（六六九九义见前。）天有十日，（十者成数之极，天地之至数也。天有十日，如一月之数凡三十，一岁之数凡三百六十，皆以十为制也。故大挠察其象，作十干以纪之曰：甲乙丙丁戊己庚辛壬癸。）日六竟而周甲，甲六复而终岁，三百六十日法也。（竟，尽也。十干六竟，则六十日也，是为花甲一周。甲复六周，则六六三百六十也，是为一岁日法之常数，而气盈朔虚不与焉，故云日法也。）

夫自古通天者，生之本，本于阴阳，其气九州九窍，皆通乎天气。（凡自古有生之物，皆出天元之气，虽形假地生，而命惟天赋，故《宝命全角论》曰：人生于地，悬命于天，此通天之谓也。然通天之本，本于阴阳，故《四气调神论》曰：阴阳四时者，万物之终始也，死生之本也。至若在地而有九州，在人而有九窍，又孰非通于天气而本于阴阳者乎？）

故其生五，其气三，（自阴阳以化五行，而万物之生莫不由之，故曰其生五。然五行皆本于阴阳，而阴阳之气各有其三，是谓三阴三阳，故曰其气三。夫生五气三者，即运五气六之义，不言六而言三者，合阴阳而言也。一曰：五运之气，各有太过不及平气之化，故五常政大论有三气之纪者即此。其义亦通。按：王氏以三为三元，谓天气地气运气也。然观下文云：三而成天，三而成地，三而成人。是天气地气运气者亦由三而成，则三元之义又若居其次矣。此上二节与生气通天论同，见疾病类五。）

三而成天，三而成地，三而成人，（天者天之气，司天是也。地者地之气，在泉是也。上下之间，气交之中，人之居也。天地人之气皆有三阴三阳，故曰三而成天，三而成地，三而成人。此下三节，与三部九候论同，但彼以上中下三部为言，与此稍异，详脉色类五。）三而三之，合则为九，九分为九野，九野为九藏，（三而三之，合则为九，正以见阴阳之变。故地之九野，人之九藏，皆相应者如此。九野，九州之野。九藏，义如下文。）

故形藏四，神藏五，合为九藏以应之也。（形藏四者：一头角，二耳目，三口齿，四胸中也。出三部九候论。神藏五者；肝藏魂，心藏神，肺藏魄，脾藏意，肾藏志也。出宣明五气篇及九针论。）

帝曰：余已闻六六九九之会也，夫子言积气盈闰，愿闻何谓气？请夫子发蒙解惑焉。（蒙者，蒙昧于目。惑者，疑惑于心也。）岐伯曰：此上帝所秘，先师传之也。（上帝，上古圣帝也。先师，岐伯之师，僦贷季也。僦，将秀切。）帝曰：请遂闻之。岐伯曰：五日谓之候，（天地之气，五行而已。日行天之五度，则五日也。日有十二时，五日则六十时，是甲子一

中华藏书

黄帝内经·最新整理珍藏版

中国书店

周，五行毕而气候易矣，故五日谓之候，而一岁三百六十日，共成七十二候也。）

三候谓之气，（气，节也。岁有二十四节，亦曰二十四气。一气统十五日二时五刻有奇，故三候谓之气。）六气谓之时，（岁有四时，亦曰四季。时各九十一日有奇，积六气而成也，故谓之时。按：此乃一季之六节，亦曰六气，非一岁三阴三阳之六气各得六十者之谓，盖彼为大六气，此为小六气也。）

四时谓之岁，而各从其主治焉。（积四九而成三百六十日，故四时谓之岁。岁易时更，故各有所主之气，以为时之治令焉。）五运相袭，而皆治之，终期之日，周而复始，时立气布，如环无端，候亦同法。（五运，即五行也。袭，承也。治，主也。此承上文而言岁时气候皆五运相承，各治其时，以终期岁之日。故时立则气布，如春气主木，夏气主火，长夏气主土，秋气主金，冬气主水，周而复始，如环无端也。不惟周岁之气为然，即五日为候，而气亦迭更，故云候亦同法。）故曰：不知年之所加，气之盛衰，虚实之所起，不可以为工矣。）

（年之所加，如天元纪、气交变、五营运、五常政、六微旨、六元正纪，至真要等论所载五运六气之类是也。天运有盛衰，则人气有虚实，医不知此，焉得为工？工者精良之称，故本经屡及此字，诚重之也，非后世工技之工之谓。此数句又出官针篇，详针刺类六。））

二、气淫气迫求其治也

（《素问·六节藏象论》）

帝曰：五运之始，如环无端，其太过不及何如？岐伯曰：五气更立，各有所盛，盛虚之变，此其常也。（太过不及，即盛虚之变，但五运更立，则变有不同耳。）帝曰：平气何如？岐伯曰：无过者也。（过，过失之谓，凡太过不及，皆为过也。）帝曰：太过不及？奈何？岐伯曰：在经有也。（经，即本经气交变、五常政等论，见后第十及十三章。）

帝曰：何谓所胜？岐伯曰：春胜长夏，长夏胜冬，冬胜夏，夏胜秋，秋胜春，所谓得五行时之胜，各以气命其脏。

（所胜，五气互有所胜也。春应木，木胜土。长夏应土，土胜水。冬应水，水胜火。夏应火，火胜金。秋应金，金胜木。故曰五行时之胜。所谓长夏者，六月也，土生于火，长在夏中，万物盛长，故云长夏。不惟四时之胜如此，人之五脏亦然，如肝应木而胜脾，脾应土而胜肾，肾应水而胜心，心应火而胜肺，肺应金而胜肝，故曰以气命其脏。命者天之所畀也。春胜长夏五句，与金匮真言论同，详疾病类二十七。）

帝曰：何以知其胜？岐伯曰：求其至也，皆归始春。（至，气至也，如春则暖气至、夏则热气至者是也，即天元纪等论所谓至数之义也。始春者，谓立春之日，如《六元正纪大论》曰：常以正月朔日平旦视之，睹其位而知其所在矣。盖春为四时之首，元旦为岁度之首，故可以候一岁盛衰之气。一曰：在春前十五日，当大寒节为初气之始亦是。）

未至而至，此谓太过，则薄所不胜而乘所胜也，命曰气淫。（未至而至，谓时未至而气先至，此太过也。太过则薄所不胜而乘所胜者，凡五行之气，克我者为所不胜，我克者为所胜，假如木气有余，金不能制而木反侮金，薄所不胜也。木盛而土受其克，乘所胜也。故命曰气淫。淫者，恃己之强而肆为淫虐也。余太过之气皆同。按：此下旧有不分邪僻内生工不能禁十字，乃下文之辞，误重于此，今删去之。）

至而不至，此谓不及，则所胜妄行，而所生受病，所不胜薄之也，命曰气迫。所谓求其至者，气至之时也。（至而不至，谓时已至而气不至，此不及也。不及，则所胜者妄行，所生者受病，所不胜者薄之。所生者，生我者也。如木不及则土无畏，所胜妄行也。土妄行则水受克，所生受病也。金因木衰而侮之，所不胜薄之也。故命曰气迫。迫者，因此不及而受彼侵迫也，余不及之气皆同。按：《五营运大论》曰：主岁何如？曰：气有余，则制己所胜而侮所不胜；其不及，则己所不胜侮而乘之，己所胜轻而侮之。与此二节义同。上二节先至后至之义，又详本类后十八。）

谨候其时，气可与期，失时反候，五治不分，邪僻内生，工不能禁也。（候其时者，候四时六气之所主也。知其时，则气之至与不至，可得其期矣。若不知之而失其时、反其候，则五运之治，盛衰不分，其有邪僻内生，病及于人者，虽称为工，莫能禁之，由其不知时气也。如《阴阳应象大论》曰：故治不法天之纪，不用地之理，则灾害至矣。正此之谓。）

帝曰：有不袭乎？（言五行之气，亦有行无常候，不相承袭者否？）岐伯曰：苍天之气，不得无常也。气之不袭，是谓非常，非常则变矣。（苍天者，天象之总称也。不得无常，言天地之正化也。气之不袭，是谓非常，言天地之邪化也。邪则为变，变则为病矣。）

帝曰：非常而变奈何？岐伯曰：变至则病，所胜则微，所不胜则甚，因而重感于邪则死矣。（所胜则微，如木受土邪、土受水邪之类，我克者为微邪也。所不胜则甚，如土受木邪、火受水邪之类，克我者为贼邪也。贼邪既甚，而复重感之，则不免于死矣。时气脏气皆然。）故非其时则微，当其时则甚也。（邪不得令，非其时也，故为病微。邪气得令，当其时也，故为病甚。所胜所不胜皆同。））

三、天元纪

（《素问·天元纪大论》全）

黄帝问曰：天有五行，御五位，以生寒暑燥湿风，人有五脏，化五气，以生喜怒思忧恐。（御，临御也。位，方位也。化，生化也。天有五行，以临五位，故东方生风，木也；南方生暑，火也；中央生湿，土也；西方生燥，金也；北方生寒，水也。人有五脏，以化五气，故心化火，其志喜；肝化木，其志怒；脾化土，其志思；肺化金，其志忧；肾化水，其志恐，而天人相应也。《阴阳应象大论》思作悲，见阴阳类一，又详见疾病类二十六。）论言五运相袭而皆治之，终期之日，周而复始，余已知之矣，愿闻其与三阴三阳之候奈何合之？（论，即前六节藏象论也。终期之日，周而复始，谓期年一周而复始也。三阴三阳，六气也。言气有五运，复有六气，五六不侔，其将何以合之？）

鬼臾区稽首再拜对曰：昭乎哉问也。夫五运阴阳者，天地之道也，万物之纲纪，变化之父母，生杀之本始，神明之府也，可不通乎?!（此数句与《阴阳应象大论》同，但此多五运二字，详注见阴阳类一。）故物生谓之化，（万物之生，皆阴阳之气化也。）物极谓之变，（盛极必衰，衰极复盛，故物极者必变。《六微旨大论》曰：物之生从乎化，物之极由乎变，变化之相薄，成败之所由也。《五常政大论》曰：气始而生化，气散而有形，气布而蕃育，气终而象变。）阴阳不测谓之神，（莫之为而为者，谓之不测，故曰神。此以天道言也。）神用无方谓之圣。（神之为用，变化不测，故曰无方。无方者，大而化之之称。《南华天运篇》曰：无方之传，应物而不穷者也。故谓之圣。此以人道言也。）

夫变化之为用也，（用，功用也。天地阴阳之道，有体有用。阴阳者，变化之体；变化者，阴阳之用。此下乃承上文而发明神用之道也。）在天为玄，（玄，深远也。天道无穷，故在天为玄。）在人为道，（道，众妙之称。惟人能用之，故在人为道。）在地为化，（化，化生也。物之生息出乎地，故在地为化。）化生五味，（由化以生物，有物则有味，故化生五味，出乎地也。）道生智，（有道则有为，有为则有智，故道生智，存乎人也。）玄生神。（玄远则不测，不测则神存，故玄生神，本乎天也。）神在天为风，在地为木；（此以下皆言神化之为用也。神以气言，故在天之无形者，为风，则在地之成形者，为木，风与木同气，东方之化也。余仿此。）在天为热，在地为火；（热与火同气，南方之化也。）在天为湿，在地为土；（湿与土同气，中央之化也。）在天为燥，在地为金；（燥与金同气，西方之化也。）在天为寒，在地为水。（寒与水同气，北方之化也。自在天为玄至此，与《五营运大论》同，见藏象类六。）故在天为气，在地成形，（气即上文之风热湿燥寒，形即上文之木火土金水，此举五行之大者言，以见万物之生，亦莫不质具于地而气行乎天也。）形气相感而化生万物矣。（形，阴也。气，阳也。形气相感，阴阳合也，合则化生万物矣。故《宝命全角论》曰：天地合气，命之曰人。正此义也。）

然天地者，万物之上下也。（天复之，故在上。地载之，故在下。若以司天在泉言，则亦为上下也。）左右者，阴阳之道路也。（左为阳主升，故阳道南行。右为阴主降，故阴道北行。是为阴阳之道路。如司天在泉之左右四问，亦其义也。）水火者，阴阳之征兆也。（征，证也。兆，见也。阴阳之征，见于水火；水火之用，见于寒暑。所以阴阳之往复，寒暑彰其兆，即此谓也。上数句，与《阴阳应象大论》稍同，见阴阳类一。）金木者，生成之终始也。（金主秋，其气收敛而成万物；木主春，其气发扬而生万物，故为生成之终始。按：上文水火金木，乃五行之四，各有其用，独不言土，何也？盖土德居中，凡此四者，一无土之不可，故兼四气之用而寄王于四季，是以不可列言也。）气有多少，形有盛衰，上下相召而损益彰矣。（在天之气有多少，故阴阳有三等之分。在地之形有盛衰，故五行有太少之异。上下相召，即形气相感之谓。盖天气下降，气流于地，地气上升，气腾于天，升降相因，则气运太过不及胜复微甚之变而损益彰矣。本类诸篇所言者，皆发明损益之义，当详察也。）

帝曰：愿闻五运之主时也，何如？（主四时之令也。）鬼臾区曰：五气营运，各终期日，非独主时也。（各终期日，谓五运各主期年以终其日，如甲己之岁、土运统之之类是也，非独主四时而已。）帝曰：请闻其所谓也。鬼臾区曰：臣积考太始天元册文曰：太虚廖廓，肇基化元，（太始天元册文，盖太古之文，所以纪天元者也。太虚，即周子所谓无极，张子所谓由太虚有天之名也。廖廓，空而无际之谓。肇，始也。基，立也。化元，造化之本原也。廓，苦郭切。肇音赵。）万物资始，五运终天，（资始者，万物借化元而始生。终天者，五行终天运，而无已也。）布气真灵，总统坤元，（布者，布天元之气，无所不至也。气有真气，化几是也。物有灵明，良知是也。虽万物形气禀乎天地，然地亦天中之物，故易曰：大哉干元，万物资始，乃统天。至哉坤元，万物资生，乃顺承天。又曰：成象之谓干，效法之为坤。然则坤之元，不外乎干之元也，故曰总统坤元。）九星悬朗，七曜周旋，（九星者：天蓬一，天芮二，天冲三，天辅四，天禽五，天心六，天任七，天柱八，天英九也。见补遗本病论，及详九宫星野图，今奇门阴阳家皆用之。七曜，日月五星也，舜典谓之七政。七者如纬，运行于天，有迟有速，有顺有逆，故曰周旋。）曰阴曰阳，曰柔曰刚，（阴阳者，天道也。柔刚者，地道也。易系曰：立天之道，曰阴与阳；立地之道，曰柔与刚。邵子曰：天之大，阴阳尽之；地之大，刚柔尽之。故天道资始，阴阳而已；地道资生，刚柔而已。然刚即阳之道，柔即阴之道，故又曰动静有常，刚柔断矣。此又以阴阳刚柔，合天地而总言之也。））

幽显既位，寒暑弛张，（阳主昼，阴主夜，一日之幽显也。自晦而朔，自弦而望，一月之幽显也。春夏主阳而生长，秋冬主阴而收藏，一岁之幽显也。幽显既定其位，寒暑从而弛张矣。弛张，往来也。）生生化化，品物咸章。（易曰：云行雨施，品物流形。又曰：天地，万物化醇。此所以生生不息，化化无穷，而品物咸章矣。章，昭也。）臣斯十世，此之谓也。（言传习之久，凡十世于兹者，此道之谓也。已上诸义，当与阴阳类诸章参看。）

帝曰：善。何谓气有多少，形有盛衰？鬼臾区曰：阴阳之气，各有多少，故曰三阴三阳也。形有盛衰，谓五行之治，各有太过不及也。（此以下皆明形气之盛衰也。阴阳之气各有多少，故厥阴为一阴，少阴为二阴，太阴为三阴，少阳为一阳，阳明为二阳，太阳为三阳也。形有盛衰，如木有太少角，火有太少征，土有太少宫，金有太少商，水有太少羽，此五行之治，各有太过不及也。）故其始也，有余而往，不足随之，不足而往，有余从之，（此气运迭，为消长也。始，先也。随，后也。以六十年之常而言，如甲往则乙来，甲为太宫，乙为少商，此有余而往，不足随之也。乙往则丙来，乙为少商，丙为太羽，此不足而往，有余从之也。岁候皆然。以盈虚之胜负言，如火炎者，水必涸，水盛者，火必灭，阴衰者，阳凑之，阳衰者，阴凑之，皆先往后随之义也。盖气运之消长，有盛必有衰，有胜必有复，往来相因，强弱相加，而变由作矣。）

知迎知随，气可与期。（迎者，迎其至也。随者，随其去也。如时令有盛衰，则候至有迟速，至与不至，必先知之，是知迎也。气运有胜复，胜微者复微，胜甚者复甚，其微其甚，必先知之，是知随也。知迎知随，则岁气可期，而天和可自保矣。）应天为天符，承岁为岁直，三合为治。（符，合也。承，下奉上也。直，会也。应天为天符，如丁巳丁亥，木气合也；戊寅戊申戊子戊午，火气合也；己丑己未，土气合也；乙卯乙酉，金气合也；丙辰丙戌，水气合也。此十二年者，中运与司天同气，故曰天符。承岁为岁直，如丁卯之岁，木承木也；戊午之岁，火承火也；乙酉之岁，金承金也；丙子之岁，水承水也；甲辰甲戌己丑己未之岁，土承土也。此以年支与岁，同气相承，故曰岁直，即岁会也。然不分阳年阴年，但取四正之年，为四直承岁，如子午卯酉是也。惟土无定位，寄王于四季之末，各一十八日有奇，则通论承岁，如辰戌丑未是也，共计八年。三合为治，言天气运气年辰也，凡天符岁会之类，皆不外此三者。若上中下三气俱合，乃为太一天符，如乙酉岁金气三合，戊午岁火气三合，己丑己未岁土气三合者是也，共四年。）

帝曰：上下相召奈何？（此以下皆明上下相召也。）鬼臾区曰：寒暑燥湿风火，天之阴阳也，三阴三阳上奉之。（寒暑燥湿风火，六气化于天者也，故为天之阴阳。三阴三阳上奉之，谓厥阴奉风气，少阴奉火气，太阴奉湿气，此三阴也。少阳奉暑气，阳明奉燥气，太阳奉寒气，此三阳也。）木火土金水火，地之阴阳也，生长化收藏下应之。（木火土金水火，五行成于地者也，故为地之阴阳。生长化收藏下应之，谓木应生，火应长，土应化，金应收，水应藏也。按：上文神在天为风等十句，其在天者，止言风热湿燥寒，在地者，止言木火土金水；而此二节乃言寒暑燥湿风火，木火土金水火。盖以在天之热，分为暑火而为六，在地之火，分为君相而为六，此因五行以化六气，而所以有三阴三阳之分也。二火义如下文。）天以阳生阴长，地以阳杀阴藏。（天为阳，阳主升，升则向生，故天以阳生阴长，阳中有阴也。地为阴，阴主降，降则向死，故地以阳杀阴藏，阴中有阳也。以藏气纪之，其征可见。如上半年为阳，阳升于上，天气治之，故春生夏长；下半年为阴，阴降于下，地气治之，故秋收冬藏也。此节详义，又见阴阳类一。)

天有阴阳，地亦有阴阳，故阳中有阴，阴中有阳。(天本阳也，然阳中有阴；地本阴也，然阴中有阳。此阴阳互藏之道，如坎中有奇、离中有偶、水之内明、水之内暗皆是也。惟阳中有阴，故天气得以下降。阴中有阳，故地气得以上升。此即上下相召之本。地亦有阴阳下，原有木火土金水火地之阴阳也生长化收藏，共十六字，衍文也，今去之。)所以欲知天地之阴阳者，应天之气，动而不息，故五岁而右迁；应地之气，静而守位，故六期而环会。(应天之气，五行之应天干也。动而不息，以天加地，而六甲周旋也。五岁而右迁，天干之应也，即下文甲己之岁、土运统之之类是也。盖甲乙丙丁戊，竟五运之一周，己庚辛壬癸，又五运之一周，甲右迁而己来，己在迁而甲来，故五岁而右迁也。应地之气，六气之应地支也。静而守位，以地承天而地支不动也。六期而环会，地支之周也，即下文子午之岁、上见少阴之类是也。盖子丑寅卯辰巳，终六气之一备，午未申酉戌亥，又六气之一备，终而复始，故六期而环会。)动静相召，上下相临，阴阳相错，而变由生也。(动以应天，静以应地，故曰动静，曰上下，无非言天地之合气，皆所以结上文相召之义。)

帝曰：上下周纪，其有数乎？鬼臾区曰：天以六为节，地以五为制。(天数五而五阴五阳，故为十干。地数六而六阴六阳，故为十二支。然天干之五，必得地支之六，以为节；地支之六，必得天干之五，以为制。而后六甲成，岁气备。又如子午之上为君火，丑未之上为湿土，寅申之上为相火，卯酉之上为燥金，辰戌之上为寒水，巳亥之上为风木，是六气之在天，而以地支之六为节也。甲己为土运，乙庚为金运，丙辛为水运，丁壬为木运，戊癸为火运，是五行之在地，而以天干之五为制也。此以地支而应天之六气，以天干而合地之五行，正其上下相召，以合五六之数也。)周天气者，六期为一备；终地纪者，五岁为一周。(天之六气，各治一岁，故六期为一备。地之五行，亦各治一岁，故五岁为一周。一曰：当以周天气者六为句，终地纪者五为句，亦通。谓一岁六气，各主一步，步各六十日，六六三百六十日，是周天气者六也，故期为一备。一岁五行，各主一运，运七十二日，五七三百五十，二五一十，亦三百六十日，是终地纪者五也，故岁为一周。此以一岁之五六为言，以合下文一纪一周之数，尤见亲切。）

君火以明，相火以位。（此明天之六气，惟火有二之义也。君者上也，相者下也。阳在上者，即君火也。阳在下者，即相火也。上者应离，阳在外也，故君火以明。下者应坎，阳在内也，故相火以位。火一也，而上下幽显，其象不同，此其所以有辨也。愚按：王氏注此曰：君火在相火之右，但立名于君位，不立岁气。又曰：以名奉天，故曰君火以名。守位禀命，故曰相火以位。详此说，是将明字改为名字，则殊为不然。此盖因至真要大论言少阴不司气化，故引其意，而云君火不立岁气。殊不知彼言不司气化者，言君火不主五运之化，非言六气也。如子午之岁，上见少阴，则六气分主天地，各有所司，何谓不立岁气？且君为大主，又岂寄空名于上者乎？以致后学宗之，皆谓君火以名，竟将明字灭去，大失先圣至要之旨。夫天人之用，神明而已，惟神则明，惟明乃神。天得之而明照万方，人得之而明见万里，皆此明字之用，诚天地万物不可须臾离者。故《气交变大论》曰：天地之动静，神明为之纪。《生气通天论》曰：阳气者，若天与日失其所则折寿而不彰，故天运当以日光明。此皆君火以明之义也。又如周易说卦传曰：离也者，明也，万物皆相见，南方之卦也。圣人南面而听天下，向明而治，盖取诸此也。由此言之，则天时人事，无不赖此明字为之主宰，而后人泯去之，其失为何如哉？不得不正。又按：君火以明，相火以位，虽注义如前；然以凡火观之，则其气质上下，亦自有君相明位之辨。盖明者光也，火之气也。位者形也，火之质也。如一寸之灯，光被满室，此气之为然也。盈炉之炭，有热无焰，此质之为然也。夫焰之与炭，皆火也，然焰明而质暗，焰虚而质实，焰动而质静，焰上而质下，以此证之，则其气之与质，固自有上下之分，亦岂非君相之辨乎？是以君火居上，为日之明，以昭天道，故于人也属心，而神明出焉。相火居下，为原泉之温，以生养万物，故于人也属肾，而元阳蓄焉。所以六气之序，君火在前，相火在后，前者肇物之生，后者成物之实。而三百六十日中，前后二火所主者，止四五六七月，共一百二十日，以成一岁化育之功，此君相二火之为用也。或曰：六气中五行各一，惟火言二何也？曰：天地之道，阴阳而已，阳主生，阴主杀，使阳气不充，则生意终于不广，故阳道实，阴道虚，阳气刚，阴气柔，此天地阴阳当然之道。且六气之分，属阴者三，湿燥寒是也；属阳者二，风热而已。使火无君相之化，则阴胜于阳，而杀甚于生矣，此二火之所以必不可无也。若因惟火有二，便谓阳常有余而专意抑之，则伐天之和，伐生之本，莫此为甚。此等大义，学人最宜详察。《至真要大论》云：少阴不司气化。义详本类二十四。《生气通天论》云：天运当以日光明。义详疾病类五。俱当参阅。)

五六相合，而七百二十气为一纪，凡三十岁；(天以六期为备，地以五岁为周，周余一气，终而复会。如五个六，三十岁也；六个五，亦三十岁也。故五六相合，而七百二十气为一纪，凡三十岁也。然此以大数言之耳，若详求之，则三十年之数，正与一岁之度相合。盖一岁之数，凡三百六十日，六分分之为六气，各得六十日也；五分分之为五运，各得七十二日也；七十二分分之为七十二候，各得五日也。三十年之数，凡三百六十月，六分分之，各得六十月；五分分之，各得七十二月；七百二十分分之，各得十五日，是为一气，又曰一节。此五六之大会，而元会运世之数，皆自此起，故谓之一纪，又谓之一世。)千四百四十气，凡六十岁而为一周，不及太过，斯皆见矣。(以三十年而倍之，则得此数，是为六十年花甲一周也。其间运五气六，上下相临之数，尽具于此。故凡太过不及、逆顺胜复之气，皆于此而可见矣。))

帝曰：夫子之言，上终天气，下毕地纪，可谓悉矣。余愿闻而藏之，上以治民，下以治身，使百姓昭着，上下和亲，德泽下流，子孙无忧，传之后世，无有终时，可得闻乎？(此以下皆明五六之义也。观帝言上以治民，则圣帝重民之意，为可知矣。)鬼臾区曰：至数之机，迫迮以微，其来可见，其往可追。敬之者昌，慢之者亡，无道行私，必得天殃。（至数之机，即五六相合之类也。迫迮以微，谓天地之气数，其精微切近，无物不然也。其来可见，其往可追，谓因气可以察至，因至可以求数也。然至数之微，为安危所系，故敬之者昌，慢之者亡。敬者，如摄生类诸章所载，凡协议于道者，皆是也。设或无道行私，而逆天妄为，天殃必及之矣，可不慎哉！迮音窄，近也。）谨奉天道，请言真要。（至真之要道也。）

帝曰：善言始者，必会于终，善言近者，必知其远，（必精明于道者，庶能言始以会终，言近以知远。）是则至数极而道不惑，所谓明矣。愿夫子推而次之，令有条理，简而不匮，久而不绝，易用难忘，为之纲纪，至数之要，愿尽闻之。（至数之义，本经所见不一，详会通奇恒类。简，要也。匮，乏也。）鬼臾区曰：昭乎哉问！明乎哉道！如鼓之应桴，响之应声也。（桴，鼓椎也。发者为声，应者为响。桴音孚。）臣闻之，甲己之岁，土运统之；乙庚之岁，金运统之；丙辛之岁，水运统之；丁壬之岁，木运统之；戊癸之岁，火运统之。（此即五行之应天干也，是为五运。详义见下章及图翼五运图解。）

帝曰：其于三阴三阳，合之奈何？鬼臾区曰：子午之岁，上见少阴；丑未之岁，上见太阴；寅申之岁，上见少阳；卯酉之岁，上见阳明；辰戌之岁，上见太阳；巳亥之岁，上见厥阴。（此即三阴三阳之应地支也，是为六气。上者言司天，如子午之岁，上见少阴司天，是也。十二年皆然。）少阴所谓标也，厥阴所谓终也。（标，首也。终，尽也。六十年阴阳之序，始于子午，故少阴谓标。尽于巳亥，故厥阴谓终。）厥阴之上，风气主之；少阴之上，热气主之；太阴之上，湿气主之；少阳之上，相火主之；阳明之上，燥气主之；太阳之上，寒气主之。所谓本也，是谓六元。（三阴三阳者，由六气之化为之主，而风化厥阴，热化少阴，湿化太阴，火化少阳，燥化阳明，寒化太阳，故六气谓本，三阴三阳谓标也。然此六者，皆天元一气之所化，一分为六，故曰六元。本篇曰天元纪者，义本诸此。）帝曰：光乎哉道！明乎哉论！请着之玉版，藏之金匮，署曰天元纪。（着之玉版，垂永久也。藏之金匮，示珍重也。

署，表识也。）

四、五运六气上下之应

（《素问·五营运大论》）

　　黄帝坐明堂，始正天纲，临观八极，考建五常，（明堂，王者朝会之堂也。正天纲者，天之大纲在于斗，正斗纲之建，以占天也。八极，八方之舆极也。观八极之理，以志地也。考，察也。建，立也。五常，五行气运之常也。考建五常，以测阴阳之变化也。）请天师而问之曰：论言天地之动静，神明为之纪，阴阳之升降，寒暑彰其兆。（论，气交变大论也。但彼以升降二字作往复，见后第十。）余闻五运之数于夫子，夫子之所言，正五气之各主岁耳，首甲定运，余因论之。

　　鬼臾区曰：土主甲己，金主乙庚，水主丙辛，木主丁壬，火主戊癸。（此五运也。首甲定运，谓六十年以甲子始，而定其运也。）子午之上，少阴主之；丑未之上，太阴主之；寅申之上，少阳主之；卯酉之上，阳明主之；辰戌之上，太阳主之；巳亥之上，厥阴主之。不合阴阳，其故何也？（此三阴三阳之所主也，主者司天也。不合阴阳，如五行之甲乙，东方木也；而甲化土运，乙化金运。六气之亥子，北方水也；而亥年之上，风水主之，子年之上，君火主之。又如君火司气，火本阳也，而反属少阴；寒水司气，水本阴也，而反属太阳之类，似皆不合于阴阳者也。）

　　岐伯曰：是明道也，此天地之阴阳也。（言鬼臾区之言，是明显之道也。其所云运五气六不合阴阳者，正所以明天地之阴阳也。）夫数之可数者，人中之阴阳也，然所合，数之可得者也。夫阴阳者，数之可十，推之可百，数之可千，推之可万。天地阴阳者，不以数推，以象之谓也。（人中之阴阳，言其浅近可数，而人所易知者也。然阴阳之道，或本阳而标阴，或内阳而外阴，或此阳而彼阴，或先阳而后阴，故小之而十百，大之而千万，无非阴阳之变化，此天地之阴阳无穷，诚有不可以限数推言者，故当因象求之，则无不有理存焉。数之可十以下四句，又见经络类二十九及三十四。）

帝曰：愿闻其所始也。岐伯曰：昭乎哉问也！臣览太始天元册文，丹天之气，经于牛女戊分；黔天之气，经于心尾己分；苍天之气，经于危室柳鬼；素天之气，经于亢氐昴毕；玄天之气，经于张翼娄胃。（此所以辨五运也。始，谓天运初分之始。太始天元册文，太古占天文也。丹，赤色，火气也。黔，黄色，土气也。苍，青色，木气也。素，白色，金气也。玄，黑色，水气也。此天地初分之时，赤气经于牛女戊分，牛女癸之次，戊当干之次，故火主戊癸也。黄气经于心尾己分，心尾甲之次，已当巽之次，故土主甲己也。青气经于危室柳鬼，危室壬之次，柳鬼丁之次，故木主丁壬也。白色经于亢氐昴毕，亢氐乙之次，昴毕庚之次，故金主乙庚也。黑气经于张翼娄胃，张翼丙之次，娄胃辛之次，故水主丙辛也。此五运之所以化也。黔音今。）所谓戊己分者，奎壁角轸，则天地之门户也。（奎壁临干，戊分也。角轸临巽，己分也。戊在西北，己在东南，遁甲经曰：六戊为天门，六己为地户。故曰天地之门户。详义见《图翼》一卷，奎壁角轸天地之门户说。）夫候之所始，道之所生，不可不通也。（此五天五运，即气候之所始，天道之所生也。）

帝曰：善。论言天地者，万物之上下，左右者，阴阳之道路，未知其所谓也。（此所以辨六气也。论，即《天元纪大论》，见前章；及《阴阳应象大论》，见阴阳类第一。）岐伯曰；所谓上下者，岁上下，见阴阳之所在也。（上，司天也。下，在泉也。岁之上下，即三阴三阳迭见之所在也。）左右者，诸上见厥阴，左少阴，右太阳；见少阴，左太阴，右厥阴；见太阴，左少阳，右少阴；见少阳，左阳明，右太阴；见阳明，左太阳，右少阳；见太阳，左厥阴，右阳明。所谓面北，而命其位，言其见也。（司天在泉，俱有左右。诸上见者，即言司天。故厥阴司天，则左见少阴，右见太阳，是为司天之左右间也。余义仿此。司天在上，故位南面北而命其左右之见。左，西也。右，东也。）帝曰：何谓下？岐伯曰：厥阴在上，则少阳在下，左阳明，右太阴；少阴在上，则阳明在下，左太阳，右少阳；太阴在上，则太阳在下，左厥阴，右阳明；少阳在上，则厥阴在下，左少阴，右太阳；阳明在上，则少阴在下，左太阴，右厥阴；太阳在上，则太阴在下，左少阳，右少阴。

所谓面南而命其位，言其见也。（下者，即言在泉。故位北面南而命其左右之见，是为在泉之左右间也。左，东也。右，西也。司天在泉，上下异而左右殊也。按：右二节，阴阳六气，迭为迁转。如巳亥年厥阴司天，明年子午，则左间少阴来司天矣。又如初气厥阴用事，则二气少阴来相代矣。六气循环无已，此所以上下左右、阴阳逆顺有异，而见气候之变迁也。有司天在泉左右间气图解，在《图翼》二卷。）

上下相遘，寒暑相临，气相得则和，不相得则病。（此明上下之相遘也。遘，交也。临，遇也。司天在上，五运在中，在泉在下，三气之交，是上下相遘，而寒暑相临也。所遇之气彼此相生者，为相得而安。彼此相克者，为不相得而病矣。详义见《图翼》五运六气诸解中。）帝曰：气相得而病者何也？岐伯曰：以下临上，不当位也。（气同类者，本为相得，而亦不免于病者，以下临上也。如《六微旨大论》曰：君位臣则顺，臣位君则逆。此指君相二火而言也。详见后第七。）

帝曰：动静何如？（此言迁转之动静也。）岐伯曰：上者右行，下者左行，左右周天，余而复会也。（上者右行，言天气右旋，自东而西，以降于地。下者左行，言地气左转，自西而东以升于天。故司天在上，必历巳午未申而西降；在泉在下，必历亥子丑寅而东升也。余而复会，即前篇五六相合、积气余而复会其始之义。）帝曰：余闻鬼臾区曰：应地者静。

今夫子乃言下者左行，不知其所谓也，愿闻何以生之乎？（应地者静，见前天元纪篇。）岐伯曰：天地动静，五行迁复，虽鬼臾区其上候而已，犹不能遍明。（上候而已，天运之候也。不能遍明，犹未详言左右也。）夫变化之用，天垂象，地成形，七曜纬虚，五行丽地，地者，所以载生成之形类也，虚者，所以列应天之精气也，形精之动，犹根本之与枝叶也，仰观其象，虽远可知也。（天地之体虽殊，变化之用则一，所以在天则垂象，在地则成形。故七曜纬于虚，即五行应天之精气也。五行丽于地，即七曜生成之形类也。是以形精之动，亦犹根本之与枝叶耳。故凡物之在地者，必悬象于天，第仰观其象，则无有不应。故上之右行、下之左行者，周流不息，而变化乃无穷也。）

帝曰：地之为下否乎？（此欲详明上下之义也。）岐伯曰：地为人之下，太虚之中者也。（人在地之上，天在人之上。以人之所见言，则上为天，下为地。以天地之全体言，则天包地之外，地居天之中，故曰太虚之中者也。由此观之，则地非天之下矣。然则司天者，主地之上。在泉者，主地之下。五行之丽地者，是为五运，而营运于上下之中者也。此特举地为辨者，盖以明上中下之大象耳。）帝曰：冯乎？（冯，凭同。言地在太虚之中而不坠者，果亦有所根据，凭否也？）岐伯曰：大气举之也。（大气者，太虚之元气也。乾坤万物，无不赖之以立。故地在太虚之中，亦惟元气任持之耳。）燥以干之，暑以蒸之，风以动之，湿以润之，寒以坚之，火以温之。（此即大气之所化，是为六气而运用于天地之间者也。曰燥，曰暑，曰风，曰湿，曰寒，曰火，六者各一其性，而功用亦异。）故风寒在下，燥热在上，湿气在中，火游行其间，寒暑六入，故令虚而化生也。（寒居北，风居东，自北而东，故曰风寒在下，下者左行也。热居南，燥居西，自南而西，故曰燥热在上，上者右行也。地者土也，土之化湿，故曰湿气在中也。惟火有二，君火居湿之上，相火居湿之下，故曰火游行其间也。凡寒暑再更而气入者六，非虚无以寓气，非气无以化生，故曰令虚而化生也。）故燥胜则地干，暑胜则地热，风胜则地动，湿胜则地泥，寒胜则地裂，火胜则地固矣。（凡此六者，皆言地气本乎天也。自上文地之为下至此，正所以发明此义。《天元纪大论》曰：太虚廖廓，肇基化元，万物资始，五运终天，布气真灵，总统坤元。亦此之谓。此下接寒暑燥湿风火、在人合之奈何、其于万物、何以生化一章，列藏象类第六。）

五、南政北政阴阳交尺寸反

（《素问·至真要大论》）

帝曰：天地之气，何以候之（《素问·五营运大论》此欲因脉候以察天地之气也。）岐伯曰：天地之气，胜复之作，不形于诊也。脉法曰：天地之变，无以脉诊。此之谓也。（天地之气，有常有变。其常气之形于诊者，如春弦夏洪秋毛冬石，及厥阴之至其脉弦，少阴之至其脉钩，太阴之至其脉沉，少阳之至大而浮，阳明之至短而涩，太阳之至大而长者，皆是也。若其胜复之气，卒然初至，安得遽变其脉而形于诊乎？故天地之变，有不可以脉诊，而当先以形证求之者。如《气交变大论》曰应常不应卒，亦此之谓。）

　　帝曰：间气何如？（间气，谓司天在泉左右之间气，而脉亦当有应之也。夫此间气者，谓之为常，则气有变迁，谓之为，变则岁有定位，盖帝因上文云天地之变，无以脉诊，故复举此常中之变，以求夫脉之应也。）岐伯曰：随气所在，期于左右。（气在左则左应，气在右则右应。左右者左右寸尺也。详如下文。）帝曰：期之奈何？岐伯曰：从其气则和，违其气则病，（气至脉亦至，从其气也，故曰和。气至脉不至，气未至而脉至，违其气也，故为病。《至真要大论》曰：至而和则平，至而甚则病，至而反则病，至而不至者，病，未至而至者，病，阴阳易者，危。）不当其位者病，（应左而右，应右而左，应上而下，应下而上也。）迭移其位者病，（迭，更也。应见不见而移易于他位也。）失守其位者危，（克贼之脉见，而本位失守也。）尺寸反者死，阴阳交者死。（此二句之义，一以尺寸言，一以左右言，皆以少阴为之主也。如阴当在尺，则阳当在寸，阴当在寸，则阳当在尺，左右亦然。若阴之所在，脉宜不应而响应，阳之所在，脉宜应而反不应，其在尺寸，则谓之反，其在左右，则谓之交，皆当死也。尺寸反者，惟子午卯酉四年有之。阴阳交者，惟寅申巳亥辰戌丑未八年有之。若尺寸独然，或左右独然，是为气不应，非反非交也。）先立其年，以知其气，左右应见，然后乃可以言死生之逆顺。（先立其年之南北政，及司天在泉左右间应见之气，则知少阴君主之所在，脉当不应，而逆顺乃可见矣。）

　　帝曰：夫子言察阴阳所在而调之，论言人迎与寸口相应，若引绳小大齐等，命曰平（《素问·至真要大论》。论言，《灵

中華藏書

黄帝内经·最新整理珍藏版

中国书店

二三四八

枢·禁服篇》也。此引本论之察阴阳者，以人迎寸口为言。盖人迎在头，寸口在手，阴阳相应，则大小齐等，是为平也。）阴之所在，寸口何如？（阴，少阴也。少阴所在，脉当不应于寸口，有不可不察也。）岐伯曰：视岁南北，可知之矣。（甲己二岁，为南政，乙庚丙辛丁壬戊癸八年，为北政。南政居南，而定其上下左右，故于人之脉则南应于寸，北应于尺。北政居北，而定其上下左右，故北应于寸而南应于尺。一曰：五运以土为尊，故惟甲己土运为南政，其他皆北政也。有推原南北政图说，在《图翼》二卷。）帝曰：愿卒闻之。岐伯曰：北政之岁，少阴在泉则寸口不应，（不应者，脉来沉细而伏，不应于指也。北政之岁，其气居北，以定上下，则尺主司天，寸主在泉。故少阴在泉居北之中，则两手寸口不应，乙丁辛癸卯酉年是也。）厥阴在泉则右不应，（右，右寸也。北政厥阴在泉，则少阴在右寸，故不应，丙戊庚壬寅申年是也。）太阴在泉则左不应。（左，左寸也。北政太阴在泉，则少阴在左寸，故不应，丙戊庚壬辰戌年是也。）南政之岁，少阴司天，则寸口不应，（南政之岁，其气居南以定上下，则寸主司天，尺主在泉，故少阴司天居南之中，则两手寸口不应，甲子甲午年是也。）厥阴司天则右不应，（右，右寸也。南政厥阴司天，则少阴在右寸，故不应，己巳己亥年是也。）太阴司天则左不应。（左，左寸也。南政太阴司天，则少阴在左寸，故不应，己丑己未年是也。）诸不应者，反其诊，则见矣。（凡南政之应在寸者，则北政应在尺；北政之应在寸者，则南政应在尺。以南北相反而诊之，则或寸或尺之不应者，皆可见矣。）帝曰：尺候何如？（上文所言，皆两寸之不应，故此复问两尺之候也。）岐伯曰：北政之岁，三阴在下，则寸不应；三阴在上，则尺不应。（北政之岁，反于南政，故在下者主寸，在上者主尺。上下，即司天在泉也。）南政之岁，三阴在天，则寸不应；三阴在泉，则尺不应。（南政之岁，反于北政，故在天主寸，在泉主尺也。）左右同。（凡左右寸尺之不应者，皆与前同，惟少阴之所在，则其位也。愚按：阴之所在，其脉不应，诸家之注，皆谓六气以少阴为君，君象无为，不主时气，故少阴所至，其脉不应也。

此说殊为不然。夫少阴既为六气之一，又安有不主气之理？惟天元纪大论中君火以明、相火以位之下，王氏注曰君火在相火之右、但立名于君位、不立岁气一言，此在王氏固已误注，而诸家引以释此，盖亦不得已而为之强解耳，义岂然欤？夫三阳三阴者，天地之气也。如《太阴阳明论》曰：阳者，天气也，主外；阴者，地气也，主内。故阳道实，阴道虚。此阴阳虚实，自然之道也。第以日月证之，则日为阳，其气常盈；月为阴，其光常缺。是以潮汐之盛衰，亦随月而有消长，此阴道当然之义，为可知矣。人之经脉，即天地之潮汐也。故三阳所在，其脉无不应者，气之盈也；三阴所在，其脉有不应者，以阳气有不及，气之虚也。然三阴之列，又惟少阴独居乎中，此又阴中之阴也。所以少阴所在，为不应，盖亦应天地之虚耳，岂君不主事之谓乎？明者以为然否？本类前第三章君火以明条下有按，所当互考。）故曰知其要者，一言而终，不知其要，流散无穷，此之谓也。（要，即阴阳之所在也。知则不惑，不知则致疑，所以流散无穷，而莫测其要也。凡此脉之见，尤于时气为病者最多，虽其中有未必全合者，然遇有不应之脉，盒饭因此以推察其候。知其要者数句，与六元正纪大论同，但彼言六元之纪，此言阴阳之要也。见后十七。）

六、天地六六之节标本之应亢则害承乃制

（《素问·六微旨大论》）

黄帝问曰：呜呼远哉！天之道也，如迎浮云，若视深渊，视深渊，尚可测，迎浮云，莫知其极。（此甚言天道之难穷也。疏五过论亦有此数句，详论治类十八，但彼言医道，此言天道也。）夫子数言谨奉天道，余闻而藏之，心私异之，不知其所谓也。愿夫子溢志尽言其事，令终不灭，久而不绝，天之道可得闻乎？岐伯稽首再拜对曰：明乎哉！问天之道也。此因天之序，盛衰之时也。（因天道之序更，所以成盛衰之时变也。）帝曰：愿闻天道六六之节盛衰何也？（六六之义，已见前第一章，此复求其盛衰之详。）岐伯曰：上下有位，左右有纪。（此言六位之序，以明客气之盛衰也。）故少阳之右，阳明治之；阳明

之右，太阳治之；太阳之右，厥阴治之；厥阴之右，少阴治之；少阴之右，太阴治之；太阴之右，少阳治之。此所谓气之标，盖南面而待之也。（此即天道六六之节也。三阴三阳，以六气为本，六气以三阴三阳为标。然此右字，皆自南面而观以待之，所以少阳之右为阳明也。）故曰因天之序，盛衰之时，移光定位，正立而待之，此之谓也。（光，日光也。位，位次也。凡此六气之次，即因天之序。天既有序，则气之王者，为盛，气之退者，为衰。然此盛衰之时，由于日光之移，日光移而后位次定。圣人之察之者，但南面正立而待之，则其时更气易，皆于日光而见之矣。故《生气通天论》曰：天运当以日光明。正此移光定位之义。此数句与《八正神明论》同，详针刺类十三。）

少阳之上，火气治之，中见厥阴；（此以下言三阴三阳，各有表里，其气相通，故各有互根之中气也。少阳之本火，故火气在上。与厥阴为表里，故中见厥阴，是以相火而兼风木之化也。此有上中下本标中气图解，在《图翼》四卷。）阳明之上，燥气治之，中见太阴；（阳明之本燥，故燥气在上。与太阴为表里，故中见太阴，是以燥金，而兼湿土之化也。）

太阳之上，寒气治之，中见少阴；（太阳之本寒，故寒气在上。与少阴为表里，故中见少阴，是以寒水而兼君火之化也。）

厥阴之上，风气治之，中见少阳；（厥阴之本风，故风气在上。与少阳为表里，故中见少阳，是以风木，而兼相火之化也。）

少阴之上，热气治之，中见太阳；（少阴之本热，故热气在上。与太阳为表里，故中见太阳，是以君火，而兼寒水之化也。）

太阴之上，湿气治之，中见阳明。（太阴之本湿，故湿气在上。与阳明为表里，故中见阳明，是以湿土，而兼燥金之化也。）

所谓本也。本之下，中之见也；见之下，气之标也。（所谓本也一句，与前天元纪章所云者同义。盖上之六气，为三阴三阳之本；下之三阴三阳，为六气之标，而兼见于标本之间者，是阴阳表里之相合，而互为中见之气也。其于人之应之者，亦然。故足太阳、少阴二经为一合，而膀胱与肾之脉互相络也；足少阳、厥阴为二合，而胆与肝脉互相络也；足阳明、太阴为三合，而胃与脾脉互相络也；手太阳、少阴为四合，而小肠与心脉互相络也；手少阳、厥阴为五合，而三焦与心包络之脉互相络也；手阳明、太阴为六合，而大肠与肺脉互相络也。此即一表一里而阳中有阴、阴中有阳之义。）本标不同，气应异象。（本标不同者，若以三阴三阳言之，如太阳本寒而标阳，少阴本热而标阴也。以中见之气言之，如少阳所至，为火生，而中为风；阳明所至，为燥生，而中为湿；太阳所至，为寒生，而中为热；厥阴所至，为风生，而中为火；少阴所至，为热生，而中为寒；太阴所至，为湿生，而中为燥也。故岁气有寒热之非常者，诊法有脉从而病反者，病有生于本、生于标、生于中气者，治有取本而得、取标而得、取中气而得者，此皆标本之不同而气应之异象，即下文所谓物生其应、脉气其应者是也。故如瓜甜蒂苦、葱白叶青、参补芦泻、麻黄发汗、根节止汗之类，皆本标不同之象。此一段义深意圆，当与标本类诸章参悟。）

　　帝曰：其有至而至，有至而不至，有至而太过，何也？（此下正以明气候之盛衰也。六气治岁各有其时，气至有迟早，而盛衰见矣。）岐伯曰：至而至者和；至而不至，来气不及也；未至而至，来气有余也。（时至气亦至，和平之应也，此为平岁。若时至而气不至，来气不及也。时未至，而气先至，来气有余也。）帝曰：至而不至，未至而至何如？岐伯曰：应则顺，否则逆，逆则变生，变生则病。（当期为应，愆期为否，应则顺而生化之气正，否则逆而胜复之变生，天地变生，则万物亦病矣。）帝曰：善。请言其应。岐伯曰：物生其应也，气脉其应也。（物生其应，如五常政大论之五谷、五果、五虫、五畜之类是也。气脉其应，如《至真要大论》之南北政，及厥阴之至其脉弦之类是也。至不至之义，又见《六元正纪大论》，详后十八。）

帝曰：善。愿闻地理之应六节气位何如？（此下言地理之应六节，即主气之静而守位者也，故曰六位，亦曰六步，乃六气所主之位也。）岐伯曰：显明之右，君火之位也；（显明者，日出之所，卯正之中，天地平分之处也。显明之右，谓自斗建卯中，以至巳中，步居东南，为天之右间，主二之气，乃春分后六十日有奇，君火治令之位也。若客气以相火加于此，是谓以下临上，臣位君，则逆矣。此下有交六气节令图解及地理之应六节图，在图翼二卷。）君火之右，退行一步，相火治之；（退行一步，谓退于君火之右一步也。此自斗建巳中以至未中，步居正南，位直司天，主三之气，乃小满后六十日有奇，相火之治令也。）复行一步，土气治之；（复行一步，谓于相火之右，又行一步也。此自未中以至酉中，步居西南，为天之左间，主四之气，乃大暑后六十日有奇，湿土治令之位也。）复行一步，金气治之；（此于土气之右，又行一步，自酉中以至亥中，步居西北，为地之右间，主五之气，乃秋分后六十日有奇，燥金治令之位也。）复行一步，水气治之；（此于金气之右，又行一步，自亥中以至丑中，步居正北，位当在泉，主终之气，乃小雪后六十日有奇，寒水之治令也。）复行一步，木气治之；（此于水气之右，又行一步，自丑中以至卯中，步居东北，为地之左间，主初之气、乃大寒后六十日有奇，风木治令之位也。）复行一步，君火治之。（此自木气之末，复行于显明之右，君火之位，是为主气，六步之一周。）相火之下，水气承之；水位之下，土气承之；土位之下，风气承之；风位之下，金气承之；金位之下，火气承之；君火之下，阴精承之。（此言六位之下，各有所承。承者，前之退而后之进也。承之为义有二：一曰常，一曰变。常者如六气，各专一令，一极则一生，循环相承，无所间断。故于六位盛极之下，各有相制之气，随之以生，由生而化，由微而著，更相承袭，时序乃成。所谓阳盛之极，则阴生承之；阴盛之极，则阳生承之。亦犹阴阳家五行胎生之义，此岁气不易之令，故谓之常。常者，四时之序也。变者，如《六元正纪大论》所谓：少阳所至，为火生，终为蒸溽。水承相火之象也。水发而雹雪，土气承水之象也。土发而飘骤，风木承土之象也。木发而毁折，金气承木之象也。金发而清明，火气承金之象也。火发而曛昧，阴精承君火之象也。此则因亢而制，因胜而复，承制不常，故谓之变。变者，非时之邪也。然曰常曰变，虽若相殊；总之防其太过，而成乎造化之用，理则一耳。）

帝曰：何也？岐伯曰：亢则害，承乃制。（亢者，盛之极也。制者，因其极而抑之也。盖阴阳五行之道，亢极则乖，而强弱相残矣。故凡有偏盛，则必有偏衰，使强无所制，则强者愈强，弱者愈弱，而乖乱日甚。所以亢而过甚，则害乎所胜，而承其下者，必从而制之。此天地自然之妙，真有莫之使然而不得不然者。天下无常胜之理，亦无常屈之理。易之干象曰：亢之为言也，知进而不知退，知存而不知亡，知得而不知丧。复之象曰：复其见天地之心乎！即此亢承之义。）制生则化，外列盛衰；（制生则化，当作制则生化，传写之误也。夫盛极有制，则无亢害，无亢害，则生化出乎自然，当盛者盛，当衰者衰，循序当位，是为外列盛衰。外列者，言发育之多也。）

害则败乱，生化大病。（亢而无制，则为害矣。害则败乱失常，不生化正气而为邪气，故为大病也。按：王安道曰：予读内经，至亢则害，承乃制，喟然叹曰：至矣哉，其造化之枢纽乎！王太仆发之于前，刘河间阐之于后，圣人之蕴，殆靡遗矣；然学人尚不能释然，得不犹有未悉之旨欤？请推而陈之。夫自显明之右至君火治之十五句，言六节所治之位也。自相火之下至阴精承之十二句，言地理之应岁气也。亢则害、承乃制二句，言抑其过也。制则生化至生化大病四句，言有制之常与无制之变也。承，犹随也。然不言随而言承者，以下言之，则有上奉之象，故曰承。虽谓之承，而有防之之义存焉。亢者，过极也。害者，害物也。制者，克胜之也。然所承者，其不亢，则随之而已，故虽承而不见；既亢，则克胜以平之，承斯见矣。然而迎之不知其所来，迹之不知其所止，固若有不可必者；然可必者，常存乎沓冥恍惚之中，而莫之或欺也。河间曰：己亢过极，则反似胜己之化。似也者，其可以形质求哉？故后篇云厥阴所至为风生，终为肃，少阴所至为热生，终为寒之类。其为风生、为热生者，亢也。其为肃、为寒者，制也。又水发而雹雪，土发而飘骤之类。其水发、土发者，亢也。其雹雪、飘骤者，制也。若然者，盖造化之常，不能以无亢，亦不能以无制焉耳。又虞天民曰：制者，制其气之太过也。害者，害承者之元气也。所谓元气者，总而言之，谓之一元，如天一生水，水生木，木生火，火生土，土生金，金复生水，循环无端，生生不息也。分而言之，谓之六元，如水为木之化元，木为火之化元，火为土之化元，土为金之化元，金为水之化元，亦运化而无穷也。假如火不亢，则所承之水，随之而已；一有亢极，则其水起以平之，盖恐害吾金元之气，子来救母之意也。六气皆然。此五行胜复之理，不期然而然者矣。由此观之，则天地万物，固无往而非五行，而亢害承制，又安往而不然哉？故求之于人，则五脏更相平也，五志更相胜也，五气更相移也，五病更相变也。故火极则寒生，寒极则湿生，湿极则风生，风极则燥生，燥极则热生，皆其化也。第承制之，在天地者，出乎气化之自然；而在人为亦有之，则在挽回运用之得失耳。使能知其微，得其道，则把握在我，何害之有？设承制之盛衰不明，似是之真假不辨，则败乱可立而待也，惟知者乃能慎之。））

二十四卷　运气类（续1）

七、天符岁会

（《素问·六微旨大论》《六元正纪大论》）

帝曰：盛衰何如？

（《素问·六微旨大论》）此连前章，乃承上文，而详求盛衰之义也。）岐伯曰：非其位则邪，当其位则正；邪则变甚，正则微。（气不相和者，为非位，气相得者，为当位，故有邪正微甚之分。上二句，又出五营运大论，见藏象类六。）帝曰：何谓当位？岐伯曰：木运临卯，（此下言岁会也。以木运而临卯位，丁卯岁也。）火运临午，（以火运临午位，戊午岁也。）

土运临四季，（土运临四季，甲辰、甲戌、己丑、己未岁

中華藏書

《类经》

中国书房

也。）金运临酉，（金运临酉，乙酉岁也。）水运临子，（水运临子，丙子岁也。）所谓岁会，气之平也。（此岁运与年支同气，故曰岁会，其气平也。共八年。）帝曰：非位何如？岐伯曰：岁不与会也。（岁运不与地支会，则气有不平者矣。）

帝曰：土运之岁，上见太阴；（此下言天符也。上谓司天，土运上见太阴，己丑、己未岁也。）火运之岁，上见少阳、少阴；（火运上见少阳，戊寅，戊申岁也。上见少阴，戊子、戊午岁也。）金运之岁，上见阳明；（金运上见阳明，乙卯、乙酉岁也。）木运之岁，上见厥阴；（木运上见厥阴，丁巳、丁亥岁也。）水运之岁，上见太阳，奈何？（水运上见太阳，丙辰、丙戌岁也。奈何，谓此十二年，以岁运与司天同气者，又何以然。）岐伯曰：天之与会也，故天元册曰天符。（天与运会也。）

天符岁会何如？（此帝问太一天符也。）岐伯曰：太一天符之会也。（既为天符，又为岁会，是为太一天符之会，如上之己丑、己未、戊午、乙酉，四岁是也。太一者，至尊无二之称。）

帝曰：其贵贱何如？岐伯曰：天符为执法，岁位为行令，太一天符为贵人。（执法者位于上，犹执政也。行令者位乎下，犹诸司也。贵人者，统乎上下，犹君主也。）帝曰：邪之中也，奈何？（言以非常之邪，不时相加而中伤者也。）岐伯曰：中执法者，其病速而危；（中执法者，犯司天之气也。天者生之本，故其病速而危。）中行令者，其病徐而持；（中行令者，犯地支之气也。害稍次之，故其病徐而持。持者，邪正相持，而吉凶相半也。）中贵人者，其病暴而死。（中贵人者，天地之气皆犯矣，故暴而死。按此三者，地以天为主，故中天符者，甚于岁会；而太一天符者，乃三气合一，其盛可知，故不犯则已，犯则无能解也，人而受之，不能免矣。）帝曰：位之易也何如？岐伯曰：君位臣则顺，臣位君则逆。逆则其病近，其害速；顺则其病远，其害微。所谓二火也。（君者，君火也。臣者，相火也。君位臣者，如以少阴之客，而加于少阳之主，是君在上而臣在下，故为顺，顺则病期远而害亦微。臣位君者，如以少阳之客，而加于少阴之主，是臣在上，而君在下，故为逆，逆则病期近而害亦速，此以二火为言也。盖五行各一，而其胜复逆顺之相加，各有所辨，惟此二火者，虽曰同气，然亦有君相上下之分，故特举而辨之。有天符岁会图说，在《图翼》二卷。）

帝曰：五营运同天化者，命曰天符，余知之矣。愿闻同地化者，何谓也？

（《素问·六元正纪大论》）五营运同天化，如上文以中运而同司天之化，故曰天符。此问同地化者，言中运之同在泉也。）岐伯曰：太过而同天化者三，不及而同天化者，亦三，太过而同地化者三，不及而同地化者，亦三，此凡二十四岁也。（同司天之化者，其太过不及各有三；同在泉之化者，其太过不及亦各有三也。太过谓阳年，甲丙戊庚壬也。不及谓阴年，乙丁己辛癸也。二十四岁，义如下文。）帝曰：愿闻其所谓也。岐伯曰：甲辰、甲戌太宫下加太阴，壬寅、壬申太角下加厥阴，庚子、庚午太商下加阳明，如是者三。（下加者，以上加下也，谓以中运而加于在泉也。太宫加太阴，皆土也。太角加厥阴，皆木也。太商加阳明，皆金也。此上文所谓太过而同地化者三。三者，太阴、厥阴、阳明也。共六年，是为同天符。）癸巳、癸亥少征下加少阳，辛丑、辛未少羽下加太阳，癸卯、癸酉少征下加少阴，如是者三。（少征加少阳，皆火也。少羽加太阳，皆水也。少征加少阴，皆火也。此上文所谓不及而同地化者，亦三。三者，少阳、太阳、少阴也。共六年，是为同岁会。）

戊子、戊午太征上临少阴，戊寅、戊申太征上临少阳，丙辰、丙戌太羽上临太阳，如是者三。（上临者，以下临上也，谓以中运而临于司天也。太征临少阴、少阳，皆火也。太羽临太阳，皆水也。此上文所谓太过而同天化者三。三者，少阴、少阳、太阳也。）丁巳、丁亥少角上临厥阴，乙卯、乙酉少商上临阳明，己丑、己未少宫上临太阴，如是者三。（少角上临厥阴，皆木也。少商上临阳明，皆金也。少宫上临太阴，皆土也。此上文所谓不及而同天化者，亦三。三者，厥阴、阳明、太阴也。此上二节，太过六年，不及六年，共十二年，皆重言天符也。而其中戊午、乙酉、己丑、己未，又为太乙天符。但戊午有余，而乙酉、己丑、己未为不及也。）除此二十四岁，则不加不临也。（谓六十年中，除此二十四岁之外，则无同气之加临矣。二十四岁详义，亦见《图翼》二卷天符岁会图说。）

帝曰：加者何谓？岐伯曰：太过而加同天符，不及而加同岁会也。（此复明上文下加之义也。太过六年下加在泉者，谓之同天符。不及六年下加在泉者，谓之同岁会。）

帝曰：临者何谓？岐伯曰：太过不及，皆曰天符，而变行有多少，病形有微甚，生死有早晏耳。（此复明上文上临之义也。无论太过不及，上临司天者，皆谓之天符，共十二年。其变行有多少，因其气之盛衰也，故病形死生，亦各有所不同耳。按：此二论，曰岁会，曰天符，曰太一天符，曰同天符，同岁会，其目凡五，皆上下符会，无所克侮，均为气之相得，故于天时民病，多见平和；然其气纯而一，亦恐亢则为害，故曰变行有多少，病形有微甚，生死有早晏耳。观上文二十四年之间，惟于岁会八年，曰所谓岁会，气之平也，则其他之不平可知。故曰制则生化，然则无制者，乃为害矣。所以有至而不至、未至而至之变，皆其气之偏耳。不可因其为和，便以为常而不之察也。）

八、六步四周三合会同子甲相合命曰岁立

（《素问·六微旨大论》）

帝曰：愿闻其步何如？（此连前章，而详求其六步之数。六步，即六气之位数也。）岐伯曰：所谓步者，六十度而有奇。（一日一度，度即日也。周岁共三百六十五日二十五刻，以六步分之，则每步得六十日又八十七刻半，故曰有奇也。）

故二十四步，积盈百刻而成日也。（二十四步，合四岁之步也。积者，积二十四个八十七刻半，共得二千一百刻，是为二十一日。以四岁全数合之，正得一千四百六十一日。此共以二十四步之余，积盈百刻，合成四岁之全日，而三合会同之气数，于斯见矣。详如下文。）帝曰：六气应五行之变，何如？岐伯曰：位有终始，气有国中，上下不同，求之亦异也。（此

复求上文天道六六之节，地理之应六节气位，及《天元纪大论》所谓上下相召、五六相合之至数也。位，地位也。气，天气也。位有上下左右之终始，气有前后，升降之国中，以天之气而加于地之位，则上下相错，互有差移，故曰上下不同，求之亦异也。国中详义见后章。）帝曰：求之奈何？岐伯曰：天气始于甲，地气始于子，子甲相合，命曰岁立，谨候其时，气可与期。（天气有十干而始于甲，地气有十二支而始于子，子甲相合，即甲子也。干支合而六十年之岁气立，岁气立，则有时可候，有气可期矣。）

帝曰：愿闻其岁六气始终早晏何如？岐伯曰：明乎哉问也！甲子之岁，初之气，天数始于水下一刻，终于八十七刻半；（甲子岁，六十年之首也。初之气，六气之首，地之左间也。始于水下一刻，漏水百刻之首，寅初刻也。终于八十七刻半，谓每步之数，各得六十日又八十七刻半也。故甲子岁初之气，始于首日寅时初初刻，终于六十日后子时初四刻，至子之正初刻，则属春分节而交于二之气矣。凡后之申子辰年皆同。水下义，又见经络类二十五。有甲子等岁六气终始日刻图解，在《图翼》二卷。）二之气，始于八十七刻六分，终于七十五刻；（此继初气而始于八十七刻六分，直子之正初刻也。又加二气之六十日余八十七刻半，则此当终于七十五刻，直戌之正四刻也。后义仿此。）三之气，始于七十六刻，终于六十二刻半；（始于七十六刻，亥初初刻也。终于六十二刻半，酉初四刻也。）四之气，始于六十二刻六分，终于五十刻；（始于六十二刻六分，酉正初刻也。终于五十刻，未正四刻也。）五之气，始于五十一刻，终于三十七刻半；（始于五十一刻，申初初刻也。终于三十七刻半，午初四刻也。）六之气，始于三十七刻六分，终于二十五刻。（始于三十七刻六分，午正初刻也。终于二十五刻，辰正四刻也。此二十五刻者，即岁余法四分日之一也。）所谓初六，天之数也。（初六者，子年为首之六气也。此以天之气数，而加于地之步位，故曰天之数也。后仿此。）

乙丑岁，初之气，天数始于二十六刻，终于一十二刻半；（始于二十六刻，巳初初刻也。终于一十二刻半，卯初四刻也。

凡后之巳酉丑年，皆同。）二之气，始于一十二刻六分，终于水下百刻；（始于一十二刻六分，卯正初刻也。终于水下百刻，丑正四刻也。）三之气，始于一刻，终于八十七刻半；（始于一刻，寅初初刻也。终于八十七刻半，子初四刻也。）

四之气，始于八十七刻六分，终于七十五刻；（始于八十七刻六分，子正初刻也。终于七十五刻，戌正四刻也。）五之气，始于七十六刻，终于六十二刻半；（始于七十六刻，亥初初刻也。终于六十二刻半，酉初四刻也。）六之气，始于六十二刻六分，终于五十刻。（始于酉正初刻，终于未正四刻。此五十刻者，四分日之二也。）所谓六二，天之数也。（丑次于子，故曰六二。天之数，义见前。）

丙寅岁，初之气，天数始于五十一刻，终于三十七刻半；（始于申初初刻，终于午初四刻。凡后寅午戌年皆同。）二之气，始于三十七刻六分，终于二十五刻；（始于午正初刻，终于辰正四刻。）三之气，始于二十六刻，终于一十二刻半；（始于巳初初刻，终于卯初四刻。）四之气，始于一十二刻六分，终于水下百刻。（始于卯正初刻，终于丑正四刻。）五之气，始于一刻，终于八十七刻半；（始于寅初初刻，终于子初四刻。）六之气，始于八十七刻六分，终于七十五刻。（始于子正初刻，终于戌正四刻。此七十五刻者，四分日之三也。）所谓六三，天之数也。（寅次于丑，故曰六三。）

丁卯岁，初之气，天数始于七十六刻，终于六十二刻半；（始于亥初初刻，终于酉初四刻，凡后之亥卯未年，皆同。）

二之气，始于六十二刻六分，终于五十刻；（始于酉正初刻，终于未正四刻。）三之气，始于五十一刻，终于三十七刻半；（始于申初初刻，终于午初四刻。）四之气，始于三十七刻六分，终于二十五刻；（始于午正初刻，终于辰正四刻。）五之气，始于二十六刻，终于一十二刻半；（始于巳初初刻，终于卯初四刻。）六之气，始于一十二刻六分，终于水下百刻。（始于卯正初刻，终于丑正四刻。此水下百刻者，即上文所谓二十四步、积盈百刻，而成日也。）所谓六四，天之数也。（卯次于寅，故曰六四。此一纪之全数也。）

中華藏書

黄帝内经·最新整理珍藏版

中国书店

次戊辰岁，初之气，复始于一刻，常如是无已，周而复始。（以上丁卯年六之气，终于水下百刻，是子丑寅卯四年气数至此已尽，所谓一纪。故戊辰年，则气复始于一刻，而辰巳午未四年又为一纪。辰巳午未之后，则申酉戌亥四年又为一纪。此所以常如是无已，周而复始也。）

帝曰：愿闻其岁候，何如？岐伯曰：悉乎哉问也！日行一周，天气始于一刻；（岁候者，通岁之大候。此承上文而复总其气数之始也。一周者，一周于天，谓甲子一年为岁之首也。）日行再周，天气始于二十六刻；（乙丑岁也。）日行三周，天气始于五十一刻；（丙寅岁也。）日行四周，天气始于七十六刻；（丁卯岁也。）日行五周，天气复始于一刻，（戊辰岁也。）

所谓一纪也。（如前四年是也，一纪尽而复始于一刻矣。纪者，如天元纪大论所谓终地纪者，即此纪字之义。）是故寅午戌岁气会同，卯未亥岁气会同，辰申子岁气会同，巳酉丑岁气会同，终而复始。（六十年气数周流，皆如前之四年，故四年之后，气复如初。所以寅午戌为会同，卯未亥为会同，辰申子为会同，巳酉丑为会同。今阴阳家但知此为三合类局，而不知由于气数之会同如此。有六十年岁气三合会同图，在《图翼》二卷。）

九、上下升降气有国中神机气立生死为用

（《素问·六微旨大论》）

帝曰：愿闻其用也。（此连前章，而详求其上下升降之用也。）岐伯曰：言天者，求之本，言地者，求之位，言人者，求之气交。（本者，天之六气，风寒暑湿火燥是也。位者，地之六步，木火土金水火是也。言天者求之本，谓求六气之盛衰，而上可知也。言地者求之位，谓求六步之终始，而下可知也。人在天地之中，故求之于气交，则安危亦可知矣。）

帝曰：何谓气交？岐伯曰：上下之位，气交之中，人之居也。（上者谓天，天气下降。下者谓地，地气上升。一升一降，则气交于中也，而人居之，而生化变易，则无非气交之使然。）

故曰：天枢之上，天气主之；天枢之下，地气主之；气交之

分，人气从之，万物由之。此之谓也。（枢，枢机也。居阴阳升降之中，是为天枢，故天枢之义，当以中字为解。中之上，天气主之。中之下，地气主之。气交之分，即中之位也。而形气之相感，上下之相临，皆中宫应之而为之市。故人气从之，万物由之，变化于兹乎见矣。愚按：王太仆曰：天枢，当齐之两旁也，所谓身半矣。伸臂指天，则天枢正当身之半。三分折之，则上分应天，下分应地，中分应气交。此单以人身之天枢穴为言，盖因《至真要大论》曰：身半以上，天之分也，天气主之。身半以下，地之分也，地气主之。半，所谓天枢也。故王氏之注如此。然在彼篇，本以人身为言；而此节云人气从之、万物由之二句，又岂止以人身为言哉？是其言虽同，而所指有不同也。夫所谓枢者，开阖之机也。开，则从阳而主上，阖，则从阴而主下，枢，则司升降而主乎中者也。故其在人，则天枢穴居身之中，是固然矣。其在于天地，则卯酉居上下之中，为阴阳之开阖，为辰宿之出入，非所谓天枢乎？盖子午为左右之轴，卯酉为上下之枢，无所疑也。第以卯酉一线之平，而谓为气交，殊不足以尽之。夫枢者，言分界也。交者，言参合也。此则有取于王氏三折之说，然必以卦象求之，庶得其义。凡卦有六爻，上卦象天，下卦象地，中象天枢之界。此以两分言之，则中唯一线之谓也。若以三分言之，则二三四爻成一卦，此自内卦而一爻升，地交于天也；五四三爻成一卦，此自外卦而一爻降，天交于地也。然则上二爻，主乎天，下二爻，主乎地，皆不易者也。惟中二爻，则可以天，亦可以地，斯真气交之象。易系曰：六爻之动，三极之道也。其斯之谓。由此观之，则司天在泉之义亦然。如《至真要大论》曰：初气终三气，天气主之；四气尽终气，地气主之。此即上下卦之义，然则三气四气，则一岁之气交也。故自四月中以至八月中，总计四个月、一百二十日之间，而岁之旱潦丰俭，物之生长成收，皆系乎此，故曰气交之分，人气从之，万物由之也。如后篇六元正纪大论，诸云持于气交者，其义即此。）帝曰：何谓国中？（前章言气有国中，此复求其详也。）岐伯曰：初凡三十度而有奇，中气同法。（度，即日也。一步之数，凡六十日八十七刻半，而两分之，则前半步始于初，是为初气，凡三十度而有奇。奇，谓四十三刻又四分刻之三也。后半步始于中，是为中气，其数如初，故曰同法。）帝曰：国中何也？岐伯曰：所以分天地也。帝曰：愿卒闻之。岐伯曰：初者，地气也，中者，天气也。（国中者，所以分阴阳也。凡一气之度必有前后，有前后则前阳而后阴。阳主进，自下而上，故初者地气也。阴主退，自上而下，故中者天气也。愚按：国中者，初言其始，气自始而渐盛也。中言其盛，气自盛而渐衰也。但本篇所谓国中者，以一步之气为言，故曰初凡三十度而有奇，中气同法。然阴阳之气，无往不在，故国中之数，亦无往不然。如以一岁言之，则冬至气始于北，夏至气中于南，北者盛之始，南者衰之始，此岁气之国中也。以昼夜言之，夜则阳生于坎，昼则日中于离，坎者升之始，离者降之始，此日度之国中也。不惟是也，即一月一节、一时一刻，靡不皆然。所以月有朔而有望，气有节而有中，时有子而有午，刻有初而有正，皆所以分国中也。故明国中者，则知阴阳，明阴阳，则知上下，明上下，则知升降，明升降，则知孰为天气，孰为地气，孰为气交，而天地人盈虚消长死生之数，不外乎是矣。此当与伏义六十四卦圆图参会其义，有妙存焉。见附翼一卷医易义中。）帝曰：其升降何如？岐伯曰：气之升降，天地之更用也。（天无地之升，则不能降，地无天之降，则不能升，故天地更相为用。）

帝曰：愿闻其用何如？岐伯曰：升已而降，降者谓天；降已而升，升者谓地。（升出于地，升无所升，则升已而降，此地以天为用也，故降者谓天。降出于天，降无所降，则降已而升，此天以地为用也，故升者谓地。）天气下降，气流于地；地气上升，气腾于天。故高下相召，升降相因，而变作矣。（召，犹招也。上者必降，下者必升，此天运循环之道也。阳必召阴，阴必召阳，此阴阳配合之理也。故高下相召，则有升降，有升降，则强弱相因而变作矣。《六元正纪大论》曰：天气不足，地气随之，地气不足，天气从之，运居其中而常先也。恶所不胜，归所同和，随运归从而生其病也。故上胜则天气降而下，下胜则地气迁而上，胜多少而差其分，微者小差，甚者大差，甚则位易气交，易则大变生而病作矣。）

帝曰：善。寒湿相遘，燥热相临，风火相值，其有间乎？（间，异也。惟其有间，故或邪或正而变由生也。）岐伯曰：气有胜复，胜复之作，有德有化，有用有变，变则邪气居之。（六气皆有胜复，而胜复之作，正则为循环当位之胜复，故有德有化有用。邪则为亢害承制之胜复，故有灾有变。）帝曰：何谓邪乎？（凡六气之不当位者，皆互相为邪也。）岐伯曰：夫物之生，从于化，物之极，由乎变，变化之相薄，成败之所由也。（物之生，从于化，由化而生也。物之极，由乎变，由极而变也。《天元纪大论》曰：物生谓之化，物极谓之变。《五常政大论》曰：气始而生化，气终而象变。诸家之释此者，有曰阴阳营运，则为化，春生秋落，则为变。有曰万物生息则为化，寒暑相易则为变。有曰离形而易谓之化，因形而易谓之变。有曰自无而有、自有而无，则为化，自少而壮、自壮而老，则为变。是皆变化之谓。故变化之薄于物者，生由化而成，其气进也；败由变而致，其气退也，故曰变化之相薄，成败之所由也。薄，侵迫也。）故气有往复，用有迟速，四者之有，而化而变，风之来也。（气有往复，进退也。用有迟速，盛衰也。凡此四者之有，而为化为变矣。但从乎化，则为正风之来，从乎变，则为邪风之来，而人之受之者，安危系之矣。）

帝曰：迟速往复，风所由生，而化而变，故因盛衰之变耳。成败倚伏游乎中何也？（倚伏者，祸福之萌也。夫物盛则衰，乐极则哀，是福之极而祸之倚也。未济而济，否极而泰，是祸之极而福所伏也。故当其成也，败实倚之，当其败也，成实伏之，此成败倚伏游行于变化之中者也。本节特以为言者，盖示人以处变处常之道耳。易曰知进退存亡而不失其正者，其惟圣人乎？）岐伯曰：成败倚伏生乎动，动而不已，则变作矣。（动静者，阴阳之用也。所谓动者，即形气相感也，即上下相召也，即往复迟速也，即升降出入也，由是而成败倚伏，无非由动而生也。故易曰：吉凶悔吝者，生乎动者也。然而天下之动，其变无穷，但动而正则吉，不正则凶，动而不已，则灾变由之而作矣。）

帝曰：有期乎？岐伯曰：不生不化，静之期也。（阳动阴静，相为对待，一消一长，各有其期。上文言成败倚伏生乎动，即动之期也。动极必变，而至于不生不化，即静之期也。然则天地以春夏为动，秋冬为静；人以生为动，死为静也。）帝曰：不生化乎？（帝疑天地之道，岂真有不生化者乎？）岐伯曰：出入废，则神机化灭，升降息，则气立孤危。（此言天地非不生化，但物之动静，各有所由耳。凡物之动者，血气之属也，皆生气根于身之中，以神为生死之主，故曰神机。然神之存亡，由于饮食呼吸之出入，出入废则神机化灭，而动者息矣。物之植者，草木金石之属也，皆生气根于形之外，以气为荣枯之主，故曰气立。然气之盛衰，由于阴阳之升降，升降息则气立孤危，而植者败矣。此其物之修短，固各有数；但禀赋者出乎天，自作者由乎我，孰非所谓静之期？亦各有其因耳。《五常政大论》曰：根于中者，命曰神机，神去则机息；根于外者，命曰气立，气止则化绝，详见后十五。）故非出入则无以生长壮老已，非升降则无以生长化收藏。（生长壮老已，动物之始终也，故必赖呼吸之出入。生长化收藏，植物之盛衰也，故必赖阴阳之升降。）是以升降出入，无器不有。（器即形也，凡万物之成形者，皆神机气立之器也。是以升降出入，无器不有。易曰：形乃谓之器。义即此也。王氏曰：包藏生气者，皆谓生化之器，触物然矣。夫窍横者，皆有出入去来之气。窍竖者，皆有阴阳升降之气。何以明之？如壁窗户牖，两面伺之，皆承来气，是出入气也。如阳升，则井寒，阴升，则水暖，以物投井及叶坠空中，翩翩不疾，皆升气所碍也。虚管溉满，捻其上窍，水固不泄，为无升气，而不能降也。空瓶小口，顿溉不入，为气不出，而不能入也。由是观之，升无所不降，降无所不升，无出则不入，无入则不出。夫群品之出入升降不失常守，而云非化者，未之有也。有识无识、有情无情，去出入升降而得存者，亦未之有也。故曰出入升降，无器不有。）

故器者生化之宇，器散则分之，生化息矣。（宇者，天地四方曰宇。夫形所以存神，亦所以寓气。凡物之成形者，皆曰器，而生化出乎其中，故谓之生化之宇。若形器散敝，则出入升降无所根据凭，各相离分而生化息矣，此天地万物合一之道。观邵子观易吟曰：一物其来有一身，一身还有一乾坤。能知万物备于我，肯把三才别立根。天向一中分造化，人于心上起经纶。天人焉有二般义，道不虚行只在人。盖其义也。）故无不出入，无不升降，（万物之多，皆不能外此四者。）化有小大，期有近远，（物之小者，如秋毫之微，大者如天地之广，此化之小大也。夭者如蜉蝣之朝暮，寿者如彭□之百千，此期之近远也。化之小者其期近，化之大者其期远，万物之气数固有不齐，而同归于化与期，其致则一耳。）四者之有，而贵常守，（四者，出入升降也。常守，守其所固有也。出入者守其出入，升降者守其升降，固有弗失，多寿无疑也。今之人，外劳其形，内摇其精，固有且不保而妄言入道，匪独欺人，而且自欺，惑亦甚矣。）反常则灾害至矣。（不当出而出，不当入而入，不当升而升，不当降而降，动失其宜，皆反常也。反而无害，未之有也。）故曰无形无患，此之谓也。（形，即上文之所谓器也。夫物有是形，则有是患，外苦六气所侵，劳伤所累，内惧情欲所系，得失所牵，故君子有终身之忧，皆此形之为患耳。然天地虽大，能役有形而不能役无形，阴阳虽妙，能化有气而不能化无气，使无其形，何患之有？故曰无形无患。然而形者，迹也，动也。动而无迹，则无形矣，无形则无患矣。此承上文而言，成败倚伏生乎动，动而不已，则变作矣，是因有形之故也。四者之有，而贵常守。常守者，守天然于无迹无为，是即无形之义也。若谓必无此身，方是无形，则必期寂灭而后可，圣人之道，岂其然哉？如老子曰：吾所以有大患者，为吾有身，及吾无身，吾有何患？其义即此。观其所谓吾者，所重在吾，吾岂虚无之谓乎？盖示人以有若无、实若虚耳。故曰圣人处无为之事，行不言之教，万物作焉而不辞，生而不有，为而不恃，功而不居，夫惟不居，是以不去。又曰：为学日益，为道日损，损而又损，以至于无为，无为而无不为矣。皆无形无患之道也。如孔子之毋意、毋必、毋固、毋我，又孰非其道乎？故关尹子曰：人无以无知无为者为无我，虽有知有为，不害其为无我。正此之谓也。)

帝曰：善。有不生不化乎？（不生不化，即不生不死也。言人有逃阴阳，免生化，而无始无终，同太虚于自然者乎？观老子曰：出生入死，生之徒十有三，死之徒十有三，民之生，动之死地，亦十有三。夫何故？以其生生之浓。苏子由释之曰：生死之道，以十言之，三者各居其三矣，岂非生死之道九，而不生不死之道，一而已矣。不生不死，即易所谓寂然不动者也。老子言其九，不言其一，使人自得之，以寄无思无为之妙也。有生则有死，故生之徒，即死之徒也。人之所赖于生者浓，则死之道常十九。圣人常在不生不死中，生地且无，焉有死地哉？即此不生不化之谓。又昔人云：爱生者，可杀也，爱洁者，可污也，爱荣者，可辱也，爱完者，可破也。本无生，孰杀之？本无洁，孰污之？本无荣，孰辱之？本无完，孰破之？知乎此者，可以出入造化，游戏死生。此二家说，俱得不生不死之妙，故并录之。）岐伯曰：悉乎哉问也！与道协议，惟真人也。帝曰：善。（真人者，体合于道，道无穷，则身亦无穷，故能出入生死，寿敝天地，无有终时也。）

十、五运太过不及下应民病上应五星德化政令灾变异候

（《素问·气交变大论》附：《运气说》）

黄帝问曰：五运更治，上应天期，阴阳往复，寒暑迎随，真邪相薄，内外分离，六经波荡，五气倾移，太过不及，专胜兼并，愿言其始，而有常名，可得闻乎？（期，周岁也。五运更治，上应天期，即应天之气，动而不息也。阴阳往复，寒暑迎随，即应地之气，静而守位也。真邪相薄，邪正相干也。内外分离，表里不相保也。六经波荡，五气倾移，皆其变也。因太过，故运有专胜。因不及，故气有兼并。常名者，纪运气之名义也。）岐伯稽首再拜对曰：昭乎哉问也！

是明道也。此上帝所贵，先师传之，臣虽不敏，往闻其旨。（岐伯之师，僦贷季也。）帝曰：余闻得其人不教，是谓失道；传非其人，慢泄天宝。余诚菲德，未足以受至道；然而众

子哀其不终，愿夫子保于无穷，流于无极，余司其事，则而行之奈何？（道者，天地万物之所由，故曰至道。惟圣人知之，故能合于道。今人守之，故可不失道。然古今相传，惟圣人乃知圣人，而道统之传自有其真，故传道非难而得人为难。得而不教，则失其人，非人而教，则失其道，均可惜也。此帝虽借已为言，而实深慨夫绍统者之难耳。）岐伯曰：请遂言之也。

上经曰：夫道者，上知天文，下知地理，中知人事，可以长久。此之谓也。（知此三者，则大无不通，细无不得，协议于道，永保天年，故可以长久。昔人云：能明内经之理而不寿者，未之有也。即此之谓。此一节出着至教论，详疾病类八。）帝曰：何谓也？岐伯曰：本气位也。位天者，天文也。位地者，地理也。通于人气之变化者，人事也。（三才气位，各有所本。位天者为天文，如阴阳五星、风雨寒暑之类是也。位地者，为地理，如方宜水土、草木昆虫之类是也。通于人气之变化者为人事，如表里血气、安危病治之类是也。））

故太过者先天，不及者后天，所谓治化而人应之也。（运太过者，气先天时而至。运不及者，气后天时而至。天之治化运于上，则人之安危应于下。）

帝曰：五运之化，太过何如？（此下言五运之太过也。岁运有余为太过，如甲丙戊庚壬，五阳年是也。若过而有制，则为平岁，不在太过之例。）岐伯曰：岁木太过，风气流行，脾土受邪。（六壬岁也。木之化风，木胜则克土，故脾脏受邪。）民病飧泄食减，体重烦冤，肠鸣腹支满。（水谷不化，故飧泄。脾虚不运，故食减。脾主肌肉，其气衰，故体重。脾脉从胃别上膈注心中，故烦冤。冤，抑郁不舒也。《口问篇》曰：中气不足，肠为之苦鸣。《藏气法时论》曰：脾虚则腹满肠鸣，飧泄食不化。）上应岁星。（木星也。木气胜，则岁星明而专其令。）甚则忽忽善怒，眩冒巅疾。（木胜则肝强，故善怒。厥阴随督脉而会于巅，故眩冒巅疾。）化气不政，生气独治，云物飞动，草木不宁，甚而摇落。（化气，土气也。生气，木气也。木盛则土衰，故化气不能布政于万物，而木之生气独治也。风不务德，则太虚之中云物飞动，草木不宁。木胜不已，金则承之，故甚。至草木摇落者，金之气也。）反胁痛而吐甚，冲阳绝者死不治。（肝脉布于胁肋，木强则肝逆，故胁痛也。吐甚者，木邪伤胃也。冲阳者，胃脉也。木亢则胃绝，故死不治。）上应太白星。（金星也。木胜而金制之，故太白星光芒以应其气。是岁木之为灾，先临宿属，金气之复，后及东方；人之应之，则先伤于脾，后伤于肝。书曰满招损，《六微旨大论》曰承乃制，此之类也。新校正曰：详此太过五化，言星之例有三：木土二运，先言岁镇，后言胜巳之星；火金二运，先言荧惑太白，次言胜巳之星，后又言荧惑太白；水运先言辰星，次言镇星，后又言荧惑辰星，兼见巳胜之星也。）

岁火太过，炎暑流行，金肺受邪。（六戊岁也。火之化暑，火胜则克金，故肺脏受邪。）民病疟，少气咳喘，血溢血泄注下，嗌燥耳聋，中热肩背热。（火邪伤阴，寒热交争，故为疟。壮火食气，故少气。火乘肺金，故咳喘。火逼血而妄行，故上溢于口鼻，下泄于二便。火性急速，故水泻注下。嗌燥耳聋中热肩背热，皆火炎上焦也。《藏气法时论》曰：肺病者，喘咳逆气肩背痛，虚则少气不能报息，耳聋嗌干。）上应荧惑星。（火星也。火气胜，则荧惑星明而当其令。）甚则胸中痛，胁支满胁痛，膺背肩胛间痛，两臂内痛，（此皆心经及手心主所行之处，火盛为邪，故有是病。《藏气法时论》曰：心病者，胸中痛，胁支满，胁下痛，膺背肩甲间痛，两臂内痛。）身热骨痛而为浸淫。（火盛故身热，水亏故骨痛，热流周身，故为浸淫。《玉机真藏论》曰：心脉太过，令人身热而肤痛，为浸淫。）收气不行，长气独明，雨水霜寒。（收气，金气也。长气，火气也。火盛则金衰，故收气不行而长气独明也。火不务德，水则承之，故雨水霜寒也。五常政大论作雨水霜雹。）上应辰星。（水星也。火亢而水制之，故辰星光芒以应其气。是岁火之为灾，先临宿属，水气之复，并及南方；人之应之，则先伤于肺，后伤于心。）上临少阴少阳，火燔，水泉涸，物焦槁。（凡此戊年，皆太过之火，而又遇子午，则上临少阴君火也。遇寅申，则上临少阳相火也。皆为天符，其热尤甚，故火当燔，水泉当涸，物当焦枯也。燔音烦。，如瑞切。）病反谵妄狂越，咳喘息鸣，下甚血溢泄不已，太渊绝者死不治。上应荧惑星。（火盛天符之岁，其在民病，则上为谵妄狂越咳喘息鸣，下为血溢血泄不已。太渊，肺脉也。火亢则肺绝，故死不治。其盛其衰，则皆应于荧惑也。）

岁土太过，雨湿流行，肾水受邪。（六甲年也。土之化湿，土胜则克水，故肾脏受邪。）民病腹痛，清厥意不乐，体重烦冤。（清厥，四肢厥冷也。此以土邪伤肾，故为是病。《藏气法时论》曰：肾病者身重。肾虚者大腹小腹痛，清厥意不乐。）上应镇星。（土星也。土气胜，则镇星明耀主其令。）甚则肌肉萎，足痿不收，行善瘈，脚下痛，饮发中满食减，四肢不举。（萎，痿同。瘈，抽掣也。甚则土邪有余，脾经自病，脾主肌肉，外应四肢，其脉起于足大趾而上行，故为病如此。《藏气法时论》曰：脾病者，善肌肉痿，行善瘈，脚下痛。又《玉机真藏论》曰：脾太过则令人四肢不举。瘈，翅、寄、系三音。）变生得位，（详太过五运。独此言变生得位者，盖土无定位，凡在四季中土邪为变，即其得位之时也。）脏气伏，化气独治之，泉涌河衍，涸泽生鱼，风雨大至，土崩溃，鳞见于陆。（脏气，水气也。化气，土气也。衍，溢也。土胜则水衰，故脏气伏而化气独治也。土不务德，湿令大行，故泉涌河衍，涸泽生鱼。湿甚不已，风木承之，故为风雨大至。土崩溃，鳞见于陆者，木气之复也。）病腹满溏泄肠鸣，反下甚而太溪绝者，死不治。（此皆土湿自伤，脾不能制，故为是证。《藏气法时论》曰：脾虚则腹满肠鸣，飧泄食不化。太溪，肾脉也。土亢则肾绝，故死不治。）上应岁星。（木星也。土胜而木承之，故岁星光芒应其气。是岁土盛为灾，先临宿属，木气之复，后及中宫；人之应之，则先伤于肾，后伤于脾。）

岁金太过，燥气流行，肝木受邪。（六庚年也。金之化燥，金胜则克木，故肝脏受邪。）民病两胁下少腹痛，目赤痛眦疡，耳无所闻。（两胁少腹耳目，皆肝胆经气所及，金胜则木脏受伤，故为是病。）肃杀而甚，则体重烦冤，胸痛引背，两胁满且痛引少腹。（金气太过则肃杀甚，故伤及肝经而为此病。《藏气法时论》曰：肝病者，两胁下痛引少腹。肝虚则目荒荒无所

中華藏書

黄帝内经·最新整理珍藏版

中国书店

二三七〇

见，耳无所闻。又《玉机真藏论》曰：肝脉不及，则令人胸痛引背，下则两胁胠满。）上应太白星。（金星也。金气胜，则太白星明而当其令。）甚则喘咳逆气，肩背痛，尻阴股膝髀腨胻足皆病。（甚则金邪有余，肺经自病，故喘咳气逆，肩背痛。金病不能生水，以致肾阴亦病，故尻阴股膝以下皆病也。《藏气法时论》曰：肺病者，喘咳逆气肩背痛，尻阴股膝髀腨胻足皆痛。髀，病米切，又音比。腨音篆。胻音杭。）上应荧惑星。（火星也。金胜则火复，故荧惑光芒而应其气。是岁金气太过，宿属为灾，火气承之，西方并及；而人之应之，则先伤于肝，后伤于肺。）收气峻，生气下，草木敛，苍干凋陨。（收气，金气也。生气，木气也。陨，坠落也。金胜木衰，则收气峻速，生气下而不伸，故草木多敛而苍干凋陨也。陨音允。）病反暴痛，胠胁不可反侧，咳逆甚而血溢，太冲绝者死不治。上应太白星。（病反暴痛胠胁不可反侧，金伤于肝也。咳逆甚而血溢，火复于肺也。太冲，肝脉也。金亢则肝绝，故死不治。其胜其复，皆太白星应之。胠，区、去二音。）

岁水太过，寒气流行，邪害心火。（六丙岁也。水之化寒，水胜则克火，故心脏受邪。）民病身热烦心躁悸，阴厥上下中寒，谵妄心痛，寒气早至。（悸，心惊跳也。此皆心脏受邪，故为是病，而寒当早至。悸音匮。）上应辰星。（水星也。水气胜，则辰星明而主其令。）甚则腹大胫肿，喘咳，寝汗出憎风。（甚则水邪有余，肾脏自病。《藏气法时论》曰：肾病者，腹大胫肿，喘咳身重，寝汗出憎风。按：此下当云藏气行，长气失政，今独亡者，阙文也。憎音曾。）大雨至，埃雾朦郁。（水盛不已，土则复之，故见斯候，土之气也。朦音蒙。）上应镇星。（土星也。水胜则土复，故镇星光芒而应其气。是岁水气太过，宿属应灾，土气承之，并及于北；而人之应之，则先伤于心，后伤于肾。）上临太阳，雨冰雪霜不时降，湿气变物。（此以水运而遇太阳司天，乃丙辰，丙戌岁也，是为天符，其寒尤甚，故雨冰霜雪不时降，湿气变物也。）病反腹满肠鸣，溏泄食不化，渴而妄冒，神门绝者死不治。上应荧惑、辰星。（水盛天符之岁，阳气大衰，反克脾土，故为腹满等病。《藏气法时论》

曰：脾虚则腹满肠鸣，飧泄食不化。若水邪侮火，心失其职，则为渴而妄冒。神门，心脉也。水亢则心绝，故死不治。上应荧惑、辰星，胜者明而衰者暗也。按：太过五运，独水火言上临者，盖特举阴阳之大纲也。且又惟水运言荧惑、辰星者，谓水盛火衰，则辰星明朗，荧惑减耀，五运皆然，举此二端，余可从而推矣。）

帝曰：善。其不及何如？（此以下言五运不及之化，如乙丁己辛癸，五阴年是也。若不及有助，则为平岁，不在不及之例。）岐伯曰：悉乎哉问也！岁木不及，燥乃大行，（六丁岁也。木不及而金乘之，故燥气大行。）生气失应，草木晚荣，（失应者，不能应时，所以晚荣。）肃杀而甚，则刚木辟着，柔萎苍干，上应太白星。（肃杀而甚，金气胜也。故刚木辟着，谓碎裂如劈着也。柔木萎而苍干，谓色青黑而凋枯也。其上应于星，则太白光芒而主其气。萎音威，又上、去二音。）

民病中清　胁痛，少腹痛，肠鸣溏泄，凉雨时至，上应太白星，（中清　胁少腹痛者，金气乘木，肝之病也。肠鸣溏泄者，木不生火，脾之寒也。金气清肃，故凉雨时至，亦皆应于太白星之明也。新校正曰：按不及五化民病证中，上应之星，皆言运星失色，畏星加临宿属为灾；此独言畏星、不言运星者，经文阙也，当云上应太白星、岁星。）其谷苍。（谷之苍者属木，麻之类也。金胜而火不复，则苍谷不成。）上临阳明，生气失政，草木再荣，化气乃急，上应太白、镇星，其主苍早。（上临阳明，丁卯、丁酉岁也。金气亢甚，故生气失政。草木再荣者，以木气既衰，得火土王时，土无所制，化气乃急，故夏秋再荣也。其上应于星，则金土明耀。其下主于物，则苍者早凋。新校正云：按不及五化，独纪木上临阳明，土上临厥阴，水上临太阴，不纪木上临厥阴，土上临太阴，金上定阳明者，经之旨各纪其甚者也。故于太过运中，只言火临火，水临水；此不及运中，只言水临金，土临木，水临土；不言厥阴临木，太阴临土，阳明临金也。）

复则炎暑流火，湿性燥，柔脆草木焦槁，下体再生，华实齐化，病寒热疮疡、痱胗痈痤，上应荧惑、太白，其谷白坚。

（复者，子为其母而报复也。木衰金亢，火则复之，故为炎暑流火而湿性之物皆燥，柔脆草木皆枝叶焦枯，下体复生。其生既迟，则旋花旋实，是谓齐化。火气反甚，故其为病如此。其应于星，则荧惑光芒，太白减曜，而宿属为灾。其应于谷，则白坚属金，秀而不实也。按：太过不及之年皆有胜复，后第十三章载者尤详，所当互考。脆音翠。痱音肺。胗，疹同。痤，才何切。）

白露早降，收杀气行，寒雨害物，虫食甘黄，脾土受邪，赤气后化，心气晚治，上胜肺金，白气乃屈，其谷不成，咳而衄，上应荧惑、太白星。（阳明上临，金气清肃，故为白露早降，收杀气行，寒雨害物。然金胜者火必衰，火衰者土必弱，故虫食味甘色黄之物，以甘黄皆属土，而阴气蚀之，故虫生焉。观晒能除蛀，则虫为阴物可知。故其在人，又当脾土受邪也。若金胜不已而火复之，则赤气之物后时而化，而人之心火晚盛，上克肺金，凡白色属金之物，其气乃屈也。金谷，稻也。衄，鼻塞也。其上应于星，则当荧惑明，太白暗，而灾有所属也。王氏曰：金行伐木，假途于土，子居母内，虫之象也，故甘物黄物，虫蠹食之。衄音求。）

岁火不及，寒乃大行，长政不用，物荣而下，凝惨而甚，则阳气不化，乃折荣美，上应辰星。（六癸岁也。火不及而水乘之，故寒乃大行。长政不用，则物不能茂盛于上，而但荣于下。凝惨阳衰，则荣美乃折。其上应天象，辰星当明。）

民病胸中痛，胁支满，两胁痛，膺背肩胛间及两臂内痛，郁冒朦昧，心痛暴喑，胸腹大，胁下与腰背相引而痛。（冒，若有所蔽也，一曰目无所见也。火不足则阴邪盛，而心气伤，故为此诸病，皆手心主及心经所行之处。二经虽不行背，然心在膈上，为背之阳脏，故痛连腰背也。《藏气法时论》曰：心虚则胸腹大，胁下与腰相引而痛。）甚则屈不能伸，髋髀如别，上应荧惑、辰星，其谷丹。（甚至阴寒凝滞，阳气不行，故为是病。髋髀，臀股之间也。如别，若有所别而不为用也。水行乘火，则荧惑无光，辰星增曜，宿属为灾；丹色之谷，应其气而不成也。）复则埃郁，大雨且至，黑气乃辱，病骛溏腹满，食饮不下，寒中肠鸣，泄注腹痛，暴挛痿痹，足不任身，上应镇星、辰星，玄谷不成。（火衰水亢，土则复之，土之化湿，反侵水脏，故为腹满食不下、肠鸣泄注、痿痹足不任身等疾。黑气，水气也。辱，屈也。鹜，鸭也。言如鸭粪清稀，寒湿所致也。土复于水，故镇星明润，辰星减光，玄色之谷不成也。鹜，木、务二音。）

岁土不及，风乃大行，化气不令，草木茂荣，飘扬而甚，秀而不实，上应岁星。（六己岁也。土不及而木乘之，故风气行，化气失令。木专其政，则草木茂荣。然发生在木而成实在土，土气不充，故虽秀不实。木气上应，则岁星当明也。）

民病飧泄霍乱，体重腹痛，筋骨繇复，肌肉瞤酸，善怒，脏气举事，蛰虫早附，咸病寒中，上应岁星、镇星，其谷黅。（繇复，摇动反复也。《根结篇》曰：所谓骨繇者，摇故也。即此繇字。瞤，跳动也。酸，酸疼也。凡此飧泄等病，皆脾弱肝强所致。土气不及，则寒水无畏，故脏气举事。蛰虫早附，应脏气也。咸病寒中，火土衰也。上应岁星、镇星者，岁星明而镇星暗也。谷之黄者属土，不能成实矣。黅，如云切。黅音，今黄也。）复则收政严峻，名木苍凋，胸胁暴痛，下引少腹，善太息，虫食甘黄，气客于脾，谷乃减，民食少失味，苍谷乃损，上应太白、岁星。（土衰木亢，金乃复之，故收气峻而名木凋也。其为胸胁暴痛、下引少腹者，肝胆病也。虫食甘黄、气客于脾、谷乃减者，火土衰也。土衰者脾必弱，故民食少、滋味失。金胜者木必衰，故苍谷损。其上应于星，当太白增明而岁星失色也。）上临厥阴，流水不冰，蛰虫来见，脏气不用，白乃不复，上应岁星，民乃康。（己巳己亥岁也。上临厥阴则少阳相火在泉，故流水不冰，蛰虫来见。火司于地，故水之脏气不能用，金之白气不得复，岁星得专其令，民亦康而无病。）

岁金不及，炎火乃行，生气乃用，长气专胜，庶物以茂，燥烁以行，上应荧惑星。（六乙岁也。金不及而火乘之，故炎火乃行。金不胜木，故生气用而庶物茂。火气独王，故长气胜而燥烁行。其应于星，则荧惑光芒也。烁，式灼切。）民病肩背瞀重，鼽嚏，血便注下，收气乃后，上应太白星，其谷坚

中華藏書

黄帝内经·最新整理珍藏版

中国书店

芒。（瞀，闷也。鼽，鼻塞流涕也。金受火邪，故为此诸病。收气后，太白无光，坚芒之谷不成，皆金气不足之应。瞀，茂、务、莫三音。嚏音帝。）复则寒雨暴至，乃零冰雹霜雪杀物，阴厥且格，阳反上行，头脑户痛，延及脑顶发热，上应辰星，丹谷不成，民病口疮，甚则心痛。（金衰火亢，水来复之，故寒雨暴至，继以冰雹霜雪，灾伤万物，寒之变也。厥，逆也。格，拒也。寒胜于下，则阴厥格阳而反上行，是谓无根之火，故为头顶口心等病。其应于天者，辰星当明。应于地者，丹色之谷不成也。按：此水复火衰，当云上应荧惑、辰星；此不言荧惑者，阙文也。雹音薄。）

岁水不及，湿乃大行，长气反用，其化乃速，暑雨数至，上应镇星。（六辛岁也，水不及而土乘之，故湿乃大行。水衰则火土同化，故长气反用，其化乃速，上应镇星光明也。）民病腹满身重濡泄，寒疡流水，腰股痛发，股膝不便，烦冤足痿清厥，脚下痛，甚则胕肿，脏气不政，肾气不衡，上应辰星，其谷秬。（土湿太过，伤及肾阴，故为此诸病。寒疡流水，阴蚀阴疽之类也。烦冤，烦闷抑郁也。清厥，寒厥也。胕肿，浮肿也。藏气，水气也。衡，平也。不政不衡，水气衰也，上应辰星不明，下应秬谷不成。）上临太阴，则大寒数举，蛰虫早藏，地积坚冰，阳光不治，民病寒疾于下，甚则腹满浮肿，上应镇星，其主秬谷。（辛丑、辛未岁也。太阴湿土司天，则太阳寒水在泉，故大寒举而阳光不治也。甚则腹满浮肿，湿土胜而肾气伤也。其上应者，当镇星增曜。下应者，当秬谷有成。）复则大风暴发，草偃木零，生长不鲜，面色时变，筋骨并辟，肉𥆧，目视䀮䀮，物疏璺，肌肉胗发，气并膈中，痛于心腹，黄气乃损，其谷不登，上应岁星。（水衰土亢，木后复之，故大风暴发，草仆木落，而生长失时，皆不鲜明也。面色时变，肝气动也。并，拘挛也。辟，偏戾也。𥆧，动掣也。䀮䀮，目不明也。璺，物因风而破裂也。肝气在外则肌肉风疹，肝气在中则痛于心腹，皆木胜之所致，故黄气损而属土之谷不登。其上应于天，则惟岁星当明也。愚按：五运之有太过不及，而胜复所以生也。太过者其气胜，胜而无制，则伤害甚矣。不及者其气衰，衰而无复，则败乱极矣。此胜复循环之道，出乎天地之自然，而亦不得不然者也。故其在天则有五星运气之应，在地则有万物盛衰之应，在人则有脏腑疾病之应。如木强胜土，则岁星明而镇星暗，土母受侮，子必复之，故金行伐木，以救困土，则太白增光，岁星反晦也。凡气见于上，则灾应于下，宿属受伤，逆犯尤甚，五运互为胜复，其气皆然。至其为病，如木胜肝强，必伤脾土，肝胜不已，燥必复之，而肝亦病矣。燥胜不已，火必复之，而肺亦病矣。此五脏互为盛衰，其气亦皆然也。）

夫天运之有太过不及者，即人身之有虚实也，惟其有虚而后强者胜之，有胜而后承者复之；无衰则无胜矣，无胜则无复矣。无胜无复，其气和平，焉得有病？恃强肆暴，元气泄尽，焉得无虚？故曰有胜则复，无胜则否，胜微则复微，胜甚则复甚。可见胜复之微甚，由变化之盛衰，本无其常也。如本经六元正纪等论所载天时地化人事等义，至详至备，盖以明其理之常者如此也。即如周易之六十四卦、三百八十四爻，乃开明易道之微妙，而教人因易以求理，因象以知变。故孔子曰：书不尽言，言不尽意。此其大义，正与本经相同。

夫天道玄微，本不易测，及其至也，虽圣人亦有所不知焉。故凡读易者，当知易道有此变，不当曰变止于此也。读运气者，当知天道有是理，不当曰理必如是也。

然变化虽难必，而易尽其几矣；天道虽难测，而运气尽其妙矣。自余有知以来，常以五六之义，逐气推测，则彼此盈虚，十应七八；即有少不相符者，正属井蛙之见，而见有未至耳，岂天道果不足凭耶？今有昧者，初不知常变之道，盛衰之理，孰者为方，孰者为月，孰者为相胜反胜主客承制之位，故每凿执经文，以害经意，徒欲以有限之年辰，概无穷之天道，隐微幽显，诚非易见，管测求全，陋亦甚矣。此外复有不明气化如马宗素之流者，假仲景之名，而为伤寒铃法等书，用气运之更迁，拟主病之方治，拘滞不通，诚然谬矣。然又有一等偏执己见不信运气者，每谓运气之学，何益于医？且云疾病相加，岂可根据运气以施治乎？非切要也。

余喻之曰：若所云者，似真运气之不必求，而运气之道岂易言哉？凡岁气之流行，即安危之关系。或疫气遍行，而一方皆病风温；或清寒伤脏，则一时皆犯泻痢；或痘疹盛行，而多凶多吉，期各不同；或疔毒遍生，而是阴是阳，每从其类；或气急咳嗽，一乡并与；或筋骨疼痛，人皆道苦；或时下多有中风，或前此盛行痰火。诸如此者，以众人而患同病，谓非运气之使然欤？观东垣于元时太和二年，制普济消毒饮以救时行疫疠，所活甚众，非此而何？第运气之显而明者，时或盛行，犹为易见；至其精微，则人多阴受，而识者为谁？夫人殊禀赋，令易寒暄，利害不侔，气交使然。故凡以太阳之人，而遇流衍之气；以太阴之人，而逢赫曦之纪。强者有制，弱者遇扶，气得其平，何病之有？或以强阳遇火，则炎烈生矣；阴寒遇水，则冰霜及矣。天有天符，岁有岁会，人得无人和乎？能先觉预防者，上智也；能因几办理者，明医也；既不能知而且云乌有者，下愚也。然则运气之要与不要，固不必辨，独慨夫知运气者之难其人耳。

由此言之，则凿执者本非智士，而不谕者又岂良材，二者病则一般。彼达人之见，自所不然，故善察运气者，必当顺天以察运，因变以求气。如杜预之言历，曰：治历者，当顺天以求合，非为合以验天。知乎此，则可以言历矣。而运气之道亦然。既得其义，则胜复盛衰，理可窥也。随其几而应其用，其有不合于道者，未之有也。戴人曰：病如不是当年气，看与何年运气同。便向某年求活法，方知都在至真中。此言虽未尽善，其亦庶几乎得运气之意矣。

帝曰：善。愿闻其时也。（此下言不及之岁，其政化胜复各有时也。本篇凡太过之年不言胜复，故不及之。）

岐伯曰：悉哉问也！木不及，春有鸣条律畅之化，则秋有雾露清凉之政，春有惨凄残贼之胜，则夏有炎暑燔烁之复，其眚东，其藏肝，其病内舍胠胁，外在关节。（和则为化为政，运之常也。不和则为胜为复，气之变也。如岁木不及，金当克之。使金不来胜，而木气无伤，则春有鸣条律畅之化，至秋之时，则金亦无复，而有雾露清凉之政，此气之和也。若春见金气而有惨凄残贼之胜，则木生火，火来克金，而夏有炎暑燔烁之复矣，此气之变也。然此之胜复皆因于木，故灾眚当见于东方。在人之脏，应于肝，肝之部分，内在胠胁，外在关节，故其为病如此。下节之义，大约俱同。燔音烦。烁，式灼切。眚音省。）

火不及，夏有炳明光显之化，则冬有严肃霜寒之政，夏有惨凄凝冽之胜，则不时有埃昏大雨之复，其眚南，其脏心，其病内舍膺胁，外在经络。（火不及者，水当乘之。若水不侮火而夏有此化，则水亦无复而冬有此政。若水不务德而夏有此胜，则火生土，土来克水，而不时有此复矣。其眚南，其脏心，皆火之应。）

土不及，四维有埃云润泽之化，则春有鸣条鼓拆之政，四维发振拉飘腾之变，则秋有肃杀霖霪之复，其眚四维，其脏脾，其病内舍心腹，外在肌肉四肢。（四维，辰戌丑未方月也。岁土不及，木当胜之。若木不侮土而四季有此化，则木亦无复而春有此政。若木胜土而四季有此变，则土生金，金来克木，而秋有此复矣。其眚四维，其脏脾，皆土之应。拉音腊。霪音淫。）

金不及，夏有光显郁蒸之令，则冬有严凝整肃之应，夏有炎烁燔燎之变，则秋有冰雹霜雪之复，其眚西，其脏肺，其病内舍膺胁肩背，外在皮毛。（岁金不及，火当胜之。若火得其正而夏有此令，则水亦无复而冬有此应。若火气侮金而夏有此变，则金之子水，水来克火，而秋有此复矣。其眚西，其脏肺，皆金之应。按：此下二节，不先言金水之本化，而先言火土之制化，与上三节不同者，不过文体之变耳，文虽变而义则无异也。）

水不及，四维有湍润埃云之化，则不时有和风生发之应，四维发埃昏骤注之变，则不时有飘荡振拉之复，其眚北，其脏肾，其病内舍腰脊骨髓，外在溪谷䯒膝。（岁水不及，土当胜之。若土不为虐而四季有此正化，则木亦无复而不时有此正应。若土肆其胜而有四维之变，则水之子木，木来克土，而不时有此复矣。其眚北，其脏肾，皆水之应。湍，通官切。）

夫五运之政犹权衡也，高者抑之，下者举之，化者应之，变者复之，此生长化成收藏之理，气之常也，失常则天地四塞矣。（夫天地阴阳之道，亦犹权衡之平，而不能少有损益也。故高而亢者，必有所抑，因太过也。卑而下者，必有所举，因不及也。正而为化，则有以应之，不相悖也。邪而为变，则有以复之，承乃制也。此所以生长化成收藏，皆不失其物理之常，失常则高下不相保，而天地闭塞矣。如《玉版论要》曰：回则不转，乃失其机。即此之谓。）

故曰：天地之动静，神明为之纪；阴阳之往复，寒暑彰其兆。此之谓也。（应天之气，动而不息；应地之气，静而守位。神明为之纪，则九星悬朗，七曜周旋也。阴阳寒暑，即动静神明之用也。此承上文而总言盛衰胜复，即天地之动静；生长化成收藏，即阴阳之往复。动静不可见，有神有明，则有纪可察矣。阴阳不可测，有寒有暑，则有兆可知矣。天地之道，此之谓也。））

帝曰：夫子之言五气之变，四时之应，可谓悉矣。夫气之动乱，触遇而作，发无常会，卒然灾合，何以期之？（此下言气动之乱，皆随遇而变，故其德化政令灾变之候，各有所不同也。）

岐伯曰：夫气之动变，固不常在，而德化政令灾变，不同其候也。帝曰：何谓也？岐伯曰：东方生风，风生木，其德敷和，其化生荣，其政舒启，其令风，其变振发，其灾散落。（敷，布也。和，柔和也。荣，滋荣也。舒，展也。启，开也。振，奋动也。发，飞扬也。散落，飘零散落也。《五营运大论》曰：其德为和，其化为荣，其政为散，其令宣发，其变摧拉，其眚为陨。义当参阅。）

南方生热，热生火，其德彰显，其化蕃茂，其政明曜，其令热，其变销烁，其灾燔焫。（彰，昭着也。蕃，盛也。燔，焚灼也，销烁缓而燔甚也。《五营运大论》曰：其德为显，其化为茂，其政为明，其令郁蒸，其变炎烁，其眚燔。蕃、燔，俱音烦。焫，如瑞切。）

中央生湿，湿生土，其德溽蒸，其化丰备，其政安静，其令湿，其变骤注，其灾霖溃。（溽蒸，湿热也。丰备，充盈也。骤注，急雨也。霖，久雨也。溃，崩决也。《五营运大论》曰：其德为濡，其化为盈，其政为谧，其令云雨，其变动注，其眚淫溃。溽音辱。溃音会。）西方生燥，燥生金，其德清洁，其化紧敛，其政劲切，其令燥，其变肃杀，其灾苍陨。（紧敛，收缩也。劲切，锐急也。肃杀，气寒肃而杀令行也。苍陨，草木苍枯而凋落也。《五营运大论》曰：其德为清，其化为敛，其政为劲，其令雾露，其变肃杀，其眚苍落。陨音允。）

北方生寒，寒生水，其德凄沧，其化清谧，其政凝肃，其令寒，其变栗冽，其灾冰雪霜雹。（凄沧，寒气也。谧，静也。凝肃，坚敛也。栗冽，寒甚也。冰霜雪雹，阴气所凝，或太阳用事，或以水复火，则非时而见。《五营运大论》曰：其德为寒，其化为肃，其政为静，其变凝冽，其眚冰雹。沧音仓。谧音密。）

是以察其动也，有德有化，有政有令，有变有灾，而物由之，而人应之也。（德化政令，和气也。为灾为变，乖气也。施化出乎天地，而人物应之，得其和则为生为成，遇其乖则为灾为害。）)

十一、五星之应

（《素问·气交变大论》）

帝曰：夫子之言岁候，不及其太过，而上应五星。今夫德化政令，灾眚变易，非常而有也，卒然而动，其亦为之变乎？（此承前章而详求五星之应。谓凡德化政令，灾眚变易，其有卒然而动者，星亦应之否也。）岐伯曰：承天而行之，故无妄动，无不应也。卒然而动者，气之交变也，其不应焉。故曰应常不应卒，此之谓也。（承天而行，谓岁候承乎天运，故气无妄动，而五星之见，则动无不应也。但其卒然而动者，非关天运，随遇为变，则五星未必应焉。以应常不应卒也。常，谓盛衰之常，其来有自，故必无不应。卒者，一时之会，非有大变，则亦有不应者矣。）

帝曰：其应奈何？岐伯曰：各从其气化也。（各从其气化者，岁星之化其应风，荧惑之化其应火，镇星之化其应湿，太白之化其应燥，辰星之化其应寒也。）帝曰：其行之徐疾逆顺何如？岐伯曰：以道留久，逆守而小，是谓省下。（道，五星所行之道也。留久，稽留延久也。逆守，逆行不进而守其度也。小，无芒而光不露也。省下，谓察其分野君民之有德有过者也。）以道而去，去而速来，曲而过之，是谓省遗过也。（谓既去而复速来，委曲逡巡而过其度也。省遗过，谓省察有未尽，而复省其所遗过失也。））

久留而环，或离或附，是谓议灾与其德也。（环，回环旋绕也。或离或附，欲去不去也。议灾与德，若有所议而为灾为德也。）应近则小，应远则大。（应，谓灾德之应也。所应者近而微，其星则小。所应者远而甚，其星则大。）芒而大倍常之一，其化甚；大常之二，其眚即也。（芒，光芒也。甚，气化之盛也。即，灾眚即至也。）小常之一，其化减；小常之二，是谓临视，省下之过与其德也。德者福之，过者伐之。（减，气化之衰也。若小于常之二倍，则不及甚矣，其灾眚亦所必至。临视，犹言观察也。省下之过与其德，谓省察其宿属分野之下，有德者锡之以福，有过者伐之以灾也。）

是以象之见也，高而远则小，下而近则大，故大则喜怒迩，小则祸福远。（凡高而远者，其象则小。下而近者，其象必大。大则近而喜怒之应亦近，小则远而祸福之应亦远。观五星有迟留伏逆之变，则其或高或下又可知矣。按：上文云：应近则小，应远则大。此云：大则喜怒迩，小则祸福远。似乎相反。但上文之近远，近言其微，远言其甚，故应微而近则象小，应甚而远则象大。此言迩远者，迩言其急，远言其缓，故象大则喜怒之应近而急，象小则祸福之应远而缓。盖上文以体象言，此以远近辨，二者词若不同，而理则无二也。）

岁运太过，则运星北越；（运星，主岁之星也。北越，越出应行之度而近于北也。盖北为紫微太一所居之位，运星不守其度，而北越近之，其恃强骄肆之气可见。）运气相得，则各行以道。（无强弱胜负之气，故各守其当行之道。）故岁运太过，畏星失色而兼其母；（畏星，即所制之星。如木运太过，则镇为畏星也。失色而兼其母者，木失色而兼玄，火失色而兼苍，土失色而兼赤，金失色而兼黄，水失色而兼白也。其所以然者，如木气有余则土星失色而兼赤，赤为木之子，而又为土之母，子母气必相应，故兼见也，此正其循环相承之妙。）不及，则色兼其所不胜。（木不及则兼白，火不及则兼玄，土不及则兼苍，金不及则兼赤，水不及则兼黄，兼其所相制也。）

肖者瞿瞿，莫知其妙，闵闵之当，孰者为良？（肖，取法也。瞿瞿，却顾貌。闵闵，多忧也。夫天道难穷，谈非容易，虽欲取法者瞿瞿多顾，然皆莫得知其妙，故于闵闵之才，能当忧世之任者，果孰为良哉？盖甚言难其人也。《灵兰秘典论》曰：消者瞿瞿，孰知其要？文义与此稍异，详藏象类一。）妄行无征，示畏侯王。（知天道者，既难其人，故每有妄行之徒，用无征之说，以示畏侯王，言而不应，反惑其敬畏修德之心。若此辈者，不惟无补于事，而适足为误事之罪人也。）

帝曰：其灾应何如？岐伯曰：亦各从其化也，故时至有盛衰，凌犯有逆顺，留守有多少，形见有善恶，宿属有胜负，征应有吉凶矣。（时至，岁时之更至也。五星之运，当其时则盛，非其时则衰。退而东行凌犯者，星迟于天，故为顺，灾轻。进而西行凌犯者，星速于天，故为逆，灾重。留守日多则灾深，留守日少则灾浅。形见有喜润之色，为善，形见有怒燥忧丧之色，为恶。宿属，谓二十八宿及十二辰位，各有五行所属之异。凡五星所临，太过逢王，不及逢衰，其灾更甚。太过有制，不及得助，其灾必轻。即胜负也。五星之为德为化者吉，为灾为变者凶，皆征应也。王氏曰：火犯留守逆临，则有诬讼狱之忧，金犯则有刑杀气郁之忧，木犯则有震惊风鼓之忧，土犯则有中满下利　肿之忧，水犯则有寒气冲　之忧，故曰征应有吉凶也。）

帝曰：其善恶何谓也？岐伯曰：有喜有怒，有忧有丧，有泽有燥，此象之常也，必谨察之。（王氏曰：五星之见也，从夜深见之。人见之喜，星之喜也。见之畏，星之怒也。光色微曜，乍明乍暗，星之忧也。光色迥然，不彰不莹，不与众同，星之丧也。光色圆明，不盈不缩，怡然莹然，星之喜也。光色

中華藏書

黄帝内经·最新整理珍藏版

中国书店

二三八二

中国书店

勃然临人，芒彩满溢，其象懔然，星之怒也。泽，明润也。燥，干枯也。班固曰：五行精气，其成形在地，则结为木火土金水。其成象在天，则木合岁星居东，火合荧惑居南，金合太白居西，水合辰星居北，土合镇星居中央。分旺四时，则春木、夏火、秋金、冬水各旺七十二日，土旺四季辰戌丑未之月各十八日。合之为三百六十日。其为色也，则木青、火赤、金白、水黑、土黄。其为分野，各有归度。旺相休废，其色不同，旺则光芒，相则内实，休则光芒无角，不动摇，废则光少色。白圜者丧，赤圜者兵，青圜者夏水，黑圜者疾多死，黄圜吉。白角者哭泣之声，赤角者犯我城，黑角者水行穷兵。太史公曰：五星同色，天下偃兵，百姓安宁，五谷蕃昌，春风秋雨，冬寒夏暑，日不食朔，月不食望，是为有道之国，必有圣人在乎其位也。莹，荣、用二音。）帝曰：六者高下异乎？岐伯曰：象见高下，其应一也，故人亦应之。（有此象则有此应，高下虽异，气应则一也。））

十二、德化政令不能相过

（《素问·气交变大论》）

帝曰：其德化政令之动静损益皆何如？岐伯曰：夫德化政令灾变，不能相加也。（加，增重也，亦相陵也。夫天地动静，阴阳往复，政令灾眚，报施不爽，故不能相加也。）胜复盛衰，不能相多也。（胜微则复微，胜甚则复甚，故不能相多也。）往来小大，不能相过也。（胜复小大，气数皆同，故不能相过也。）用之升降，不能相无也。（五行之用，先者退而后者进，迭为升降，升降失则气化息矣，故不能相无也。）各从其动而复之耳。（五运之政，犹权衡也，故动有盛衰，则复有微甚，各随其动而应之。《六微旨大论》曰：成败倚伏生乎动，动而不已，则变作矣。易曰：吉凶悔吝者，生乎动者也。皆此之谓。然则天地和平之道，有必不可损益于其间者，于此章之义可见矣。）

帝曰：其病生何如？（言灾变眚伤之应于病也。）岐伯曰：德化者气之祥，政令者气之章，变易者复之纪，灾眚者伤之始。（祥，瑞应也。章，昭着也。纪者，变易之候。始者，灾伤所由。）气相胜者和，不相胜者病，重感于邪则甚也。（相胜，相当也。谓人气与岁气相当，则为比和而无病；不相当，则邪正相干而病生矣。重感于邪，如有余逢王，不足被伤，则盛者愈盛，虚者愈虚，其病必甚也。）

帝曰：善。所谓精光之论，大圣之业，宣明大道，通于无穷，究于无极也。余闻之，善言天者，必应于人；善言古者，必验于今；善言气者，必彰于物；善言应者，同天地之化；善言化言变者，通神明之理。非夫子孰能言至道欤！）

乃择良兆而藏之灵室，每旦读之，命曰气交变，非斋戒不敢发，慎传也。（圣人知周万物，故能通于无穷，究于无极，因天以应人，因古以知今，因气应变化以通神明之理。帝所以极言赞美用示珍藏者，重之甚也。）

二十五卷　运气类（续2）

十三、五运三气之纪物生之应

（《素问·五常政大论》）

黄帝问曰：太虚寥廓，五运回薄，衰盛不同，损益相从，愿闻平气何如而名？何如而纪也？（寥廓，玄远也。回，循环也。薄，迫切也。此章详明五运盛衰之有不同，而悉其平气、不及、太过，三者之纪也。）岐伯对曰：昭乎哉问也！

木曰敷和，（木得其平，则敷布和气以生万物。）火曰升明，（阳之性升，其德明显。）土曰备化，（土含万物，无所不备。土生万物，无所不化。）金曰审平，（金主杀伐，和则清宁，故曰审平，无妄刑也。）水曰静顺。（水体清静，性柔而顺。）

帝曰：其不及奈何？岐伯曰：木曰委和，（阳和委屈，发生少也。）火曰伏明，（阳德不彰，光明伏也。）土曰卑监，（气陷不达，政屈不化也。）金曰从革，（金性本刚，其不及则从火化而变革也。）水曰涸流。（水气不及，则源流干涸也。）

帝曰：太过何谓？岐伯曰：木曰发生，（木气有余，发生盛也。）火曰赫曦，（阳光炎盛也。赫音黑。曦音希。）土曰敦阜，（敦，浓也。阜，高也。土本高浓，此言其尤盛也。）金曰坚成，（金性坚刚，用能成物，其气有余，则坚成尤甚也。）水曰流衍。（衍，满而溢也。）

帝曰：三气之纪，愿闻其候。岐伯曰：悉乎哉问也！敷和之纪，木德周行，阳舒阴布，五化宣平。（此下详言平运之纪也。木之平运，是曰敷和。木德周行，则阳气舒而阴气布，故凡生长化收藏之五化，无不由此而宣行其和平之气也。）

按：此论与《金匮真言论》《阴阳应象大论》《五营运大论》义通，所当参阅。俱见藏象类四、五、六等章。《新校正》云：按王注太过不及，各纪年辰；惟平运不纪者，盖平运之岁，不可以定纪也。或者欲补注云丁巳、丁亥、丁卯、壬寅、壬申岁者，是未达也。下仿此。）其气端，（正而直也。）其性随，（柔和随物也。）其用曲直，（曲直成材也。）

其化生荣，（生气荣茂也。）其类草木，（凡长短坚脆，皆木类也。）其政发散，（木主春，其气上升，故政主发散。）其候温和，（春之候也。）其令风，（木之化也。）其脏肝，（肝属木也。）肝其畏清，（清者，金气也。）其主目，（肝之窍也。）

其谷麻，（麻之色苍也。《金匮真言论》曰：其谷麦。无麻。）其果李，（味酸也。）其实核，（诸核皆属木，其质强也。）其应春，（木王之时也。）其虫毛，（毛直如木，气类同也。）其畜犬，（味酸也。《金匮真言论》曰：其畜鸡。无犬。）其色苍，（青翠色也。）其养筋，（肝主筋也。）其病里急支满，（厥阴肝气为病也。）其味酸，（酸为木化也。）其音角，（角音属木，其声在清浊之间。）其物中坚，（象土中有木也。）其数八。（木之生数三，成数八也。）升明之纪，正阳而治，德施周普，五化均衡。（火之平运，是曰升明。火主南方，故曰正阳。阳气无所不至，故曰周普。五化义见前。均，等也。衡，平也。）

其气高，（阳主升也。）其性速，（火性急也。）其用燔灼，（烧灸也。）其化蕃茂，（长气盛也。）其类火，（诸火，皆其类也。）

其政明曜，（阳之光也。）其候炎暑，（火之候也。）其令热，（火之化也。）其脏心，（心属火也。）心其畏寒，（寒为水气也。）

其主舌，（心之宫也。）其谷麦，（色赤也。《金匮真言论》：火谷曰黍，木谷曰麦。又《藏气法时论》亦言麦苦。）其果杏，（味苦也。）其实络，（实中之系，脉络之类也。）其应夏，（火王之时也。）其虫羽，（羽翔而升，属乎火也。）其畜马，（快健躁疾，得火性也。《金匮真言论》：金畜曰马，火畜曰羊。）其色赤，（赤色属火也。）其养血，（心主血也。）其病□瘛，（火性动也。□，如云切。）其味苦，（苦为火化也。）其音征，（征音属火，其声次清。）其物脉，（脉之所至，即阳气所及也。）其数七。（火之生数二，成数七。）备化之纪，气协天休，德流四政，五化齐修。（土之平运，是曰备化。气协天休，顺承天化，而济其美也。德流四政，土德分助四方，以赞成金木水火之政也。故生长化收藏，咸得其政而五者齐修矣。）

其气平，（土之气象，平而浓也。）其性顺，（顺万物之性，而各成其化也。）其用高下，（或高或下，皆其用也。）其化丰满，（万物成实，必赖乎土，故土曰充气。）其类土，（诸土皆其类也。）其政安静，（土浓而安静，其政亦然。）其候溽蒸，（溽，湿也。蒸，热也。长夏之候也。）其令湿，（土之化也。）其脏脾，（脾属土也。）脾其畏风，（风者木气也。）其主口，（脾之窍也。）其谷稷，（小米之粳者，曰稷，谷也。）其果枣，（味甘也。）其实肉，（土主肌肉也。）其应长夏，（长夏者，六月也。土生于火，长在夏中，既长而王，故云长夏。）其虫，（，赤体也。《礼记月令》亦曰：其虫。注曰：人为虫之长。）其畜牛，（其性和缓，其功稼穑，得土气也。）其色黄，（黄属土也。）其养肉，（脾土所主也。）

其病否，（脾之病也。）其味甘，（甘为土化也。）其音宫，（宫音属土，其声下而浊。）其物肤，（即肌肉也。）其数五。（土之生数五，成数十。）

审平之纪，收而不争，杀而无犯，五化宣明。（金之平运，是曰审平。金气平则收而不争，杀而无犯。犯，谓残害于物也。金气清肃，故五化得之，皆以宣明。）其气洁，（洁白莹明，金之气也。）其性刚，（刚劲锋利，金之性也。）其用散落，（散落万物，金之用也。）其化坚敛，（收敛坚强，金之化也。）其类金，（诸金皆其类也。）其政劲肃，（急速而严，金之政也。）其候清切，（秋之候也。）其令燥，（金之化也。）其脏肺，（肺属金也。）肺其畏热，（热为火气也。）其主鼻，（肺之窍也。）其谷稻，（色白也。）其果桃，（味辛也。）其实壳，（凡物之皮壳皆坚，金刚居外也。）其应秋，（金之王也。）其虫介，（甲坚而固，得金气也。）其畜鸡，（性好斗，故属金。《金匮真言论》：木畜曰鸡，金畜曰马。）其色白，（白色属金也。）其养皮毛，（肺金所主也。）其病咳，（肺金病也。）其味辛，（辛为金化也。）其音商，（商音属金，其声次浊。）其物外坚，（壳之类也。）其数九。（金之生数四，成数九。）

静顺之纪，藏而勿害，治而善下，五化咸整。（水之平运，是曰静顺。水气平则脏，而勿害，治而善下矣。江海之所以为百谷王者，以其德全善下也。五化得水而后齐，故曰咸整。）其气明，（水为天一之气，故外暗而内明。）其性下，（流湿就卑，水之性也。）其用沃衍，（沃，灌溉也。衍，溢满也。沃音屋。）其化凝坚，（脏气布化，则万物凝坚也。）其类水，（诸水皆其类也。）其政流演，（演，长流貌。井泉不竭，川流不息，皆流演之义。演，衍同。）其候凝肃，（冬之候也。）

其令寒，（水之化也。）其脏肾，（肾属水也。）肾其畏湿，（湿为土气也。）其主二阴，（肾之窍也。）其谷豆，（菽也，谷色纯黑，惟豆有之。）其果栗，（味咸也。）其实濡，（实中津液也。）其应冬，（水之王也。）其虫鳞，（生于水也。）其畜彘，（豕也。其色多黑，其性善下。彘音治。）其色黑，（黑色属水也。）其养骨髓，（其气深，肾水所主也。）其病厥，（阴气之逆也。）其味咸，（咸为水化也。）其音羽，（羽音属水，其声高而清。）其物濡，（濡，湿润也。濡音如。）其数六。（水之生数一，成数六。）故生而勿杀，长而勿罚，化而勿制，收而勿害，藏而勿抑，是谓平气。（此总结上文平气之五化也。故木之生气治令，则收气不能纵其杀。火之长气治令，则脏气不能纵其罚。土之化气治令，则生气不能纵其制。金之收气治令，则长气不能纵其害。水之脏气治令，则化气不能纵其抑。此皆以天气平，地气正，五化之气不相胜克，故皆曰平气。）

委和之纪，是谓胜生，（此下详言不及之纪也。木气不及，是谓委和。凡丁壬皆属木运，而丁木阴柔，乃为不及。故于六丁之岁，生气不政，收气胜之，是曰胜生。）生气不政，化气乃扬，（木气衰，土气无制也。）长气自平，收令乃早，（火无所生，故长气自平，木衰金胜，故收气乃早。）凉雨时降，风云并兴，（凉为金化，风为木化，云雨皆为湿化，此以木不及，故兼土金之化也。）草木晚荣，苍干凋落，（木不及，故草木晚荣。金胜之，故苍干凋落。）物秀而实，肤肉内充。（生气虽晚，化气速成故也。）其气敛，其用聚，（木兼金也，收气胜也。）其动緛戾拘缓，（緛，缩短也。戾，斜曲也。拘，拘急也。缓，不收也。皆厥阴不及之病。緛音软。戾音利。）其发惊骇，（风木气衰，肝胆俱病也。）其脏肝，（木之应也。）其果枣李，（枣，土果也。李当作桃，金果也。盖木不及，则土金二果盛。下不及五运皆同。）其实核壳，（核应木，壳应金，木衰金盛也。）其谷稷稻，（土之稷，金之稻，木不及则二谷当成也。）其味酸辛，（酸者衰，辛者胜，木兼金化也。）其色白苍，（白，金色。苍，木色。白盛于苍也。）其畜犬鸡，（犬，木畜。鸡，金畜。有盛衰也。）其虫毛介，（毛，木虫。介，金虫。盛衰同上。）其主雾露凄沧，（金之胜也。）其声角商，（木从金也。）其病摇动注恐，（摇动者，筋之病。注恐者，肝胆之病。）从金化也。（此结上文木不及者，从金之化也。）

少角与判商同，（此总言六丁年也。角为木音，木不及故曰少角。金乘之，故半与商金同其化。判，半也。《新校正》云：按火土金水之文，皆以判作少，则此当云少角与少商同；然不云少商者，盖少角之运共有六年，而丁巳、丁亥，上角与正角同；丁卯、丁酉，上商与正商同；丁未、丁丑，上宫与正宫同。是六年者，各有所同，与火土金水之少运不同，故不云同少商，只大约而言，以见半从商化也。）

上角与正角同，（此丁巳、丁亥年也。上见厥阴司天，是为上角。岁运不及而得司天之助，则得其敷和之平，故与正角同也。）上商与正商同。（此丁卯、丁酉年也。木运不及，则半兼金化，若遇阳明司天，金又有助，是以木运之纪，而得审平之化，故上商与正商同也。）

其病支废痈肿疮疡，（木被金刑，经筋受病，风淫末疾，故为支废。支废，则溪谷关节多有壅滞，而痈肿疮疡所由生也。）其甘虫，（味甘者易生虫，金胜木而土无制也，此即《气交变大论》虫食甘黄之义。）邪伤肝也。（木气不及，则邪伤在肝。）上宫与正宫同。（此丁丑、丁未年也。上宫者，太阴司天也。岁木不及，则土得自专，又见湿土司天之助，是以木运之纪，而行备化之政，故上宫与正宫同也。）萧飚肃杀，则炎赫沸腾，（此总言木运之胜复也。萧飚肃杀，金胜木也。炎赫沸腾，火复金也。音瑟。）眚于三，（胜复皆因于木，故灾眚在三，东方震宫也。）所谓复也，（此承上文言子为其母而报复也。余仿此。）其主飞蠹蛆雉，（飞而蠹者，阴中之阳虫也。蛆者蝇之子，蛆入灰中，蜕化为蝇，其性喜暖畏寒，火运之年尤多也。雉，火禽也。凡此皆火复之气所化。）乃为雷霆。（雷之迅者曰霆。木郁极而火达之，其气则为雷霆，故易曰震为雷。））

伏明之纪，是谓胜长，（伏明之纪，火不及也。凡戊癸皆属火运，而癸以阴柔，乃为不及。故于六癸之岁，长气不宣，脏气胜之，是谓胜长。）长气不宣，脏气反布，（火之长气，不能宣化。水之脏气，反布于时。）收气自政，化令乃衡，（金无所畏，故收气自行其政。土无所生，故化令惟衡平耳。）寒清数举，暑令乃薄，（阴盛阳衰也。）承化物生，生而不长，（物承土化而生者，以土无火生，虽生不长也。此即上文化令，乃衡之义。）成实而稚，遇化已老，（长气不宣，故物之成实者惟稚而短，及遇土化之令，而气已老矣。）阳气屈伏，蛰虫早藏，（阳不施于物也。）其气郁，（阳主升，不升则郁矣。）

其用暴，（火性急，郁而不伸，出必暴矣。）其动彰伏变易，（彰者火之德，火不足则彰伏不常，而多变易矣。）其发痛，（寒胜之也。）其脏心，（火气通于心也。）其果栗桃，（栗，水果。桃，金果。火不及，故二果成也。）其实络濡，（络应火，濡应水也。）其谷豆稻，（豆，水谷。稻，金谷。二谷成也。）其味苦咸，（苦衰咸胜也。）其色玄丹，（玄盛丹衰也。）其畜马彘，（马，火畜当衰。彘，水畜当王也。）其虫羽鳞，（羽属火，鳞属水，有盛衰也。）其主冰雪霜寒，（水反胜也。）其声征羽，（火音，从水也。）其病昏惑悲忘，（火不足而心神溃也。）从水化也。（此结上文火不及者，从水化也。）少征与少羽同，（此总言六癸年也。征为火音，火不及，故云少征。水胜之，故与少羽同其化。）上商与正商同，（癸卯、癸酉年也。上见阳明司天，是为上商。岁火不及则金无所畏，又得燥金司天之助，是以火运之纪，而行审平之气，故曰上商与正商同也。）

（按：少征六年，癸丑、癸未上宫也，癸巳、癸亥上角也。此止言上商而不及宫角者，以火与土木无所克伐，而同归少羽之化矣。）邪伤心也。（火气不及，故寒邪伤于心。）凝惨栗冽，则豪雨霖霆，（凝惨栗冽，水胜火也。豪雨霖淫，土复水也。）眚于九，（胜复皆因于火，故灾眚于九，南方离宫也。）其主骤注，雷霆震惊，（骤注，土复之变也。雷霆震惊，火郁之达也。土火相协，故为是变。）沉洗淫雨。（沉洗，阴云蔽日也。淫，久雨也。此皆湿复之变。）

卑监之纪，是谓减化，（卑监之纪，土气不及也。凡甲己皆属土运，而己以阴柔，乃为不及。故于六己之年，化气不令，是谓减化。）化气不令，生政独彰，（土气不足，木专其政也。）长气整，雨乃愆，收气平，（火土无犯，故长气整。土德衰，故雨愆期，金无所生，故收气平也。）风寒并兴，（土衰而木肆其暴，水无所畏，故风寒并兴。）草木荣美，秀而不实，成而秕也。（生政独彰，故草木荣美。化气不令，故虽秀而不实。秕音比，糠秕也。）其气散，（土从风化，飘扬而散也。）其用静定，（土政本静，其气衰，则化不及物，而过于静定矣。）其动疡涌分溃痈肿，（土脏病则为涌呕。肉理病则为疮疡溃烂痈肿。）其发濡滞，（土不制水也。）其脏脾，（土气通于脾也。）其果李栗，（李，木果。栗，水果。土不及而二果成也。）其实濡核，（濡应水，核应木也。）其谷豆麻，（豆，水谷。麻，木谷。二谷成也。）其味酸甘，（酸胜甘衰也。）其色苍黄，（苍多黄少也。）其畜牛犬，（牛为土畜当衰。犬为木畜当盛。）其虫倮毛，（倮属土，毛属木，有盛衰也。）

其主飘怒振发，（木之胜也。）其声宫角，（土从水也。）其病留满痞塞，（土不足而脾不运也。）从木化也。（总结上文。）

少宫与少角同，（此总言六己年也。宫为土音，土之不及，故云少宫。土不足则木乘之，故与少角同其化。）上宫与正宫同，（上宫者，太阴湿土司天也。岁土不及，而有司天之助，是以少宫之纪，而得备化之气，故与正宫同，己丑、己未年是也。）上角与正角同。（上角者，厥阴风木司天也。岁土不及，则半兼木化，若遇厥阴司天，木又有助，是以土运之纪，而行敷和之化，故上角与正角同，己巳、己亥年是也。）

（按：此不言己卯、己酉上商者，以土金无犯，故不纪之。）其病飧泄，（土衰风胜也。）邪伤脾也。（土气不及，故邪伤在脾。）振拉飘扬，则苍干散落，（振拉飘扬，木胜土也。苍干散落，金复木也。）其眚四维，（胜复皆因于土，故灾眚见于四维。四维者，土位中宫而寄王于四隅，辰戌丑未之位是也。）其主败折虎野狼，（败折者金之变，虎野狼多刑伤，皆金复之气所化。）清气乃用，生政乃辱。（金复之用，木胜之屈也。））

从革之纪，是谓折收，（从革之纪，金不及也。凡乙庚皆属金运，而乙以阴柔，乃为不及。故于六乙之年，收气减折，是为折收。）收气乃后，生气乃扬，（金之收气后时，则木之生气布扬而盛也。）长化合德，火政乃宣，庶类以蕃。（金衰则火乘之，火王则土得所助，故长化合德，火政宣行而庶类蕃盛也。）其气扬，其用躁切，（火之气用，升扬而躁急也。）

其动铿禁瞀厥，（铿然有声，咳也。禁，声不出也。瞀，闷也。厥，气上逆也。金不足者肺应之，肺主气，故为是病。

铿音坑。瞀，茂、莫、务三音。）其发咳喘，（肺病也。）其脏肺，（金气通于肺也。）其果李杏，（李，木果。杏，火果。金不及，故二果成也。）其实壳络，（壳属金，络属火，有盛衰也。）其壳麻麦，（麻，木谷。麦，火谷。二谷成也。）其味苦辛，（苦盛辛衰也。）其色白丹，（丹多白少也。）其畜鸡羊，（鸡为金畜当衰，羊为火畜当盛。金匮真言论火畜曰羊。）其虫介羽，（介，金虫。羽，火虫。有盛衰也。）其主明曜炎烁，（火气之胜也。）其声商征，（金从火也。）其病嚏咳鼽衄，（火有余而病及肺也。）从火化也。（结上文金气不及之化。）少商与少征同，（此总言六乙年也。商为金音，金不及，故云少商。金不及则火乘之，故与少征同其化。）上商与正商同，（上商者，阳明燥，金司天也。岁金不及而有司天之助，是以少商之纪，而得审平之气，故与正商同，乙卯、乙酉年是也。）上角与正角同，（岁金不及而上见厥阴司天，木无所畏，则木齐金化，故与正角之气同，乙巳、乙亥年是也。按：此不言乙丑、乙未上宫者，土金无犯也，故不及之。）邪伤肺也。（金不及，故邪伤于肺。）炎光赫烈，则冰雪霜雹，（炎光赫烈，火胜金也。冰雪霜雹，水复火也。）眚于七，（胜复皆因于金，故灾眚在七，西方兑宫也。）其主鳞伏彘鼠，（水复之化也。）脏气早至，乃生大寒。（皆水之复也。）

涸流之纪，是谓反阳，（涸流之纪，水不及也。凡丙辛皆属水运，而辛以阴柔，乃为不及。故于六辛阴水之年，阳反用事，是谓反阳。）藏令不举，化气乃昌，（水衰，故脏气不令。土胜，故化气乃昌。）长气宣布，蛰虫不藏，（火无所畏，故长气宣布，蛰虫不藏也。按：此不言收气者，金水无犯，故不及之。）土润水泉减，（土胜水也。）草木条茂，荣秀满盛。（长化之气，丰而浓也。）其气滞，（从乎土也。）其用渗泄，（水不畜也。）其动坚止，（土邪留滞，则坚止为症也。）其发燥槁，（阴气虚也。）其脏肾，（水气通于肾也。）其果枣杏，（枣，土果。杏，火果。水不及，则二果当成。）其实濡肉，（濡应水者衰，肉应土者盛也。）其谷黍稷，（黍，火谷。稷，土谷。二谷当成也。按：金匮真言论火谷曰黍，而本论作麦，似乎二字有误。）其味甘咸，（甘胜咸衰也。）其色玄玄，（黄多黑少也。音今。）其畜龥牛，（龥，水畜当衰。牛，土畜当王。）其虫鳞傈驿，（鳞，水虫。傈驿，土虫。盛衰亦然。）其主埃郁昏翳，（土气之胜也。）其声羽宫，（水从土也。）其病痿厥坚下，（阳明实而少阴虚也。）从土化也。（结上文水不及之化也。）少羽与少宫同，（此总言六辛年也。羽为水音，水之不及，故云少羽。水不及而土乘之，故与少宫同其化。）上宫与正宫同，（上宫，太阴司天也。水衰土胜之年，若司天遇土，又得其助，是以少羽之纪，而行备化之气，故上宫与正宫同，辛丑、辛未年是也。

按：此不言辛巳、辛亥上角者，水木无犯也；辛卯、辛酉上商者，金水无犯也。故皆不及之。）其病癃痫，（肾气不化也。痫，闭同。）邪伤肾也。（水不及，故邪伤在肾。）埃昏骤雨，则振拉摧拔，（埃昏骤雨，土胜水也。振拉摧拔，水复土也。）眚于一，（胜复皆因于水，故灾眚在一，北方坎宫也。）其主毛显狐惶蹴，变化不藏，（木复之气行也。惶蹴，何各切，又音陌。）故乘危而行，不速而至，炎威无德，灾反及之，微者复微，甚者复甚，气之常也。（此总结上文不及五运。凡相胜者，乘此孤危，恃彼强盛，不召而至，炎威无德，至于子来报复，灾反及之。如木被金伤，则火来救母，起而相报，金为火制，乃反受灾。五行迭用，胜复皆然。所以胜之微者报亦微，胜之甚者报亦甚。故《气交变大论》曰：五运之政，犹权衡也。又曰：胜复盛衰，不能相多也。往来小大，不能相过也。正此之义。）

发生之纪，是谓启敕，（此下详言太过之纪也。木之太过，是谓发生，阳刚之木，六壬是也。启，开也。布散阳和，发生万物之象也。《四气调神论》曰：春三月，此谓发陈，与此义同。）土疏泄，苍气达，（木气动，生气达，故土体疏泄而通也。苍气，木气也。）阳和布化，阴气乃随，（木火相生，则阳和布化。阳气日进，则阴气日退。乃随，犹言乃后也。）生气淳化，万物以荣。（木气有余，故能淳化以荣万物。）其化生，其气美，（生，发生。美，芳美也。）其政散，（布散和气，风之象也。）其令条舒，（条舒，顺气化而修长畅达也。）其动掉眩巅疾，（掉，颤摇也。眩，旋转也。巅，顶巅也。风木太过，故其为病如此。掉，提料切。）其德鸣靡启拆，（鸣，风木声也。靡，散也，奢美也。启拆，即发陈之义，其德应春也。《六元正纪大论》云：其化鸣紊启拆。）其变振拉摧拔，（振谓振怒。拉谓败折。摧谓仆落。拔谓出本。）其谷麻稻，（麻，木谷。稻，金谷。齐其化也。）其畜鸡犬，（鸡，金畜。犬，木畜。犬齐鸡也。）其果李桃，（李，木果，桃，金果。李齐桃也。）其色青黄白，（木能克土而齐金，故三色见象也。）其味酸甘辛，（三味，亦木土金也。）其象春，（风温，春化同也。）其经足厥阴、少阳，（足厥阴肝，足少阳胆，木之应也。）其脏肝脾，（肝胜脾也。）其虫毛介，（毛齐介育也。）其物中坚外坚，（木金并化也。）其病怒。（木强也。）太角与上商同。（按六壬之年无卯酉，是太角本无上商也。故《新校正》云：太过五运，独太角言与上商同，余四运并不言者，疑此文为衍。或非衍则误耳。）上征，则其气逆，其病吐利。（上征者，司天见少阴君火、少阳相火，乃壬子、壬午、壬寅、壬申四年是也。木气有余而上行生火，子居母上，是为气逆，故其为病如此。《五营运大论》曰：气相得而病者，以下临上，不当位者是也。）

（按：此不言壬辰、壬戌上羽者，水木相临为顺，故不及之。）不务其德，则收气复，秋气劲切，甚则肃杀，清气大至，草木凋零，邪乃伤肝。（若木恃太过，不务其德而侮土，则金必复之，故乘秋令而为灾如此。至其为病，则邪反伤肝矣。））

赫曦之纪，是谓蕃茂，（火之太过，是谓赫曦。六戊之岁，皆阳刚之火也。阳盛则万物俱盛，故曰蕃茂。）阴气内化，阳气外荣，（阴降于下，阳升于上也。）炎暑施化，物得以昌。（阳气为发生之本也。）其化长，其气高，（阳主进，故化长。火主升，故气高。）其政动，（阳主动也。）其令鸣显，（火之声壮，火之光明也。）其动炎灼妄扰，（大盛之害也。）其德暄暑郁蒸，（热化所行，其德应夏也。）其变炎烈沸腾，（火气太过，热极之变也。）其谷麦豆，（麦，火谷。豆，水谷。麦齐豆也。）其畜羊彘，（羊，火畜。彘，水畜。其育齐也。）其果杏栗，（杏，火果。栗，水果。其实同也。）其色赤白玄，（火金水三色，盛衰见也。）其味苦辛咸，（亦火金水三味也。）其象夏，（热曛昏火，夏化同也。）其经手少阴、太阳，手厥阴、少阳，（手少阴心，手太阳小肠，手厥阴心包络，手少阳三焦，皆火之应也。）其脏心肺，（心胜肺也。）其虫羽鳞，（羽属火，鳞属水，羽齐鳞化也。）其物脉濡，（脉为火，濡为水，其化亦然。）其病笑疟、疮疡血流、狂妄目赤。（皆火盛也。）

上羽与正徵同，其收齐。（上羽者，太阳寒水司天，戊辰、戊戌年是也。火运太过，得水制之，则与升明正徵同其化。火既务德，则金不受伤，而收令齐备也。）其病□，□者，口噤如痫，肢体拘强也，水火相激而然。（证有二：无汗恶寒曰刚痉，有汗不恶寒曰柔痉，皆足太阳病。）上徵而收气后也，（上徵者，二火司天也。谓戊子、戊午，上见少阴君火，戊寅、戊申，上见少阳相火，火盛则金衰，故收气后也。）暴烈其政，脏气乃复，时见凝惨，甚则雨水霜雹切寒，邪伤心也。（若火不务德，暴烈其政，则金气受伤，水必复之，故其为灾如此，而寒邪反伤心也。）

敦阜之纪，是谓广化，（土之太过，是谓敦阜，六甲之岁，皆阳刚之土也。土之化气，广被于物，故曰广化。）浓德清静，顺长以盈，（土德至浓，土性至静，顺火之长气，而化政以盈，土生于火也。）至阴内实，物化充成，（至浓至静，故曰至阴。万物之化，无不赖土，故物化充成。）烟埃朦郁，见于浓土，（土本浓矣，而尤浓者，则在山川。烟埃朦郁，土之气也，故见于此。）大雨时行，湿气乃用，燥政乃辟。（土之化湿，湿气行则燥气辟。辟，避同。）其化圆，其气丰，（圆，周遍也。丰，盈充也。）其政静，（其德浓重，故其政安静。）其令周备，（土王四时而充万物，故曰周备。）其动濡积并蓄（湿则多濡，静则积。蓄，昌六切，聚也。）其德柔润重淖，（淖，泥湿也，又和也。淖，乃到切。）其变震惊飘骤崩溃，（震惊飘骤，雷霆暴风也。崩溃，洪水冲决也。此以土极而兼木复之化。）其谷稷麻，（稷，土谷。麻，木谷。土齐木化也。）其畜牛犬，（牛，土畜。犬，木畜。其育齐也。）其果枣李，（枣，土果。李，木果。）其色　玄苍，（土水木三色，土胜水而齐木也。）其味甘咸酸，（义同上。）其象长夏，（凡云雨昏瞑埃，皆长夏化同。）其经足太阴、阳明，（足太阴脾经，是阳明胃经，土之应也。）其脏脾肾，（脾胜肾。）其虫倮毛，（土气有余，倮毛齐化。）其物肌核，（亦土木之化也。）其病腹满四肢不举，（土邪有余则濡积壅滞，故其为病如此。）

（按：甲上六年，甲子、甲午、甲寅、甲申，上征也。甲辰、甲戌，上羽也。此俱不言者，以不能犯于土也，故皆不及之。）大风迅至，邪伤脾也。（土极木复，其变若此，故其为病，邪反伤脾。））

坚成之纪，是谓收引，（金之太过，是谓坚成，六庚之岁，阳金也。金胜则收气大行，故曰收引。引者，阴盛阳衰，万物相引而退避也。）天气洁，地气明，（金气清也。）阳气随，阴治化，（随，后也。）燥行其政，物以司成，（燥行其政，气化乃坚，故司万物之成也。）收气繁布，化洽不终。（金之收气盛而早布，则土之化气，不得终其令也。洽，和也，泽也。）

其化成，（收成也。）其气削，（消削也。）其政肃，（严肃也。）其令锐切，（刚劲也。）其动暴折疡疰，（暴折者，金气为余。疡疰者，皮肤之疾。）其德雾露萧，（清肃之化也。）其变肃杀凋零，（杀令行也。）其谷稻黍，（稻，金谷。黍，火谷。金齐火化也。）其畜鸡马，（金火二畜，孕育齐也。）其果桃杏，（金齐火实也。）其色白青丹，（金有余则克木齐火，故见于三色也。）其味辛酸苦，（亦金木火三味也。）其象秋，（凡燥清烟露，皆秋化同也。）其经手太阴、阳明，（手太阴肺经，手阳明大肠经，皆金之应也。）其脏肺肝，（肺胜肝。）其虫介羽，（介齐羽化也。）其物壳络，（亦金火齐化也。）其病喘喝胸凭仰息。（肺金邪实也。）上征与正商同，其生齐，（上征者，少阴少阳，二火司天，谓庚子、庚午、庚寅、庚申四年也。金气太过，得火制之，则同审平之化，故与正商同。金气和平，木不受伤，故生气得齐其化也。）其病咳。（火乘肺金，故其病为咳。按：此不言庚辰、庚戌上羽者，以金水无犯也。）政暴变，则名木不荣，柔脆焦首，长气斯救，大火流，炎烁且至，蔓将槁，邪伤肺也。（金不务德，而暴害乎木，火必报复，而金反受伤，故其为病则邪害于肺。）

流衍之纪，是谓封藏，（水之太过，是谓流衍，阳水之岁，六丙是也。水盛则阴气大行，天地闭而万物藏，故曰封藏。）

寒司物化，天地严凝，（阴气盛也。）藏政以布，长令不扬。（水胜火也。）其化凛，其气坚，（凛冽坚凝，寒之胜也。）其政谧，（谧，安静也，音密。）其令流注，（水之性也。）其动漂泄沃涌，（漂，浮于上也。泄，泻于下也。沃，灌也。涌，溢也。）其德凝惨寒氛，（寒之化也。寒氛，雨雪貌。氛音分。）其变冰雪霜雹，（非时而有故曰变。）其谷豆稷，（豆，水谷。稷，土谷。水有余则齐土化也。）其畜彘牛，（彘，水畜。牛，土畜。彘齐牛育也。）其果栗枣，（栗齐枣实也。）其色黑丹黅，（水胜火而齐土，三色之见有盛衰也。）其味咸苦甘，（亦水火土三味也。）其象冬，（凡寒气霜雪冰，皆冬化同也。）

其经足少阴、太阳，（足少阴肾经，足太阳膀胱经，皆水之应也。）其脏肾心，（肾胜心。）其虫鳞，（水余故鳞齐育。）

其物濡满，（濡，水化也。满，当作肉，土化也。）其病胀，（水气盛也。）上羽而长气不化也。（上羽者，太阳寒水司天，丙辰、丙戌岁也，水气有余，又得其助，则火之长气不能布其化矣。按：此不言丙子、丙午、丙寅、丙申上征者，运所胜也。）政过则化气大举，而埃昏气交，大雨时降，邪伤肾也。（水政太过，火受其害，土之化气，起而复之，故为埃昏大雨，而湿邪伤于肾也。）故曰不恒其德，则所胜来复，政恒其理，则所胜同化，此之谓也。（恒，常也。此结上文太过五运也。不恒其德则所胜来复，谓炎威无德，侮彼不胜，则所胜者必起而报之也。政恒其理则所胜同化，谓安其常，处其顺，则所胜者亦同我之气，而与之俱化矣，如木与金同化，火与水齐育之类是也。）

十四、天气地气制有所从

（《素问·五常政大论》）

帝曰：其岁有不病，而脏气不应不用者何也？岐伯曰：天气制之，气有所从也。（岁有不病不应不用者，谓岁运当病而有不病及脏气，当应当用而有不应不用者也。天气制之，气有所从者，谓司天制之则从乎天气，故有不应乎岁者矣。制，禁制也。）帝曰：愿卒闻之。

岐伯曰：少阳司天，火气下临，肺气上从，白起金用，草木眚，火见燔，革金且耗，大暑以行，咳嚏衄䘐，鼻窒疮疡，寒热胕肿。（少阳相火司天，寅申岁也。火气下临，金之所畏，故肺气上从。从者，应而动也。金动则白色起而金为火用，故草木受眚。然火见燔必革易金性，且至于耗，金曰从革，即此之谓。若其为病则咳嚏衄䘐，鼻塞疮疡，皆火盛伤肺而然。金寒火热，金火相搏，则为寒热。肺主皮毛，邪热凑之，故为胕肿。皆天气之所生也。燔音烦。衄，如瑞切。嚏音帝。衄音求。䘐，女六切。窒音质。）风行于地，尘沙飞扬，心痛胃脘痛，厥逆膈不通，其主暴速。（凡少阳司天，则厥阴在泉，故风行于地，尘沙飞扬也。风淫所胜，病在厥阴，厥阴之脉，挟胃属肝贯膈，故其为病如此。然至疾者莫如风，故又主于暴速。皆地气之所生也。）

阳明司天，燥气下临，肝气上从，苍起木用而立，土乃眚，凄沧数至，木伐草萎，胁痛目赤，掉振鼓栗，筋痿不能久立。（阳明燥金司天，卯酉岁也。燥气下临，木之所畏，故肝气应而上从。木应则苍色起，而木为金用，故土必受伤。然金盛则凄沧数至，故木伐草萎而病在肝。肝经行于胁，故胁痛。肝窍在目，故目赤。肝主风，故掉振鼓栗。肝主筋，故筋痿不能久立。皆天气之所生也。）暴热至，土乃暑，阳气郁发，小便变，寒热如疟，甚则心痛，火行于槁，流水不冰，蛰虫乃见。（凡阳明司天，则少阴君火在泉，热行于地，故其应候如此。火在阴分，则寒热交争，故令如疟。火郁不伸，故心痛。火就燥，故行于槁。槁，干枯也。皆地气之所生者。）太阳司天，寒气下临，心气上从，而火且明，丹起金乃眚，寒清时举，胜则水冰，火气高明，心热烦，嗌干善渴，鼽嚏，喜悲数欠，热气妄行，寒乃复，霜不时降，善忘，甚则心痛。（太阳寒水司天，辰戌岁也。寒气下临，火之所畏，故心气应而上从。火应则明而丹色起，故金乃眚。然水胜则为寒，故其候若此。火应，则动热，故其病若此。皆天气之所生也。）土乃润，水丰衍，寒客至，沉阴化，湿气变物，水饮内蓄，中满不食，皮　肉苛，筋脉不利，甚则　肿身后痈。（凡太阳司天，则太阴在泉，湿行于地，故其为候为病如此。，痹而重也。肉苛，不仁不用也，证详疾病类四十五。身后痈者，以肉苛胕肿不能移，则久着枕席而身后臀背为痈疮也。皆脾土之证，地气之所生也。）

厥阴司天，风气下临，脾气上从，而土且隆，黄起水乃眚，土用革，体重肌肉萎，食减口爽，风行太虚，云物摇动，目转耳鸣。（厥阴风木司天，巳亥岁也。风气下临，土之所畏，故脾气应而上从。土应则气隆而黄色起，故水乃眚。然土为木制，故土用受革，脾经为病，而风云动摇。皆天气之所生也。）火纵其暴，地乃暑，大热消烁，赤沃下，蛰虫数见，流水不冰，其发机速。（凡厥阴司天，则少阳在泉，相火下行，故其气候如此。赤沃下者，霖雨多热，受赤气也。其发机速，相火之发，暴而速也。皆此地气之所生者。）

少阴司天，热气下临，肺气上从，白起金用，草木眚，喘呕寒热，嚏鼽衄鼻窒，大暑流行，甚则疮疡燔灼，金烁石流。（少阴君，火司天，子午岁也。火气下临，金之所畏，故其气候疾病，与前少阳司天大同，皆天气之所生也。）地乃燥，凄沧数至，胁痛善太息，肃杀行，草木变。（凡少阴司天，则阳明燥金在泉，燥行于地，故其气候如此。肝木受伤，故胁痛。肺金太过，故善太息。皆地气之所生也。）

太阴司天，湿气下临，肾气上从，黑起水变，埃冒云雨，胸中不利，阴萎气大衰而不起不用，当其时反腰　痛，动转不便也，厥逆。（太阴湿，土司天，丑未岁也。湿土下临，水之所畏，故肾气应而上从。水应则黑起为变，心火受制，故胸中不利。然土胜者水必伤，故为阴痿以下等疾。当其时者，当土王之时也。凡此诸病，俱属肾经，皆天气之所生也。）

地乃藏阴，大寒且至，蛰虫早附，心下痞痛，地裂冰坚，少腹痛，时害于食，乘金则止水增，味乃咸，行水减也。（凡太阴司天，则太阳在泉，寒行于地，故为地乃藏阴等候，心下痞痛等疾，皆寒水侮火也。乘金者，如岁逢六乙，乘金运也；时遇燥金，乘金气也。水得金生，寒凝尤甚，故止蓄之水增，味乃咸，流行之水减，以阴胜阳，以静胜动，皆地气之所生也。愚按：运气之化，凡一胜则一负，一盛则一衰，此理之常也。观本篇司天六气，如少阳少阴火气下临，则肺气上从白起金用等义，皆被克之气，反起而用者何也？盖五运各有所制，制气相加，则受制者不得不应，应则反从其化而为用，其理其征，本属显然，而实人所不知也。故如热甚者燥必随之，此金之从火也；燥甚者风必随之，此木之从金也；风甚者尘霾随之，此土之从木也；湿蒸甚者，霖注随之，此水之随土也；阴凝甚者雷电随之，此火之从水也。故易曰：云从龙，风从虎。夫龙得东方木气，故云从之，云者土气也。虎得西方金气，故风从之，风者木气也。即此篇之义。以观五运之变化，脏象之虚实，其有不可以偏执论者类可知矣。）

帝曰：气始而生化，气散而有形，气布而蕃育，气终而象变，其致一也；然而五味所资，生化有薄浓，成熟有少多，终始不同，其故何也？（此以下详明在泉六化，五味五谷之有异也。始者肇其生几，散者散于万物，布者布其茂盛，终者收于成功。此言万物之始终散布，本同一气，及其生化成熟，乃各有浓薄少多之异也。）岐伯曰：地气制之也，非天不生而地不长也。（地气者，即在泉也。制之者，由其所成也。在泉六化，各有盛衰，物生于地，气必应之，故气薄则薄，非天之不生，气少则少，非地之不长也。王氏曰：天地虽无情于生化，而生化之气自有异同尔。何者？以地体之中有六入故也。气有同异，故有生有化，有不生有不化，有少生少化，有广生广化矣。故天地之间，无必生必化、必不生，必不化、必少生少化、必广生广化也，各随其气，分所好所恶、所异所同也。）

帝曰：愿闻其道。岐伯曰：寒热燥湿，不同其化也。（气有六而言其四，举大概之要耳。）

故少阳在泉，寒毒不生，其味辛，其治苦酸，其谷苍丹。（少阳相火在泉，巳亥岁也。所谓毒者，凡五行暴烈之气，各有所化，故火在地中，则寒毒之物不生，火气制金，则味辛之物应之。少阳之上，厥阴主之，下火上木，故其治苦酸，其谷苍丹。苦丹属火，地气所化；酸苍属木，天气所生也。按：在泉六化之治，惟少阳、厥阴不言间味者，以木火相生，气无所间也。其他生化皆有上下克伐，故间味不能无矣。）

阳明在泉，湿毒不生，其味酸，其气湿，其治辛苦甘，其谷丹素。（阳明燥金在泉，子午岁也。燥在地中，故湿毒之物不生。金克木，故味酸者应之。燥胜湿，故气湿者应之。阳明之上，少阴主之，下金上火，故其治辛苦，其谷丹素。辛素属金，地气所化；苦丹属火，天气所生。然治兼甘者，火金之间味也。甘属土，为火之子，为金之母，故能调和于二者之间。）

太阳在泉，热毒不生，其味苦，其治淡咸，其谷。（太阳寒水在泉，丑未岁也。寒在地中，故热毒之物不生。水克火，故味苦者应之。太阳之上，太阴主之，上土下水，故其治淡咸，其谷黍。淡，即甘之薄味也。淡属土，天之所生；咸软属水，地之所化也。太阳间味，义详下文太阴在泉。按：王氏曰：太阴土气，上主于天，气远而高，故甘之化薄而为淡也，所以淡亦甘之类也。观下文，太阴在泉，其治甘咸，则王氏之言益信。）

厥阴在泉，清毒不生，其味甘，其治酸苦，其谷苍赤，（厥阴风木在泉，寅申岁也。风行地中，与清殊性，故清毒之物不生。木克土，故味甘者应之。厥阴之上，少阳主之，上火下木，故其治酸苦，其谷苍赤。苦赤属火，天之所生；酸苍属木，地之所生也。）其气专，其味正。（厥阴在泉，则少阳司天，上阳下阴，木火相合，故其气化专一，味亦纯正。其他岁，气则上下各有胜制，气不专一，故皆兼夫间味也。）

少阴在泉，寒毒不生，其味辛，其治辛苦甘，其谷白丹。（少阴君火在泉，卯酉岁也。热在地中，故寒毒之物不生。火克金，故味辛者应之。少阴之上，阳明主之，上金下火，故其治辛苦，其谷白丹。辛白属金，天之所化；苦丹属火，地之所生也。甘字义见前阳明在泉下。）

太阴在泉，燥毒不生，其味咸，其气热，其治甘咸，其谷黍。（太阴湿土在泉，辰戌岁也。湿在地中，故燥毒之物不生。土克水，故味咸者应之。湿不远寒，故气热之物不成。太阴之上，太阳主之，下湿上寒，故其治甘咸，其谷黍。咸属水，天气所生；甘属土，地气所主也。）化淳则咸守，气专则辛化而俱治。（六气惟太阴属土，太阴司地，土得位也，故其化淳。淳，浓也。五味惟咸属水，其性善泄，淳土制之，庶得其守矣。土居土位，故曰气专。土盛生金，故与辛化而俱治。俱治者，谓辛与甘咸兼用为治也。盖辛属金，为土之子，为水之母，能调和于水土之间，此即太阴在泉，其治甘咸之间味也。然太阴、太阳相为上下，皆当用之；但太阴在泉辛化浓，太阳在泉辛化薄耳。）

故曰补上下者从之，治上下者逆之，以所在寒热盛衰而调之。（此下皆言治法也。补者补其不足，治者治其有余。上谓司天，下谓在泉。从之谓同其气，如以辛补肺，以甘补脾之类是也。逆之谓反其气，如以苦治肺，以酸治脾之类是也。当各以病之所在，随其寒热盛衰之宜而调之也。）故曰上取下取，内取外取，以求其过，能毒者以浓药，不胜毒者以薄药，此之谓也。（上取下取，察其病之在上在下也。内取外取，察其病之在表在里也。于此四者而求其过之所在，然后因其强弱，以施浓薄之治。若其人胃浓色黑，骨大肉肥，此能毒者也，宜治以浓药。若其胃薄色浮，骨小肉瘦，此不能毒者也，宜治以薄药。能，耐同。）

气反者，病在上，取之下；病在下，取之上；病在中，旁取之。（气反者，本在此而标在彼也。其病既反，其治亦宜反。故病在上，取之下，谓如阳病者治其阴，上壅者疏其下也。病在下，取之上，谓如阴病者治其阳，下滞者宣其上也。病在中，旁取之，谓病生于内而经连乎外，则或刺或灸，或熨或按，而随其所在也。）治热以寒，温而行之；治寒以热，凉而行之；治温以清，冷而行之；治清以温，热而行之。（此即《至真要大论》寒因热用、热因寒用之义。凡药与病逆者，恐不相投，故从其气以行之，假借之道也。）故消之削之，吐之下之，补之泻之，久新同法。（消以去滞，削以攻坚，上实者宜吐，下实者宜下，补因正之不足，泻因邪之有余；但此中用有缓急，治有先后，而病之久新同其法也。））

十五、岁有胎孕不育根有神机气立

（《素问·五常政大论》）

帝曰：岁有胎孕不育，治之不全，何气使然？（治，谓治岁之气。）岐伯曰：六气五类，有相胜制也，同者盛之，异者衰之，此天地之道，生化之常也。（五类者，五行所化，各有其类。如毛虫三百六十，麟为之长；羽虫三百六十，凤为之长；虫三百六十，人为之长；介虫三百六十。龟为之长；鳞虫三百六十，龙为之长。凡诸有形动物，其大小高下五色之异，各有其类，通谓之虫也。然毛虫属木，羽虫属火，虫属土，介虫属金，鳞虫属水，六气五类，各有相生相制，同者同其气故盛，异者异其气故衰。）故厥阴司天，毛虫静，羽虫育，介虫不成；（巳亥年也，厥阴风水司天，则少阳相火在泉。毛虫同天之气，故安静无损。羽虫同地之气，故多育。火制金之化，故介虫不成。）在泉，毛虫育，倮虫耗，羽虫不育。（寅申岁也，厥阴风木在泉。毛虫同其气，故育。木克土，故倮虫耗。木郁于下，火失其生，故羽虫虽生而不育。按：此六气五类，胜制不育，岁有司天在泉之分，故其气应各有时，而五类之生育亦各有时，以生育之期，而合气应之候，再以五色五性参其盛衰，无不应者。观《六元正纪大论》曰：岁半之前，天气主之；岁半之后，地气主之；上下交互，气交主之。则司天之气，当自大寒节为始，以主上半年。在泉之气，当自大暑节为始，以主下半年。上下交互之气，则间于二者之间，而主乎中也。义详本类前九。）

少阴司天，羽虫静，介虫育，毛虫不成；（子午岁也，少阴君火司天。羽虫同天之气，故安静。介虫同地之气，故育。

金气在地则木衰，故毛虫胎孕不成。）在泉，羽虫育，介虫耗，不育。（少阴在泉，卯酉岁也。羽虫同其气，故育。介虫受其制，故耗而不育。）太阴司天，虫静，鳞虫育，羽虫不成；（太阴湿土司天，丑未岁也。虫同天之气，故安静无损。鳞虫同地之气，故育。在泉水盛则火衰，故羽虫胎孕不成。）在泉，虫育，鳞虫不成。（太阴在泉，辰戌岁也。虫同其气，故育。鳞虫受其制，故不成。详此少一耗虫。）少阳司天，羽虫静，毛虫育，虫不成；（少阳相火司天，寅申岁也。羽虫同天之气，故静。毛虫同地之气，故育。在泉木盛则土衰，故虫不成。）在泉，羽虫育，介虫耗，毛虫不育。（少阳在泉，巳亥岁也。羽虫同其气，故育。介虫受其制，故耗。火在泉，则木为退气，故毛虫亦不育。）阳明司天，介虫静，羽虫育，介虫不成；（阳明燥金司天，卯酉岁也。介虫同天之气，故静。羽虫同地之气，故育。复言介虫不成者，虽同乎天气，而实制乎地气也。）在泉，介虫育，毛虫耗，羽虫不成。（阳明在泉，子午岁也。介虫同其气，故育。毛虫受其制，故耗。金火之气不相和，故羽虫不成。）太阳司天，鳞虫静，虫育；（太阳寒水司天，辰戌岁也。鳞虫同天之化，故静。虫同地之化，故育。）在泉，鳞虫耗，虫不育。（太阳在泉，丑未岁也。鳞虫同其气，故育。羽虫受其制，故耗。水土之气不相和，故倮虫不育。

按：此当云鳞虫育、羽虫耗，今于鳞虫下缺育羽虫三字，必脱简也。）诸乘所不成之运，则甚也。（上文言六气，此兼五运也。以气乘运，其不成尤甚。故木乘木运，则 虫不成；火乘火运，则介虫不成；土乘土运，则鳞虫不成；金乘金运，则毛虫不成；水乘水运，则羽虫不成。故上文言不成不育者，谓其衰少耳，非全无也。此言甚者，则十全其二三耳，）故气主有所制，岁立有所生，（气主者，六气主乎天地也。岁立者，子甲相合，岁气立乎中运也。制者，盛衰相制也。生者，化生所由也。《六微旨大论》曰：天枢之上，天气主之；天枢之下，地气主之；气交之分，人气从之；万物由之。即气主所制，岁立所生之义。）地气制己胜，天气制胜己，（地气制己胜，谓以己之胜，制彼之不胜，如以我之木，制彼之土也。天气制胜

中華藏書

黄帝内经·最新整理珍藏版

中国书店

己，谓司天之气，能制夫胜己者也。如丁丑、丁未，木运不及，而上见太阴，则土齐木化，故上宫与正宫同。癸卯、癸酉，火运不及，而上见阳明，则金齐火化，故上商与正商同。乙巳、乙亥，金运不及，而上见厥阴，则木齐金化，故上角与正角同者是也。）

盖以司天在上，理无可胜，故反能制胜己者。胜己者犹可制，则己胜者不言可知矣。）天制色，地制形，（色化于气，其象虚，虚本乎天也。形成为质，其体实，实出乎地也。故司天之气制五色，在泉之气制五形。）五类衰盛，各随其气之所宜也。故有胎孕不育，治之不全，此气之常也。（气之所宜，谓色青形毛者宜于木之类也。有所宜则有所不宜，故胎孕有不育，治化有不全，皆岁气之常也。）所谓中根也，（凡动物之有血气心知者，其生气之本，皆藏于五内，以神气为主，故曰中根。）根于外者亦五，（凡植物之无知者，其生成之本，悉由外气所化，以皮谷为命，故根于外。）故生化之别，有五气、五味、五色、五类互宜也。（无论动植之物，凡在生化中者，皆有五行之别。如臊焦香腥腐，五气也。酸苦甘辛咸，五味也。青赤黄白黑，五色也。物各有类，不能外乎五者。物之类殊，故各有互宜之用。）

帝曰：何谓也？岐伯曰：根于中者，命曰神机，神去则机息；根于外者，命曰气立，气止则化绝。（物之根于中者，以神为之主，而其知觉运动，即神机之所发也，故神去则机亦随而息矣。物之根于外者，必假外气以成立，而其生长收藏，即气化之所立也，故气止则化亦随而绝矣。所以动物之神去即死，植物之皮剥即死，此其生化之根，动植之有异也。《六微旨大论》曰：出入废则神机化灭，升降息则气立孤危。故非出入，则无以生长壮老已；非升降，则无以生长化收藏。即根于中外之谓。）故各有制，各有胜，各有生，各有成。（根中根外，皆如是也。）故曰不知年之所加，气之同异，不足以言生化，此之谓也。（《六节藏象论》曰：不知年之所加，气之盛衰，虚实之所起，不可以为工矣。与此大同，详前第一。））

十六、天不足西北地不满东南阴阳高下寿夭治法

（《素问·五常政大论》）

帝曰：天不足西北，左寒而右凉，地不满东南，右热而左温，其故何也？（天不足西北，故西北为天门。地不满东南，故东南为地户。《五常政大论》曰：所谓戊己分者，奎壁角轸，则天地之门户也。义与此通。此节以背干面巽而言，干居西北，则左为北，右为西，故左寒右凉；巽居东南，则右为南，左为东，故右热左温，而四季之气应之也。）

岐伯曰：阴阳之气，高下之理，大小之异也。（此下皆言地理之异也。高下，谓中原地形，西北方高，东南方下也。大小，谓山河疆域，各有大小也。故阴阳之气有不齐，而寒热温凉，亦各随其地而异矣。）东南方阳也，阳者其精降于下，故右热而左温；西北方阴也，阴者其精奉于上，故左寒而右凉。（阳气自上而降下，东南方下，故东方温而南方热，阳始于东而盛于南也。阴气自下而奉上，西北方高，故西方凉而北方寒，阴始于西而盛于北也。）是以地有高下，气有温凉，高者气寒，下者气热。（《六元正纪大论》曰：至高之地，冬气常在，至下之地，春气常在。正此谓也。）（故适寒凉者胀，之温热者疮，下之则胀已，汗之则疮已，此腠理开闭之常，大小之异耳。（之，亦适也。适寒凉之地，则腠理闭密，气多不达，故作内胀。之温热之地，则腠理多开，阳邪易入，故为疮疡。胀在里，故下之则已。疮在表，故汗之则已。此其为胀为疮，虽为腠理开闭之常，然寒热甚者病则甚，微者病则微，乃有大小之异耳。王氏曰：西北、东南，言其大也。夫以气候验之，中原地形，所居者悉以居高则寒，处下则热。尝试观之，高山多雪，平川多雨，高山多寒，平川多热，则高下寒热可征见矣。中华之地，凡有高下之大者，东西、南北各三分也。其一者，自汉蜀江，南至海也；二者，自汉江，北至平遥县也；三者，自平遥北山，北至蕃界北海也。故南分大热，中分寒热兼半，北分大寒。南北分外，寒热尤极。大热之分其寒微，大寒之分其热微。然而登陟极高山顶，则南面北面；寒热悬殊，荣

枯倍异也。又东西高下之别亦三矣，其一者，自汧源县，西至沙洲；二者，自开封县，西至汧源县；三者，自开封县，东至沧海也。故东分大温，中分温凉兼半，西分大凉。大温之分，其寒五分之二；大凉之分，其热五分之二。温凉分外，温凉尤极，变为大暄大寒也。约其大凡如此。然九分之地，寒极于西北，热极于东南。九分之地，其中有高下不同，地高处则燥，下处则湿，此一方之中小异也。若大而言之，是则高下之有二也。何者？中原地形，西高北高，东下南下。今百川满凑，东之沧海，则东南西北，高下可知。一为地形高下，故寒热不同；二则阴阳之气有少有多，故表温凉之异尔。今以气候验之，乃春气西行，秋气东行，冬气南行，夏气北行。以中分校之，自开封至汧源，气候正与历候同。以东行校之，自开封至沧海，每一百里，秋气至晚一日，春气发早一日。西行校之，自汧源县西至蕃界碛石，其以南向及西北、东南者，每四十里，春气发晚一日，秋气至早一日；北向及东北、西南者，每一十五里，春气发晚一日，秋气至早一日。南行校之，川形有北向及东北西南者，每一十五里，阳气行晚一日，阴气行早一日；南向及东南西北川，每一十五里，热气至早一日，寒气至晚一日；广平之地，则每五十里，阳气发早一日，寒气至晚一日。北行校之，川形有南向及东南、西北者，每二十五里，阳气行晚一日，阴气行早一日；北向及东北、西南川，每一十五里，寒气至早一日，热气至晚一日；广平之地，则每二十里，热气行晚一日，寒气至早一日。大率如此。然高处峻处，冬气常在，平处下处，夏气常在，观其雪零草茂，则可知矣。然地土固有弓形川、蛇形川、月形川，地势不同，生杀荣枯，地同而天异。凡此之类，有离向、丙向、巽向、乙向、震向处，则春气早至，秋气晚至，早晚校十五日；有丁向、坤向、庚向、兑向、辛向、干向、坎向、艮向处，则秋气早至，春气晚至，早晚亦校二十日。是所谓带山之地也，审观向背，气候可知。寒凉之地，腠理开少而闭多，闭多则阳气不散，故适寒凉腹必胀也。湿热之地，腠理开多而闭少，开多则阳气发散，故往温热皮必疮也。下文则中气不余，故胀已。汗之则阳气外泄，故疮已。按：王氏此论，以中国之地分为九宫，而九宫之中复分其东西南北之向，则阴阳寒热各有其辨，不可不察也。详汉蜀江，即长江也。自江至南海，离宫也。自江至平遥县，中宫也。今属山西汾州界。自平遥北至蕃界北海，坎宫也。此以南北三分为言也。汧源县，即汧阳县，今属陕西凤翔府。自汧源西至沙洲，兑宫也。自开封西至汧源，中宫也。自开封东至沧海，震宫也。此以东西三分为言也。五正之宫得其详，则四隅之气可察矣。）帝曰：其于寿夭何如？（土地之气既不同，则人之寿夭亦有异也。）岐伯曰：阴精所奉其人寿，阳精所降其人夭。（阴精所奉之地，阳气坚固，故人多寿。谓崇高之处也。阳精所降之地，阳气易泄，故人多夭，谓污下之处也。）帝曰：善。

其病者，治之奈何？岐伯曰：西北之气，散而寒之，东南之气，收而温之，所谓同病异治也。（西北气寒，气固于外，则热郁于内，故宜散其外寒，清其内热。东南气热，气泄于外，则寒生于中，故宜收其外泄，温其中寒。此其为病则同，而治则有异也。）故曰：气寒气凉，治以寒凉，行水渍之。气温气热，治以温热，强其内守。必同其气，可使平也，假者反之。（西北气寒气凉，人多食热而内火盛，故宜治以寒凉，及行水渍之法，谓用汤液浸渍，以散其外寒也。东南气温气热，人多食凉而内寒生，故宜治以温热，又必强其内守，欲令阳气不泄，而固其中也。天气地气有阴阳升降，病治亦有阴阳升降，用合气宜，是同其气而病可平矣。然西北未必无假热，东南未必无假寒，假者当反治，则西北有当热，东南有当寒者矣。然余备历南北，还是热方多热病，寒方多寒病，又不可不知也。真假详义，有按在论治类四。）帝曰：善。一州之气，生化寿夭不同，其故何也？岐伯曰：高下之理，地势使然也。崇高则阴气治之，污下则阳气治之，阳盛者先天，阴胜者后天，此地理之常，生化之道也。（一州之地，非若天下之广，其中亦有生化寿夭之不同者，以地势有高下耳。高者阴气升而治之，阴性迟，故物之荣枯皆后天而至。后天者，其荣迟，其枯亦迟，故多寿也。下者阳气降而治之，阳性速，故物之成败皆先天而至。先天者，其成速，其败亦速，故多夭也。观孙真人曰：婴儿三岁以上，十岁以下，观其性气高下，即可知其寿夭。大略儿小时敏悟过人者多夭，则项橐、颜回之流是也。小儿骨法成就，威仪回转迟舒，稍费人精神雕琢者寿。其预知人意，回旋敏速者亦夭，则杨修、孔融之流是也。由此言之，寿夭大略可知也。亦由梅花早发，不睹岁寒，甘菊晚荣，终于年事，是知晚成者，寿之征也。此即先天后天之义。）

帝曰：其有寿夭乎？岐伯曰：高者其气寿，下者其气夭，地之小大异也，小者小异，大者大异。（地有高下，则气有阴阳，寿夭之所由也。然大而天下，则千万里之遥，有所异也；小而一州，则数十里之近，亦有所异也。故小有小之异，大有大之异。）故治病者，必明天道地理，阴阳更胜，气之先后，人之寿夭，生化之期，乃可以知人之形气矣。（不明天道，则不知运气之变。不明地理，则不知方土之宜。不明阴阳更胜，则本末俱失。不明气之先后，则缓急倒施。不明寿夭生化之期，则中无确见而轻率招尤。凡此数者，缺一不可，斯足因形以察人之外，因气以知人之内，而治病之道，庶保万全矣。））

二十六卷　运气类（续3）

十七、六十年运气病治之纪

（《素问·六元正纪大论》）

黄帝问曰：六化六变，胜复淫治，甘苦辛咸酸淡先后，余知之矣。夫五运之化，或从五气，（五气，当作天气。）或逆天气，或从天气而逆地气，或从地气而逆天气，或相得，或不相得，余未能明其事。欲通天之纪，从地之理，和其运，调其化，使上下合德，无相夺伦，天地升降，不失其宜，五运宣行，勿乖其政，调之正味从逆奈何？（五运之化，与司天在泉之气有所异同，同则为从，异则为逆，从则相得，逆则不相得也。自通天之纪至勿乖其政，谓必察上中下三气之化，而调和于逆从之间，即下文折其郁气、资其化源、抑其运气、扶其不胜、无使过暴而生其疾等义也。调之正味从逆，即下文食岁谷以全其真、及用寒远寒、用热远热等义也。）

岐伯稽首再拜对曰：昭乎哉问也！此天地之纲纪，变化之渊源，非圣帝孰能穷其至理欤?！臣虽不敏，请陈其道，令终不灭，久而不易。（天地万物，皆不能外乎六元之化，是六元者，即天地之纲纪，变化之渊源也。）帝曰：愿夫子推而次之，从其类序，分其部主，别其宗司，昭其气数，明其正化，可得闻乎？（类序者，类分六元，序其先后，如太阳之类皆属辰戌者是也。部主者，凡天地左右，主气静，客气动，各有分部以主岁时，如六气五音次有不同者是也。宗司者，统者为宗，分者为司也。气数者，五行之化，各有其气，亦各有其数也。正化者，当其位者为正，非其位者为邪也。诸义即如下文。）岐伯曰：先立其年以明其气，金木水火土营运之数，寒暑燥湿风火临御之化，则天道可见，民气可调，阴阳卷舒，近而无惑，数之可数者，请遂言之。（先立其年。如甲子、乙丑之类是也，年辰立则岁气可明矣。卷上声，末一数字上声。）帝曰：五运气行主岁之纪，其有常数乎？岐伯曰：臣请次之。（此一节二十二字，及下文五运气行主岁之纪，原本分列两篇，且多重复，殊不易观，今并类为一，以便详阅。））

帝曰：太阳之政奈何？岐伯曰：辰戌之纪也。

壬辰　壬戌岁上太阳水，（辰戌年，太阳寒水司天。司之为言主也，主行天令，其位在上。后仿此，）中太角木运，（壬年岁运也。壬为阳木，故属太角。运之为言动也，主气交之化，其位在中。后仿此。）下太阴土。（本年湿土在泉也。在泉者主地之化，气行地中，其位在下。后仿此。）其运风，其化鸣紊启拆，（风为木化。鸣，风木声也。紊，繁盛也。启拆，萌芽发而地脉开也。此单言壬年风运之正化。后仿此。《五常政大论》曰：其德鸣靡启拆。紊音文。）其变振拉摧拔，（振，撼动也。拉，支离也。摧，败折也。拔，发根也。壬为阳木，风运太过，则金令承之，故有此变。拉音腊。）其病眩掉目瞑。（目运曰眩，头摇曰掉，目不开曰瞑。木运太过，故有此风木之病。掉，提料切。）寒化六，（六者水之成数，太过者其数成，此言太阳司天也。后仿此。详义见图翼一卷五行生成数图解中。按：《新校正》云：壬辰寒化六，壬戌寒化一，盖言对化从标成数，正化从本生数也。义似未然，有愚按在后厥阴之政。）风化八，（八者木之成数，此言中运也，壬木太过，故其数八。义详五行生成数图解中。后仿此。）雨化五，（五者土之生数，此言在泉也，土常以生，故其数五。后仿此。）正化度也。（此结上文三句，言本年上中下三气正化之度。正化，正气所化也。度即日也，日即度也，指气令用事之时候也。后仿此。）其化上苦温，中酸和，下甘温，药食宜也。（其化，言气化病治之宜也。本年寒水在上，故宜苦温。太角在中，故宜酸和。湿土在下，故宜甘温。此所谓药食之宜也。后仿此。《玄珠》云：上甘温，下酸平。）

太角（初正）少征　太宫　少商　太羽（终此本年主客五运之序，皆以次相生者也。每年四季主运，在春属木，必始于角而终于羽，故于角下注初字，羽下注终字，此所以纪主运也。客运则随年干之化，如壬年阳木起太角，丁年阴木起少角，戊年阳火起太征，癸年阴火起少征，各年不同，循序主令，所以纪客运也。然惟丁壬木运之年，主客皆起于角，故于角音之下，复注正字，谓气得四时之正也。详具《图翼》二卷主客运图及五音建运图解中。后仿此。）

戊辰　戊戌岁上太阳水，（同前。）中太征火运，（戊为阳火，故曰太征。）下太阴土。（同前。）同正征。（本年火运太过，得司天寒水制之，则火得其平，故云同正征，所谓赫曦之纪、上羽与正征同者此也。后仿此。）其运热，其化暄暑郁燠，（此戊年火运之正化也。《五常政大论》燠作热。）其变炎烈沸腾，（沸腾者，水气之熏蒸也。戊为火运太过，则寒水承之，故有此变。）其病热郁。（火运太过，故有是病。）寒化六，（言司天也。义同前。）热化七，（七者火之成数，戊火太过，故其数成也。后仿此。）湿化五，（义同前。）所谓正化日也。（日即度也。此结上文三句，义与前同。后仿此。）其化上苦温，中甘和，下甘温，所谓药食宜也。（本年上下之治俱同前，惟中运太征与前不同，故宜治以甘和也。后仿此。《玄珠》云：上甘温，下酸平。）

太征　少宫　太商　少羽（终）少角（初　初终者，纪主运也。戊为阳火，故起于太征，纪客运也。详义见《图翼》二卷五音太少相生及主运客运图说中。后仿此。）

甲辰　甲戌岁（俱岁会，又同天符。）

上太阳水，中太宫土运，（甲为阳土，故属太宫。）下太阴土。其运阴埃，其化柔润重泽，（埃，尘也。柔润重泽，皆中运湿土之正化。《五常政大论》泽作淖。）其变震惊飘骤，（土运太过则风木承之，故有是变。）其病湿、下重。（土湿之病也。）寒化六，（司天。）湿化五，（中运与在泉同气，故只言湿化五而止。）所谓正化日也。其化上苦热，中苦温，下苦温，药食宜也。（中苦温，治湿土也。《玄珠》云：上甘温，下酸平。）

太宫　少商　太羽（终）太角（初）少征（本年土运太过，故起于太宫。然生太宫者少征，生少征者太角，故土运以太角为初。后仿此。）

庚辰　庚戌岁上太阳水，中太商金运，（庚为阳金，故属太商。）下太阴土。其运凉，其化雾露萧飋，（此庚年金运之正化也。）其变肃杀凋零，（金运肃杀，万物凋零，火气承金，即阳杀之象。）其病燥、背瞀胸满，（金气太过，故病燥。肺金受病，故背闷瞀而胸胀满。瞀音务。）寒化一，（言司天也。一者水之生数。然本篇曰太过者其数成，似亦当云六也。）清化九，（中运。）雨化五，（在泉。）正化度也。其化上苦热，中辛温，下甘热，药食宜也。（中辛温，辛从金化，太商宜温也。《玄珠》云：上甘温，下酸平。）

太商　少羽（终）少角（初）太征　少宫丙辰　丙戌岁（俱天符。）

上太阳水，中太羽水运，（丙为阳水，故属太羽。）下太阴土。其运寒，其化凝惨栗冽，（此丙年水运之正化也。《五常政大论》作其德凝惨寒氛。）其变冰雪霜雹，（水太过者，土气承之，故有此变。冰雹者，土之象也。）其病大寒，留于溪谷。（溪谷者，筋骨肢节之会。水运太过，寒甚气凝，故为是病。）寒化六，（司天、中运同。）雨化五，在泉。正化度也。

其化上苦热，中咸温，下甘热，药食宜也。（中咸温，咸从水化，太羽宜温也。《玄珠》云：上甘温，下酸平。）

太羽（终）太角（初）少征　太宫　少商凡此太阳司天之政，气化营运先天。（此下总结辰戌年太阳司天六气之化也。凡子寅辰、午申戌，六阳年皆为太过；丑亥酉、未巳卯，六阴年皆为不及。太过之气，常先天时而至，故其生长化收藏，气化营运皆早；不及之气，常后天时而至，故其气化营运皆迟。如《气交变大论》曰：太过者先天，不及者后天。本篇后文曰：运太过则其至先，运不及则其至后。皆此义也。后仿此。）天气肃，地气静，寒临太虚，阳气不令，水土合德，上应辰星、镇星。（太阳寒水司天，则太阴湿土在泉，故天气肃，地气静，水土合德，而二星当先后明也。）其谷玄。（玄应司天，应在泉，本年正气所化。）其政肃，其令徐，寒政大举，泽无阳焰，则火发待时。（政肃者寒之气，令徐者阴之性也。寒盛则火郁，郁极必发，待王时而至也。）少阳中治，时雨乃涯。（少阳中治，三之主气也。以相火王时，而寒水之客胜其主，故时雨乃涯。涯，水际也，雨至之谓。）止极雨散，还于太阴，云朝北极，湿化乃布，（岁半之后，地气主之。自三气止极，雨散之后，交于四气，则在泉用事，而太阴居之，故又云朝北极，湿化布焉。）泽流万物，寒敷于上，雷动于下，（泽流万物，土之德也。雷动于下，火郁发也。）寒湿之气，持于气交。（上寒下湿，相持于气，交之中也。气交详义，见前第九。）民病寒湿发，肌肉萎，足萎不收，濡泻血溢。（血溢者，火郁之病。他皆寒湿使然。）

初之气，地气迁，气乃大温，草乃早荣；（本年初之气，少阳用事。上年在泉之气，至此迁易，故曰地气迁。后仿此。然上年终气，君火也。今之初气，相火也。二火之交，故气乃大温，草乃早荣。）民乃厉，温病乃作，身热头痛呕吐，肌腠疮疡。（客气相火，主气风木，风火相搏，故为此诸病。肌腠疮疡，斑疹之属也。）

二之气，大凉反至，民乃惨，草乃遇寒，火气遂抑；（燥金用事，故大凉至而火气抑。）民病气郁中满，寒乃始。（清寒滞于中，阳气不行也。）

三之气，天政布，寒气行，雨乃降；（三之气，即司天也。太阳寒水用事，故寒气行，雨乃降。）民病寒，反热中，痈疽注下，心热瞀闷，不治者死。（民病寒，反为热中等证，即人伤于寒而为病热之理，亦《五常政大论》所谓太阳司天、寒气下临、心气上从之义。盖寒水侮阳，则火无不应，若不治之，则阳绝而死矣。按：六气司天，皆无不治者死之说，而惟此太阳寒水言之，可见人以阳气为生之本，有不可罔顾也。）

四之气，风湿交争，风化为雨，乃长乃化乃成；（厥阴客气用事，而加于太阴主气，故风湿交争而风化为雨。木得土化，故乃长乃化乃成也。）民病大热少气，肌肉萎足萎，注下赤白。（厥阴木气，值大暑之时，木能生火，故民病大热。以客胜主，脾土受伤，故为少气肉萎等证。萎，痿同。）

五之气，阳复化，草乃长乃化乃成，民乃舒。（五之气，少阴君火用事，岁半之后，地气主之，以太阴在泉，而得君火之化，故万物能长能成，民亦舒而无病。）

终之气，地气正，湿令行，阴凝太虚，埃昏郊野，民乃惨凄；寒风以至，反者孕乃死。（太阴湿土在泉，地气正也，故湿令行，阴凝太虚，埃昏郊野。民情喜阳恶阴，故惨凄。以湿令而寒风至，风能胜湿，故曰反。反者，孕乃死。所以然者，人为虫，从土化也。风木非时相加，故土化者当不育也。）

故岁宜苦以燥之温之，（以上十年，皆寒水司天，湿土在泉，湿宜燥之，寒宜温之。味必苦者，苦从火化，治寒以热也。）必折其郁气，先资其化源，（折其郁气，泻有余也。资其化源，补不足也。如上文寒水司天则火气郁，湿土在泉则水气郁，故必折去其致郁之气，则郁者舒矣。又如《补遗本病篇》曰：辰戌之岁，木气升之，主逢天柱，胜而不前，少阳降地，主窒地玄，胜之不入。故刺法论云木欲升而天柱窒抑之，当刺足厥阴之井；火欲降而地玄窒抑之，当刺足少阴之所出，足太阳之所入等义，皆所以折其郁气也。化源者，化生之源。如本年火失其养则当资木，金失其养则当资土，皆自其母气资养之，则被制者可以无伤，亦化源之谓。按《新校正》云：详水将胜也，先于九月迎取其化源，先泻肾之源也。盖以水王十月，故先于九月迎而取之，泻水所以补火也。此亦一义，但资取之辨，似于太过之气当曰取，不及之气当曰资。然本篇六气司天，如太阳、阳明、厥阴，俱言资其化源，少阳、太阴、少阴，俱言先取化源，其或言资或言取者，盖资中非不言取，取中非不言资，皆互文耳，但总不外乎化源者即必求其本之义。本病刺法二论六气升降等义，见后三十七、八等章。）抑其运气，扶其不胜，无使暴过而生其疾。（运言五运，气言六气。如太角岁脾不胜，太征岁肺不胜，太宫岁肾不胜，太商岁肝不胜，太羽岁心不胜，此五运也。六气者，如上文十年，寒水司天则心火不胜，太阴在泉则肾水不胜。诸太过者抑之，不胜者扶之，则气无暴过而疾不生矣。后仿此。）

食岁谷以全其真，避虚邪以安其正。（岁谷，即上文玄谷也。其得岁气最浓，故能全真。虚邪者，从其冲后来为虚风，伤人者也。义详后三十五。）适气同异，多少制之，同寒湿者燥热化，异寒湿者燥湿化，（适，酌所宜也。气，司天在泉之气也。同异，运与气会有异同也。多少制之，因其同异之多少而为制以治之也。如太宫太商太羽，岁运同寒湿者，则当用燥热所化之物，盖燥以治湿，热以治寒也。若太征太角，岁运异寒湿者，则或从气之寒湿而用燥热之化，或从运之风热而用寒湿之化，当各因其同异多少以制之也。）故同者多之，异者少之。（气运同者其气甚，非多不足以制之；异者其气微，当少用以调之也。）用寒远寒，用凉远凉，用温远温，用热远热，食宜同法。（远，避也，言用寒药者，当远岁气之寒，用凉药者，当远岁气之凉，温热者亦然。凡饮食居处之宜，皆所同法而岁气当察也。）有假者反常，反是者病，所谓时也。（假者反常，谓气有假借而反乎常也。如夏当热而反寒，冬当寒而反热，春秋亦然，反者病，以其违于时也。按后文曰：假者何如？所谓主气不足，客气胜也。即此之谓。详见后二十三。））

帝曰：善。阳明之政奈何？岐伯曰：卯酉之纪也。

丁卯（岁会。）丁酉岁上阳明金，（司天。）中少角木运，（岁运丁为阴木，故属少角。）下少阴火。（在泉。）同正商。（丁年岁木不及，而司天燥金胜之，则金兼木化，反得其政，所谓委和之纪，上商与正商同也。）其运风清热。（风为中运少角之气，清为胜风之气，热为复清之气。余少运胜复皆同。后仿此。）清化热化胜复同，所谓邪气化日也。（丁年少角，木运不及，故有燥金来胜之清化，有清化，则有火子来复之热化。然皆非本年正化，故曰邪化日也。同者，谓二年相同也。凡阴年不及，故有胜复邪化，而阳年则不言胜气。后仿此。）灾三宫。（灾，伤也。三宫，东方震宫，木正之方也，木运不及，故本方受灾。阳年太过，则不言灾宫也。五方宫次，详《图翼》二卷九宫星野图说。凡言灾宫，皆以五正宫生数为例，故言三，不言八。后仿此。）燥化九，（司天也。）风化三，（中运不及，其数生也。）热化七，（在泉也。）所谓正化日也。（结上文三句，乃本年上中下正气之所化也。）其化上苦小温，中辛和，下咸寒，所谓药食宜也。（上苦小温，苦属火，以治金也。中辛和，辛属金，以和少角也。下咸寒，以水治火也。《玄珠》云：上苦热。）

　　少角（初正）　太征　少宫　太商　少羽（终）

　　癸卯　癸酉岁（俱同岁会。）

　　上阳明金，中少征火运，（癸为阴火，故属少征。）下少阴火。同正商。（癸年火运不及，上见燥金，则金得其政，所谓伏明之纪，上商与正商同也。）其运热寒雨。（热，少征运也。寒，胜气也。雨，复气也。）寒化雨化胜复同，所谓邪气化日也。（义同上文。）灾九宫。（九，南方离宫也。火运不及而胜复所由，故灾及之。）燥化九，（司天。）热化二，（运与在泉同。）所谓正化日也。其化上苦小温，中咸温，下咸寒，所谓药食宜也。（中少征火，故治虽用针，而必温也。上下同前。《玄珠》云：上苦热。）

　　少征　太宫　少商　太羽（终）太角（初）

　　己卯　己酉岁（详二年，金与土运虽相得，然子临父位为逆。）

　　上阳明金，中少宫土运，（己为阴土，故属少宫。）下少阴火，其运雨风凉。（雨，少宫之气。风，胜气也。凉，复气也。）风化清化胜复同，邪气化度也。（义同前。凡上下文曰凉、曰清、曰燥，皆金气之化也。后仿此。）灾五宫。（五，中宫也。土运不及，故灾及之。）清化九，（司天。）雨化五，（中运。）热化七，（在泉。）正化度也。其化上苦小温，中甘和，下咸寒，药食宜也。（中甘和，治土运不足也。上下同前。）

少宫　太商　少羽（终）少角（初）太征乙卯（天符。）乙酉岁（岁会，太乙天符。）

上阳明金，中少商金运，（乙为阴金，故属少商。）下少阴火。同正商。（乙年金运不足，得阳明司天之助，所谓从革之纪，上商与正商同也。）其运凉热寒。（凉为少商之气，热为胜气，寒为复气。）热化寒化胜复同，邪气化度也。（义同上。）灾七宫。（七，西方兑宫也。金运不及，故灾及之。）燥化四，（司天。）清化四，（中运。）热化二，（在泉。）正化度也。其化上苦小温，中苦和，下咸寒，药食宜也。（中苦和，苦从火化，所以制金，金运不及，故治宜苦和。上下俱同前。）

少商　太羽（终）太角（初）少征　太宫辛卯　辛酉岁上阳明金，中少羽水运，（辛为阴水，故属少羽。）下少阴火。辛卯少宫同。（辛为水运不及，土得乘之，故与少宫同也。按：五运不及之岁，凡三十年，内除丁巳丁亥、己巳己亥，乙巳乙亥同正角，丁卯丁酉、癸卯癸酉、乙卯乙酉同正商，丁丑丁未、己丑己未、辛丑辛未同正宫外，尚余不及者十二年。内癸巳、癸亥、癸丑、癸未四年，火不及也，当云少征与少羽同。但巳亥二年，少阳在泉，同岁会也，火气有助，故不言同少羽；丑未二年，湿土在上，土能制水，故亦不言同少羽，己卯己酉二年，土不及也，当云少宫与少角同；但卯酉燥金在上，金能制木，故不言同少角。乙丑乙未二年，金不及也，当云少商与少征同；但丑未寒水在泉，水能制火，故不言同少征。辛巳辛亥辛卯辛酉四年，水不及也，当云少羽与少宫同；但巳亥二年，风木司天，木能制土，故不言同少宫。

凡此十二年中，除去以上十年，只有辛卯辛酉二年，为少羽同少宫也，故于此独言之。然但言少宫而不言正宫者，盖非有司天当令，则气不甚王也。本节止言辛卯，不言辛酉，或其传久之误耳。）其运寒雨风。（寒，运气。雨，胜气。风，复气。）雨化风化胜复同，邪气化度也。（义同前。）灾一宫。（一，北方水宫也。水运不及，故灾及之。）清化九，（司天。）寒化一，（中运。）热化七，（在泉。）正化度也。其化上苦小温，中苦和，下咸寒，药食宜也。（中苦和，以火温中也。上下同前。））

少羽（终）少角（初）太征　少宫　太商凡此阳明司天之政，气化营运后天。（此总结卯酉年阳明司天六气之化也。凡此卯酉十年，岁气不足，故气化营运后天。详义见前太阳之政。）天气急，地气明，（燥金司天，故急。君火在泉，故明。）阳专其令，炎暑大行，物燥以坚，淳风乃治，风燥横运，流于气交。（凡阳明司天之年，金气不足，火必乘之，故阳专其令，炎暑大行。木亦无畏，故淳风乃治。金木之气并行，则风燥横于岁运，流于气交之际也。）多阳少阴，云趋雨府，湿化乃敷，燥极而泽。（多阳少阴，火气胜也。云趋雨府，湿化乃敷，燥气盛极，化为雨泽，皆火土合气于气交也。雨府，谓土浓湿聚之处。）其谷白丹，（白应司天，丹应在泉，正气所化，即岁谷也。）间谷命太者。（间谷，间气所化之谷也。命，天赋也。太，气之有余也。除正化岁谷之外，则左右四间之化，皆为间谷。但太者得间气之浓，故其所化独盛，是为间谷；少者得气之薄，则无所成矣。按：太少间谷之义，其说有二：凡司天属太者，在泉必为少；司天属少者，在泉必为太。如卯酉年，阳明司天，少在上也；少阴在泉，太在下也。命其太者，则当以在泉之间气，命其谷也。左为太阴，其色黄；右为厥阴，其色苍。是苍黄二色者，为本年之间谷，此以上下言也。后凡巳亥丑未年，皆察在泉左右之气，以求间谷，其义仿此。然本篇凡不及之岁，则言间谷，而太过之岁则无，似又以胜制之气，为间谷也。如卯酉年，金气不及，则火胜木强，其谷丹苍也。巳亥年，木气不及，则金胜土强，其谷白黄也。丑未年土气不及，则木胜水强，其谷苍黑也。亦皆命太之义。故凡君火相火寒水司天之年，正化有余，则别无命太之间谷矣。此以岁气言也。

总之，岁候不齐，凡在气之有余者便是太，则所受必盛，而五谷之成所以有浓薄之分也。惟不以本年正化所出，故皆可谓之间谷，但当因气求之则善矣。后仿此。）其耗白甲品羽。（耗，伤也。白与甲，金所化也。品羽，火虫品类也。本年卯酉，金气不及而火胜之，则白甲当耗。火胜而水复，则羽虫亦耗。或此义也。然又惟厥阴司天，亦曰其耗文角品羽，余者皆无，未详其义。）金火合德，上应太白荧惑。（上金下火，故云合德，而二星当明。）其政切，其令暴，（金火之气也。）蛰虫乃见，流水不冰。（君火在泉也。）民病咳嗌塞、寒热发、暴振栗癃。（皆金火燥热之病。）清先而劲，毛虫乃死，（司天金气在先，木受其克，故毛虫死。）热后而曝，介虫乃殃。（在泉火气居后，金受其制，故介虫殃。）其发暴，胜复之作，扰而大乱，清热之气，持于气交。（天气地气，金火相持，故胜复互作，阴阳扰乱也。气交者，三四气之际。））

初之气，地气迁，阴始凝，气始肃，水乃冰，寒雨化；（初气太阴用事，时寒气湿，故阴凝。燥金司天，故气肃。水冰者，气肃所成。寒雨者，湿土所化。）其病中热胀，面目浮肿，善眠，鼽衄嚏欠呕，小便黄赤，甚则淋。（主气风，客气湿，风为阳，湿为阴，风湿为患，脾肾受伤，故为此诸病。）

二之气，阳乃布，民乃舒，物乃生荣；（相火用事于春分之后，故其气应如此。）厉大至，民善暴死。（主君火，客相火，二火交炽，臣位于君，故疫厉大至，民善暴死。）

三之气，天政布，凉乃行，燥热交合，燥极而泽；（天政布，司天燥金用事也，故凉乃行。然主气相火当令，故燥热交合。至三气之末，以交四气，则主太阴，客太阳，故燥极而泽矣。）民病寒热。（以阳盛之时，行金凉之气，故民病寒热。）

四之气，寒雨降，（太阳用事于湿土王时，故寒雨降也。）病暴仆振栗，谵妄少气，嗌干引饮，及为心痛痈肿疮疡疟寒之疾，骨萎血便。（四气之后，在泉君火所主，而太阳寒水临之，水火相犯，故为暴仆振栗及心痛等病，皆心肾二经也。）

五之气，春令反行，草乃生荣，（厥阴风木用事，而得在泉君火之温，故春令反行，草乃生荣。）民气和。

终之气，阳气布，候反温，蛰虫来见，流水不冰；（少阴君火用事，故其气候如此。）民乃康平，其病温。（其病为温，火之化也。)

故食岁谷以安其气，食间谷以去其邪。（岁谷，正气所化，故可安其气。间谷，间气所生，故可以去邪。去邪者，有补偏救弊之义，谓实者可用以泻，虚者可用以补。义见前。）岁宜以咸以苦以辛，汗之清之散之。（咸从水化，治在泉之君火也。苦从火化，治司天之燥金也。以辛者，辛从金化，本年火盛金衰，同司天之气以求其平也。然燥金司天，则岁半之前，气过于敛，故宜汗之散之；君火在泉，则岁半之后，气过于热，故宜清之也。）安其运气，无使受邪，折其郁气，资其化源。（安者，顺其运气而安之也。本年燥金司天，则木郁，君火在泉，则金郁，详义见前。又如《补遗本病篇》曰：卯酉之年，太阳升天，主窒天芮，胜之不前。太阴降地，主窒地苍，胜之不入。故刺法论于水欲升而天芮窒抑之，当刺足少阴之合。土欲降而地苍窒抑之，当刺足厥阴之所出，足少阳之所入。王氏注曰：化源，谓六月迎而取之也。《新校正》云：按金王七月，故迎于六月，泻金气。是皆折其郁气，资取化源之义。）以寒热轻重，少多其制，（本年上清下热，其气不同，故寒多者当多其热以温之，热多者当多其寒以清之。）同热者多天化，同清者多地化。（同者，言上文十年，运与天地各有所同也。凡运与在泉少阴同热者，则当多用司天阳明清肃之化以治之，故曰同热者多天化，如前少角少征年，木火同归热化者是也。运与司天阳明同清者，则当多用在泉少阴温热之化以治之，故曰同清者多地化，如前少宫少商少羽年，土金水同归寒化者是也。）用凉远凉，用热远热，用寒远寒，用温远温，食宜同法，有假者反之，此其道也。（此节义见前太阳之政。假者反之，谓当反而治之也。详见本类前十六。）反之者，乱天地之经，扰阴阳之纪也。（反之者，谓不知以上治法，而反其用，故足以乱天地之经纪。）

帝曰：善。少阳之政奈何？岐伯曰：寅申之纪也。

壬寅　壬申岁（俱同天符。以太角之年而相火司天，子居母上，则其气逆。）

上少阳相火，（司天。）中太角木运，（中运。）下厥阴木。

（在泉。）其运风鼓，其化鸣紊启拆，（此壬年太角之正化。《五常政大论》化作德，紊作靡。）其变振拉摧拔，（太角之变。）其病掉眩支胁惊骇。（风木相火合病也。）火化二，（司天。）风化八，（运与在泉同。）所谓正化日也。其化上咸寒，（治司天之火。）中酸和，（木运太过，故宜酸和。）下辛凉，（治在泉也。木火合气，故宜辛凉。）所谓药食宜也。

太角（初正）少征　太宫　少商　太羽（终）

戊寅　戊申岁（俱天符。《新校正》云：详戊申年与戊寅年小异，申为金，佐于肺，肺受火刑，其气稍实，民病得半。）

上少阳相火，中太征火运，下厥阴木。其运暑，其化暄嚣郁燠，（暄嚣，火盛之象。此戊年太征之正化。《五常政大论》化作德，嚣作暑。）其变炎烈沸腾，（太征之变。）其病上热郁、血溢血泄心痛。（火之为病，内应于心。）火化二，（司天与运同。）风化三，（在泉。）正化度也。其化上咸寒，中甘和，下辛凉，药食宜也。（中甘和者，太征之火，泻以甘也。上下同前。）

太征　少宫　太商　少羽（终）少角（初）

甲寅　甲申岁上少阳相火，中太宫土运，下厥阴木。其运阴雨，其化柔润重泽，（甲年太宫之正化。）其变震惊飘骤，（太宫之变。）

其病体重　肿痞饮。（皆太宫湿胜之病。）火化二，（司天。）雨化五，（中运。）风化八，（在泉。）正化度也。其化上咸寒，中咸和，下辛凉，药食宜也。（中咸和，以软坚利湿，治土胜也。上下同前。）

太宫　少商　太羽（终）太角（初）少征庚寅　庚申岁上少阳相火，中太商金运，下厥阴木。同正商。（本年金运太过，遇相火司天制之，则金得其平，所谓坚成之纪，上征与正商同也。）其运凉，其化雾露清切，（此庚年太商之正化。《五常正大论》云：其德雾露萧。）其变肃杀凋零，（太商之变。）其病肩背胸中。（金邪在肺也。）火化七，（司天。）清化九，（中运。）风化三，（在泉。）正化度也，其化上咸寒，中辛温，下辛凉，药食宜也。（中运同正商，故宜辛温，上下同前。）

藏典唱

中華藏書

《类经》

中国书店

太商　少羽（终）少角（初）太征　少宫丙寅　丙申岁（《新校正》云：详丙申之岁，申金生水，水化之令转盛，司天相火，为病当减半。）

上少阳相火，中太羽水运，下厥阴木。其运寒肃，其化凝惨栗冽，（此丙年太羽之正化，《五常政大论》云：其德凝惨寒氛。）其变冰雪霜雹，（太羽之变也。此上二条，与丙辰、丙戌年文同；但彼以寒水司天，此以相火司天，必有微甚于其间者。）其病寒浮肿。（太羽寒胜之病。）火化二，（司天。）寒化六，（中运。）风化三，（在泉。）所谓正化日也。其化上咸寒，中咸温，下辛温，所谓药食宜也。（中咸温，咸同水化，温以治寒也。下辛温，以在泉之木，兼寒运之气也。《玄珠》云：下辛凉。）

太羽（终）太角（初）少征　太宫　少商凡此少阳司天之政，气化营运先天。（此总结寅申年少阳司天，六气之化也。先天义见前。）天气正，地气扰，（少阳火气司天，阳得其位，故天气正。厥阴木气在泉，风动于下，故地气扰。）风乃暴举，木偃沙飞，炎火乃流。（此风木在泉、相火司天之化。）阴行阳化，雨乃时应。（太阴湿土，主二之气，与少阳并行于岁半之前，故阴行阳化，雨乃时应。）火木同德，上应荧惑、岁星。（火木同气，故二星当明。按：六气司天，惟少阳厥阴言同德，其他皆言合德。盖此以上下相生，本乎一气，故言同；彼以上下相制，各行其政，故云合也。）其谷丹苍。（丹应司天，苍应在泉。）其政严，其令扰，故风热参布，云物沸腾，太阴横流，寒乃时至，凉雨并起。（此皆木火之化，火盛则寒水来复，故寒至雨起。）民病寒中，外发疮疡，内为泄满，（火盛于外，故民病寒中。外热，故为疮疡。内寒，故为泄满。）故圣人遇之，和而不争。（圣人调摄得中，故使水火气和，而不致争也。）往复之作，民病寒热疟泄，聋瞑呕吐，上怫肿色变。（热盛寒复，则水火交争，故为诸病。怫音佛，心郁不舒也。）

初之气，地气迁，风胜乃摇，寒乃去，候乃大温，草木早荣，寒来不杀；（初气君火用事，而兼相火司天，故气候大温也。地气迁，义见前。）温病乃起，其病气怫于上，血溢目赤，

中华藏书

黄帝内经·最新整理珍藏版

咳逆头痛，血崩胁满，肤腠中疮。（君相二火合气，故其为病如此。）

二之气，火反郁，白埃四起，云趋雨府，风不胜湿，雨乃零，民乃康；（太阴湿土用事，故主气君火反郁，而埃起湿胜雨零也。然主客相生，故民乃康。）其病热郁于上，咳逆呕吐，疮发于中，胸嗌不利，头痛身热，昏愦脓疮。（皆湿热所化之病。愦音贵，心乱也。）

三之气，天政布，炎暑至，少阳临上，雨乃涯；（天政布，司天布化也。客主之气，皆属少阳，相火专令，故炎暑至，雨乃涯。涯言其际，凡雨之起止，皆得云也。）民病热中，聋瞑血溢，脓疮咳呕，鼽衄渴嚏欠，喉痹目赤，善暴死。（客主之火交炽，故为热病如此。）

四之气，凉乃至，炎暑间化，白露降，民气和平；（燥金之客，加于湿土之主，故凉气至，而炎暑间化。间者，时作时止之谓。土金相生，故民气和平。）其病满，身重。（燥胜者肺自病，故胸中满。湿胜者脾自病，故身体重。）

五之气，阳乃去，寒乃来，雨乃降，气门乃闭，（寒水之客，加于燥金之主，水寒金敛，故候如此。气门，腠理空窍也，所以发泄营卫之气，故曰气门。王氏注曰：玄府也。）刚木早凋，民避寒邪，君子周密。（金肃水寒，当畏避也。）

终之气，地气正，风乃至，万物反生，雾以行；（厥阴在泉，风木用事，主气以寒水生之，故地得其正，而风至物生雾行也。）其病关闭不禁，心痛，阳气不藏而咳。（时当闭藏，而风木动之，风为阳，故其为病如此。）

抑其运气，赞所不胜，（抑其太过，助其不及也。）必折其郁气，先取化源，（本年相火司天则金郁，风木在泉则土郁。郁气、化源，详义见前。又如《本病篇》曰：寅申之年，阳明升天，主窒天英，胜之不前。少阴降地，主窒地玄，胜之不入。故刺法论于金欲升而天英窒抑之，当刺手太阴之经。火欲降而地玄窒抑之，当刺足少阴之所出，足太阳之所入，王氏曰：化源，年之前十二月，迎而取之。《新校正》云：详王注资取化源，俱注云取，其意有四等：太阳司天取九月，阳明司

中国书店

天取六月，是二者先取在天之气也；少阳司天取年前十二月，太阴司天取九月，是二者乃先时，取在地之气也。少阴司天取年前十二月，厥阴司天取四月，义不可解。按《玄珠》之说则不然，太阳阳明之月，与王注合，少阳少阴俱取三月，太阴取五月，厥阴取年前十二月。《玄珠》之义可解，王注之月疑有误也。）暴过不生，苛疾不起。（能行上法，其气自和，故无暴过苛疾之患。《新校正》云：详此不言食岁谷间谷者，盖此岁天地气正，上下通和，故不言也。）故岁宜咸宜辛宜酸，渗之泄之，渍之发之，（以上十年，相火司天，风木在泉。咸从水化，能胜火也。辛从金化，能胜木也。酸从木化，顺木火之性也。渗之泄之，所以去二便之实；渍之发之，所以去腠理之邪。）观气寒温，以调其过，同风热者多寒化，异风热者少寒化。（虽岁气宜用之治如上文，然必当观寒温之盛衰，以调其有过者也。故此十年之中，其大运有与在泉同风化、司天同热化者，则当多用寒化之品以治之，如太角太徵岁是也。其有异于在泉司天风热之化者，则当少用寒化之品以治之，如太宫太商太羽岁是也。）用热远热，用温远温，用寒远寒，用凉远凉，食宜同法，此其道也。有假者反之，反是者病之阶也。（详义见前太阳阳明之政。）

帝曰：善。太阴之政奈何？岐伯曰：丑未之纪也。

丁丑　丁未岁上太阴土，（司天。）中少角木运，（中运。）下太阳水。（在泉。）同正宫。（本年木运不及，则土得其政，所谓委和之纪，上宫与正宫同也。）其运风清热。（风为中运少角之气，清为胜风之气，热为复清之气。）清化热化胜复同，邪气化度也。（详义见前阳明之政。）灾三宫。（三，东方震宫也。水运不及，故灾及之。）雨化五，（司天。）风化三，（中运。）寒化一，（在泉。）正化度也。其化上苦温，（苦温从火化，治司天之湿也。）中辛温，（辛从金化，治中运之风木也。少角不及，故宜从温，）下甘热，（甘热从土火之化，治在泉之寒水也。《玄珠》云：上酸平，下甘温。）药食宜也。

少角（初正）太徵　少宫　太商　少羽（终）

癸丑　癸未岁上太阴土，中少徵火运，下太阳水。其运热寒雨。（热为中运少徵之气，寒为胜热之气，雨为复寒之气。）寒化雨化胜复同，邪气化度也。灾九宫。（九，南方离宫也。火运不及，故灾及之。）雨化五，（司天。）火化二，（中运。）寒化一，（在泉。）正化度也。其化上苦温，中咸温，下甘热，药食宜也。（中咸温，咸从水化，所以治火。少徵不及，故宜从温。上下同前。《玄珠》云：上酸和，下甘温。）

少徵　太宫　少商　太羽（终）太角（初）

己丑　己未岁（俱太一天符。）

上太阴土，中少宫土运，下太阳水。同正宫。（本年土运不及，得司天湿土之助，所谓卑监之纪，上宫与正宫同也。）

其运雨风清。（雨为土运之气，风为胜雨之气，清为复风之气。）风化清化胜复同，邪气化度也。灾五宫。（五，中宫也。土运不及，故灾及之。）雨化五，（司天中运同。）寒化一，（在泉。）正化度也。其化上苦热，中甘和，下甘热，药食宜也。（本年土水阴盛，故上宜苦热，稍异于前。中运土气不足，故宜甘和也。《玄珠》云：上甘平。）

少宫　太商　少羽（终）少角（初）太徵乙丑　乙未岁上太阴土，中少商金运，下太阳水。其运凉热寒。（凉为中运少商之气，热为胜凉之气，寒为复热之气。）热化寒化胜复同，所谓邪气化日也。灾七宫。（七，西方兑宫也。金运不及，故灾及之。）湿化五，（司天。）清化四，（中运。）寒化六，（在泉。）所谓正化日也。其化上苦热，中酸和，下甘热，所谓药食宜也。（中酸和者，金位之主，其补以酸，治少商之不足也。上下同前。《玄珠》云：上酸平，下甘温。）

少商　太羽（终）太角（初）少徵　太宫辛丑　辛未岁（俱同岁会。）

上太阴土，中少羽水运，下太阳水。同正宫。（辛年水运不及，而湿土司天胜之，所谓涸流之纪，上宫与正宫同也。）

其运寒雨风。（寒为中运少羽之气，雨为胜寒之气，风为复雨之气。）雨化风化胜复同，所谓邪气化日也。灾一宫。（一，北方坎宫也。水运不及，故灾及之。）雨化五，（司天。）寒化一，（中运在泉同。）所谓正化日也。其化上苦热，中苦和，下苦热，所谓药食宜也。（中苦和，下苦热，苦从火化，治寒以热也。治上同前。《玄珠》云：上酸和，下甘温。）

少羽（终）少角（初）太征　少宫　太商凡此太阴司天之政，气化营运后天。（此总结丑未岁太阴司天六气之化也。后天义见前。）阴专其政，阳气退辟，大风时起。（太阴司天以湿，太阳在泉以寒，故阴专其政，阳气退辟。土不及，则风胜之，故大风时起。辟，避同。）天气下降，地气上腾，原野昏，白埃四起。云奔南极，寒雨数至，物成于差夏。（湿气下降，寒气上腾，故原野昏，白埃四起，司天主南，而太阴居之，故云奔南极，雨湿多见于南方。差，参差也。夏尽入秋，谓之差夏。盖主气当湿土之时，客气值少阳之令，土气稍温，故物成也。）民病寒湿，腹满身膜愤，肿痞逆，寒厥拘急。（皆寒湿所化之病。愤，胀满也。）湿寒合德，黄黑埃昏，流行气交，上应镇星、辰星。（湿寒，黄黑，镇星辰星，皆土水之化。）其政肃，其令寂，（寒之政肃，湿之令寂。）其谷黅玄。应司天，玄应在泉。）故阴凝于上，寒积于下，寒水胜火，则为冰雹，阳光不治，杀气乃行。（上湿下寒，故政如此。杀气，阴气也。）故有余宜高，不及宜下，有余宜晚，不及宜早，土之利，气之化也，民气亦从之，（有余不及，言谷气也。凡岁谷间谷，色味坚脆，各有气衰气盛之别。本年寒政太过，故谷气有余者，宜高宜晚，以其能胜寒也。不及者宜下宜早，以其不能胜寒也。民之强弱，其气亦然。）间谷命其太也。（详义见前阳明之政。）

初之气，地气迁，寒乃去，春气至，风乃来，生布万物以荣，民气条舒，风湿相薄，雨乃后；（客主之气，皆厥阴风木用事，故寒去物荣。以太阴湿土司天，故风湿相薄。风胜湿，故雨乃后时而至。地气迁，义见前。）民病血溢，筋络拘强，关节不利，身重筋痿。（风病在筋，湿病在肉，故为此诸证。血溢者，风伤于肝也。）

二之气，大火正，物承化，民乃和；（客主之气，皆少阴君火用事，故大火气正，物承其化，民亦和也。）其病温厉大行，远近咸若，湿蒸相薄，雨乃时降。（火盛气热，故民病温厉。以太阴司天，故湿蒸相薄。时雨应期，故曰时降。）

三之气，天政布，湿气降，地气腾，雨乃时降，寒乃随之；（太阴司天，湿土用事，故湿气降，地气腾而为雨。三气之后，则太阳在泉，故寒乃随之。）感于寒湿，则民病重胕肿，胸腹满。（寒凝湿滞，故其为病如此。）

四之气，畏火临，溽蒸化，地气腾，天气否隔，寒风晓暮，蒸热相薄，草木凝烟，湿化不流，则白露阴布，以成秋令；（少阳相火用事，其气尤烈，故曰畏火。以下凡言畏火者，皆相火也。客以相火，主以湿土火土合气溽蒸上腾，故天气否隔。然太阳在泉，故寒风随发于朝暮。以湿遇火，故湿化不流，惟白露阴布，以成秋令也。）民病腠理热，血暴溢，疟，心腹满热胪胀，甚则胕肿。（湿热并行，故为是病。胪，皮也，一曰腹前曰胪。肿，肉浮肿也。胪，间、卢二音。音附。）

五之气，惨令已行，寒露下，霜乃早降，草木黄落；（客主之气，皆阳明燥金用事，故其政令如此。）寒气及体，君子周密，民病皮腠。（皮腠属金，气求同类也。）

终之气，寒大举，湿大化，霜乃积，阴乃凝，水坚冰，阳光不治；（在泉客主之气，皆太阳寒水用事，故其政令如此。）

感于寒，则病患关节禁固，腰痛。（关节在骨，腰属肾与膀胱，皆寒求同类为病。）

寒湿持于气交而为疾也，必折其郁气而取化源，（以上十年，上湿下寒，故寒湿持于气交。然太阴司天则水郁，太阳在泉则火郁，郁气化源详义，见前太阳之政。又如《补遗本病篇》曰：丑未之岁，少阳升天，主窒天蓬，胜之不前。厥阴降地，主窒地晶，胜而不前。故刺法论于火欲升而天蓬窒抑之，君火相火同刺包络之荥。木欲降而地晶窒抑之，当刺手太阴之所出，手阳明之所入。王氏曰：化源九月，迎而取之，以补益也。是皆折郁气、取化源之义。）益其岁气，无使邪胜，（太阴司天，丑未不及之岁也，故当益其岁气。）食岁谷以全其真，食间谷以保其精。（岁谷，即上文玄谷也。间谷，义见前阳明之政。）故岁宜以苦燥之温之，甚者发之泄之。不发不泄，则湿气外溢，肉溃皮拆而水血交流。（以苦燥之温之，苦从火化，燥以治湿，温以治寒也。发之泄之，发散可以逐寒，渗泄可以去湿也。）必赞其阳火，令御甚寒，（岁气阴寒，故当扶阳。）从气异同，少多其判也，同寒者以热化，同湿者以燥化，（以上十年，运之与气，有与在泉同寒者，当多用热化之品以治之，如少商少羽岁是也；有与司天同湿者，当多用燥化之品以治之，如少宫岁是也。其少角少征岁，当稍从和平以处之也。）异者少之，同者多之。（虽以热以燥，各有分治，然或少或多，当因运气异同，随其宜而酌之。）

用凉远凉，用寒远寒，用温远温，用热远热，食宜同法，假者反之，此其道也，反是者病也。（详义见前太阳阳明之政。）

帝曰：善。少阴之政奈何？岐伯曰：子午之纪也。

壬子 壬午岁上少阴火，（司天。）中太角木运，（中运。）下阳明金。（在泉。）其运风鼓，其化鸣紊启拆，（此壬年太角之正化。《五常政大论》云：其德鸣靡启拆。）其变振拉摧拔，（太角之变也。）其病支满。（肝木强也。）热化二，（司天。）风化八，（中运。）清化四，（在泉。）正化度也。其化上咸寒，（咸寒从水化，治司天之君火也。）中酸凉，（酸从木气，太角宜凉也。）

下酸温，（酸本从木，以治阳明何也？盖燥金在泉，金病在肺，《藏气法时论》曰：肺欲收，急食酸，以收之，用酸补之。《至真要大论》曰：金位之主，其补以酸。又曰：阳明之客，以酸补之。此以阳明居少阴之下，其气不足，故宜治之如此。下文同。《玄珠》云：下苦热。）药食宜也。

太角（初正）少征　太宫　少商　太羽（终）

戊子（天符。）戊午岁（太乙天符。）

上少阴火，中太征火运，下阳明金。其运炎暑，其化暄曜郁燠，（此戊年太征之正化。《五常政大论》曰：其德暄暑郁蒸。按：太征运，遇太阳司天曰热，少阳司天曰暑，少阴司天曰炎暑，皆兼司天之气而言运也。）其变炎烈沸腾，（太征之变也。）其病上热血溢。（阳火盛也。）热化七，（司天中运同。）清化九，（在泉。）正化度也。其化上咸寒，中甘寒，下酸温，药食宜也。（中甘寒，治太征之火也。上下同前。《玄珠》云：下苦热。）

太征　少宫　太商　少羽（终）少角（初）

甲子　甲午岁上少阴火，中太宫土运，下阳明金。其运阴雨，其化柔润时雨，（此甲年太宫之正化。《五常政大论》曰：其德柔润重淖。）其变震惊飘骤，（太宫之变也。）其病中满身重。（土湿之滞也。）热化二，（司天。按：《新校正》云：详对化从标成数，正化从本生数。甲子之年，热化七，燥化九，甲午之年，热化二，燥化四。其义未然，愚按在后。）雨化五，（中运。）燥化四，（在泉。）所谓正化日也。其化上咸寒，中苦热，下酸热，所谓药食宜也。（中苦热，治太宫湿胜也。下酸热，与前后四运稍异，然彼言温，此言热，亦不相远。《玄珠》云：下苦热。）

太宫　少商　太羽（终）太角（初）少征庚子　庚午岁（俱同天符。）

上少阴火，中太商金运，下阳明金。同正商。（本年金运太过，而君火司天制之，则金得其平，所谓坚成之纪，上征与正商同也。）其运凉劲，其化雾露萧，（此庚年太商之正化。运与在泉同其气，故曰凉劲。）其变肃杀凋零，（太商之变也。）其病下清。（下清，二便清泄，及下体清冷也，金　气之病。）热化七，（司天。）清化九，（中运。）燥化九，（在泉。）所谓正化日也。其化上咸寒，中辛温，下酸温，所谓药食宜也。（中辛温，辛以从金，温以治寒也。上下同前。《玄珠》云：下苦热。）

太商　少羽（终）少角（初）太征　少宫丙子（岁会。）丙午岁上少阴火，中太羽水运，下阳明金。其运寒，其化凝惨栗冽，（此丙年太羽之正化。《五常正大论》曰：其德凝惨寒氛。）其变冰雪霜雹，（太羽之变也。）其病寒下。（寒下，中寒下利，腹足清冷也。）热化二，（司天。）寒化六，（中运。）

清化四，（在泉。）正化度也。其化上咸寒，中咸热，下酸温，药食宜也。（中太羽，故治宜咸热。上下同前。《玄珠》云：下苦热。）

太羽（终）太角（初）少征 太宫 少商凡此少阴司天之政，气化营运先天。（此总结子午年少阴司天六气之化也。先天义见前。）地气肃，天气明，寒交暑，热加燥，（阳明燥金，在泉故地气肃。少阴君火，司天故天气明。金寒而燥，火暑而热，以下临上曰交，以上临下曰加。）

云驰雨府，湿化乃行，时雨乃降。（此即阳明司天，燥极而泽之义。）金火合德，上应荧惑、太白。（上火下金，二气合德，其星当明也。）其政明，其令切，（火明金切。）其谷丹白。（丹应司天，白应在泉。）水火寒热，持于气交，而为病始也，热病生于上，清病生于下，寒热凌犯而争于中，（少阴司天，阳明在泉，上火下金，故水火寒热，持于气交之中而为病如此。）

民病咳喘，血溢血泄鼽嚏，目赤，寒厥入胃，心痛腰痛，腹大嗌干肿上。（火为热，金为寒，故热病见于上，寒病见于下。）

初之气，地气迁，燥将去，（初气太阳用事，上年己亥，少阳终之气至此已尽，当云热将去，燥字误也。地气迁义见前。）寒乃始，蛰复藏，水乃冰，霜复降，风乃至，阳气郁；（寒水之气客于春前，故其为候如此。）民反周密，关节禁固，腰痛，炎暑将起，中外疮疡。（此皆寒气之病。然少阴君火司天，又值二之主气，故炎暑将起，中外疮疡。音谁，尻臀也。）

二之气，阳气布，风乃行，春气以正，万物应荣，寒气时至，民乃和；（风木之客，加于君火之主，故阳布风行，春气正，万物荣也。司天君火未盛，故寒气时至。木火应时，故民气和。）其病淋，目瞑目赤，气郁于上而热。（君火为病也。）

三之气，天政布，大火行，庶类蕃鲜，寒气时至；（客气君火司天，加于相火之主，故大火行，庶类蕃鲜。火极水复，热极寒生，故寒气时至。）民病气厥心痛，寒热更作，咳喘目赤。（二火交炽，故病如此。）

四之气，溽暑至，大雨时行，寒热互至；（客主之气皆湿土用事，故为溽暑大雨等候。）民病寒热，嗌干黄瘅，鼽衄饮发。（湿热之病也。）

五之气，畏火临，暑反正，阳乃化，万物乃生乃长乃荣，民乃康，（畏火，相火也。时当秋收而阳气化，故万物荣，民乃康。）其病温。（时寒气热，阳邪胜也。）

终之气，燥令行，余火内格，肿于上，咳喘，甚则血溢，寒气数举，则雾荫翳，（燥金之客，加于寒水之主，金气收，故五气之余火内格，而为病如此。格，拒也。寒气举，雾荫翳，皆金水之化。）病生皮腠，内舍于胁，下连少腹而作寒中，地将易也。（病生皮腠，金之合也。内舍于胁、下连少腹，金乘木也。金性寒，故寒中。在泉气终，故地将易。）

必抑其运气，资其岁胜，（以上子午十年，运气太过，必抑有余，欲得其平；岁有所胜，必资不足，无令受伤也。）

折其郁发，先取化源，无使暴过而生其病也。（本年少阴司天则金郁，阳明在泉则木郁，郁气化源义，见前太阳之政。又如《本病篇》曰：子午之岁，太阴升天，主窒天冲，胜之不前。太阳降地，主窒地阜。胜之不入。故刺法论于土，欲升而天冲窒抑之，当刺足太阴之俞。水欲降而地阜窒抑之，当刺足太阴之所出，足阳明之所入。王氏曰：先于年前十二月迎而取之。是皆折郁气、取化源之义。）食岁谷以全真气，食间谷以避虚邪。（岁谷，即上文丹白谷也。间谷，义见前阳明之政。）岁宜咸而软之，而调其上，（咸从水化，故能调在上之君火。）甚则以苦发之，以酸收之，而安其下，（苦发之，可以散火。酸收之，可以补金。平其上之君火，则下之燥金得安矣。）甚则以苦泄之，（热燥甚者，非苦寒泄之不可。愚按：五味之属，如《阴阳应象大论》曰火生苦，《金匮真言论》曰其味苦，其类火，是分五行之味，苦从火化也。故在本篇如太阳太阴阳明等政，云以苦燥之温之及以苦发之者，皆用苦之阳也。又《阴阳应象大论》及《至真要大论》，皆云酸苦涌泄为阴，是言气味之效，苦从阴用也。故本节云以苦泄之，《至真要大论》云湿司于地、热反胜之、治以苦冷、湿化于天、热反胜之、治以苦寒者，皆用苦之阴也。再如《宣明五气篇》及《五味篇》，俱云苦走骨。夫北方生寒，在体为骨，是骨本属阴，而苦则走之，岂非阴乎？可见苦味一也，而有从阴从阳、苦热苦寒之不

同，何可不辨？今有谓苦属火而讳其寒者，有但知苦寒而忘其
热者，皆不明气味变通之理耳。举此一端，则五味之性可类见
矣。又如《藏气法时论》云粳米牛肉枣葵皆甘、麦羊肉杏薤皆
苦之类，是于饮食常味之中，又各有辨。味变之理如此，不得
其精，不足以言气味也。）

适气同异而多少之，同天气者以寒清化，同地气者以温热
化。（言以上十年运之与气，有与司天同热者，当以寒清所化
之品治之，如太角太征岁是也。有与在泉同寒者，当以温热所
化之品治之，如太羽太宫太商岁是也。当各因其同异，而制为
之多少耳。）用热远热，用凉远凉，用温远温，用寒远寒，食
宜同法，有假则反，此其道也，反是者病作矣。（详义见前太
阳阳明之政。）

帝曰：善。厥阴之政奈何？岐伯曰：巳亥之纪也。

丁巳　丁亥岁（俱天符。）

上厥阴木，（司天。）中少角木运，（中运。）下少阳相火。
（在泉。）同正角。（本年木运不及，得司天厥阴之助，所谓委
和之纪，上角与正角同也。）其运风清热。（风为中运少角之
气，清为胜风之气，热为复清之气。）清化热化胜复同，邪气
化度也。（详同前。）灾三宫。（三，东方震宫也。木气不及，
故灾及之。）风化三，（司天与运同。）火化七，（在泉。）

正化度也。其化上辛凉，（辛凉从金化，治风木在上也。）
中辛和，（木运不及，而得司天之助，故宜辛宜和。）下咸寒，
（咸寒从水化，治相火在下也。）药食宜也。

少角（初正）太征　少宫　太商　少羽（终）

癸巳　癸亥岁（俱同岁会。）

上厥阴木，中少征火运，下少阳相火，其运热寒雨。（热
为运气，寒为胜气，雨为复气。）寒化雨化胜复同，邪气化度
也。灾九宫。（九为离宫，火运不及，故灾及之。）风化八，
（司天。）火化二，（运与在泉同。）正化度也。其化上辛凉，
中咸和，下咸寒，药食宜也。（中运少征，得天地之生助，故
宜咸和。上下同前。）

少征　太宫　少商　太羽（终）太角（初）

己巳　己亥岁，上厥阴木，中少宫土运，下少阳相火。同正角。（本年土运不及，风木司天胜之，则木兼土化，所谓卑监之纪，上角与正角同也。）其运雨风清，（雨为运气，风为胜气，清为复气。）风化清化胜复同，所谓邪气化日也。灾五宫。（五，中宫也。土运不及，故灾及之。）风化三，（司天。）湿化五，（中运。）火化七，（在泉。）所谓正化日也。其化上辛凉，中甘和，下咸寒，所谓药食宜也。（中运少宫不及，故宜甘和。上下同前。）

少宫　太商　少羽（终）少角（初）太征乙巳　乙亥岁上厥阴木，中少商金运，下少阳相火。同正角。（本年金运不及，而厥阴司天，木无所制，则木得其政，所谓从革之纪，上角与正角同也。）其运凉热寒，）凉为运气，热为胜气，寒为复气。）热化寒化胜复同，邪气化日也。灾七宫。（七，兑宫也。金运不及，故灾及之。）风化八，（司天。）清化四，（中运。）火化二，（在泉。）正化度也。其化上辛凉，中酸和，下咸寒，药食宜也。（中运少商不及，故宜治以酸和。上下同前。以酸治金义，见前少阴之政壬子壬午岁。）

少商　太羽（终）太角（初）少征　太宫辛巳　辛亥岁，上厥阴木，中少羽水运，下少阳相火。其运寒雨风。（寒为运气，雨为胜气，风为复气。）雨化风化胜复同，邪气化度也。灾一宫。（一，坎宫也。水运不及，故灾及之。）风化三，（司天。）寒化一，（中运。）火化七，（在泉。）正化度也。

其化上辛凉，中苦和，下咸寒，药食宜也。（中苦和，苦从火化，以温少羽之寒也。上下同前。）

少羽（终）少角（初）太征　少宫　太商（愚按：上文六十年气化之数，有言生数者，有言成数者。《新校正》注云：详对化从标成数，正化从本生数。谓如甲子年司天热化七，在泉燥化九，俱从对化也。甲午年，司天热化二，在泉燥化四，俱从正化也。六十年司天在泉正对，皆同此意。似乎近理，今诸家多宗之，而实有未必然者。何也？如少阴司天，子午年也，固可以子午分正对矣。然少阴司天则阳明在泉，阳明用事则气属卯酉也，又安得以子午之气，言在泉之正对耶？且凡司天有余，则在泉必不足，司天不足，则在泉必有余，气本不同。若以司天从对化之成数，而言在泉亦成数，司天从正化之生数，而言在泉亦生数，则上有余下亦有余，上不足下亦不足，是未求上下不同之义耳。故以司天言正对则可，以在泉言正对则不合矣。且内经诸篇并无正对之说，惟本篇后文曰：太过者其数成，不及者其数生。此但欲因生成之数，以明气化之微，甚耳。故其言生者不言成，言成者不言生，皆各有深意存焉，似不可以强分也。然欲明各年生成之义者，但当以上中下三气合而观之，以察其盛衰之象，庶得本经之意。但正化对化之义亦不可不知，今并附图说于《图翼》二卷，以备明者参正。）

凡此厥阴司天之政，气化营运后天。（此总结巳亥年厥阴司天六气之化也。后天义见前。）诸同正岁，气化营运同天。（诸同正岁者，其气正，其生长化收藏皆与天气相合，故曰营运同天。此虽以上文丁巳丁亥、己巳己亥、乙巳乙亥六气为言，然六十年之气，亦莫不皆然。）天气扰，地气正，（风木司天，故天气扰。相火在泉，土得温养，故地气正。）风生高远，炎热从之，云趋雨府，湿化乃行。（木在上，故风生高远。火在下，故炎热从之。上气得温，故云雨作，湿化行。）

风火同德，上应岁星、荧惑。（木火同气，故二星当明。）其政扰，其令速，（风政扰，火令速。）其谷苍丹，（苍应司天，丹应在泉。）间谷言太者。（详见前阳明之政。）其耗文角品羽。（前阳明之政曰：其耗白甲品羽。义未详。）风燥火热，胜复更作，蛰虫来见，流水不冰。（风甚则燥胜，燥胜则热复，故胜复更作如是。）热病行于下，风病行于上，风燥胜复形于中。（上下之气，持于气交也。）

初之气，寒始肃，杀气方至，（燥金用事也。）民病寒于右之下。（金位西方，金王则伤肝，故寒于右之下。）

二之气，寒不去，华雪水冰，杀气施化，霜乃降，名草上焦，寒雨数至，阳复化，（太阳用事，故其气候如此。然以寒水之客，加于君火之主，其气必应，故阳复化。）民病热于中。（客寒外加，火应则热于中。）

三之气，天政布，风乃时举，（厥阴司天用事也。）民病泣出耳鸣掉眩。（风木之气见证也。）

四之气，溽暑湿热相搏，争于左之上，（以君火之客，加于太阴之主，四气为天之左间，故湿热争于左之上。）民病黄瘅而为胕肿。（此湿热之为病也。肿，肉浮肿也，与足跗之跗不同。瘅音丹，又上声。）

五之气，燥湿更胜，沉阴乃布，寒气及体，风雨乃行。（客以湿土，主以燥金，燥湿更胜，其候如此。）

终之气，畏火司令，阳乃大化，蛰虫出见，流水不冰，地气大发，草乃生，人乃舒，（少阳在泉，故候如此。）其病温厉。（时寒气热，故病温厉。）

必折其郁气，资其化源，（本年厥阴司天则土郁，少阳在泉则金郁，郁气、化源义见前。又如《本病篇》曰：巳亥之岁，君火升天，主室天蓬，胜之不前。阳明降地，主室地肜，胜而不入。故刺法论于火，欲升而天蓬窒抑之，当刺包络之荥。金欲降而地肜窒抑之，当刺心包络之所出，手少阳之所入。王氏曰：化源、四月也，迎而取之。是皆折郁气、取化源之义。）赞其运气，无使邪胜。（补其不足，以抑有余也。）岁宜以辛调上，以咸调下，畏火之气，无妄犯之。（辛从金化，以调上之风木。咸从水化，以调下之相火。然相火虚实，尤多难辨，故曰畏火之气，无妄犯之，以明其当慎也。）用温远温，用热远热，用凉远凉，用寒远寒，食宜同法，有假反常，此之道也，反是者病。（详义见前太阳阳明之政。）凡此定期之纪，胜复正化皆有常数，不可不察。故知其要者，一言而终，不知其要，流散无穷，此之谓也。帝曰：善。（知其要者四句，本经凡三见：《至真要大论》者，言阴阳南北政，详本类前五；《九针十二原篇》者，言井荥五，详经络类十四；此言六十年之纪也。本节原另列在后，今随前五运气，行主岁之纪，故并类于此。）

十八、至有先后行有位次

（《素问·六元正纪大论》）

帝曰：夫子言可谓悉矣，然何以明其应乎？（此连前章而求其气应之明验也。）岐伯曰：昭乎哉问也！夫六气者，行有次，止有位，故常以正月朔日平旦视之，睹其位，而知其所在矣。（次，序也。位，方也。凡主客六气各有次序，亦各有方位，故欲明其应，当于正月朔日平旦视之，以察其阴阳晦明、寒温风气之位而岁候可知。盖此为日时之首，故可以占一岁之兆。）运有余，其至先，运不及，其至后，（至先者，气先节候而至；至后者，气后节候而至也。）此天之道，气之常也。（有余至早，不及至迟，此天气之常也。）运非有余非不足，是谓正岁，其至当其时也。（正岁者，和平之岁，时至气亦至也。）帝曰：胜复之气，其常在也，灾眚时至，候也奈何？（言胜复之气，本常有也，而灾眚之至，何以知之？）

岐伯曰：非正化者，是谓灾也。（当其位则为正化，非其位则为邪化，邪则为灾矣。）

帝曰：气至而先后者何？（同前《六元正纪大论》。先言其早，后言其迟也。）岐伯曰：运太过则其至先，运不及则其至后，此候之常也。（此即前先天后天之义。）帝曰：当时而至者何也？岐伯曰：非太过、非不及则至当时，非是者眚也。（当时者，应期而至也，是为正岁。若应早而迟，应迟而早，皆为灾眚也。《六微旨大论》帝曰：至而不至、未至而至，何如？岐伯曰：应则顺，否则逆，逆则变生，变生则病。帝曰：请言其应。岐伯曰：物生其应也，气脉其应也，详本类六。）帝曰：善。气有非时而化者何也？岐伯曰：太过者当其时，不及者归其己胜也。（非时而化，谓气不应时也。太过者气盛，故当其时。不及者气衰，故归其己胜。己胜者，己被胜也，如春反肃、夏反寒、秋反热、冬反雨之类，是也。）

帝曰：四时之气，至有早晏高下左右，其候何如？岐伯曰：行有逆顺，至有迟速，故太过者化先天，不及者化后天。（太过气速，不及气迟也。）帝曰：愿闻其行何谓也？（上文先天后天，止言其至，未及于行，故复有此问。）岐伯曰：春气西行，（春属木而王于东，居东者其行必西，故春三月风自东方来。凡四季有东风者，皆得春之气。）夏气北行，（夏属火而王于南，居南者其行必北，故夏三月风自南方来。凡四季有南风者，皆得夏之气。）秋气东行，（秋属金而王于西，居西者其行必东，故秋三月风自西方来。凡四季有西风者，皆得秋之气。）冬气南行。（冬属水而王于北，居北者其行必南，故冬三月风自北方来。凡四季有北风者，皆得冬之气。）故春气始于下，（春气发生自下而升，故始于下。）秋气始于上，（秋气收敛，自上而降，故始于上。）夏气始于中，（夏气长成，盛在气交，故始于中。）冬气始于标；（标，万物盛长之表也。冬气伏藏，由盛而杀，故始于标。杀，少戒切。）春气始于左，（木气自东而西也。）秋气始于右，（金气自西而东也。）冬气始于后，（水气自北而南也。）夏气始于前，（火气自南而北也。）此四时正化之常。（气非正化，则为虚邪贼风矣。《九宫八风篇》曰：风从其所居之乡来，为实风，主生长养万物；从其冲后来为虚风，伤人者也。即上文之谓。）故至高之地，冬气常在，至下之地，春气常在，（高山之巅，夏有冰雪，此冬气常在也。卑下之地，冬有草生，此春气常在也。《五常政大论》曰：高者气寒，下者气热。此之谓也。必谨察之。帝曰：善。）

十九、数有终始气有同化

（《素问·六元正纪大论》）

帝曰：天地之数，终始奈何？（司天在泉，各有所主之数。）岐伯曰：悉乎哉问也！是明道也。数之始，起于上而终于下，（司天在前，在泉在后，司天主上，在泉主下，故起于上而终于下。）岁半之前，天气主之，岁半之后，地气主之，（岁半之前，始于大寒，终于小暑也。岁半之后，始于大暑，终于小寒也。《至真要大论》曰：初气终三气，天气主之；四气尽终气，地气主之。）上下交互，气交主之，岁纪毕矣。（交互者，天气地气，互合为用也。气交主之，即三气四气之际，乃天地气交之时。详义见本类前九。）故曰位明，气月可知乎，所谓气也。（上下左右之位既明，则气之有六，月之有十二，其终始移易之数，皆可知矣，此即所谓天地之气。）帝曰：余司其事，则而行之，不合其数何也？（不合其数，谓以上中下运气之数，推其岁候，其有不能相合者也。）岐伯曰：气用有多少，化洽有盛衰，衰盛多少，同其化也。（洽，合也。气用有多少，化洽有盛衰，言一岁之上下左右、主客运气必有所合，若以多合多则盛者愈盛，以少合少则衰者愈衰，故盛衰之化，各有所从，则各同其化也。洽，爻甲切。）帝曰：愿闻同化何如？岐伯曰：风温春化同，热曛昏火夏化同，胜与复同，（凡四时气化，有见风温者，皆木气也，故与春化同。有见热曛昏火者，皆火气也，故与夏化同。胜与复同者，言初气终三气，胜之常也；四气尽终气，复之常也。凡此同化之气，所遇皆然，而无分乎四时也。下文燥清烟露等化亦然。）燥清烟露秋化同，（皆金气之同化也。）云雨昏暝埃长夏化同，（皆土气之同化也。）寒气霜雪冰冬化同，（皆水气之同化也。）此天地五运六气之化，更用盛衰之常也。（运气更用则化有盛衰，盛衰有常变，故难合于数也。此篇下文言同天化、同地化者，详本类前七。）

二十、用寒远寒用热远热

（《素问·六元正纪大论》）

帝曰：夫子言用寒远寒，用热远热，未知其然也，愿闻何谓远？岐伯曰：热无犯热，寒无犯寒，（远，避忌之谓，即无犯也。凡用热者，无犯司气之热，用寒者，无犯司气之寒，是谓热无犯热，寒无犯寒。）从者和，逆者病，不可不敬畏而远之，所谓时与六位也。（时，谓四时，即主气也。位谓六步，即客气也。主客之气，皆当敬畏，不犯为从，犯则为逆矣。）帝曰：温凉何如？（谓温凉稍次于寒热，亦可犯否？）岐伯曰：司气以热，用热无犯，司气以寒，用寒无犯，司气以凉，用凉无犯，司气以温，用温无犯，（司气者，司天司地之气也。用热无犯等四句，谓寒热温凉俱当避，即有应用者，亦无过用，恐犯岁气也。）间气同其主无犯，异其主则小犯之，（间气，左右四间之客气也。主，主气也。同者，同热同寒，其气甚，故不可犯。异者主寒客热，主热客寒，其气分，其邪不一，故可因其势而小犯之。上节言司气，此节言间气，如《至真要大论》曰：主岁者纪岁，间气者纪步也。）是谓四畏，必谨察之。

（四畏，寒热温凉也。）帝曰：善。其犯者何如？（言有必不得已而犯之者，将何如也。）岐伯曰：天气反时，则可根据时，（天气即客气，时即主气，客不合主，是谓反时，反时者则可根据时，以主气之循环有常，客气之显微无定，故姑从乎主也。）及胜其主则可犯，（胜其主者，客气太过也。如夏而寒甚，客水胜也。冬而热甚，客火胜也。春凉秋温，其气皆然。故可以热犯热，以寒犯寒，以温犯温、以凉犯凉而从其变，乃所谓从治也。）以平为期而不可过，（过，则伤正气而增病矣。）是谓邪气反胜者。（邪气反胜，则非时而至，如应热反寒，应寒反热，应温反凉，应凉反温，皆邪气反胜也。反胜者，故当反其气以平之。）故曰无失天信，无逆气宜，（客主气运，至必应时，天之信也；不知时气，失天信矣。寒热温凉，用之必当，气之宜也；不知逆从，逆气宜矣。）无翼其胜，无赞其复，是谓至治。（翼其胜，赞其复，皆助邪也。知而弗犯，是谓至妙之治。）

帝曰：善。论言热无犯热，寒无犯寒，余欲不远寒，不远热奈何？（同前《六元正纪大论》。不远寒、不远热，谓有不可远寒、不可远热者，其治当何如也。）岐伯曰：悉乎哉问也！发表不远热，攻里不远寒。（中于表者多寒邪，故发表之治不能远热，夏月亦然。郁于里者多热邪，故攻里之治，不能远寒，冬月亦然。）

（愚按：此二句大意，全在发攻二字。发者，逐之于外也。攻者，逐之于内也。寒邪在表，非温热之气不能散，故发表者不远热；热郁在内，非沉寒之物不能除，故攻里者不远寒，此必然之理也。然亦有用小柴、白虎、益元、冷水之类而取汗愈病者何也？此因表里俱热，故当凉解，非发之之谓也。又有用理中、四逆、回阳之类而除痛去积者何也？此因阴寒留滞，故当温中，非攻之之谓也。所谓发者，开其外之固也。攻者，伐其内之实也。今之昧者，但见外感发热等病，不能察人伤于寒而传为热者有本寒标热之义，辄用芩连等药，以清其标；亦焉知邪寒在表，药寒在里，以寒得寒，气求声应，致使内外合邪，遂不可解，此发表用寒之害也。其于春秋冬三季，及土金水三气治令，阴胜阳微之时为尤甚。故凡寒邪在表未散，外虽炽热，而内无热证者，正以火不在里，最忌寒凉，此而误人，是不知当发者不可远热也。又如内伤喘痛胀满等证，多有三阴亏损者，今人但见此类，不辨虚寒，便用硝黄之属，且云先去其邪，然后固本，若近乎理；亦焉知有假实真虚之病而复伐之，则病未去而元气不能支矣，此而误人，是不知当攻者方不远寒也。二者之害，余见之多矣，不得不特表出之，以为当事者之戒。）

帝曰：不发不攻而犯寒犯热何如？（言不因发表而犯热，不因攻里而犯寒，则其病当何如？犯，谓不当用而误用也。）岐伯曰：寒热内贼，其病益甚。（以水济水，以火济火，则寒热内贼而病益甚矣。）帝曰：愿闻无病者何如？岐伯曰：无者生之，有者甚之。（无病而犯寒热者，则生寒生热。有病而犯寒热者，则寒热反甚。）帝曰：生者何如？岐伯曰：不远热则热至，不远寒则寒至。寒至则坚否腹满、痛急下利之病生矣。（寒至则阳衰不能运化，故为是病。）热至则身热吐下霍乱、痈疽疮疡、督郁注下、螈肿胀、呕鼽衄头痛、骨节变肉痛、血溢血泄、淋閟之病生矣。（热至则火灼诸经，故为是病。督，茂、务二音。）帝曰：治之奈何？岐伯曰：时必顺之，犯者治以胜也。（时必顺之，治当顺时也。若有所误犯，则当治之以胜，如犯热者胜以咸寒，犯寒者胜以甘热，犯凉者胜以苦温，犯温者胜以辛凉，治以所胜则可解也。）

二十一、六气正纪十二变

（《素问·六元正纪大论》）

黄帝问曰：五运六气之应见，六化之正，六变之纪何如？岐伯对曰：夫六气正纪，有化有变，有胜有复，有用有病，不同其候，帝欲何乎？帝曰：愿尽闻之。岐伯曰：请遂言之。（正纪者，凡六气应化之纪，皆曰正纪，与本篇前文邪化正化之正不同。）

夫气之所至也，厥阴所至为和平，（初之主气，木化也。）少阴所至为暄，（二之主气，君火也。）太阴所至为埃溽，（四之主气，土化也。）少阳所至为炎暑，（三之主气，相火也。）阳明所至为清劲，（五之主气，金化也。）太阳所至为寒雰，（终之主气，水化也。）时化之常也。（此四时正化，主气之常也。按：三阴三阳之次：厥阴，一阴也；少阴，二阴也；太阴，三阴也；少阳，一阳也；阳明，二阳也；太阳，三阳也。皆因次为序，下文十二化皆然，此客气之常也。）

厥阴所至为风府、为璺启，（府者，言气化之所司也。微裂未破曰璺，开拆曰启，皆风化所致。璺音问。）少阴所至为大火府、为舒荣，（少阴为君，故曰大火府。物得阳气，故舒展荣美。）太阴所至为雨府、为圆盈，（太阴化湿，故为雨府。物得土气，而后充实，故为圆盈。圆，周也。）少阳所至为热府、为行出，（少阳为相，故曰热府，相火用事，其热尤甚。阳气盛极，尽达于外，物得之而形全，故曰行出。）阳明所至为司杀府、为庚苍，（金气用事，故为司杀府。庚，更也。苍，木化也。物得发生之化者，遇金气而更易也。）太阳所至为寒府、为归藏，（寒水用事，物得其气而归藏也。）司化之常也。（司，主也。六气各有所主，乃正化之常也。）

厥阴所至为生、为风摇，（木气升，故主升。风性动，故为摇。）少阴所至为荣、为形见，（阳气方盛，故物荣而形显。）太阴所至为化、为云雨，（土能化生万物，云雨其气也。）少阳所至为长、为蕃鲜，阳气大盛，故物长而蕃鲜。）阳明所至为收、为雾露，（金之化也。）太阳所至为藏、为周密，（水之化也。）气化之常也。（六气各有所化，亦正化之常也。以上二化，皆兼植物为言。）

厥阴所至为风生，终为肃；（《六微旨大论》曰：风位之下，金气承之。故厥阴风生而终为整肃也。）少阴所至为热生，中为寒；（《六微旨大论》曰：少阴之上，热气治之，中见太阳。故少阴热生而中为寒也。又云：君火之下，阴精承之。亦为寒之义。）太阴所至为湿生，终为注雨；（土位之下，风气承之，故太阴湿生而终为注雨，即飘骤之谓。）少阳所至为火生，终为蒸溽；（相火之下，水气承之，故少阳火生而终为蒸溽也。溽音辱。）阳明所至为燥生，终为凉；（此燥凉二字，当互更用之为是。盖金位之下，火气承之，故阳明凉生而终为燥也。）
太阳所至为寒生，中为温，（《六微旨大论》曰：太阳之上，寒
气治之，中见少阴。故太阳寒生，而中为温也。）

　　（愚按：上文六化，厥阴太阴少阳阳明俱言终，而惟少阴
太阳言中者何也？盖六气之道，阴阳而已；阴阳征兆，水火而
已。少阴者，君火也；太阳者，寒水也。阳胜则阴复，故少阴
所至为热生，中为寒，此离象之外阳内阴也。阴胜则阳复，故
太阳所至为寒生，中为温，此坎象之外阴内阳也。故惟此二气
言中者，言阴阳互藏之纲领也；其他言终者，言五行下承之义
耳。）德化之常也。（此以六气之正化而承者随之，皆生物之本
也，故为德化之常。））

　　厥阴所至为毛化，（毛虫之族，得木化也。）少阴所至为羽
化，（羽虫之族，得火化也。王氏曰：有羽翩飞行之类。义通。
翩，亥格切。）太阴所至为倮化，（倮虫之族，得土化也。）少
阳所至为羽化，（王氏曰：薄明羽翼，蜂蝉之类，非翎羽之羽
也。义通。）阳明所至为介化，（甲虫之族，得金化也。）太阳
所至为鳞化，（鳞虫之族，得水化也。）德化之常也。（此动物
赖之以生，所谓德化之常也。以上言化者凡五类。）

　　厥阴所至为生化，（万物始生，温化布也。）少阴所至为荣
化，（物荣而秀，暄化布也。）太阴所至为濡化，（物滋而泽，
湿化布也。）少阳所至为茂化，（物茂而繁，热化布也。）阳明
所至为坚化，（物坚而敛，金化布也。）太阳所至为藏化，（物
隐而藏，水化布也。）布政之常也。（气布则物从其化，故谓
之政。）

　　厥阴所至为飘怒大凉，（飘怒，木亢之变也。大凉，金之
承制也。）少阴所至为大暄、寒，（大暄，火亢之变也。寒，阴
精之承制也。暄音喧。）太阴所至为雷霆骤注、烈风，（雷霆骤
注，土亢之变也。烈风，木之承制也。）少阳所至为飘风燔燎、
霜凝，（飘风燔燎，热亢之变也。霜凝，水之承制也。）阳明所
至为散落、温，（散落，金亢之变也。温，火之承制也。）太阳
所至为寒雪冰雹、白埃，（寒雪冰雹，水亢之变也。白埃，土
之承制也。）气变之常也。（变者，变乎常也。六气亢极，则承

者制之，因胜而复，皆非和平正气，故谓之变。）

厥阴所至为挠动、为迎随，（挠动，风之性。迎随，木之性。）少阴所至为高明焰、为曛，（高明焰，阳光也。曛，热气也。）太阴所至为沉阴、为白埃、为晦暝，（晦暝，昏黑色也。皆湿土之气。）少阳所至为光显、为彤云、为曛，（光显，虹电火光之属也。彤云，赤云也。彤音同。）阳明所至为烟埃、为霜、为劲切、为凄鸣，（皆金气肃杀之令。）太阳所至为刚固、为坚芒、为立，（皆水气寒凝之令。）令行之常也。（气行而物无敢违，故谓之令。以上曰政、曰变、曰令者凡三类。）

厥阴所至为里急，（风木用事，则病在筋，故为里急。）少阴所至为疡胕身热，（君火用事，则血脉热，故疡胕身热。）太阴所至为积饮痞隔，（湿土用事，则脾多湿滞，故为积饮痞隔。）少阳所至为嚏呕、为疮疡，（相火炎上，故为嚏呕。热伤皮腠，故为疮疡。）阳明所至为浮虚，（阳明用事而浮虚，皮毛为金之合也。）太阳所至为屈伸不利，（寒水用事，则病在骨，故为屈伸不利。）病之常也。

厥阴所至为支痛，（厥阴主肝，故两胁肋支为痛。）少阴所至为惊惑、恶寒战栗、谵妄，（少阴主心，故为惊惑。热极反兼寒化，故恶寒战栗。阳亢伤阴，心神迷乱故谵妄。）太阴所至为痞满。（太阴主脾，病在中焦，故畜满。）

少阳所至为惊躁瞀昧暴病，（少阳主胆而火乘之，故为惊躁。火外阳而内阴，故瞀昧。相火急疾，故为暴病。瞀音务，闷也。）阳明所至为鼽、尻阴股膝髀腨胻足病，（阳明胃经起于鼻，故为鼽。会于气街，总于宗筋，以下于足，故为尻阴膝足等病。）太阳所至为腰痛，（太阳膀胱之脉，挟脊抵腰中，故为腰痛。）病之常也。

厥阴所至为软戾，（厥阴木病在筋，故令肢体踡缩，乖戾不支。）少阴所至为悲妄衄蔑，（火病于心而并于肺，故为悲妄。火逼血而妄行，故鼻血为衄，污血为蔑。蔑音灭。）太阴所至为中满霍乱吐下，（土湿伤脾也。）少阳所至为喉痹耳鸣呕涌，（相火上炎也。涌，同。）阳明所至为胁痛、皴揭，（燥金用事则肝木受伤，故胁痛。皮肤甲错而起为皴揭，皆燥病也。皴，取钩切。）太阳所至为寝汗痉，（寒水用事，故为寝汗，《脉要精微论》曰阴气有余为多汗身寒者是也。支体强直、筋急反戾曰痉，阴寒凝滞而阳气不行也。痉音敬。）病之常也。

厥阴所至为胁痛呕泄，（木自为病，故胁痛。肝乘于脾，故呕泄。）少阴所至为语笑，（少阴主心，心藏神，神有余则笑不休。）太阴所至为重胕肿，（土气湿滞，则身重肉浮而肿，谓之胕肿。）少阳所至为暴注，瞤瘛暴死，（相火乘金，大肠受之，则为暴注而下，乘脾则肌肉瞤动，乘肝则肢体筋脉抽螈。相火急暴，故为暴死。螈音炽。）阳明所至为鼽嚏，（金气寒肃而敛，故为鼽嚏。鼽音求。嚏音帝。）太阳所至为流泄禁止，（寒气下行，能为泻利，故曰流泄。阴寒凝结，阳气不化，能使二便不通，汗窍不解，故曰禁止。）病之常也。（以上病候凡四类。）

凡此十二变者，报德以德，报化以化，报政以政，报令以令，气高则高，气下则下，气后则后，气前则前，气中则中，气外则外，位之常也。（此总结上文胜复变病之候，各因其所至之气而为之报也。故气至有德化政令之异，则所报者亦以德化政令；气至有高下前后中外之异，则所报者亦以高下前后中外。其在人之应之者，如手之三阴三阳其气高，足之三阴三阳其气下，足太阳行身之后，足阳明行身之前，足少阴太阴厥阴行身之中，足少阳行身之外，亦各有其位之常也。）故风胜则动，（此下总言六气之病应也。风善行而数变，故风胜则动。）热胜则肿，（疮疡痈肿，火之病也。）燥胜则干，（精血津液枯涸于内，皮肤肌肉皱揭于外，皆燥之病也。）寒胜则浮，（腹满身浮，阳不足而寒为病也。）湿胜则濡泄，甚则水闭胕肿，（濡泄，水利也。水闭胕肿，水道不利而肌肉肿胀，按之如泥不起也。以上六句，与《阴阳应象大论》同，详见阴阳类一。）随气所在以言其变耳。（气有高下前后中外之异。人之为病，其气亦然。故气胜于高则病在头项，气胜于下则病在足膝，气胜于前则病在面腹手臂，气胜于后则病在肩背腰臀，气胜于中则病在脏腑筋骨，气胜于外则病在经络皮毛，而凡风胜则动、热胜则肿、燥胜则干、寒胜则浮、湿胜则濡泄胕肿之类，无不随气所在而为病变也。）

帝曰：愿闻其用也。（此言施化之用也。）岐伯曰：夫六气之用，各归不胜而为化。（各归不胜，谓必从可克者而施其化也。）故太阴雨化，施于太阳；（土能胜水也。）太阳寒化，施于少阴；（水能胜火也。）少阴热化，施于阳明；（火能胜金也。）阳明燥化，施于厥阴；（金能胜木也。）厥阴风化，施于太阴，（木能胜土也。）各命其所在以征之也。（所在，即方月也。征，验也。主气之方月有常，如九宫八方各有所属，六气四时各有其序也。客气之方月无定，如子午岁少阴司天，则太阳在东北，厥阴在东南，少阴在正南，太阴在西南，少阳在西北，阳明在正北，此子午客气之方也。太阳主初气，厥阴主二气，少阴主三气，太阴主四气，少阳主五气，阳明主六气，此子午客气之月也。若其施化，则太阳寒化，当施于正南之少阴及西北之少阳，初气之征也；厥阴风化，当施于西南之太阴，二气之征也；少阴热化，当施于正北之阳明，三气之征也；太阴雨化，当施于东北之太阳，四气之征也；少阳火化，当施于正北之阳明，五气之征也；阳明燥化，当施于东南之厥阴，终气之征也，此子午年少阴司天方月施化之义也。然岁步各有盛衰，气太过，则乘彼不胜而施其邪化；气不及，则为彼所胜而受其制化；气和平，则各布其政令而无灾变之化。是以盈虚消长，又各有微妙存焉。举此一年，他可类求矣。）

帝曰：自得其位何如？岐伯曰：自得其位，常化也。（自得其位，言六气所临，但施化于本位之方月，而无彼此之相犯也。如前注子午岁，太阳在东北，主初之气，于本位施其寒化，厥阴在东南，主二之气，于本位施其风化之类，皆自得其位之常化也。）

帝曰：愿闻所在也。岐伯曰：命其位而方月可知也。（命，命其名也。位，即上下左右之位也。方，方隅也。月，月令也。命其位则名次立，名次立则所直之方，所主之月各有其应而常变可知矣。

愚按：上文云报德以德、报化以化、报政令以政令者，言胜复之气，因变之邪正而报有不同也。云气高则高、气下则下、气后则后、气前则前、气中外则中外者，言胜复之方，随气所在而或此或彼，变无定位也。故以天下之广言之，则东南方阳也，阳者其精降于下，故右热而左温；西北方阴也，阴者其精奉于上，故左寒而右凉。以一州之地言之，则崇高者阴气治之，故高者气寒；污下者阳气治之，故下者气热。此方隅大小之气有不同也。以运气所主言之，则厥阴所至为风，少阴所至为火，太阴所至为雨，少阳所至为热，阳明所至为燥，太阳所至为寒，此六气之更胜，有衰有王不一也。以九宫所属言之，则有曰灾一宫、灾三宫、灾四宫、灾五宫、灾九宫，而四正四隅有异也。故本篇言位言方言月。夫以三者相参，则四时八方之候，其变不同者多矣。故有应于此而不应于彼者，有寒热温凉主客相反者，有南方清燥而温、北方雨湿而溽者，有中原冰雪而寒、左右温凉更互者，此以地理有高下，情势有大小，气位方月有从逆，小者小异，大者大异，而运气之变，所以有无穷之妙也。先儒有以天下旱潦不同，而非运气主岁之说者，盖未达此章之理耳。有按在前第十，当与此篇参其义。）

二十二、上下盈虚

（《素问·六元正纪大论》）

帝曰：六位之气，盈虚何如？岐伯曰：太少异也，太者之至徐而常，少者暴而亡。（六阳年谓之太，六阴年谓之少。太者气盈，故徐而常。少者气虚，故暴而亡。如前章六十年运气之纪，凡六太之年止言正化，而六少之年则有邪化。正以不及之年乃有胜气，有胜则有复，胜复之气，皆非本年之正化，必乘虚而后至，故其为病反甚也。

愚按：人之死生，全以正气为主。正气强，邪虽盛者必无害，正气弱，邪虽微者亦可忧，故欲察病之安危者，但察正气则吉凶可判矣。观此云太者徐而常，少者暴而亡，此正盈虚之理也。故凡气运盈者，人气亦盈，其为病则有余，有余之病反徐而微，以其正气盛也。气运虚者，人气亦虚，其为病则不足，不足之病必暴而甚，以其本气亏也。设不明邪正盈虚之道而攻补倒施，多致气脱暴亡，是不知太者之易与而少者之可畏也。）

帝曰：天地之气，盈虚何如？岐伯曰：天气不足，地气随之，地气不足，天气从之，运居其中而常先也。（天气即司天，地气即在泉，运即岁运。岁运居上下之中，气交之分，故天气欲降，则运必先之而降，地气欲升，则运必先之而升也。）恶所不胜，归所同和，随运归从而生其病也。（此亦言中运也。如以木运而遇燥金司其天地，是为不胜则恶之。遇水火司其天地，是为同和则归之。不胜者受其制，同和者助其胜，皆能为病，故曰随运归从而生其病也。）故上胜则天气降而下，下胜则地气迁而上，（上胜者，司天之气有余也，上有余则气降而下。下胜者，在泉之气有余也，下有余则气迁而上。此即上文天气不足、地气随之、地气不足、天气随之之谓。）胜多少而差其分，（胜多少，言气之微甚也。胜微则迁降少，胜多则迁降多，胜有多少，则气交之变有多寡之差分矣。）微者小差，甚者大差，甚则位易气交，易则大变生而病作矣。（小差则小变，大差则大变，甚则上下之位，易于气交之际，运居其中而常先之，故易则大变生、民病作矣。）《大要》曰：甚纪五分，微纪七分，其差可见。此之谓也。（甚纪五分，胜气居其半也。微纪七分，胜止十之三也。此天地盈虚之数有大差小差之分，故变病亦有微甚。））

二十三、五郁之发之治

（《素问·六元正纪大论》）

帝曰：五运之气，亦复岁乎？（复，报复也。此问五运之气，亦如六气之胜复而岁见否。）岐伯曰：郁极乃发，待时而作也。（五运被胜太甚，其郁必极，郁极者必复，其发各有时也。详如下文。）帝曰：请问其所谓也？岐伯曰：五常之气，太过不及，其发异也。帝曰：愿卒闻之。岐伯曰：太过者暴，不及者徐，暴者为病甚，徐者为病持。（持者，进退缠绵，相持延久也。按：太过者其气暴，不及者其气徐，此理之当然也。然前章云太者之至徐而常，少者暴而亡，若与此节相反；而不知太者之暴，肆强也；少者之亡，受伤也。肆强者犹可

中華藏書

《类经》

制，受伤者不易支。故此二节互言，正以发明微甚之义耳。）

帝曰：太过不及，其数何如？岐伯曰：太过者其数成，不及者其数生，土常以生也。（太过者其数成，成者气之盛也。不及者其数生，生者气之微也。土气长生于四季，故常以生数，而不待于成也。按：此数有生成，其即气有初中之义欤。详见《图翼》一卷五行生成数解。前章六十年运气政令之数，凡云寒化一寒化六等义即此。））

帝曰：其发也何如？岐伯曰：土郁之发，岩谷震惊，（木胜制土，土之郁也。郁极则怒，怒动则发。岩谷者，土深之处。震惊者，土气之发也。）雷殷气交，（殷，盛也。气交者，升降之中，亦三气四气之间。盖火湿合气，发而为雷，故盛于火湿之令。）埃昏黄黑，（尘霾蔽日也。）化为白气，（湿蒸之气，岚之属也。）飘骤高深，（飘风骤注，冲决高深也。）

击石飞空，洪水乃从，（岩崩石走，洪水从而出也。）川流漫衍，田牧土驹，（川流漫衍，洇没郊原也。田牧土驹，以洪水之后，惟余土石嵬然，若群驹散牧于田野也。）化气乃敷，善为时雨，（土湿之化，郁而伸也。）始生始长，始化始成。（土气被郁，物化皆迟，然土郁之发，必在三气四气之时，故犹能生长化成，不失其时也。）故民病心腹胀，肠鸣而为数后，甚则心痛胁䐜，呕吐霍乱，饮发注下，肿身重。（此皆湿土为病。湿在上中二焦，故心腹胀。湿在下焦，故数后下利。心为湿乘，故心痛。肝为湿侮，故胁䐜。䐜，胀也。有声为呕，有物为吐。霍乱者，吐利并行，而心目撩乱也。饮，痰饮也。注下，大便暴泄也。湿气伤肉，则胕肿身重。皆土发湿邪之证。）云奔雨府，霞拥朝阳，山泽埃昏，其乃发也，以其四气。（雨府，太阴湿聚之处也。霞拥朝阳，见于旦也。埃昏，土气之浊也。土主四之气，在大暑六月中后凡六十日有奇，故土郁之发，以其四气。）云横天山，浮游生灭，怫之先兆。（浮游，蜉蝣也，朝生暮死，其出以阴。此言大者为云横天山，小者为浮游生灭，皆湿化也。二者之见，则土郁将发，先兆彰矣。怫，郁也。怫音佛。）

金郁之发，天洁地明，气清气切，（火胜制金，金之郁也。

金气清明急切，故其发如此。）大凉乃举，草树浮烟，（大凉者，金之寒气。浮烟者，金之敛气。）燥气以行，雾数起，（金风至则燥气行，阴气凝则雾起。雾，浓雾也。）杀气来至，草木苍干，金乃有声。（杀气，阴气也。苍干，凋落也。金乃有声，金气劲而秋声发也。）故民病咳逆，心胁满引少腹，善暴痛不可反侧，嗌干面陈色恶。（咳逆嗌干，肺病而燥也。心胁满引少腹，善暴痛不可反侧，金气胜而伤肝也。陈，晦也。金气肃杀，故面色陈而恶也。）山泽焦枯，土凝霜卤，怫乃发也，其气五。（燥气行，故山泽焦枯。土面凝白，卤结为霜也。金王五之气，主秋分八月中后凡六十日有奇，故其发也，在气之五。卤音鲁。）夜雪白露，林莽声凄，怫之兆也。（二者之见，皆金郁欲发之先兆。）

水郁之发，阳气乃辟，（土胜制水，水之郁也。水郁而发，寒化大行，故阳气乃辟。辟，避同。）阴气暴举，大寒乃至，川泽严凝，寒氛结为霜雪，（寒氛，寒气之如雾者。氛音分。）甚则黄黑昏翳，流行气交，乃为霜杀，水乃见祥。（黄，土色。黑，水色。水为土郁而发，故二色并见于气交。祥，灾异也，凡吉凶之兆皆曰祥。）故民病寒客心痛，腰胠痛，大关节不利，屈伸不便，善厥逆痞坚腹满。（此皆寒水之气为病。火畏水故心痛。寒入肾，故腰胠痛。寒则气血滞，筋脉急，故关节不利，屈伸不便。阴气胜，阳气不行，故厥逆痞坚腹满。）阳光不治，空积沉阴，白埃昏暝而乃发也，其气二火前后。（二火前后，君火二之气，相火三之气，自春分二月中而尽于小暑六月节，凡一百二十日，皆二火之所主。水本王于冬，其气郁，故发于火令之时，阴乘阳也。王氏曰：阴精与水，皆上承火，故其发也，在君相二火之前后。）太虚深玄，气犹麻散，微见而隐，色黑微黄，怫之先兆也。（深玄，黑色也。麻散，如麻散乱可见，微见而隐也。大都占气之法，当于平旦候之，其色黑而微黄，黄为土色，黑为水色，微黄兼黑，水郁将发之先兆也。）

木郁之发，太虚埃昏，云物以扰，大风乃至，屋发折木，木有变。（金胜制木，木之郁也。木郁之发，风气大行，故有埃昏云扰、发屋折木等候，皆木之为变也。）故民病胃脘当心而痛，上支两胁，膈咽不通，食饮不下，甚则耳鸣眩转，目不识人，善暴僵仆。（此皆风木肝邪之为病。厥阴之脉，挟胃贯膈，故胃脘当心而痛，膈咽不通，食饮不下也。上支两胁，肝气自逆也。肝经循喉咙，入颃颡，连目系，上会于巅，故为耳鸣眩转、目不识人等证。风木坚疆，最伤胃气，故令人善暴僵仆。）太虚苍埃，天山一色，或为浊色，黄黑郁若，横云不起雨而乃发也，其气无常。（苍埃浊色，黄黑郁若，皆风尘也。风胜湿，故云虽横，而不起雨。风气之至，动变不定，故其发也，亦无常期。）长川草偃，柔叶呈阴，松吟高山，虎啸岩岫，怫之先兆也。（草偃，草尚之风必偃也。呈阴，凡柔叶皆垂，因风翻动而见叶底也。松吟，声在树间也。虎啸则风生，风从虎也。凡见此者，皆木郁将发之先兆。）

火郁之发，太虚肿翳，大明不彰，（水胜制火，火之郁也。肿字误，当作曛。盖火郁而发，热化大行，故太虚曛翳昏昧，大明反不彰也。）炎火行，大暑至，山泽燔燎，材木流津，广厦腾烟，土浮霜卤，止水乃减，蔓草焦黄，风行惑言，湿化乃后。（燔燎腾烟，炎热甚也。材木流津，汁溶流也。霜卤，水泉干涸而卤为霜也。止水，蓄积之水也。风行惑言，热极风生，风热交炽而人言惑乱也。湿化乃后，雨不至也。厦音夏。卤音鲁。）故民病少气，疮疡痈肿、胁腹胸背、面首四肢膹胪胀，疡痱呕逆，瘛骨痛，节乃有动，注下温疟，腹中暴痛，血溢流注，精液乃少，目赤心热，甚则瞀闷懊憹，善暴死。（此皆火盛之为病也。壮火食气，故少气。火能腐物，故疮痈。阳邪有余，故为憹塞愤闷、胪腔胀满、疡痱疮毒等患。火气上冲，故呕逆。火伤筋则瘛抽掣，火伤骨则骨痛难支，火伏于节则节乃有动，火在肠胃则注下，火在少阳则温疟，火实于腹则腹暴痛，火入血分则血溢流注，火烁阴分则精液乃少，火入肝则目赤，火入心则心热，火炎上焦则瞀闷，火郁膻中则懊憹。火性急速，败绝真阴则暴死。）刻终大温，汗濡玄府，其乃发也，其气四。（刻终者，百刻之终也。日之刻数，始于寅初，终于丑未，此阴极之时也，故一日之气，惟此最凉。刻终

中华藏书

黄帝内经·最新整理珍藏版

中国书房

二四五〇

中国书房

大温而汗濡玄府，他热可知矣。玄府，汗空也。火本王于夏，其气郁，故发于未申之四气。四气者，阳极之余也。）动复则静，阳极反阴，湿令乃化乃成。（上文言湿化乃后，至此则火王生土，故动复则静，阳极反阴。土气得行，湿令复至，故万物得以化成也。）华发水凝，山川冰雪，焰阳午泽，怫之先兆也。（群华之发，君火二气之候也。午泽，南面之泽也。于华发之时而水凝冰雪，见火气之郁也。于面南之泽而焰阳气见，则火郁将发之先兆也。）

有怫之应而后报也，皆观其极而乃发也，（此以下，总结上文郁发之义也。凡应有先兆，报必随之。盖物极则变，故郁极乃发。）木发无时，水随火也。（土金火之郁发，各有其时。惟风木善行数变，上文云其气无常，即木发无时也。水能胜火，上文云其气二火前后，即水随火也。）谨候其时，病可与期，失时反岁，五气不行，生化收藏，政无恒也。（知时气，则病气可与期。失时气，则五气之行尚不能知，又焉知生化收藏之常政哉。）

帝曰：水发而雹雪，土发而飘骤，木发而毁折，金发而清明，火发而曛昧，何气使然？岐伯曰：气有多少，发有微甚，微者当其气，甚者兼其下，征其下气而见可知也。（此发明承制之义也。气有多少，太过不及也。发有微甚，郁微则发微，郁甚则发甚也。微者当其气，本气之见也。甚者兼其下，承气兼见也。如水位之下，土气承之；土位之下，木气承之；土位之下，金气承之；金位之下，火气承之；火位之下，水气承之是也。故水发之微者为寒，甚者为雹雪，是兼乎土，雹雪之体如土故也。土发之微者为湿，甚者为飘骤，是兼乎木，风主飘骤故也。木发之微者为风，甚者为毁折，是兼乎金，金主杀伐故也。金发之微者为燥，甚者为清明，是兼乎火，火主光明故也。火发之微者为热，甚者为曛昧，是兼乎水，水主昏昧故也。征，证也。取证于下承之气，而郁发之微甚可知矣。）

帝曰：善。五气之发，不当位者何也？（不当位，谓有不应其时也。）岐伯曰：命其差。（气有盛衰，则至有先后，故曰命其差。差者，不当其位也。如《至真要大论》曰：胜复之作，动不当位，或后时而至。但彼论胜复之至不当位，此论五气之发不当位，虽所论似异，而义则一也。）帝曰：差有数乎？（言日数也。）岐伯曰：后皆三十度而有奇也。（后者，自始及终也。度，日也。三十度而有奇，一月之数也。奇，谓四十三刻七分半也。盖气有先至后至之差，不过三十度耳。即如气盈朔虚节序置闰之法，早至者先十五日有奇，迟至者后十五日有奇，或前或后，总不出一月有奇之数，正此义也。）

愚按：本篇风云雷雨之至，虽五行各有所主，然阴阳清浊之分，先贤亦有所辨，此虽非本篇之意，然格致之理有不可不知者，今并附之。如或问雷霆风云霜雪雨露于张子者，对曰：阴气凝聚，阳在内不得出，则奋击而为雷霆。阳在外不得入，则周旋不舍而为风。阳为阴累，则相持为雨而降。阴为阳得，则飘扬为云而升。又有问雨风云雷于邵子者，答曰：阳得阴为雨，阴得阳为风，刚得柔为云，柔得刚为雷。无阴不能为雨，无阳不能为雷。雨柔属阴，待阳而后兴；雷刚属阳，待阴而后发。

张氏释之曰：风雨自天降，故言阴阳；云雷自地升，故言柔刚。天阳无阴不能为雨，地阴无阳不能成雷。雨阴形柔，本乎天气之阳；雷阳声刚，出乎地体之阴。阴阳互相用也。又有以八卦爻象问于蔡节斋者，答曰：坎阴为阳所得，则升为云，阳浅则为雾；坎阳为阴所累，则降为雨，阴浅则为露。阴在外、阳不得出则为雷，阴固则为地动，震也。阴在内、阳不得入则为风，阴固则为大风，巽也。阳包阴则离为霰，阳和阴则为雪，离交坎也；阴包阳则坎为雷，阴入阳则为霜，坎交离也。阴阳之精，互藏其宅，则离为日，坎为月。阴阳相戛则为电，阴阳失位则为霓。此固诸贤之说也。

若以愚见观之，风者阳中之清气也，气之微者和，气之甚者烈，无阳不为风也。云者阳中之浊气也，浊之清者轻，浊之浊者重，无阴不成云也。阴之清者，从阳凝聚则为露；阴之浊者，从阳升降则为雨。阳为阴郁，激而成雷，雷即电之声，电即雷之形，故雷之将发，电必先之。其所以有先后者，形显见之速，声远闻之迟也。有雷而无电者，或以阳气未盛，声已达而形未露也；或以阴气太重，而蔽火之光也。有有电而无雷者，或以光远可见，而声远不可闻也；或以孤阳见形，阴气未及，而无水之激也。凡欲得雷之情者，当验以水之沃火也。雾乃阴气，由阳逼而升。雾多见于早者，以夜则日居地下，旦则水气上达，故日将中则雾必收，又为阳逼而降。凡欲得雾之情者，当验以釜中之气也。虹为日影穿雨而成，故虹必见于雨将霁，日东则虹西，日西则虹东，而中必有残雨以间之，其形乃见。无雨则无虹，无日亦无虹，秋冬日行南陆，黄道既远，故虹藏不见矣。凡欲得虹霓之情者，当验水盆映日之影也。雹是重阴凝寒所成。如岐伯曰：至高之地，冬气常在。所以高山之巅，夏无暑热，而碧空之寒，凝结有之。然地穴可以藏冰，则深山穷谷，宁无蓄此，云龙所带，于义亦通。是以汉文时雹如桃李，汉武时雹似马头，随结随下者，有如是其巨哉？然则结者带者，皆理之所有也。至若雨凝为雪，露结为霜，是又无待于辨者。天道茫茫，诚非易测，姑纪管窥，以资博雅之择云。

帝曰：善。郁之甚者，治之奈何？（此以下详明五郁之治也。天地有五运之郁，人身有五脏之应，郁则结聚不行，乃致当升不升，当降不降，当化不化，而郁病作矣。故或郁于气，或郁于血，或郁于表，或郁于里，或因郁而生病，或因病而生郁。郁而太过者，宜裁之抑之；郁而不及者，宜培之助之。大抵诸病多有兼郁，此所以治有不同也。）岐伯曰：木郁达之，（达，畅达也。凡木郁之病，风之属也。其脏应肝胆，其经在胁肋，其主在筋爪，其伤在脾胃、在血分。然土喜调畅，故在表者当疏其经，在里者当疏其脏，但使气得通行皆谓之达。诸家以吐为达者，又安足以尽之？）火郁发之，（发，发越也。凡火郁之病，为阳为热之属也。其脏应心主、小肠、三焦，其主在脉络，其伤在阴分。凡火所居，其有结聚敛伏者，不宜蔽遏，故当因其势而解之、散之、升之、扬之，如开其窗，如揭其被，皆谓之发，非独止于汗也。）土郁夺之，（夺，直取之也。凡土郁之病，湿滞之属也。其脏应脾胃，其主在肌肉四肢，其伤在胸腹。土畏壅滞，凡滞在上者，夺其上，吐之可也；滞在中者，夺其中，伐之可也；滞在下者，夺其下，泻之可也。凡此皆谓之夺，非独止于下也。）金郁泄之，（泄，疏利也。凡金郁之病，为敛为闭、为燥为塞之属也。其脏应肺与大肠，其主在皮毛声息，其伤在气分。故或解其表，或破其气，或通其便，凡在表在里、在上在下皆可谓之泄也。）水郁折之，（折，调制也。凡水郁之病，为寒为水之属也。水之本在肾，水之标在肺，其伤在阳分，其反克在脾胃。水性善流，宜防泛溢。凡折之之法，如养气可以化水，治在肺也；实土可以制水，治在脾也；壮火可以胜水，治在命门也；自强可以帅水，治在肾也；分利可以泄水，治在膀胱也。凡此皆谓之折，岂独抑之而已哉？）然调其气，（然，如是也。用是五法以去其郁，郁去则气自调矣。）过者折之，以其畏也，所谓泻之。（此承上文而言郁之甚者，其邪聚气实则为太过之病，过者畏泻，故以泻为畏。如《至真要大论》曰木位之主、其泻以酸、火位之主、其泻以甘、土位之主、其泻以苦、金位之主、其泻以辛、水位之主、其泻以咸之类，是即治以所畏也。）

帝曰：假者何如？岐伯曰：有假其气，则无禁也。所谓主气不足、客气胜也。（假，假借也。气有假借者，应热反寒，应寒反热也，则亦当假以治之，故可以热犯热、以寒犯寒而无禁也。温凉亦然。如《五常政大论》曰假者反之，《至真要大论》曰反者反治，即无禁之义。然气之有假者，乃主不足而客胜之。盖主气之寒热有常，而客气之阴阳多变，故有非时之相加，则亦当有变常之施治也。假者反治诸义，当考论治会通。）帝曰：至哉圣人之道！天地大化营运之节，临御之纪，阴阳之政，寒暑之令，非夫子孰能通之？！请藏之灵兰之室，署曰六元正纪，非斋戒不敢示，慎传也。（此总结六元正纪，以示珍重也。）

二十七卷　运气类（续4）

二十四、六气之化分司天地主岁纪岁间气纪步少阴不司气化

（《素问·至真要大论》）

黄帝问曰：五气交合，盈虚更作，余知之矣；六气分治，

司天地者，其至何如？（至者，言其当位也。）岐伯再拜对曰：明乎哉问也！天地之大纪，人神之通应也。（天地变化之纪，人神运动之机，内外虽殊，其应则一也。）帝曰：愿闻上合昭昭，下合冥冥奈何？岐伯曰：此道之所生，工之所疑也。（昭昭者，合天道之明显。冥冥者，合造化之隐微。道之所生，其生唯一，工不知要，则流散无穷，故多疑也。）帝曰：愿闻其道也。岐伯曰：厥阴司天，其化以风；（厥阴属木，其化以风。凡和气升阳，发生万物，皆风之化。）少阴司天，其化以热；（少阴属君火，其化以热。凡炎蒸郁燠，庶类蕃茂，皆君火之化。）太阴司天，其化以湿；（太阴属土，其化以湿。凡云雨滋泽，津液充实，皆土之化。）少阳司天，其化以火；（少阳属相火，亦曰畏火。凡炎暑赫烈，阳气盛极，皆相火之化。）阳明司天，以化其燥；（阳明属金，其化以燥。凡清明干肃，万物坚刚，皆金之化。）太阳司天，其化以寒，（太阳属水，其化以寒。凡阴凝栗冽，万物闭藏，皆水之化。）

以所临脏位命其病者也。（肝木位东，心火位南，脾土位中及四维，肺金位西，肾水位北，所临之气，与脏相得则和，不相得则病。）帝曰：地化奈何？岐伯曰：司天同候，间气皆然。（地化，在泉之化也。间气，义如下文。六步之位，虽有上下左右之分，而气化皆相类，故与上文司天之化同其候。）帝曰：间气何谓？岐伯曰：司左右者，是谓间气也。（六气分主六步，上谓司天，下谓在泉，余四者谓之间气。在上者，为司天左间，司天右间；在下者，为在泉左间，在泉右间。《阴阳应象大论》曰：天地者，万物之上下，左右者，阴阳之道路。）帝曰：何以异之？岐伯曰：主岁者纪岁，间气者纪步也。（主岁者纪岁，司天主岁半之前，在泉主岁半之后也。间气者纪步，岁有六步，每步各主六十日八十七刻半也。）

帝曰：善。岁主奈何？（此详言上下左右，气化之有异也。）岐伯曰：厥阴司天为风化，（木气在天为风化，而飘怒摇动，云物飞扬，如巳亥岁，厥阴司天是也。）在泉为酸化，（木气在地，则味为酸化，如寅申岁厥阴在泉是也，）司气为苍化，（司气，言五运之气也。木运司气，故色化青苍，丁壬年是也。）间气为动化。（厥阴所临之位，风化行则群物鼓动，故曰动化。如丑未岁则为地之左间，主初之气；子午岁则为天之右间，主二之气；辰戌岁则为天之左间，主四之气；卯酉岁则为地之右间，主五之气也。）少阴司天为热化，（君火在天为热化，而为阳光明耀，温养万物，如子午岁少阴司天是也。）在泉为苦化，（火气在地，则味为苦化，如卯酉岁少阴在泉是也。）不司气化，（君不司运也。夫五运六气之有异者，运出天干，故运惟五；气出地支，故气有六。五者，五行各一也。六者，火分君相也。故在六气则有君火相火所主之不同，而五运则火居其一耳。于六者而缺其一，则惟君火独不司五运之气化。正以君火者太阳之火也，为阳气之本，为万化之原，无气不司，故不司气化也。按《新校正》及诸家之注此者，皆曰君火以名，相火以位，正以明君火不主运也。其说殊谬。夫《天元纪大论》原曰君火以明，非曰以名也，奈何将明字改作名字，牵强为解，大失经旨。盖不改全不相干，义殊不通，必欲引以注此，则不得不改明为名，尤属乱矣。愚有详注，在本类前第三章君火以明之下，所当考正。）

居气为灼化。（居，所在也。灼，光明也。不曰间气而曰居气者，君之所居，无往不尊，故不敢言间也。如寅申岁，居在泉之左，主初之气；丑未岁居司天之右，主二之气；已亥岁居司天之左，主四之气；辰戌岁居在泉之右，主五之气也。）太阴司天为湿化，（土气在天为湿化，而为埃郁蒙昧，云雨润湿，如丑未岁太阴司天是也。）在泉为甘化，（土气在地则味为甘化，如辰戌岁，太阴在泉是也，）司气为黅化，（土运司气则色化黅黄，甲己年是也。）间气为柔化。（太阴所临之位，湿化行则庶物柔软也。如卯酉岁则为地之左间，主初之气；寅申岁则为天之右间，主二之气；子午岁则为天之左间，主四之气；已亥岁则为地之右间，主五之气也。）少阳司天为火化，（相火在天为火化，而为炎光赫烈，燔灼焦然，如寅申岁少阳司天是也。）在泉为苦化，（火气在地则味为苦化，如已亥岁少阳在泉是也。）司气为丹化，（火运司气则色化丹赤，戊癸年是也。）间气为明化。（少阳所临之位，火化行则庶物明也，如辰戌岁则为地之左间，主初之气；卯酉岁则为天之右间，主二之气；丑未岁则为天之左间，主四之气；子午岁则为地之右间，主五之气也。）阳明司天为燥化，（金气在天为燥化，而为清凉劲切，雾露萧飋，如卯酉岁阳明司天是也。）在泉为辛化，（金气在地则味为辛化，如子午岁阳明在泉是也。）司气为素化，（金运司气则色化素白，乙庚年是也。）间气为清化。（阳明所临之位，燥化行则清凉至也。如巳亥岁则为地之左间，主初之气；辰戌岁则为天之右间，主二之气；寅申岁则为天之左间，主四之气；丑未岁则为地之右间，主五之气也。）太阳司天为寒化，（水气在天为寒化，而为严肃栗冽，阴惨坚凝，如辰戌岁太阳司天是也。）在泉为咸化，（水气在地则味为咸化，如丑未岁太阳在泉是也。）司气为玄化，（水运司气则色化玄黑，丙辛年是也。）间气为脏化。（太阳所临之位，寒化行则万物闭藏也。如子午岁则为地之左间，主初之气；巳亥岁则为天之右间，主二之气；卯酉岁则为天之左间，主四之气；寅申岁则为地之右间，主五之气也。）故治病者，必明六化分治，五味五色所生，五脏所宜，乃可以言盈虚，病生之绪也。（凡治病者必求其本，六化是也；必察其形，五色是也；必分其主治，五味是也；必辨其宜否，五脏是也。明此数者，而后知孰为气之盛，孰为气之衰，乃可以言盈虚，病生之端绪，而治之无失矣。）

帝曰：厥阴在泉而酸化先，余知之矣；风化之行也何如？（此问厥阴在泉既为酸化，而上文之言地化者，曰司天同候，则厥阴在泉，亦曰风化，然则酸之与风，其辨为何如也，）岐伯曰：风行于地，所谓本也，余气同法。（有风化而后有酸化，是风为酸化之本。其他余气皆同此义，故有热化火化而后有苦，有湿化而后有甘，有燥化而后有辛，有寒化而后有咸。凡六气之行乎地者，即化生五味之本也。《天元纪大论》曰：所谓本也，是谓六元。与此本字义同。）本乎天者，天之气也，本乎地者，地之气也，（六气之在天，即为天之气，六气之在地，即为地之气，上下之位不同，而气化之本则一。）天地合气，六节分而万物化生矣。（天气下降，地气上升，会于气交，是谓合气，由是六节气分，而万物化生无穷矣。）故曰谨候气宜，无失病机，此之谓也。（本于天地者，是为气宜。应于人身者，是为病机。）

帝曰：其主病何如？（此言药物之主病者。）岐伯曰：司岁备物，则无遗主矣。（天地之气，每岁各有所司，因司气以备药物，则主病者无遗矣。如厥阴司岁则备酸物，少阴少阳司岁则备苦物，太阴司岁则备甘物，阳明司岁则备辛物，太阳司岁则备咸物，所谓岁物也，岁物备则五味之用全矣。）帝曰：先岁物何也？岐伯曰：天地之专精也。（岁物者，得天地精专之化，气全力浓，故备所当先也。此与《六元正纪大论》食岁谷以全其真者同义。）帝曰：司气者何如？岐伯曰：司气者主岁同，然有余不足也。（司气，即上文五运之司气也。主岁，即上文司天在泉之主岁也。运之与气，所主皆同；但五太之运为有余，五少之运为不及，而物性之禀有浓薄矣。）帝曰：非司岁物何谓也？岐伯曰：散也，（非司岁物，谓非主岁之物也。散者，谓六气之序，不司天地则司四间，故物生之应，亦当随气散见于四方，而各有所禀也。）故质同而异等也。（惟天地之气变不常，故物生之体质虽同，而性用之浓薄则异。）气味有薄浓，性用有躁静，治保有多少，力化有浅深，此之谓也。（此即质同异等之谓。盖司气者与不司气者，其有不同如此。）

帝曰：岁主藏害何谓？岐伯曰：以所不胜命之，则其要也。（此言天有岁气，人有脏气，而岁主有害于五脏者，在所不胜者也。如木气，淫则脾不胜，火气淫，则肺不胜，土气淫，则肾不胜，金气淫，则肝不胜，水气淫，则心不胜，是皆脏害之要。）

帝曰：治之奈何？岐伯曰：上淫于下，所胜平之；外淫于内，所胜治之。（淫，太过为害也。上淫于下，谓天以六气而下病六经也。外淫于内，谓地以五味而内伤五官也。淫邪为害，当各以所胜者平治之也。）帝曰：善。平气何如？（此问岁气和平而亦有病者，又当何如治之也。）岐伯曰：谨察阴阳所在而调之，以平为期，正者正治，反者反治。（阴阳者，脉有阴阳，证有阴阳，气味有阴阳，经络脉象有阴阳，不知阴阳所在，则以反为正，以逆为从。故宜谨察而调之，以平为期，无令过也。若阳经阳证而得阳脉，阴经阴证而得阴脉，是为正病。正者正治，谓当以寒治热，以热治寒，治之正也。若阳经阳证而得阴脉，阴经阴证而得阳脉，是为反病。反者反治，谓当以热治热，以寒治寒，治之反也。此下接言南政北政阴之所在，见本类前五。）

二十五、天地淫胜病治

（《素问·至真要大论》）

帝曰：天地之气，内淫而病何如？（淫，邪胜也，不务其德，是谓之淫。内淫者。自外而入，气淫于内，言在泉之变病也。）岐伯曰：岁厥阴在泉，风淫所胜，则地气不明，平野昧，草乃早秀；（厥阴在泉，寅申岁也。风淫于地，则木胜土，风胜湿，尘埃飞扬，故地气不明，平野昏昧。木气有余，故草乃早秀。）民病洒洒振寒，善呻数欠，心痛支满，两胁里急，饮食不下，膈咽不通，食则呕，腹胀善噫。得后与气则快然如衰，身体皆重。（按《经脉篇》自洒洒振寒至数欠，为阳明胃病；自食则呕至身体皆重，为太阴脾病。且厥阴肝脉贯膈布胁肋，故又为心痛支满等证，皆木邪淫胜，脾胃受伤之为病。）

岁少阴在泉，热淫所胜，则焰浮川泽，阴处反明，蛰虫不藏；（少阴在泉，卯酉岁也。君火淫胜于下，故焰浮川泽，阴处反明，蛰虫不藏，）民病腹中常鸣，气上冲胸，喘不能久立，寒热皮肤痛，目瞑齿痛䪼肿，恶寒发热如疟，少腹中痛腹大。（腹中常鸣者，火气奔动也。气上冲胸者，火性炎上也。喘不能久立、寒热皮肤痛者，火邪乘肺也。目瞑者，热甚阴虚，畏阳光也。齿动䪼肿，热乘阳明经也。恶寒发热如疟，金水受伤，阴阳争胜也。热在下焦，故少腹中痛。热在中焦，故腹大。）

岁太阴在泉，草乃早荣，湿淫所胜，则埃昏岩谷，黄反见黑，至阴之交；（太阴在泉，辰戌岁也。土为草木之所资生，故草乃早荣。岩谷者，土浓之处，故埃昏岩谷。黄，土色。黑，水色。土胜湿淫，故黄反见黑。《五常政大论》曰：太阴司天，湿气下临，肾气上从，黑起水变。即土临水应之义。至阴之交，当三气四气之间，土之令也。）民病饮积心痛，耳聋浑浑焞焞，嗌肿喉痹，阴病血见，少腹痛肿，不得小便，病冲头痛，目似脱，项似拔，腰似折，髀不可以回，腘如结，腨如别。（饮积心痛，寒湿乘心也。自耳聋至喉痹，按《经脉篇》为三焦经病。自阴病至不得小便，以邪湿下流，为阴虚肾病。此以土邪淫胜克水，而肾合三焦膀胱，俱为水脏，故病及焉。嗌音益。）

岁少阳在泉，火淫所胜，则焰明郊野，寒热更至；（少阳在泉，巳亥岁也。相火淫胜于下，故焰明郊野。热极生寒，故寒热更至。）民病注泄赤白，少腹痛溺赤，甚则血便，少阴同候。（热伤血分则注赤，热伤气分则注白。热在下焦，故少腹痛溺赤血便。其余诸病，皆与前少阴在泉同候。）

岁阳明在泉，燥淫所胜，则雾清瞑；（阳明在泉，子午岁也。金气淫胜于下，故暗如雾，清冷晦瞑也。）民病喜呕，呕有苦，善太息，心胁痛不能反侧，甚则嗌干面尘，身无膏泽，足外反热。（按《经脉篇》，以口苦善太息，心胁痛不能转侧，甚则面微有尘、体无膏泽、足外反热，为足少阳胆经病。嗌干面尘，为厥阴肝经病。此以金邪淫胜，故肝胆受伤，而为病如此。）

岁太阳在泉，寒淫所胜，则凝肃惨栗；（太阳在泉，丑未岁也。水气淫泆胜于下，故凝肃惨栗。）民病少腹控睾，引腰脊，上冲心痛，血见，嗌痛颔肿。（寒淫于下，自伤其类，则膀胱与肾受之。膀胱居腹，故少腹痛。肾主阴丸，故控睾。太阳之脉，挟脊抵腰中，故引腰脊。肾脉络心，故上冲心痛。心主血属而寒逼之，故血见。按《经脉篇》以嗌痛颔肿为小肠经病，亦水邪侮火而然。）

帝曰：善。治之奈何？（此下言在泉淫胜之治。）岐伯曰：诸气在泉：风淫于内，治以辛凉，佐以苦甘，以甘缓之，以辛散之；（风为木气，金能胜之，故治以辛凉。过于辛，恐反伤其气，故佐以苦甘，苦胜辛，甘益气也。木性急，故以甘缓之。风邪胜，故以辛散之。《藏气法时论》曰：肝苦急，急食甘以缓之。肝欲散，急食辛以散之。此之谓也。）热淫于内，治以咸寒，佐以甘苦，以酸收之，以苦发之；（热为火气，水能胜之，故宜治以咸寒。佐以甘苦，甘胜咸，所以防咸之过也；苦能泄，所以去热之实也。热盛于经而不敛者，以酸收之。热郁于内而不解者，以苦发之。）湿淫于内，治以苦热，佐以酸淡，以苦燥之，以淡泄之；（湿为土气，燥能除之，故治以苦热。酸从木化，制土者也，故佐以酸淡。以苦燥之者，苦从火化也。以淡泄之者，淡能利窍也，《藏气法时论》曰：脾苦湿，急食苦以燥之。即此之谓。）火淫于内，治以咸冷；佐以苦辛，以酸收之，以苦发之；（相火，畏火也，故宜治以咸冷。苦能泄火，辛能散火，故用以为佐。以酸收之，以苦发之，义与上文热淫治同。）燥淫于内，治以苦温，佐以甘辛，以苦下之；（燥为金气，火能胜之，治以苦温，苦从火化也。佐以甘辛，木受金伤，以甘缓之；金之正味，以辛泻之也。燥结不通，则邪实于内，故当以苦下之。按下文燥淫所胜，佐以酸辛，与此甘辛稍异。又如《六元正纪大论》子午年阳明在泉，亦云下酸温，皆与此不同。考之《藏气法时论》曰：肺苦气上逆，急食苦以泄之。用酸补之，辛泻之。正此之辨。）寒淫于内，治以甘热，佐以苦辛，以咸泻之，以辛润之，以苦坚之。（寒为水气，土能胜水，热能胜寒，故治以甘热，甘从土化，热从火化也，佐以苦辛等义，如《藏气法时论》曰：肾苦燥，急食辛以润之。肾欲坚，急食苦以坚之，用苦补之，咸泻之也。）

帝曰：善。天气之变何如？（此下言司天淫胜之变病。）岐伯曰：厥阴司天，风淫所胜，则太虚埃昏，云物以扰，寒生春气，流水不冰，蛰虫不出；（巳亥岁也。风淫于上，故太虚埃昏，云物扰乱。风木主温，故寒生春气，而流水不冰。然风胜则金令承之，清肃气行，故蛰虫不出也。）民病胃脘当心而痛，上支两胁，膈咽不通，饮食不下，舌本强，食则呕，冷泄腹胀，溏泄瘕水闭，病本于脾，（胃脘当心而痛等证，病皆在脾。按《经脉篇》以舌本强、食则呕、胃脘痛、腹胀食不下、溏泄瘕水闭，为足太阴脾病。此以木邪乘土，故诸病皆本于脾也。）冲阳绝，死不治。（冲阳，足阳明胃脉也，在足跗上动脉应手。

土不胜木，则脾胃气竭而冲阳绝，故死不治。）

少阴司天，热淫所胜，怫热至，火行其政，大雨且至；（子午岁也。热淫于上，故火行其政。君火之下，阴精承之，故大雨且至。怫音佛，郁也。）民病胸中烦热，嗌干，右满，皮肤痛，寒热咳喘，唾血血泄，鼽衄嚏呕，溺色变，甚则疮疡胕肿，肩背臂及缺盆中痛，心痛肺腹大满膨膨而喘咳，病本于肺，（胸中烦热嗌干等证，皆君火上炎，肺金受伤也，金气主右，故右满。按《经脉篇》以溺色变，肩背臂及缺盆中痛、肺胀满膨膨而喘咳，为手太阴肺病。鼽衄、肩前痛，为手阳明大肠经病。盖肺与大肠为表里，金被火伤，故诸病皆本于肺也。膨音彭。）尺泽绝，死不治。（尺泽，手太阴肺脉也，在肘内廉大文中，动脉应手。金不胜火，则肺气竭而尺泽绝，故死不治。）

太阴司天，湿淫所胜，则沉阴旦布，雨变枯槁；丑未岁也。（湿淫于上，故沉阴旦布。沉，深也。沉阴雨变，则浸渍为伤，故物多枯槁。）胕肿骨痛阴痹。阴痹者按之不得，腰脊头项痛，时眩，大便难，阴气不用，饥不欲食，咳唾则有血，心如悬，病本于肾，（胕肿骨痛等证，皆肾经病也。按《经脉篇》以腰脊头项痛，为足太阳膀胱病，以饥不欲食、咳唾则有血、心如悬，为足少阴肾病。此以肾与膀胱为表里，水为土克，故诸病皆本于肾也。《五邪篇》阴痹，与此略同，详针刺类二十五。）太溪绝，死不治。（太溪，足少阴肾脉也，在足内踝后跟上动脉应手。水不胜土，则肾气竭而太溪绝，故死不治。）

少阳司天，火淫所胜，则温气流行，金政不平；（寅申岁也。相火淫胜于上，则金受其制，故温气流行，金政不平。）

民病头痛，发热恶寒而疟，热上皮肤痛，色变黄赤，传而为水，身面胕肿，腹满仰息，泄注赤白，疮疡咳唾血，烦心胸中热，甚则鼽衄，病本于肺，（相火用事，金气受邪，客热内燔，水不能制，故为此诸病，皆本于肺也。）天府绝，死不治。（天府，手太阴肺脉也，在臂内廉，腋下三寸动脉应手。金不胜火，则肺气竭而天府绝，故死不治。）

　　阳明司天，燥淫所胜，则木乃晚荣，草乃晚生，筋骨内变，大凉革候，名木敛生菀于下，草焦上首，蛰虫来见；（卯酉岁也。燥金淫胜于上，则木受其克，故草木生荣俱晚。其在于人，则肝血受伤，不能营养筋骨，故生内变。且金气大凉，能革发生之候，故草木之应如此。然阳明金气在上，则少阴火气在下，故蛰虫来见也。大凉革候以下四句，旧在下文感而疟之后，今改移于此。）民病左胁痛，寒清于中，感而疟，咳，腹中鸣，注泄溏，心胁暴痛，不可反侧，嗌干面尘腰痛，丈夫疝，妇人少腹痛，目疮疡，疮痤痈，病本于肝，（左　胁痛等证，皆肝经病，肝木主左也。按《经脉篇》以心胁痛不能转侧、面微有尘，为足少阳胆病；腰痛不可俯仰、丈夫疝、妇人少腹痛、嗌干面尘飧泄，为足厥阴肝病。此以肝与胆为表里，木被金伤，故诸病皆本于肝也。）太冲绝，死不治。（太冲，足厥阴肝脉也，在足大趾本节后二寸，动脉应手。木不胜金，则肝气竭而太冲绝，故死不治。）

　　太阳司天，寒淫所胜，则寒气反至，水且冰，运火炎烈，雨暴乃雹；（辰戌岁也，寒淫于上，故寒反至，水且冰。若乘火运而火气炎烈，则水火相激，故雨暴乃雹。此下二节，旧文似有颠倒。今稍为移正之。）民病血变于中，发为痈疡，厥心痛，呕血血泄鼽衄，善悲时眩仆，胸腹满，手热肘挛掖肿，心澹澹大动，胸胁胃脘不安，面赤目黄，善噫嗌干，甚则色炲，渴而欲饮，病本于心。（寒水胜则邪乘心，故为血变于中、发为痈疡等证。按《经脉篇》以手心热、臂肘挛急、腋肿、胸胁支满、心中澹澹大动、面赤目黄，为手厥阴心包络病。盖火受寒伤，故诸病皆本于心也，澹，淡同。炲音台，焦黑色也。）神门绝，死不治。（神门，手少阴心脉也，在手掌后锐骨之端，动脉应手。火不胜水，则心气竭而神门绝，故死不治。）所谓动气，知其藏也。（动气者，气至脉动也。察动脉之有无，则脏气之存亡可知矣。此总结六气之变病也。）

　　帝曰：善。治之奈何？（此下言司天淫胜之治。）岐伯曰：司天之气：风淫所胜，平以辛凉，佐以甘苦，以甘缓之，以酸泻之；（风淫于上，平以辛凉，佐以苦甘，以甘缓之，俱与上文在泉治同。以酸泻之者，木之正味，其泻以酸也。义见后。）热淫所胜，平以咸寒，佐以苦甘，以酸收之；（此与上文在泉治同，但缺以苦发之一句，而下文火淫所胜复言之，则义与此节同也。）湿淫所胜，平以苦热，佐以酸辛，以苦燥之，以淡泄之；（诸与上文在泉治同，惟佐以酸辛，与彼酸淡少异，盖辛胜酸，所以防酸之过也，故当用以为佐。）湿上甚而热，治以苦温，佐以甘辛，以汗为故而止；（湿上甚而热者，湿郁于上而成热也，治以苦温，欲其燥也。佐以甘辛，欲其散也。以燥以散，则湿热之在上者，以汗之故而止矣。）

火淫所胜，平以咸冷，佐以甘苦，以酸收之，以苦发之，以酸复之，热淫同；（此与在泉热淫治同。盖水能胜火，故平以咸冷。苦能泻火之实，甘能缓火之急，故佐以苦甘，火盛而散越者，以酸收之。火郁而伏留者，以苦发之。然以发去火，未免伤气，故又当以酸复之，而火热二气同治也。）燥淫所胜，平以苦湿，佐以酸辛，以苦下之；（此与上文燥淫于内治同，但彼云佐以甘辛，此云酸辛为异，详注见前燥淫条下，苦湿误也，当作苦温。）寒淫所胜，平以辛热，佐以苦甘，以咸泻之。（辛热足以散寒，苦甘可以胜水。以咸泻之，水之正味，其泻以咸也。此与在泉治同，而文有颠倒，详见前寒淫于内条下。）

二十六、邪气反胜之治

（《素问·至真要大论》）

帝曰：邪气反胜，治之奈何？（反胜者，以天地气有不足，则间气乘虚为邪，而反胜之也。）岐伯曰：风司于地，清反胜之，治以酸温，佐以苦甘，以辛平之。（凡寅申岁厥阴风木在泉而或气有不及，则金之清气反胜之，故当治以酸温，酸求木之同气，温以制清也。佐以苦甘，苦以温金，甘以缓肝之急也。以辛平之，木之正味，其补以辛；金之正味，其泻以辛也。）热司于地，寒反胜之，治以甘热，佐以苦辛，以咸平之。（凡卯酉岁少阴君火在泉，而或气有不及，则水之寒气反胜之，故当治以甘热，甘能胜水，热能制寒也。佐以苦辛，寒得苦而温，得辛而散也。以咸平之，火之正味，其补以咸；水之正味，其泻以咸也。）湿司于地，热反胜之，治以苦冷，佐以咸甘，以苦平之。（凡辰戌岁太阴湿土在泉，而或气有不及，则火之热气反胜之，故当治以苦冷，抑火邪也。佐以咸甘，咸寒制热，甘湿补土也。以苦平之，即苦冷之义。）

火司于地，寒反胜之，治以甘热，佐以苦辛，以咸平之。（凡已亥岁少阳相火在泉，而气有不及，与上文热司于地者同其治。）

燥司于地，热反胜之，治以平寒，佐以苦甘，以酸平之，以和为利。（凡子午岁阳明燥金在泉，而气有不及，则热反胜之，治以平寒，以金司于地，气本肃杀，若用大寒，必助其惨，故但宜平寒，抑其热耳。佐以苦甘，所以泻火也。以酸平之，金之正味，其补以酸也。以和为利，戒过用也，即平寒之意。）寒司于地，热反胜之，治以咸冷，佐以甘辛，以苦平之。（凡丑未岁太阳寒水在泉，而气有不及，则热反胜之，故治以咸冷，抑火邪也。佐以甘辛，甘泻火而辛能散也。以苦平之，水之正味，其补以苦也。王氏曰：此六气方治，与前淫胜法殊贯。其云治者，泻客邪之胜气也。云佐者，皆所利所宜也。云平者，补已弱之正气也。）

帝曰：其司天邪胜何如？（言司天反胜也。）岐伯曰：风化于天，清反胜之，治以酸温，佐以甘苦。（已亥岁也。治与上文风同于地大同。）热化于天，寒反胜之，治以甘温，佐以苦酸辛。（子午岁也。治与上文热司于地稍同，但少一咸味，多一酸味，盖火为水胜，则心苦缓，故宜食酸以收之。）湿化于天，热反胜之，治以苦寒，佐以苦酸。（丑未岁也。苦寒所以祛热，苦酸所以敛热。按：此与上文湿司于地，皆当言风反胜之，而俱言热者，盖风火本属同气，均能胜湿故也。然佐以苦酸，则木之正味，其泻以酸，此虽治热，而亦兼乎风矣。）火化于天，寒反胜之，治以甘热，佐以苦辛。（寅申岁也。治与上文热司于地大同。）燥化于天，热反胜之，治以辛寒，佐以苦甘。（卯酉岁也，辛寒所以散热，苦甘所以泻火。）寒化于天，热反胜之，治以咸冷，佐以苦辛。（辰戌岁也。治与上文寒司于地大同。）